[제3판] 의사학개론

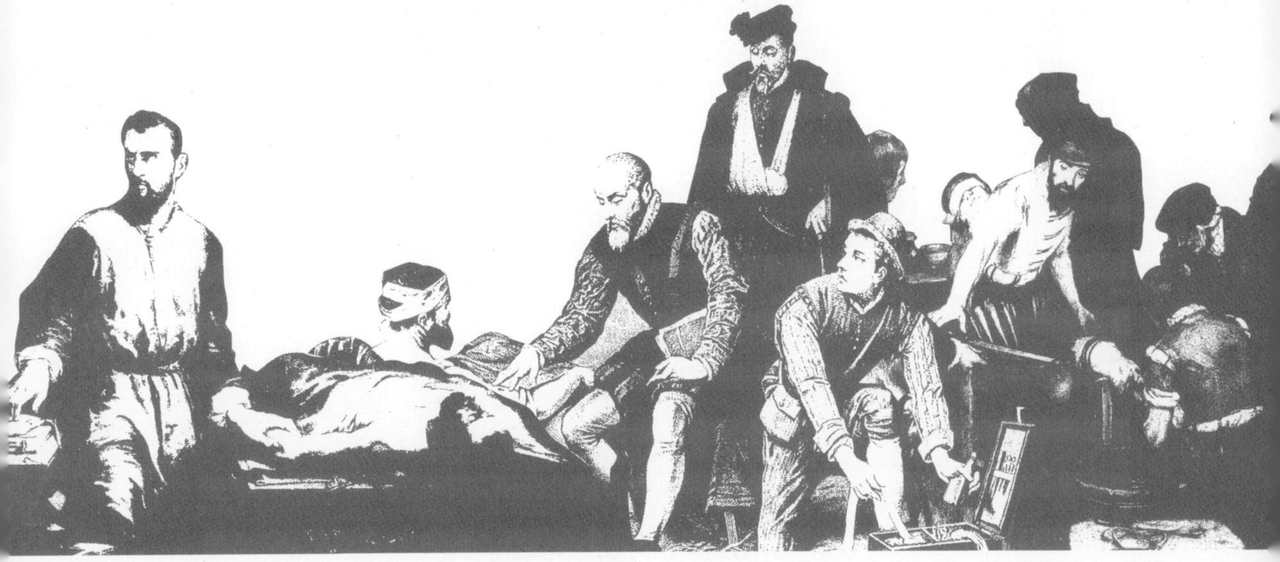

[제3판]

의사학개론

김중명, 이원길 지음

경북대학교출판부

지은이

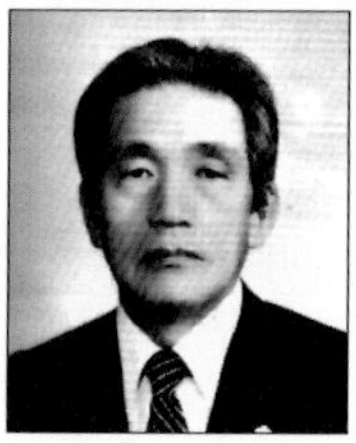

김중명 金重明

1922년 경북 의성에서 출생하였다. 경북대학교 의과대학을 졸업하고(1950) 대한민국 의사면허(674호)를 취득하였으며(1951), 경북대학교 의과대학에서 조교·전임강사·조교수·부교수·교수로 재직하였다(1950~1987). 경북대학교 의과대학 임상병리학교실 주임교수 및 경북대학교 부속병원 임상병리과 과장(1957~1982), 경북대학교 의과대학 부속병원 원장 서리 및 부속 간호학교 교장을 지냈다(1960~1961). 경북대학교 대학원 의학박사학위(19호)를 취득하고(1963) 일본 오사카 대학 미생물병연구소에 재직하였으며(1967~1968), 임상병리과 전문의(14호)를 취득하고 일본 나학회 총회 초청강사로 활동하였다(1970). 경북대학교 의과대학 부속 간호학교 교장으로 재임했고(1971~1973) 대한나학회 경북지부장(1972~1980), 경북대학교 의과대학 간호학과장(1973~1974), 대한나학회장(1976), 대한병리학회장(1978), 경북대학교 보건대학원장(1981), 대한임상병리학회 영남지부회장(1984)을 역임하였다. 국민훈장 모란장을 수여받았고 경북대학교 명예교수를 지냈으며(1987), 안동병원 임상병리과장 및 명예원장(1987~1993) 및 동국대학교 포항병원장을 역임하였고(1990) 1994년 작고하였다.

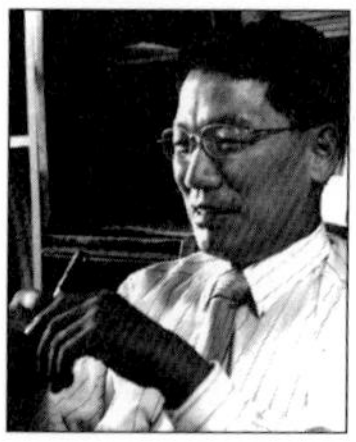

이원길 李源吉

1952년 대구에서 출생하였다. 경북대학교 의과대학을 졸업하고 대한민국 의사면허(18458호)를 취득하였으며(1977), 경북대학교병원에서 임상병리학 전공의로 재직한(1977~1982) 이후 임상병리과 전문의(113호)를 취득하였다(1982). 안동성소병원 임상병리과 과장으로 재직했고(1982), 경북대학교 대학원 의학박사학위(802호)를 취득하였다(1983). 군복무를 마치고 소령 전역하여(1983~1986) 경북대학교 의과대학 임상병리학교실 교수로 임용되었다(1986). 경북대학교 의과대학 임상미생물학교실 주임교수(1992~2000) 및 경북대학교병원 임상병리과 과장으로 재직하였다(1992~1999). 경북대학교 의과대학 동창회 이사 및 부회장(2001~2008), 대한임상미생물학회 회장(2005), 경북대학교병원 병원체자원은행 은행장(2008~), 대한진단검사의학회 회장(2009), 경북대학교 학생처장(2009. 9.~2010. 8.)을 역임하였다. 미국미생물학회(55040679)(1992~), College of American Pathologist(M-0700430)(1993~), 미국임상병리학회(03262962)(1998~) 회원이다.

의사학개론 醫史學槪論 **[제3판]**

초판 1쇄 1979년 1월 10일 · **제3판 1쇄** 2017년 1월 20일
지은이 김중명, 이원길
펴낸이 김상동 · **펴낸 곳** 경북대학교출판부
출판등록 1973년 10월 10일 ㉑97호 · **주소** 대구광역시 북구 대학로 80
전화 053-950-6741~3 · **팩스** 053-953-4692 · **이메일** press@knu.ac.kr
홈페이지 http://knupress.com
ISBN 978-89-7180-444-5 93510

정가는 뒤표지에 있습니다.
파본은 바꾸어 드립니다.

제3판 서문

보문 김중명 선생님께서 경북대학교 의과대학에서 의사학 강좌를 연 것은, 우리나라의 정치가 극도로 혼란하던 4.19 혁명 직후였다. 그로부터 오십여 년이 지난 지금 의학교육에서 의사학을 비롯한 의료인문학의 중요성이 강조되고 있음을 볼 때, 대학에서 전인미답의 불모지였던 의사학 강좌를 열었던 보문 선생님의 선각자적 혜안에 저절로 고개가 숙여진다.

20세기 끝자락, 온 세상이 새 밀레니엄의 시작이라며 걱정과 기대가 떠들썩하게 교차하였던 때로부터 벌써 16년이 훌쩍 지났다. 인류 문명의 눈부신 발달로 세상은 급변하여 세계가 하나인 지구촌이라는 말을 실감하게 되었다. 개인용 컴퓨터는 이미 스마트폰에게 그 기능을 넘겨주었으며, 인터넷 통신망의 발달로 지구 어디서나 실시간 정보공유가 가능해졌고, SNS로는 수억 명이 정보를 공유할 수 있다. 특히 사물인터넷IoT과 인공지능AI을 가진 로봇의 출현은 앞으로 인간생활의 대변화를 예고하고 있다.

지난 2015년 우리나라에서 중동호흡기증후군MERS이 유행했다. 중동 지역을 여행하고 귀국한 한 사람으로부터 186명에게 병이 전염되어 37명이 사망했다. 또 2002년 중증급성호흡기증후군SARS은 본인도 모르게 감염된 중국인 한 명이 홍콩을 방문함으로써 같은 호텔에 숙박한 사람들을 일시에 감염시켰다. 처음 보는 신종감염이 비행기를 타고 삽시간에 지구 전체로 퍼질 수 있었던 것이다. 이처럼 알지 못하는 미지의 위험도 존재하고 있다.

큰 변화의 물결은 의료계에도 밀려오고 있다. 인류 출현 이후 지금까지 단 한 번도 흔들리거나 변치 않았던 의사 중심의 병원이, 이제는 환자가 아닌 소비자로서의 환자 중심 병원으로 바뀌어 가고 있다. 또한 업무량은 지속적으로 늘고 있으나 패러다임의 변화로 인해, 앞으로는 이미 보편화된 자동화 기기에 더해 의료 로봇이 진료업무를 담당함으로써 일자리가 줄게 될 것이다. 그리고 전산의무기록EMR의 발전으로 의무기록이 병원뿐만 아니라 환자의 개인 컴퓨터 칩에도 보관될 것으로 전망된다. 한편 미국 오바마 정부에서 야심차게 시작한 백만 명의 인간게놈 빅 데이터의 구축이 완성된다면 질병의 원인이 다 해명될 뿐 아니라 치료법까지 개발되어 불치병이 없어질 것으로 기대된다. 21세기에는 인류의 오랜 꿈인 불로장생이 목전에 다다르게 되었다. 역사상 유례가 없는 문명의 발전에 따른 의학의 발전으로, 실험실에서 죽지 않는 쥐가 만들어지게 될 것이고 2045년경에는 인간이 죽지 않을 것으로 예측되고 있다. 이런 급변하는 현실 속에서 우리 의학도들은 의사학을 공부함으로써 의학의 본질에 대한 이해뿐만 아니라, 미래로 나아갈 방향을 탐구하는 안목을 길러야 할 것이다.

끝으로, 이 저서의 발간이 보문 선생님의 유지를 이어받은 후학들에 의하여 앞으로도 계속 판을 거듭하여 더 많은 의학도들에게 필요한 교재로 발전되길 기대한다.

2016년 12월, 연구실에서

임상병리학교실 이원길

초판 서문

화려하게 펼쳐진 현대의학은 과연 놀라운 것이나 이것은 결코 하루아침에 이루어진 것은 아니다. 오직 인류의 안녕 복지를 위한 순수한 인간의 마음이라는 바탕에서 끊임없이 퍼부었던 인간의 숭고한 노력, 그리고 쉴 사이 없이 넣었던 인간의 순박한 정열이 연면連綿하게 쌓이고 쌓여 5000여 년이라는 유구한 세월 속에 이루어 놓은 하나의 거대한 역사 현상이 바로 이 화려한 현대의학인 것이다. 그러나 이 현대의학이라고 할지라도 그의 능력으로서는 해결이 되지 않는 많은 문제가 있다. 그렇기 때문에 현대의학은 더욱 심화되고, 확대됨으로써 그의 능력을 길러야 하고, 이로써 인류를 육체와 정신의 불행으로부터 보호하여야 하며, 더욱 힘차게 전진함으로써 빛나는 인류의 미래를 구축해야 한다.

또한 현대의학은 과거의 계승이고, 미래에의 전환점이며, 또한 출발점이다. 이런 점에서 현대의학을 현대의 감각에서 올바르게 인식한다는 것은 극히 중요한 일이다. 현대의학을 인식하기 위하여서는 의사학을 이해하는 길밖에는 없다. 이것이 바로 의사학을 공부하는 목적인 것이다.

이 소저小著는 지난 17년간 의사학 강의를 하기 위하여 만들었던 memo와 note를 모아 정성껏 정리한 것이며, 처음부터 책으로 만들 생각은 추호秋毫도 없었다. 의사학을 저술한다는 그 자체가 천학비재淺學菲才의 본인으로서는 두려움이 아닐 수 없기 때문이었다. 그런데 이 소저를 갑자기 내어야 하겠다는 만용蠻勇을 얻게 된 것은 기초의학의 한 분과인 의사학이 의학교육에 있어서 너무나 소홀하게 다루어져 왔으며, 따라서 일반적인 인식이 되어 있지 않았고, 또 이 방면에 관한 서적도 거의 없다는 점에서였다. 오직 김두종金斗鍾 선생님의 역저力著『한국의학』(1966)과『한국의학문화대연표韓國醫學文化大年表』(1966)가 있음은 다행한 일이다. 그러나 서양, 중국, 일본 등의 의사학에 관하여서는 단 한 권도 없는 실정이다.

저자는 의사학을 전공하지는 않았다. "서당개 3년에 풍월을 읊는다"는 격으로 만용을 내어, 덤벼들기는 하였지만은 두려움이 없어지는 것은 더욱 아니었다. 간단한 것처럼 보이던 것도 막상 집필執筆을 하고 보니 어려움은 더욱 많았으며 정리하는 데 소요된 시간과 고충은 한결 더 컸다.

의사학 전반에 걸친 입문서入門書로서 사적 전개를 간략하게 개설하는 줄거리 속에 현대의학이라는 것은 무엇인가, 그의 실체를 알게 하는 데 힘을 기울였다. 내용으로서 서양 의사학을 중심으로 하고 우리나라, 일본, 중국, 인도 등의 동양의사학을 같이 서술하여, 비교 관련을 시도하여 보았다. 특히 우리나라의 의사학은 김두종 선생님의 『한국의학사』와 삼목 영三木 榮 선생의 『조선의학사朝鮮醫學史』에 의거한 바 매우 크다. 깊이 선생님들에게 감사드린다.

끝으로 강호제언江湖諸彦, 선배, 동료 여러분의 질정叱正을 바라오며, 이 소저를 저자의 선고先考 선비先妣의 영전靈前에 바친다.

1978년 7월 3일

慶北大學校 醫科大學 臨床病理學敎室

金重明

Contents

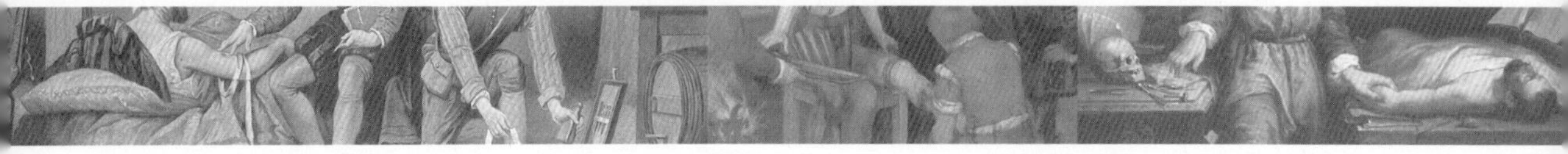

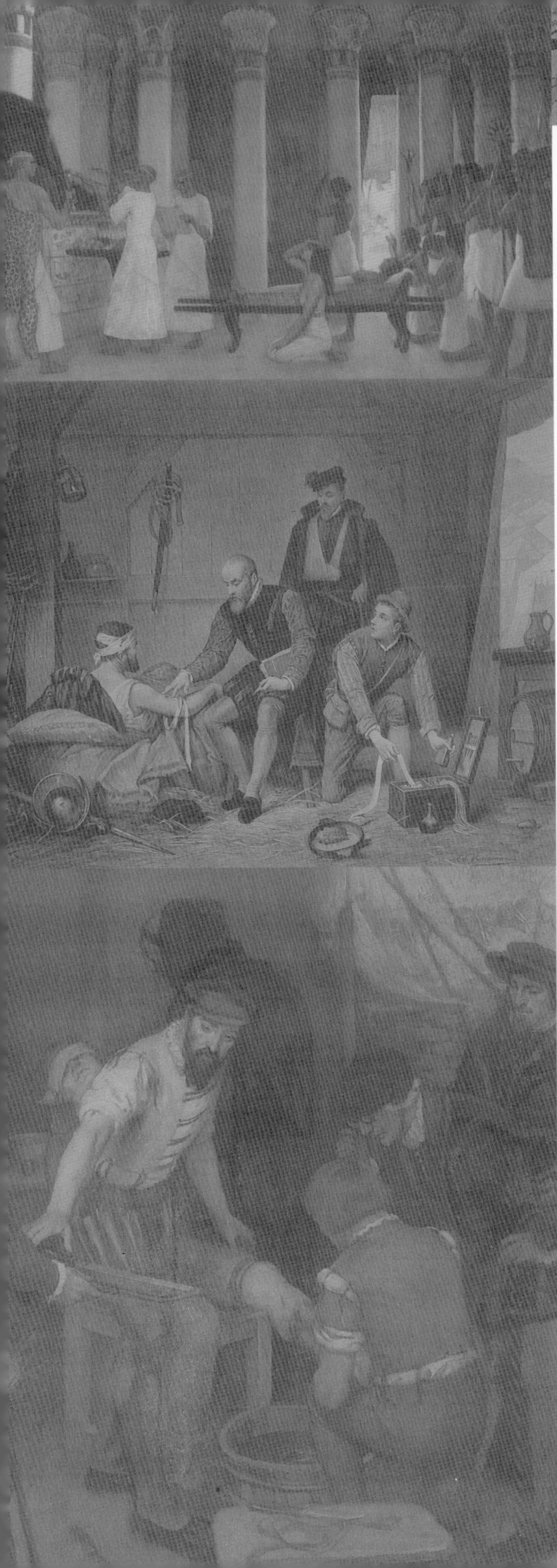

서론

의사학이란 무엇인가? / 의사학 연구방법 / 연구방법으로 본 의사학의 구분 / 의사학의 시대 구분 / 의학 발달 단계에 의한 시대 구분

서론

1. 의사학이란 무엇인가?

의사학History of Medicine은 기초의학의 한 분과인 의학/의술Medicine의 역사를 학문적으로 바르게 부르는 이름이다.

의술은 사람의 병을 고쳐 고통을 가볍게 하거나 덜어 주고, 또 병이 생기기 전에 방지해 주는 것이다. 병이란 생물의 신체기능이 나빠져 있는 이상상태로서 이로 인하여 죽을 수도 있다. 특이한 증상과 징후를 나타내고 비정상적으로 신체를 해치는 것으로 정의할 수 있으며, 인간의 경우 심한 고통과 기능이상 및 피로 또는 사회적 문제나 죽음을 야기하는 상태라는 의미로 광범위하게 사용된다. 이런 의미에서 부상·장애·이상·증후군·감염 및 독립된 증상과 빗나간 행동 그리고 구조나 기능의 비정형적인 변이 등이 모두 포함된다.

한편 역사는 인류가 수천수만 년 전부터 보다 더 잘 살려고 노력하여 진보 발달하게 된 시대와 문화의 양상을 밝혀 기록한 것이다. 특히 도구·문자·종교가 인류의 발전에 근본적으로 중요한 역할을 하였고, 최근에는 컴퓨터 기술에 따른 정보 기술이 문명 발전의 견인차 역할을 하고 있다. 현대를 알기 위하여서는 현대 이전의 시대를 알지 않으면 안 되기 때문에 역사의 흐름을 거슬러 찾아 올라가야 한다. 이런 사실은 의사학에서도 마찬가지이다.

현대 의학이 무엇인가? 현대 의학의 본질을 알기 위해서는 의사학을 배워 알아야 한다. 의사학은 H. Sigerist에 의하면 "우리들에게 어디서 왔으며, 또 현재 의학이 어디에서 있으며, 앞으로는 어디로 나아갈지 가르쳐 주고 미래로 안내해 주는 나침반"이다. 따라서 의사학은 의학의 시초에서부터 현대에 이르기까지 의학의 발전 양상을 현대 의학의 입장에서 사학적으로 연구하는 학문, 즉 의학의 역사적 진보발달을 조사 연구하는 학문이다. 즉 의사학이란 인류 자체의 역사로서, 여기에는 진리와 합목적성에 대한 열렬한 열망뿐만 아니라 우스꽝스러운 실패까지 포함하여 모든 인류의 삶이 녹아 있다. 의사학의 주요 연구 대상은 훌륭한 업적을 이룬 수많은 위인들, 질병의 본질과 생명의 탐구에 대한 지견, 의료기기와 그 조작법, 고안품 및 의료관련법 등이다. 또한 의사학의 주제를 크게 6가지로 나눌 수 있는데, 역사적 장면·문헌·위인·이론·인간의 어리석음·문화사의 진수가 그것이다. 대표적인 역사적 장면으로는 중세의 페스트 유행, 1543년 베살리우스가 『파브리카』를 발표함으로써 인체구조가 밝혀진 일, 1967년 12월 3일 남아프리카 바나드에 의하여 사람의 심장이식수술이 성공한 것 등이 있다. 중요한 문헌으로는 『히포크라테스 전집』, 갈레노스의 『의술론』, 아비켄나의 『의학성전』, 『황제내경』, 『동의보감』 등이 있다. 위인으로는 이집트의 임호텝, 그리스의 아스클레피오스와 히포크라테스, 인도 외과의사 수슈루타, 혈압을 측정하고 대순환을 밝힌 하비 등 무수한 위인들이 있다. 이론으로는 고대 이집트에서 시작한 뉴마설, 히포크라테스의 4체액설, 생명이 저절로 생긴다고 믿는 자연발생설과 미생물에 의해 병이 생긴다고 한 파스퇴르의 세균설, 그 외에 다소 엉뚱한 동류요법과 동물자기설 및 소변요법 등이 있다. 인간의 어리석음으로는 19세기 프랑스에서 사혈을 위해 수천만 마리의 거머리를 수입했던 일이나 양의 피를 수혈한 것, 점성술 등을 들 수 있다.

의사학을 공부하는 데 주요한 개념의 하나인 "Think outside the box."라는 말은 고정된 틀에서 벗어난 혹은 창조적인 생각을 한다는 뜻이고, 또한 새로운 방법/도구로써 새로운 것을 찾아야 한다는 뜻이다. 새로운 분야의 연구를 위하여 새로운 방법을 찾는 일과 관련하여, 의사학에서는 현대 의학을 발전시켰던 인체 해부부터 현재의 영상검사법과 핵산분석법에 이르기까지 수많은 수기나 방법을 이야기한다. 예를 들면 인체 해부라는 방법을 통하기 전에는 인체구조를 전혀 알지 못했다가 해부를 시작함으로써 발견·축적된 지식을 통해 해부학이 완성되었다는 것이다.

2. 의사학 연구방법

의사학 연구방법은 역사학의 일반적인 연구방법과 같이 근본사료, 즉 원본에 의하여야 한다. 역사시대의 근본사료로는 문헌·회화·조각·유물 등이 있고, 선사시대의 것으로는 화석이라든가 선사시대 사람들이 생활하였던 동굴과 피난처에 그려진 벽화나 암각화, 발굴된 석기·상아·조개·골편·토기·무기·조각상·개인 장신구·악기 등과 시체나 뼈에 남아 있는 치료 흔적들이 있다. 역사시대에는 사료가 많아서 별 문제가 안 되나, 선사시대에는 수십만 년 내지 수백만 년의 오랜 세월에 비해 사료가 희소하여 역사적 사실을 실증하기가 힘이 들고 현재의 사료만으로 연구하기에는 한계가 있다. 간혹 묻혀 있던 사료가 새로이 발견됨으로써 새로운 사실들이 밝혀지는데, 예를 들면 수영하는 공룡의 존재를 비로소 알 수 있게 된 것은 새로운 화석이 발견된 이후이다. 그래서 현재까지 발굴된 사료로서 토우·석기·사람의 뼈뿐만 아니라 원시인들과 비슷한 현재의 야만인의 생활과 풍습 등과 비교하고 고증함으로써 아는 수밖에 없다. 물론 이런 경우에는 고고학·민속학·인류학·인종학·언어학·지질학·사회학 등의 지식이 필요하다.

3. 연구방법으로 본 의사학의 구분

의사학은 내용과 주안점 및 목적에 따라서 몇 가지 구분이 있는데, 상호간에 밀접한 관계가 있다.

(1) 의학통사(또는 발달사)

의학통사는 의학 전반에 걸쳐 연구되는 것이며, 또 의학지식 전체의 발달을 연구한다는 뜻에서 발달사라 하기도 한다. 서양의학통사, 동양의학통사처럼 특수한 지역·민족·국가 등을 한정할 때도 있다

(2) 질병사

인류는 신석기 시대까지 외상과 사고로 인한 급사가 많았으며, 그다음으로 도시와 국가를 이루고 사는 정착 시대에는 기아와 감염병이 많았고, 20세기 후반부터는 생활습관으로 인한 병이 많다. 이처럼 시대에 따라서 질병과 사망의 원인이 다르므로 질병사는 오랜 역사 속에서 어떠한 질병이 나타났으며 어느 때 사라졌는가, 즉 질병의 시대적 변천을 연구하는 것이다. 헥커는 이것을 역사적 병리학이라고 하였다.

(3) 분과사

어느 한 분과의 내력을 연구하는 것으로 해부학사나 미생물학사 등이 있다.

(4) 문제사

인물의 전기, 의학 교과서의 성립과 그 내용 등 특정한 사항을 연구하는 것이다. 예를 들면 진단법의 발달이라든가, 심장 기능 연구의 자취를 조사하는 것 등이 있다.

(5) 의학사상사

질병의 본질과 생명에 관한 탐구 및 그 견해의 역사적 변천을 연구하는 것이다.

(6) 기타

의술, 의술을 행하는 사람의 지위, 환자와의 관계, 의학 교육, 의술을 행하는 사람들의 윤리 등을 연구하는 것이다.

4. 의사학의 시대 구분

의사학의 시대 구분은 의학통사, 질병사 또는 분과사 등 의사학 자체의 입장이나 목적에 따라 여러 가지가 있다. 의학통사의 입장에서 시대 구분을 어떻게 하는가 하는 질문에는 어떤 방법이 반드시 좋거나 나쁘다고 가볍게 대답하기 어렵다. 그 이유는 각 기술 방법의 주안점이 다르기 때문이다. 이 책에서는 가장 일반적인 방식에 따라 고대·중세·르네상스 시대·17세기·18세기·19세기·20세기 및 현대로 대별했다.

5. 의학 발달 단계에 의한 시대 구분

약 2600년 전에 붓다는 생로병사를 인간의 주요 생명활동으로 보았다. 또한 역사를 통해 볼 때 모든 인간 사회에는 출생과 죽음 및 질병을 설명하는 그 나름대로의 의료적 소신이 존재했다. 대체로 질병은 마법과 귀신, 별자리의 이상이나 혹은 신의 의지 때문에 생긴다고 믿었다. 이런 믿음은 아직도 남아 있어서 신앙치료가 이루어진다든가 사원 등 신성한 장소에서 치료행위가 이루어지고 있다. 그러나 과거 천 년 동안 의과학이 발전하면서 이런 믿음을 변화시키거나 대체하게 되었다.

(1) 본능적 의료 시기

원시인들은 안전이 전혀 보장되지 않는 혹독한 환경에서 동물들처럼 본능으로 행동했을 것이다. 동물인 개나 고양이가 보여 주는 행동처럼 몸에 해가 되는 것을 무의식적으로 제거하여 몸을 편하게 하고, 가시에 찔리게 되면 뽑고 타박상을 입으면 손바닥으로 어루만지거나 마찰을 하며, 해로운 것을 먹었을 때는 토해 버림으로써 치료 목적을 달성했으리라 추측된다. 따라서 인류 조상들이 지구상에 처음 나타났을 때부터 본능적으로 의료행위가 시작되었을 것으로 본다. 병에 대한 생각이나 치료법에 대한 생각이 없었고 오직 본능행위였다는 점에서 이는 원시적 의료행위라고 볼 수 있다.

(2) 경험 의술 시기

말라리아가 유행하는 지역에 사는 침팬지가 키니네 나무를 먹는 것이라든가, 일본 원숭이들 중 한 마리가 노천 온천에 들어가서 목욕하는 것을 본 다른 모든 원숭이들이 그대로 흉내 내어 목욕을 한 것처럼, 어떤 일을 처리하고 그다음의 비슷한 경우에 흉내를 냄으로써 경험이 축적된다. 인간도 지식이 발달함에 따라 과거의 경험을 되살리고 다른 사람들의 경험을 본받는 의료 행위를 한 시기가 있었다. 경험에 의해 어떤 증상에는 그 증상에 맞는 특별한 약물이나 요법을 쓰게 되었다. 이는 오랜 세월에 걸친 경험이 쌓인 것으로서 특별한 이론이 있었던 것이 아니었다. 경험이 축적되면서 그 기술이 뛰어난 사람이 원시적 의술의 형태를 갖추게 되었으며, 여기에 마술적 요소가 더해진 의인(치료자)이 나와 특수한 사회적 지위를 갖게 되었다.

(3) 마법 의술 시기

사람들의 사고 수준이 점차 높아짐에 따라 자의식이 발달하게 되고 주위 사물에 대한 고찰을 시작하면서부터 인과 관계를 생각하게 되었다. 일상생활에 위협을 주는 지진·천둥·번개·폭풍우·홍수 등의 자연현상, 그리고 눈에 보이지 않는 여러 가지 재앙과 재난 등을 모두 초인적 능력을 갖는 신들의 소행이라고 생각하게 되었으며, 따라서 악마나 신을 잘 받들어 모심으로써 생활의 위협이나 재앙과 질병을 면하게 된다고 생각하였다. 이로부터 경험적 의료지식과 제사와 주술 기능을 함께 가지는 사람이 나와 정신생활을 지배하게 되었으며, 직업적인 마술의(혹은 무당의)들이 나오게 되었다. 이 마술의들은 소박한 자연철학의 이론을 집어넣어 조금은 조직적 체계를 갖춘 의술을 갖추게 되었다.

(4) 기록 의술 시기

인류 문화는 문자나 그림으로 기록되어 전한다. 인류 4대 문명인 이집트 문명, 바빌로니아 문명, 인도 고대문명, 중국 고대문명은 각기 고유한 사상과 문자를 가지고 있었다. 그때까지 축적된 경험 의술과 마법 의술이 문자로 기록·정리되고 체계화되어 고정되었다. 이로부터 의술이라는 범주에 있던 것이 의학으로 인식되는 단계에 이르렀다.

(5) 종교 의학 시기

진리 탐구라는 점에서는 종교와 과학이 근본적으로 상반될 이유가 없음에도, 서양 중세에는 로마 교황의 권위가 사회생활과 정신생활은 물론 학문의 세계에까지 미쳤기에 가톨릭의 허락 없이는 아무것도 할 수 없었다. 동로마제국의 멸망부터 약 천 년 동안은 과학이 극도로 쇠퇴하였고, 종교적 속박에 의한 비과학이 성행하였다. 종교도 이 시대에는 극히 쇠퇴하여 신비주의에 싸이고 말았다.

(6) 의학의 르네상스 시기

오랜 종교적 압박에 항거하면서 진리탐구를 위해 일어선 르네상스의 선구자들은 16세기에 이르러 비로소 종교의 속박에서 벗어나, 진리를 탐구할 수 있게 되었다. 자유를 얻은 학문들은 대단히 발전하였고, 특히 의학에서는 베살리우스의 해부학과 하비의 생리학이 꽃을 피웠다. 화약의 발달과 소총의 보급은 봉건제도의 타파를 촉진하였으며, 금속활자와 인쇄술의 발달은 지식을 넓히는 데 큰 공헌을 하였고, 원양 항해술의 발전으로 신대륙의 발견과 서양의 세계 지배가 가능하였다.

(7) 과학적 의학

17세기에 물리학과 화학이 의학에 도입되면서 의과학의 발전을 이끌게 되었다. 또 현미경의 발달로 불가시 세계가 해소되었으며 개개의 질병을 구체적으로 구분하려는 노력 덕분에 질병 진단이 정밀해졌다. 18세기에는 생리학의 발전과 부검 등을 통해 질병의 부위를 보다 세분화할 수 있게 되었고, 이를 토대로 병리학이 발달하여 현대 의학의 기초공사를 매듭지었다. 한편 이 시대는 자본주의 사회가 형성되기 위한 태세를 갖추게 된 시기였으며, 산업혁명기의 새로운 사회 체제를 만드는 원동력을 과학에서 구하던 시대이기도 하였다. 그리하여 19세기 중엽에는 물질문명의 찬란한 성과에 눈이 어두워진 유물론이 일어났고, 이에 따른 폐단으로 한때는 의학조차 생명현상을 기계적으로 바라보게 되었고, 정신 또한 일종의 물질이라 생각하게 되었다. 그러나 이후 인도주의 운동이 거세게 일어나 정신계에 새로운 광명이 비쳤으며, 과학만능주의의 잘못을 깨닫는 반성이 이루어졌다.

(8) 근대 의학

20세기에 들어와서는 미생물학을 비롯한 기초의학이 발전하여 수많은 임상의학의 분과를 촉진시킴으로써 근대의학의 기초를 마련하였다. 근래에 와서 다시 여러 과가 통합되는 다학제가 생겨나면서 각 분과 사이에 명백한 구별이 어렵게 되었다.

20세기 의학의 가장 큰 특색은 원자핵물리학을 의학에 응용한 점이다. 제2의 불이라고 하는 원자핵 에너지와 X-선을 발견하고 이를 의학에 응용해 오던 것이 현대에 이르러 더욱 발전하여, 새로운 영상의학 분야인 컴퓨터단층조영술CT·자기공명영상술MRI·양전자방사단층촬영술PET 및 초음파검사법 등이 제공하는 삼차원의 결과물을 통해 마치 실물을 관찰하는 것처럼 인체내부를 관찰할 수 있게 되었다.

정신문화와 물질문화가 서로 만나서 형성된 현대의학의 가장 큰 특징은 신체의학과 정신의학의 연관성이다. 기능자기공명영상술의 발달로 정신이 뇌의 활동 결과라는 것이 밝혀짐으로써, 가까운 미래에는 신체적인 병을 진단하듯이 정신병도 생체표지자에 의해 진단 가능하리라 예상되고 있다. 치매 원인의 60~70%를 차지하고 있는 알츠하이머병의 진단에 베타-아밀로이드 혹은 타우 단백질이 사용되는 것이 그 좋은 예이다. 또한 핵산의 발견에 이어 중합효소연쇄반응PCR과 염기서열검사 등 분자생물학적인 검사법이 발전하면서 인간게놈 프로젝트가 완성되었다. 게놈 이후 시대가 되면 인간게놈의 빅 데이터로 질병 현상을 더 근본적으로 이해할 수 있게 되어 맞춤치료법이 보편화될 것이며,

생명현상을 부단히 규명하여 심지어 죽지 않게 될 수도 있다.

끝으로 의학발전의 시대적 계제를 이해하기 쉽도록 표를 그려 보면 다음과 같다.

의학의 발달 단계

<table>
<tr><th rowspan="2">과학성</th><th>의학문화</th><th rowspan="2">의료형태</th><th rowspan="2">사회형태</th><th rowspan="2">간호형태</th><th colspan="4">정치 및 문화사적 구분</th></tr>
<tr><th>사적구분</th><th>서양</th><th>동양</th><th>일본</th><th>대한민국</th></tr>
<tr><td rowspan="7">과학전의 의학 (관념론적 의학)</td><td rowspan="2">원시의술</td><td>본능적 의료</td><td rowspan="2">원시사회</td><td>자기간호</td><td>석기시대</td><td rowspan="2">선진(先秦)
고대인도
바라문기</td><td rowspan="5">토기문화
고분시대
비조시대</td><td rowspan="5">신시시대
고조선시대
삼국시대(고구려, 백제, 신라)</td></tr>
<tr><td rowspan="2">경험 의술</td><td rowspan="4">가정간호</td><td rowspan="4">이집트
바빌로니아
그리스
로마</td></tr>
<tr><td rowspan="3">고대의학</td><td rowspan="3">노예사회</td><td rowspan="3">춘추~한, 육조</td></tr>
<tr><td>마법 의술</td></tr>
<tr><td rowspan="2">기술의학</td></tr>
<tr><td rowspan="2">중세의학</td><td rowspan="2">봉건제사회</td><td rowspan="3">종교적간호</td><td rowspan="2">중세암흑시대
5-14세기</td><td rowspan="4">수, 당, 송,
금, 원</td><td rowspan="2">헤이안시대
에도초기</td><td rowspan="5">통일신라시대
고려시대
조선시대</td></tr>
<tr><td>종교적 의학</td></tr>
<tr><td rowspan="5">과학적 의학 (실증적 의학)</td><td rowspan="3">근세의학</td><td rowspan="2">과학적 의학</td><td rowspan="2">르네상스
manifacture기</td><td rowspan="3">르네상스시대
계몽시대
15-19세기</td><td rowspan="2">에도시대</td></tr>
<tr><td rowspan="2">직업적간호</td></tr>
<tr><td>유물론적 의학</td><td>산업혁명기
자본주의사회</td><td rowspan="3">명
청
중화민국
인민공화국</td><td>메이지시대</td></tr>
<tr><td rowspan="2">근대의학</td><td rowspan="2">근대의학</td><td rowspan="2">고도자본주의사회
사회주의국가</td><td rowspan="2">근대간호</td><td>18, 19세기</td><td rowspan="2">대정
소화</td><td>일제하시대</td></tr>
<tr><td>20세기</td><td>대한민국</td></tr>
</table>

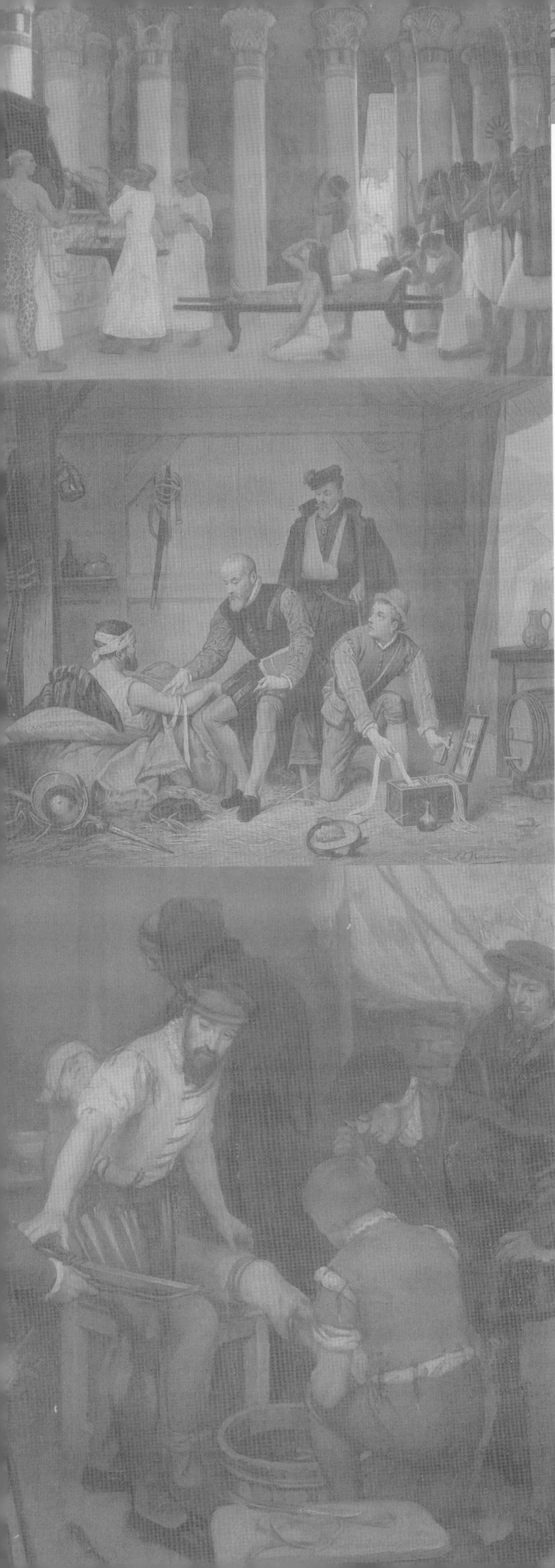

제1장

고대 의학

고대 원시 의학의 본질 / 선사시대 / 이집트 의학 / 바빌로니아 및 메소포타미아 의학 / 인도 의학 / 중국 의학 / 한국 의학 / 일본 의학 / 그리스 의학 / 로마 의학

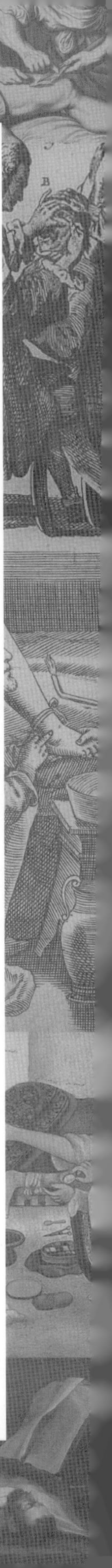

제1장 고대 의학

제1절 고대 원시 의학의 본질

고대가 얼마나 오래된 시기인지 알기 위해서는, 먼저 지구상에 인류 조상Australopithecines이 언제 출현했는지 살펴볼 필요가 있다. 지구상의 모든 생명체의 공통 조상으로 추정되는 최초의 생명체는 약 35억 년 전에 비로소 출현하였으며, 이후 파충류 공룡과 포유류가 출현하였고, 그 뒤를 이어 영장류가 탄생하였다. 인류 조상은 약 5백만 년 전 침팬지로부터 갈라졌다고 하는 설이 유력하나, 2001년 아프리카의 중앙에 위치한 차드에서 발견된 유인원*Sahelanthropus tchadensis*의 두개골은 약 7백만 년 전의 것으로 밝혀졌다. 현생인류의 연결고리 중에 소위 루시*Australopithecus africanus*가 약 320만 년 전에, 석기를 사용했던 호모 하빌리스가 190만 년 전에, 큰 사냥감을 찾아서 극지방까지 갔던 호모 에렉투스가 175만 년 전에, 지혜가 있다는 현생인류 중 호모 사피엔스 네안데르탈렌시스가 20만 년 전에, 호모 사피엔스 사피엔스가 12만 년 전에, 또 크로마뇽인이 3만 년 전에 각각 출현했다고 한다. 미토콘드리아 DNA는 오직 모계로만 전달되고 미토콘드리아 DNA 하플로 그룹은 현생인류의 혈통을 이해하는 데에 이용되며, 소위 미토콘드리아 이브는 아프리카에서 기원한 모든 현생인류의 모계 공통 선조라고 불린다.

인류 문명 형성의 근간이 된 것은 도구와 문자 및 종교라고 한다. 원시의학의 경우도 마찬가지이다. 원시인들의 생활과 풍습에 대한 가장 유력한 학설 중 하나는 동일설 혹은 일치설이다. 역사가·인종학자·고고학자·언어학자 및 사회학자들에 의해 공동으로 이루어진 사회인류학의 모든 연구에 있어, 필연적인 본능행위는 유사하거나 동일하게 나타난다. 불안전한 주거 및 항상 주변 환경에 존재하는 포식자나 적대세력의 위협 때문에,

냉엄한 대자연 속에서 살아갔던 원시인들에게는 생존을 위한 안전이 무엇보다 절실하였고 이는 자기 보존과 종족 번식이라는 본능행위로 집중되었다. 유사성은 고대 원시인들의 환경에 대한 일상 반응에서 잘 나타나고, 모든 관습이나 종교에서도 나타난다. 많은 신화와 발명품, 기이한 문화적 풍습인 미라·할례·쿠바드[1] 등은 인류가 한 곳에서 다른 곳으로 이주할 때 함께 옮겨졌다. 이런 것들은 일상생활에서의 필요에 근거하며, 본능으로 정의되기 때문에 민속은 본질적으로 하나이다. 원시인들은 일상생활 속에서 불안한 마음을 도덕적 또는 영적으로 인도받기 위한 종교적·윤리적 체제를 만들거나, 혹은 가공의 이야기나 시로 일상생활을 미화하기 위해 피나는 노력을 하였다. 그리고 무의식 속에 불일치가 생기면 조정하기보다는 분열을 그대로 봉합하였다. 문명인은 지식적으로 많이 발전했다는 점에서 원시인과 크게 다르나, 풍습과 관습에 대해서는 모두 현상 유지에 대한 지향, 변화에 대한 공포, 해 보지 않았던 것과 무지에 대한 반감을 똑같이 드러냈다. 원시인이든 현대인이든, 축제나 의식에서의 행위는 내심 자신이 구하는 바를 얻을 수 있는 완충 장치이며 변화를 완화시키는 전환으로서 불가피하다. 인종과 관습이 더욱 특별하게 발전되었다는 점에서 변화해 오고 있지만 사람들의 근본적인 마음은 크게 달라지지 않고 원래대로 남아있다. 비록 시간과 공간이 서로 다르고 사소한 차이가 있긴 하지만, 고대 의학과 민간요법의 중요한 특성은 동일하다는 것이 인류학의 견지에서 밝혀졌다. 설형문자·상형문자·고대 북유럽 문자 및 자작나무 껍질과 종려나무 잎에 새겨진 기록에 의하면, 인종 간 차이에도 불구하고 의술이 부적·주문·전승 식물에 관한 지식과 정신치료에 있어서는 한결같이 초자연적인 힘의 영향을 피한다는 것으로서 모두 같았다.

원시인에게는 과학이 우리에게 가르쳐 준 천재지변의 자연현상에 대한 바른 원인을 알고 선정하는 능력과, 도덕과 식견의 표준이 되는 가치관이 없었다. 그러나 원시인의 마음도 그 나름대로의 자연적 표준을 가지고 있었는데, 이 점은 깊이 생각해 볼 만하다.

선사인이 사냥과 채집으로 생존하였던 시대에는 동물본능으로 일상생활을 할 수밖에 없었다. 양식을 해결하기 위해서 동물을 사냥하거나 적과 만나 돌이나 막대기로 싸우다 보면, 치명적인 상처와 출혈, 무서운 질병, 질식, 비명횡사 등 뜻밖에 중대한 불행을 당하

---

1 쿠바드(couvade)는 윤리적인 관습으로, 처가 임신 중이거나 산욕 중일 때 남편도 집안에서 아픈 것처럼 행세하는 관습이다.

게 되었을 것이다. 그리고 이때 선사인의 일차적 반응은 동물적인 공황 반응이었을 것이다. 또 동굴 거주인이라 하더라도 골절·탈구·창상 및 지병이 있게 되면 고통과 불안을 느껴 동물처럼 동굴이나 구멍 등 숨을 곳과 고요한 곳을 찾았을 것이다. 또 병이 나면 약초를 찾아 먹기도 하였는데, 말라리아 풍토병 지역에 살고 있는 침팬지들이 약효가 있는 키니네 나무 가지를 먹고 있는 것이 관찰되기도 하였다.

인류가 처음으로 사용한 도구는 233만~140만 년 전 호모 하빌리스가 만들기 시작한 석기였다. 석기는 마치 타임캡슐처럼 인간 행위의 진화와 문화의 양을 통찰할 수 있는 인간 기술의 발전 및 지적 능력의 표지이며, 또한 고대 인류의 정보 추적자 및 문화와 연대의 표지자이다. 나뭇잎모양 석기는 적에 대한 자기 보호의 수단으로 이용되었고, 식품을 얻고 조리하는 데 또는 특수한 종류의 다른 무기와 기구를 만드는 데도 사용되었다. 선사시대 석기의 흥미로운 점은 지구상의 이동경로를 따라 사람이 살았던 자취가 있는 곳이라면 어디서나 발견된다는 것이다. 창과 화살촉 등의 도구나 의식용의 기물은 현재 세계 곳곳에서 발굴되고 있으며, 발굴 장소가 달라도 기물의 모양은 동일하다. 구석기시대의 뗀석기는 난형 또는 타원형의 돌로 만든 작고 조잡한 박편이었다. 유럽에서는 약 10만여 년 전의 조잡한 아벨리안기의 주먹도끼가 정교한 기술로 월계수의 선단처럼 만들어지기까지 석기제조법의 눈부신 발전이 계속되었다. 이는 신석기시대를 거치며 다시 특수화와 연마의 높은 수준에 도달하였으나, 형태와 의도에 있어서는 지질학적 장소나 연대와는 관계없이 동일했다. 한편 고대 이집트인들은 외과수술에, 유대인들은 포피절제 의식에 석기를 사용하기도 하였다.

모든 민속학이 수렴되는 공통점은 이 세상이 병과 죽음을 오게 하는 보이지 않는 정령들로 가득 차 있다는 개념인 물활론이다. 또 원시 의술은 종교적 신앙의 원시적 방법과는 뗄 수 없는 관계에 있다. 원시인은 성난 신이나 정령의 분노를 피하고, 불을 피우며, 비를 내리게 하고, 하천이나 주거를 말끔하게 하며, 대지를 기름지게 하고, 성적 능력과 다산을 더 좋게 하며, 곡물의 병충해와 인간의 전염병을 예방하거나 제거하는 등 인간의 안녕 복지를 증진하는 수단을 마법적이고 신비적인 방법에서 구하였다. 우리가 의술이라고 알고 있는 것은 이들 중 단지 하나일 뿐이었다. 이런 방법을 만들고 시행하는 능력은 본래 한 사람이 가지고 있었는데, 이 사람이 곧 신이며 영웅이고, 왕이며 마술사이고, 사제이며 예언자이고 또 치료자였다. 이와 같은 힘은 미개인에게는 치료를 만듦이라는 일반적 개념을 형성하게 되었다. 원시인의 생각에서 진정 치료를 만드는 사람은 현재의 박애주의자 또는 인간의 번영을 증진시켜 주는 사람이었다.

대자연 속에서 경험이 없고 축적된 지식이 없었던 원시인은 대자연의 운행을 설명하려 했으나 그 모든 것은 천체의 운행과 함께 혼동을 가져오게 되어서, 바람·구름·폭풍·지진, 또는 자연계에 일어나는 특이한 광경과 음향 등은 악신·정령과 기타의 초자연적 요인에 의하여 일어난다고 생각하였다. 원시인은 범신론자로서 해·달·별·암석·수목·하천·샘·불·바람 등의 신과 뱀·고양이·개·원숭이·소 등의 신을 숭배하게 되었다. 이런 것을 나타내기 위하여 어떤 모양을 나타내는 나무둥치와 돌 조각을 세우게 되었는데, 여기에서 자연 숭배는 사물 숭배로 옮겨졌다. 이 시대에는 실체와 상징이 혼동되었고, 그것을 나타내는 사물과 그 명칭을 혼동하였으며, 눈에 보이지 않는 어떤 힘이 자주 나타나는 것을 무생물의 탓으로까지 돌렸다.

원시인들의 질병관은 세 가지가 있다. 첫째, 원시인들은 질병을 악령이나 정령의 짓이라고 생각하였고, 이들에게 제물과 희생을 바쳐 그 악령이나 신의 미음을 풀어 병을 고치고자 했다. 둘째, 초자연적인 능력을 갖는 인간의 적에 의해서 만들어지는 것이 질병이라고 생각하여 적이 사용하는 주문이나 마법과 비슷한 주문과 마법으로 공격을 알맞게 받아 넘기려 애를 썼다. 셋째, 사람이나 동물과 식물의 죽음의 신이 화를 내어서 만드는 것이 병이라고 하였다. 이런 질병에 대한 3가지 관점은 미개한 사람들의 공통된 믿음이며, 이들에게는 병이 저절로 생기는 일은 있을 수 없으므로 그 사신의 노여움을 풀어, 병을 고치려는 방법이 마법이라는 것으로 나타나게 되었다. 이 마법과 죽음의 불쾌감 속에 선사인의 신앙은 다신교와 일신교의 중간 단계인 샤머니즘과 함께하게 되었다. 샤머니즘은 무당이 섬기는 위대한 신이 있어 낮은 신들과 악마들을 확실히 굴복시킨다고 가정하였다. 샤머니즘의 시작과 함께 치료자와 무당이 나타나게 되었으며, 이들은 종교의 사제처럼 질병과 그 치료에 대하여 신성한 관리자로서 행동하였다. 무당은 정신치료적인 책략으로써 완전히 질병을 조종하여 그 환자에게서는 자기암시와 부합상태를 깨우치게 하였다. 또 병마가 겁을 내어 물러가게 하기 위하여 무섭게 보이는 외모로 큰 소리를 치면서 돌아다니기도 하고 관으로 병의 근원이 되는 물체를 빨아내는 흉내를 내기도 하였으며, 문을 드나들기도 하고 어떤 사물을 밟고 넘어가기도 하였다. 병이 다시는 못 오게 한다는 것에서 병자에게 부적이나 주술을 발휘하는 물건을 주어 지니고 다니게도 하였다. 이 몽상적인 방법이 무당들에게는 치료를 만드는 행위였다. 이것은 소음만 없다면 현재의 심령의학이나 신앙요법과 본질적으로 다를 바가 없다.

병의 고통을 치료하는 데도 주문이 이용되었는데, 주문은 병을 일으키는 개개의 악귀에 대한 마법과 병을 일으키는 악귀 전체에 대한 모든 부족들의 예방적인 의식으로서 피의 희생 두 가지가 있다. 전자의 예로는 도움이 되는 치료의 잠언, 효험을 연장시키는 생명 기호, 도움이 되는 시구와 예방목적의 신비적 기호 또는 치료의 능력이 있는 시구 등을 비롯하여, 창상주문 즉 "출혈아! 멎어라!", "고통이여!" 등과 같은 것이었다.

이런 물활론과 샤머니즘과는 별도로, 300만 년 전부터 신석기 시대까지 주로 외상과 사고로 사망한 원시인들도 질병을 제거하고 상처를 치료하는 본능적 의술이 필요했다. 결국 의술의 역사는 인류가 지구상에 출현하면서 같이 시작되었다고 할 수 있으며, 오랜 세월이 흐르는 동안 축적된 원시인의 실질적 의학지식은 비록 한계가 있었지만 결코 무시할 정도는 아니었다.

이라크 북부 샤니다르 동굴에서 6만 년 된 네안데르탈인 9명의 골격이 발견되었는데, 그중 40세의 낸디는 두개골과 다리와 손발에 많은 골절 흔적이 있어 아마도 무기로 싸웠거나 절벽에서 떨어졌거나 혹은 사냥 사고로 다쳤을 것으로 보인다. 왼쪽 눈 위에는 분쇄 골절로 얼굴 변형이 있었는데, 이런 상처들로 오른쪽 신체의 부분마비와 왼쪽 눈이 보이지 않았을 것이다. 또 오른쪽 팔의 팔꿈치 아래가 절단되어 없는 점과 치아가 닳은 모양으로 볼 때, 물건을 주로 이빨로 잡고 왼손만을 사용하였을 것이다. 혼자서는 살아갈 수 없는 처지임에도 오랫동안 무리들이 돌봐 주어 쉬면서 음식을 받아먹고 살아나서, 최후에는 동굴 지붕 위에서 떨어져 죽었던 것 같다. 살아남은 무리들은 시체 위에 조심스럽게 돌을 쌓아 올려놓고 작은 동물 뼈를 그 위에 올려놓았다. 또 다른 네안데르탈인은 40~50세에 죽었는데, 갈비뼈에 가슴을 관통하는 상처를 입었음에도 불구하고 수주간 생존하여 아마도 건강을 회복한 후에 나중에 바위에서 떨어져 사망한 듯하다. 오른쪽 발에는 퇴행성 관절염의 증거가 있어 다리가 심하게 아파서 절면서 무리의 도움과 보살핌을 받은 것으로 보인다. 야생화 꽃가루 화석으로 볼 때 무리들이 꽃을 가지고 와서 놓아둔 듯한데, 강한 친밀감의 표현으로써 이들 사이에 깊은 정신적 유대가 있었다고 볼 수 있다. 접시꽃이나 서양가새풀을 무덤에 둔 것이 발견되었는데, 이것을 인류문화사에서는 최초로 꽃을 든 사람이라고 부르며, 또한 이것들은 약효가 있어서 오늘날에도 이빨

이 아프거나 상처 감염에 민간요법으로 사용되고 있다. 이런 것들로 미루어 볼 때 네안데르탈인은 상처와 질병과 싸웠는데 물리적인 치료뿐만 아니라 수준 높은 외과 치료지식을 지니고 있었으며, 환경에 단순히 적응하였던 것이 아니라 적극적으로 반응하였고, 환경을 극적으로 변화시키기 시작했던 것으로 보인다.

그러나 치료자의 능력에 한계가 있었고, 치료 기술은 초자연에 대한 신앙의 지배 속에서 오랫동안 정체되어 발전이 더뎠다. 경험에서 얻은 지식이 조금씩 진전됨에 따라 식물요법·접골요법 및 조잡한 수술을 할 수 있는 특수한 재능이 발달하였고 어떤 개인에게 있어서는 이것이 생계의 특별한 수단이 되기도 하였다. 최근 동족의 출산을 돕는 산파 원숭이가 포착된 데서 알 수 있듯이, 이런 치료자와 더불어 출산을 돕는 전문가로서 조산원도 탄생하였다. 이들은 어떤 것들이 식품으로서 좋고 나쁘다는 지식뿐만 아니라, 많은 독물도 여러 조건하에서 약이 된다는 것을 알게 되었다. 원시인들의 식품과 독물에 대한 조잡한 지식들은 실제로 인도-독일 의학의 시작이 되었다. 또 약초에 관한 지식도 상당하여 당시에 벌써 아편·대마 등을 비롯한 많은 약제를 초근목피에서 얻었다. 병에 자연적 요법 또는 물리적 요법을 이용하였는데, 분천과 온천뿐만 아니라 사우나도 할 줄 알았다. 류머티즘에 한증요법을, 혈액장애·구토·설사에는 물리요법을 하였다. 안마는 오래전부터 하고 있었으며, 여기에 마법적 의식을 곁들여 특수형태를 만들기도 하였다. 최면술은 힌두인이 처음 시작하였고 천연두 접종은 힌두인·페르시아인과 중국인 등이 시작하였으며, 침술과 뜸은 중국인이 시작하였다.

최고의 외과 기구는 특수한 나뭇잎모양 석기나 물고기 이빨·켈트·또는 흑요석으로 만든 칼 등이었으리라 생각되는데, 이것으로 피를 뽑아내는 사혈을 하고 농양을 절개하였다. 손가락의 절단이라든가 기타의 미신적 의식은 약 2만 5000년 전인 구석기 시대 후기까지 거슬러 올라갈 수 있다. 구석기 시대 원시인들이 동굴 벽에 동물 등을 나타낸 암각화가 스페인과 기타 지역에서 발견되었다. 약 1만 년 전 선사시대에 두개골을 뚫는 천로술(천두로)은 주로 두통·전간·정신이상 및 앞을 못 보는 것을 고치기 위하여 두개골의 일정한 부위, 주로 두정부에 석기를 사용하여 원형 또는 T-자 형으로 구멍을 뚫는 것을 말한다. 이때 국소마취를 위해 코카 잎을 깨물어서 즙을 내어 상처에 사용했다고 한다. 이것은 의학적으로 뇌압을 줄여주는 원리이지만, 원시인들은 두개 내의 악귀를 쫓아냄으로써 병을 고친다고 생각하였다. 이때 얻은 둥근 뼈 조각은 부적 또는 장신구로 사용되었다고 한다. T-자 형 천공이 된 두개골은 신석기 시대의 북프랑스, 콜럼버스가 아메리카 대륙을 발견하기 전의 페루에서 발견되었다.

후기에는 종교의식의 하나로서 포피절제술도 하였다. 원시인은 상처가 나면 선태나 신선한 나뭇잎·재·자연 발삼으로 덮었고 국소에 독이 들어 있으면 빨아내거나 태워서 고쳤는데, 빨아내는 데는 뿔이 많이 이용되었다. 백내장에서 수정체를 제거하고 농양을 절개하는 데 예리한 가시를 사용하였으며, 예리한 나무뿌리와 단단한 나무 조각을 돌칼처럼 다듬어서 사용하였다. 신석기 시대에는 동물 치아를 본따서 돌이나 뼈로 톱을 만들어 사지를 절단하는 데 사용하였다. 청동기 시대와 철기 시대에 이르러서 마취 대신 복용하는 최면제는 성경의 「창세기」와 호머의 「오디세이」에서도 볼 수 있다. 고통과 시름을 잊게 하는 약인 네펜시는 고대 이집트인들이 많이 사용하였고, 셰익스피어 시대의 잠을 오게 하는 시럽과 인도의 대마, 동양인과 그리스인이 많이 사용하였다는 아편·멘드레이크(하수오)·상추도 있다. 원시인은 알코올·아편·대마 및 용설란mescal으로 빚은 메스칼 술(데낄라) 등으로 만든 마취제와 환각제로 인위적 낙원을 이루었다. 차·커피·코코아 및 담배 또한 원시인으로부터 물려받은 것이다. 자연 방부법은 선사인이 일찍이 널리 사용하였는데, 건조·훈연·꿀·초석 등을 이용하였다. 출산 영역에 있어서는 고대 직업으로 출산을 돕는 조산원이 있었으며, 의자를 이용한 좌식 분만과 촉진 분만은 원시시대 부인의 공통적인 경향이었다는 것이 인종학적으로 판명되었다.

원시치료는 미신과 불가분의 관계에 있었는데, 원시인의 마음은 질병과 약에 관계되는 많은 미신을 가지고 있었고 그중에 어떤 것은 사실상 심리적인 영향을 통하여 치료가 가능하였던 경우도 있었다. 이러한 미신들에 의하면 경우에 따라 자연이 병을 고치기도 하고 약이 환자를 즐겁게 해 주기도 하며, 치료는 마음의 효능으로 이루어지기도 했다. 때로는 인간을 괴롭히기도 하였다. 미신을 살펴보면 질병의 이동 가능성·동정적 관계·신생이나 재생의 가능성·색채·숫자·태양과 달의 영향·마법적 문장·방울·고귀한 돌·하등동물의 일부분 등과 성자의 이름·식물·악마의 눈·출생·사멸·묘지 등에 관한 주문이 있다. 여기에서 공통적인 것은, 원시인은 영혼이 있다고 생각했다는 점이었다. 그들은 구름 속에서 신을 보고 바람 속에서 신의 소리를 들었다. 아픔이 있거나 상처를 입게 되면 의료의 도움을 찾게 되는 인간성의 경향은 종교에서의 감동적 요소와 같은데, 이런 의료의 도움과 감동적 요소는 고통을 덜어 보려는 인간의 본능에서 나왔다. 종교에 있어서 초자연적 요소는 어딘가 의지하고 싶고, 한없이 약한 순간에는 인간성에 호소하듯, 일상생활에 시달려 온 인간의 마음에는 의학적 미신은 조상의 감각이라는 면에서 역시 그처럼 인간의 마음을 이끌어 갔다. 결국 원시의학에서 동일성이란 시간과 공간을 통하여 인간성에 있어서 깊이 뿌리 박힌 신앙과 미신이었다.

제2절 선사시대

버로우는 "사람은 어떤 하등동물에서부터 사다리를 놓고 올라왔다. 그 뒤에 사다리는 없어졌다. 어느 때 어느 곳에서 어떻게 어떤 이유로 이것이 이루어졌는지 알 수는 없으나 알고 있는 것은 그 사다리의 첫 번째 가로대뿐이다."라고 하였다. 이후 연구의 결과 인류는 약 5백만 년 전에 침팬지로부터 갈라진 후에 여러 화석 인류의 연결고리missing link들이 멸종과 출현을 거듭하면서 진화했다고 한다. 선사 시대는 190만 년 전 석기를 사용했던 호모 하빌리스에 의해 구석기 시대 문명의 동이 트기 훨씬 전부터 시작되었다. 선사인의 유골이나 부싯돌 석기들을 포함한 유물들이 지질학적으로 연속된 지층에서 잇따라 나왔다는 사실은, 점진적이고 필연적인 문명의 발전상을 나타내고 있다. 500만 년 전 인류의 조상인 작은 원숭이들이 최초로 나무 위 생활을 버리고 땅 위에서 직립보행을 함으로써, 장래를 위한 큰 발자취로 손과 발의 해방이 이루어졌다. 발굴된 선사인의 사지골과 두개골을 보면 골격구조는 두개골 내 주형에서 뇌가 점진적으로 커졌음을 알 수 있는데, 특히 전두엽과 두정엽 및 후두엽이 커졌다. 약 50만~100만 년 전의 호모 에렉투스의 아종인 소위 자바원인은 나무 위의 생활 습성을 버렸고, 손재주를 위한 손가락과 직립보행을 위한 발가락이 발달했고, 시각적·청각적 이해력이 확대되었으며 동료와의 단합이나 경쟁에 의한 후천적 인격과 언어까지도 확대되었다. 여태까지 침팬지의 큰 치아와 현재 인간 뇌의 1/3도 안 되는 뇌의 진화는 불을 이용하여 음식을 익혀 먹었기 때문이라고 설명하였으나, 최근의 연구에 의하면 석기를 이용하여 음식을 잘게 으깨 먹으면서 크고 강한 치아로 씹는 시간이 줄어들고 아래턱과 이빨의 발달이 덜해짐으로써 뇌의 용량이 커질 수 있었다고 한다. 결과적으로 키가 커지고 체중이 늘어나고 두 발의 운동·손의 조작·증진된 시청각적 지능·언어와 관련된 기억의 중추들이 전뇌에 있게 되었으며,

한편으로는 동물본능의 부위인 뇌간은 전두엽의 예외적인 발육에 비하여 쇠퇴하기 시작하였다. 짐승의 특징인 들어간 이마, 육중한 상안와의 능선, 넓은 안와, 넓고 편평한 코, 원숭이의 큰 턱, 개 이빨 모양의 이빨, 긴팔 등은 이들에게는 아직 남아 있었다.

인류의 진화에 있어 뇌 용량의 증가도 중요하지만 뇌 구조의 재편이 더욱 중요하며, 송곳니의 소형화 및 직립보행과 후두·설골의 하강으로 대화가 가능해졌다. 그러나 B.C. 2만 5000년, 크로마뇽인[2]과 구석기 시대의 그리스인은 미숙하기는 하여도 그런대로 고귀한 용모와 신장을 가지고 있었다. 그들은 무기·기구 및 의류 등을 만들었고 가축을 길렀으며, 야생의 소맥을 재배하였고 장사를 지낼 줄 알았으며, 두골을 둥근 톱으로 잘라 내어 그 골편을 부적과 장식에 쓰기도 하였고 춤추는 방법도 알았으며, B.C. 2만 5000~B.C. 2만 년 사이에는 능숙한 화가와 조각가도 있었다. B.C. 10만 년 무렵 네안데르탈인은 호주의 야만인을 닮았으리라고 생각된다. 크로마뇽인은 현대인보다 키가 컸고 손발의 균형이 잘 잡혀 있었으며, 뇌수도 더 컸고, 창세기에 힘센 매머드를 사냥하던 거인이었고, 잘생긴 큰 턱을 가졌고 머리가 길었으며 얼굴이 넓은 모양이었다. 이뿐만 아니라 손재간이 좋은 전사이자 사냥꾼이었고 또 예술인이었다. B.C. 2만~B.C. 1만 년 사이의 두개골이 그리말디 동굴(1871~1884)과 샹슬라드(1888)에서 발견되었는데 각각 흑인종과 몽골인종의 것이었으며, 크로마뇽인의 화석에서도 백인종·황인종 및 흑인종의 다른 형이 있음을 알게 되었다. 현재로서는 현생인류가 동일 시조, 즉 미토콘드리아 이브로부터 발생하였다고 본다. 민족의 차이에 대하여, 헉슬리는 "민족은 착색이다."라고 하였고, 어떤 사람은 내분비로 인한 어떤 화학적 차이에서 민족의 차이가 온다고 주장하였다. 즉 골격이나 내장 또는 장기 등의 기본 구조에는 본질적 차이가 없고 다만 내분비의 영향을 받는 생리적 습관과 용모에 차이가 있을 뿐이라는 것이다.

의술과 선사인의 관계에 대한 기록으로는 구석기 시대의 모든 동굴 벽에 그려져 있는 수많은 채색벽화뿐만 아니라 수많은 조각과 작은 조각상 및 돌과 뼈에 새긴 사람과 동물의 그림 등이 있다. 최초로 사람의 모양을 표현한 것은 1908년에 오스트리아 빌렌도르프의 황토 내에서 발굴된, 구석기 시대 후기에 석회석으로 만든 빌렌도르프의 비너스이다.

---

2 크로마뇽(Cro-Magnon)인은 유럽인의 선조라고 보는데, 이 인종의 화석이 처음 발견된 것은 1868년 프랑스 도르도뉴 주의 크로마뇽이었고 그 후 프랑스의 인류학자에 의해 각지에서 계속 발견되었다.

이것은 크기가 11cm인 전신에 붉은 칠을 한 여인의 나체상이며 젖가슴·배·엉덩이가 유난히 튀어 나왔는데, 이것은 내분비 비만이 있었음을 전함으로써 체격해부학에 공헌하고 있다. 이 조각상의 특별한 형태는 여인이 동굴 안에 앉아 있기만 하면서 과식생활을 한 양상을 나타내는 지표가 되었다. 이런 여인상은 구석기 시대의 다른 여인 조각품에도 나타나고 신석기 시대의 작은 조각상에서도 발견되며, 더 내려와서는 이집트나 아시리아 및 바빌로니아의 부조에서도 볼 수 있다. 한편 선사시대 남자상으로는 곧은 옆구리와 좁은 엉덩이, 힘이 강한 병정과 사냥꾼의 근육 등을 나타낸 석회암 부조가 있다. 동굴 속에 있는 동물 그림은 종까지 확인할 수 있고, 보통은 사진을 찍어야 나타낼 수 있을 정도로 실물과 동작을 표현하여 깜짝 놀랄 만큼 닮게 그렸다. 이상과 같은 것이 체격해부학이다. 이는 동시에 생리해부학과 병리해부학으로 계속되었으며 이후 그리스 시대의 조각에 나타났고, 르네상스 시대 레오나르도 다 빈치와 베살리우스의 해부학으로 이어져 내려와 발전을 지속하게 되었다. 페루의 원시인은 조각으로 질병 및 기형의 외형적인 여러 가지 면을 전하고 있다. 화석으로만 알 수 있는 인류의 가장 일찍 알려진 질병은 선사인이 걸렸던 병이며, 아마도 중생대 파충류와 그 뒤에 출현한 포유동물들을 전멸시키는데 관여했을지도 모르는 것으로 괴사·뼈돌출증과 기타 뼈 질환·류마티스 관절염과 변형성 척추염을 포괄한 관절염 및 치아 질환 등이었을 것이다. 자바원인의 대퇴골에서 심한 뼈돌출증의 흔적을, 필트다운인(에오안트로푸스 속)의 두개골에서 선단비대증 또는 변형성 골염의 흔적을, 네안데르탈인의 척골 골절(피르호에 의하면 구루병 때문이라고 함)을, 또 하이델베르그인(B.C. 7000)의 척추에서 포트병[3]의 흔적 등을 볼 수 있는데 이것은 후기 이집트인의 미라에서 보편화되어 있다. 이처럼 인간의 고대 병리학은 선신세의 후기인 B.C. 50만 년까지 거슬러 올라간다. 한편 화석파충류 동물의 골수염은 고생대의 최상층에서 발견되었다. 석기시대에 피르호의 동굴 통풍은 원시적인 튜턴의 숲이나 갱신세 동굴 곰의 골격에서 흔히 볼 수 있는데, 이것은 이집트의 미라에서도 마찬가지이다. 이 병은 동굴의 습기 찬 벽이나 바닥에 직접 접촉하는 환경적 영향의 결과로 발생하는 것이었으며, 고대인의 생활이 호수 위의 생활과 마룻바닥 주택으로 높아지기 전까지 놀라운 만큼의 무서운 빈도로 그들을 괴롭혔다. 이 병의 흔적은 페루고원에 있었던 잉

3 포트병(Pott's Disease)이란 척추에 오는 뼈의 염증 또는 카리에스인데, 주로 결핵성으로 온다.

카 제국 후기인의 유골에서는 볼 수 없으나 북미 인디언의 초기 유골에서 다시 나타남을 볼 수 있다. 페루인의 유골에는 골다공증과 피부 리슈만편모충증의 흔적이 있고, 페루인의 도자기에는 골격과 관절의 여러 가지 질병이 그림으로 강하게 표현·전승되고 있으며 콜럼버스 이전 시기 북미 인디언의 뼈와 관절의 염증질환의 흔적이 있고 포트병과 척추 변형을 그린 도자기도 있다. 신석기시대의 뼈가 아닌 연부의 병변은 고대 이집트 사람의 병변만이 만족할 만한 유일한 증거이다.

제3절 이집트 의학

고대 이집트 의학은 유사 이래 제일 오래된 의학으로서, 이집트인이 고대부터 만들어 사용하여 온 상형문자와 파피루스의 기록에 의하여 알려졌다. 의학과 관계있는 것은 에버스 파피루스와 에디윈 스미스 파피루스 두 가지이다. B.C. 4000년경에 셈족이 나일 강 유역의 비옥한 땅에 들어와 자리를 잡았고 나일 강 삼각주 지대를 중심으로 유명한 이집트 문화를 꽃피웠다. 약 3천 년에 이르는 문화는 처음에는 멤피스에서 싹텄고, 이어 테베를 중심으로 시작된 신왕조 시대(B.C. 1580~B.C. 1000)에 최고의 번영을 누리게 되었다.

이집트 의학의 근저에는 이집트 신화와 그에 나오는 여러 신들 및 나일 강의 영향이 있으며, 이에 의하여 독특한 의설이 형성되었다. 이집트 신화의 최고신은 새의 머리를 가진 사람 형상의 토트였는데, 그는 전지전능하고 학문과 예술에 있어 최고의 지도자였으며 의신(의술의 신)이기도 하였다. 그 밖에 세크메트·베스·에페트·오시리스 등 많은 의신들이 있었고, 세크메트는 최고의 여자 의신이었다. 이집트인은 나일 강이 범람하여 갈색 흙탕물이 흙과 물로 나뉘는 것을 보고는 흙과 물이 우주를 창조한 2원소라고 생각하였다. 또한 흙탕물을 흙과 물로 나누는 힘을 가진 태양의 열과, 흙을 날려 버리는 바람을 더해서 우주는 흙·물·열·바람 4원소로 되어 있다고 생각하였다. 그리고 인체도 소우주라고 생각했기 때문에 이 4원소를 인체의 4부분에 대응시켜 인체에는 흙, 혈액에는 물, 체온에는 열, 호흡에는 바람을 각각 배당했다. 흙과 물은 물질이고 열과 바람은 물질의 상태라는 점에서 인체의 구성은 물질원소인 흙과 물에, 인체의 상태인 체온과 호흡은 상태의 원소인 열과 바람에 해당한다고 보았다. 특히 호흡은 호기와 흡기를 말하는 것으로 이집트인은 흡기를 생명의 숨, 호기를 죽음의 숨이라고 하였다. 생명의 숨에는 뉴마 Pneuma라는 기이한 기운이 들어 있고, 이 뉴마가 호흡으로 폐에 들어가 심장으로부터 동맥을 통하여 전신에 퍼져 삶을 이어나가게 된다고 생각하였다(뉴마설). 혈액은 체내에 있는 생명의 원천이라고 보았으며, 뉴마에 의하여 부활되어 가장 중요한 작용을 하는 것은 혈액이라고 생각하였다(혈액설 또는 체액설). 말하자면 이집트인의 생리사상은 뉴마설과 혈액설에 의한 것이었다. 또 이 뉴마와 혈액의 균형이 잡히지 않거나 정체되어 부패함으로써 병이 생기게 된다고 생각하였다(병인설). 이 뉴마설은 후에 그리스에 전하여져 크게 발전하였고 다시 중세 의학에까지 전하여졌으며, 현대 의학에 산소의 개념이 등장하면서 사라지게 되었다.

이집트에는 특유의 생사관이 있었다. 사람이 죽으면 그 영혼이 오시리스 신이 지배하는 지하로 가서 머물러 있다가 수천 년이 지나서 다시 지상으로 올라오게 되는데 그때 영혼이 들어갈 수 있는 인체가 없으면 부활이 안 된다고 생각하는 것이다. 이에 의하여 죽은 사람을 미라[4]로 만들어 보존하는 풍습이 있었고, 따라서 시체의 보존법과 방부법이 발달하게 되었다. 미라를 만드는 과정에서 시신을 절개하여 내장을 들어내고 봉합하는 등 외과적 기술이 향상되기는 하였으나, 이는 종교적 행사여서 일반인의 참관이 허용되지 않았고 의사나 학자들이 관여하지 않았기 때문에 해부학적 지식을 얻는 데는 도움이 되지 못하였다. 그러나 에버스 파피루스에 남겨진 기록에 의하면 이집트인들은 미라를 만들면서 얻은 지식으로 심장이 의식과 사고의 중추라고 생각하였고, 이 심장을 중심으로 혈액·물·점액·뉴마·소변 등이 통하는 12~40개의 맥관이 있다고 가정하게 되었다.

이집트의 해부학은 간단하여, 인체는 골격과 근육으로 되어 있으며 호흡기관에는 혈관계가 들어 있고 심장은 혈관계의 중심이라는 정도였다. 골격에 대해서는 척추를 마디, 비중격을 코의 기둥, 슬개골을 둥근 과자라는 뜻을 가진 말로 불렀고 신체를 4부분으로 나눈 것은 현대 예술해부학의 싹이 되기도 하였다. 병의 진단은 복부의 촉진과 체표의

---

4 미라(mummification)는 신분의 높고 낮음에 따라 만드는 방법에 차이가 있었는데, 신분이 높은 자에게 가장 잘 사용하는 방법은 다음과 같다. 청동 갈고리로 외관의 손상 없이 콧구멍으로 먼저 뇌를 끌어내고, 다음에 예리한 석기로 왼쪽 아래 복부를 절개하여 내장을 들어낸 후에 그 내부를 약즙으로 말끔히 씻어 버린다. 다음에 빈 체강에는 세다유 혹은 발삼 같은 것을 채워 넣고 봉합한다. 방부 처치로 전체를 물에 장기간 담가 두었다가 아마포와 녹말을 넣어 만든 특수한 천으로 시체를 감싼 다음 여기에 다시 향유를 발라 관에 넣어 보관한다. 그리고 끌어낸 내장은 따로 미라화해 석고로 만든 관에 넣어 보관한다.

변화, 배설물의 상태를 관찰하는 시진 및 호흡의 청진 등으로 이루어졌고 이를 단독으로 시행하는 것이 아니라 신비적인 종교행사로 시행하였다. 치료에 있어서는 급성 질환의 경우 발병 제1일차에는 토제·하제(완화제)·발한제 및 이뇨제 등을 주어 병독을 제거하도록 하였고, 제2일차부터 제5일차까지는 주로 대증요법을 하였는데 약에는 주요성분인 주약과 부약 및 단맛 나게 하는 교미약이 있어 이것으로 치료하였다.

약물은 국내외로부터 널리 수집하였는데 그 수가 약 700종이었으며 현대에 사용되는 아편·석류나무 뿌리·아주까리 씨·식염·망초·밀랍 등이 있었고 사람의 배설물·고양이 똥·돼지 침·노새의 썩은 기름 등도 들어 있었다. 하나의 처방에 많은 생약을 섞어 넣었으며, 진통 마취제로서 앵속을 처방하였다. 일반치료에 있어서는 외과에서 창구봉합이 치료를 촉진함을 알았고 봉합기술도 발달했으며 외과기술도 상당히 발전해 있었다. 산부인과 진료가 특히 발달하여 임신진단이 이루어졌고 진통 촉진을 위한 좌약과 모유분비 촉진을 위한 고약을 사용하였으며, 월경이 나오게 하는 약인 통경제를 전제로 질내에 주입하였다. 이 밖에 발생학적 지식으로, 다산과 재생의 상징으로서 높이 받들었던 하늘소의 일종인 곤충이 알에서 발생하고, 파리가 구더기에서, 개구리가 올챙이에서 나온다는 것 등을 추측하였다.

유명한 의사로는 임호텝Imhotep이라는 전설적인 위대한 의사가 있었다. 그는 이집트 고왕조(B.C. 3400~B.C. 2440) 조세르 왕의 시의로서 의학뿐만 아니라 점성술과 토목술에도 정통하였으며, 당시 수도인 멤피스에서 활동하였다. 수년간의 한발로 나일 강의 물이 없어지자 농사가 되지 않고 흉년이 들어 사람들이 굶주리게 되었다. 이때 임호텝이 꿈을 꾸어 나일 강의 신이 노하였기 때문임을 알고 신에게 제사를 지내자 나일 강의 물이 불어나고 풍년이 들어, 그는 사람들로부터 자애로운 아버지로서 존경과 숭앙을 받게 되었다. 사후에도 사람들은 오랫동안 그를 높이 받들어 모셨고, 마침내 임호텝을 모시는 신전이 이집트 각지에 세워지게 되었다(임호텝은 실제 인물이지만 그리스 신화의 아스클레피오스와 혼동되었고, 이 양자의 전설은 합쳐져서 그리스 의학에 오랫동안 영향을 끼쳤다). 그중에서도 온·사이스·멤피스 및 테베 등지의 사원이 유명하였다.

이집트의 의사는 사원에 부설된 의학 교육 시설에서 양성되었고, 의사는 사원에서 급료를 받아 생활이 안정되어 있었다. 의사 제도에 의하면, 규정된 방법으로 치료하였을 경우는 환자가 사망하여도 문책을 당하지 않으나 독자적인 방법으로 치료하였을 때 환자가 사망하게 되면 의사를 사형에 처하였다. 이 제도는 의사의 창의성을 막고 의학의 발전을 저지했는데, 이 때문에 이집트는 수천 년의 문화를 가졌으면서도 의학이 무기력하였고 아무런 진보도 없었다. 위생 방면에도 상당한 규제가 있었는데, 월 1회는 토제를 먹어 위장 속을 말끔히 하여야 하고 관장을 하여 직장 내용물을 완전히 배출하여야 하며 이 밖에도 식품위생 규정·옷과 집·성생활 등에 규제가 있었다. 또 목욕을 하였으며, 피부에 기름을 바르고 음료수는 끓여서 마셔야 한다는 등의 규제가 있었다.

결론적으로 이집트의 의료는 마법적이고 신비적이며, 마법의술의 범위를 벗어나지 못하였으나 오랫동안 모여서 쌓인 경험의술도 가지고 있었던 것이다.

제4절 바빌로니아 및 메소포타미아 의학

메소포타미아는 티그리스와 유프라테스 두 강이 양쪽으로 흐르는 큰 평원인데, B.C. 약 4000년에 이곳에 들어온 수메르인이 기름진 토지 위에서 처음으로 문화를 이루었다(B.C. 5000~B.C. 538). 여러 왕조의 흥망이 끊임없이 일어났고 전란이 오랫동안 계속되다가 B.C. 2000년경에 비로소 통일되어 고대 바빌로니아 왕국이 건설되었다. 수메르인은 독특한 상형문자를 가졌으며 이집트와 마찬가지로 고대 문화를 전개하였는데, 현존하는 최고의 의학서적은 이들에 의해 만들어졌다.

메소포타미아는 비가 적은 곳이었다. 한 조각의 구름도 없는 맑은 하늘은 일몰과 더불어 캄캄해지고, 별들은 야광주처럼 빛났다. 여기에서 여러 과학의 시초가 되는 천문학이 나오게 되었다.

수메르인은 천지간에 작은 자기를 돌아보고, 유구한 하늘에 비하면 한 톨의 밤알에 지나지 않는 자기 자신과 우주의 관계를 고찰하였다. 그들은 인간이 아무리 작다 할지라도 신체와 정신의 복잡성은 성좌를 가지고 있는 대우주에 비하여 손색이 없고, 가득한 별들을 지닌 대우주는 그 속에서 숨 쉬며 살고 있는 소우주인 인간과 밀접한 관계가 있다고 생각하였다. 그래서 수메르인은 인체의 각 부분을 천체의 12궁signs of zodiac에 각각 대응시켰고, 성좌의 운행은 각 부의 인체 기능과 서로 관련되어 있다고 설명했다. 또 이들은 생명이 혈액 내에 있다고 생각하였다. 혈액은 음식물을 자료로 하여 내장에서 가장 중요한 간에서 만들어지며, 심장은 감각의 중추이고 귀는 의지가 나오는 곳이라고 하였다. 또 혈액을 낮의 피(동맥혈)와 밤의 피(정맥혈)로 나누고 생명 그 자체가 혈액이라 하였으며 혈액이 승화할 때 꿈이 된다고 하였다. 꿈은 동물성을 벗어난 순수한 생명의 활동이며, 착한 신에게로 통하는 것이라고 생각하였다. 따라서 꿈으로 점을 치는 몽복자는 의사의 최고 지위에 앉게 되었다. 의사는 체내에 들어온 악귀를 쫓아내는 축귀(벽사)의사 또는 축귀의 주문을 외울 때 필요한 향유를 조제하는 의사 등이 있었다.

수메르인의 종교는 다신교였고 여러 신들이 일상생활과 직결되어 있었다. 최고신인 아누는 하늘의 신이었다. 땅의 신은 벨, 바다의 신은 유우였으며, 유우의 아들인 마르두크는 전지전능한 신이고 수도 바빌로니아의 수호신이며 또한 건강과 치병의 신이기도 하였다. 니나즈는 의신의 대장이고 그의 아들 니기쉬타Nigishita는 의신으로서 가장 존경과 숭앙을 받았는데, 이 신의 상징은 막대기를 감아 올라가는 뱀이고 이 뱀은 불로불사를 나타낸다. 이 상징은 뒤에 그리스에 전하여졌으며 현재도 의사의 상징이 되어 있다. 마르두크의 아들인 나부는 악귀를 쫓아내는 신이었다. 이러한 착한 신들이 있는가 하면, 사람에게 위해와 질병을 가져다주는 악귀도 있었다. 전염병(큰 죽음)을 일으키는 우르갈과 네르갈, 페스트를 일으키는 남타루, 열병을 일으키는 아싸꾸, 부인병을 일으키는 라바투, 손에 병을 일으키는 에킴무, 피부의 병을 일으키는 라비수, 구강과 흉부의 병을 일으키는 닌추르사그, 인후의 병을 일으키는 우투까, 머리에 병을 일으키는 티우 등이 있었다. 이와 같은 악귀의 구별은 그 당시 이미 병의 감별·진단이 가능하였고, 또 그 병이 외부에서 인체 내로 침입했다고 보았음을 뜻한다. 체내에 들어온 병마를 체외로 쫓아내는 축귀의사는 기도를 하면서 대마·감초 및 벌꿀 등을 내복약으로 사용하였고, 그 성분을 추출하기 위하여 물·우유 또는 기름을 썼다. 다시 말하면 기도의 수단으로 약의 내복이 시작되었다는 것이다. 외용약으로는 호마유(검은 참깨를 볶지 않고 짜낸 기름)를 썼고 마르두크의 신수神水도 사용했는데, 이것은 현재의 냉엄법에 해당된다. 병명은 그 병을 맡은 신의 이름으로 불렸으며, 치료는 그 개개의 신에게 희생을 바쳐 기도하고 부적을 갖고 있음으로써 병마가 체내로부터 축출되어 치유된다고 보았다. 따라서 의사는 축귀의사로서 신관을 겸하였다. 그러나 신관은 신비적인 마법 외에도 신의 계시라고 하는 경험에 의한 의술을 동시에 행하였다는 점이 특징적이며, 어느 정도의 합리성도 볼 수 있다. 수학이 발달하여 숫자에 신비성이 있다고 생각하였으며, 특히

3·4·5·6·7·9·12·13·16 등은 더욱 신비적인 숫자로서 약제의 종류와 분량 등에 약효와 관계없이 이용되었고 병의 진단이나 예후를 판정하는 데 점성술이 응용되었다.

약물의 사용이 많았으며 식물이 250종, 광물이 120종, 기타 생약이 180종이나 되었다고 한다. 이 중에서 세다유·소향합유·아위유 등의 수지와 겨자·계피·선나엽 등의 위장약, 석류나무 뿌리 등의 구충제, 편도·감초 등의 진해제, 대마·앵속·멘드레이크 열매 등의 진통제 및 마취제가 있었으며, 현재 사용하고 있는 생약 같은 것도 있었다. 외과적 수술도 하였는데, 천로술이나 유방절단 및 안구적출 등의 수술을 하였다. 이런 수술은 마취를 한 후에 여러 가지 청동제 외과기구로 하였으며 축귀의사가 하는 것이 아니라 아슘 Asum이라는 전문의가 하였다고 한다. 즉 바빌로니아의 의료는 마법 의술의 요소가 많았으나 경험에 기인한 합리적인 의료가 가미되어 있었다고 할 수 있다.

의료법제는 바빌로니아 왕국에서 최고의 왕인 함무라비가 바빌론에서 제정(B.C. 2000)한 함무라비 법전[5]에서 볼 수 있는데, 법전에는 의사의 지위, 진료 보수 및 과오에 대한 벌칙 등이 규정되어 있다고 한다. 종교적인 규정으로서 규칙적인 생활과 집단생활에서 금제(나병이 사람들 사이에 전염되는 것을 알아서 나환자를 사회에서 격리)가 있었고, 또 종교적 목욕이나 음료수원의 청정 및 오물의 처리 등에 대한 규제가 있었다는 점에서 위생에 대한 관심도 경험적으로 가지고 있었다고 생각된다.

제5절 인도 의학

인도의 원주민은 B.C. 15세기 전후에 서북방에서 침입한 아리아인에 의하여 정복당하였다. 아리아인은 바빌로니아인과 같은 계통으로 문화의 수준이 높았으며, 언어도 같은 인도-독일어족이었다. 이들은 갠지스 강 기슭에 인도민족의 문화를 일으켰다.

고대 인도는 B.C. 1500년부터 B.C. 800년에 이르는 베다 문화와, B.C. 800년부터 A.D.

5 함무라비 법전(Codex Khammurabi)은 함무라비가 국가 통일의 필요로 제정한, 현존하는 것 중에서는 최고(最古)의 법전이며 섬녹암에 쓰여 있다. 의학과 관계있는 내용으로는 다음과 같은 것들이 있다. 외과의가 수술도로 안구 병, 농양절개 및 수술적 골 정복술 등의 수술에 성공하면 은 10Schekel(노예의 수술은 그보다 적게 줌)을 받는다. 그러나 수술에 실패하여 병자가 사망하면 손을 끊는 형벌에 처하고(병자가 노예일 경우 대가를 보상하여 줌), 유모가 부주의로 유아를 죽게 하면 그 유방을 절단하는 벌이 있다.

1000년에 이르는 브라만 문화의 2기로 구분된다. 인도의 문헌은 철학이나 종교, 의학 할 것 없이 모두 작성 연대를 알기 어렵다. 문자 즉 설상(쐐기)문자[6]는 있었지만, 기록한다는 그 자체가 종교적 이유로 금지되어 구전 형식으로밖에 전할 수 없었다. 베다[7] 시대의 의학 서적으로 『리그베다』(B.C. 1500)나 『아달바베다』 등의 큰 저술이 있는데, 여기에는 많은 병명이 기재되어 있고 나병·종양·정신병·무도병 등이 소개되어 있다. 또 타크만이라는 병을 가장 무서워하였다는 기록이 있는데 이것은 아마 열병인 듯하다. 브라만 시대(B.C. 800~A.D. 1000)에 들어와서는 명의들이 배출되었는데 내과의 명의로는 아트레야가, 외과의 대가로서는 수슈루타가 유명하였다. 이들은 그리스 명의인 히포크라테스보다 100년가량 앞서 있었다. 뒤에 와서 A.D. 2세기경에는 차라카, A.D. 7세기경에는 바가타 등의 명의가 나왔으며 이들의 의술은 생명의 책인 『아유르베다』에 집대성되어 있다.

고대인의 의학에는 생리학이라든가 해부학 등의 기초의학적 지식이 결여되어 있지만, 생명현상에 대한 인식은 관념적으로 상당히 발달했다. 더욱이 종교 관념에서의 생리

---

6 설상문자란 점토를 구워 만든 점토판에 쓴 것이며, 문자의 모양이 쐐기 모양 같아서 설상문자라고 하였다. 바빌로니아의 문화와 의학은 바빌로니아에서 출토된 설상문자 점토판을 통해 알려지게 되었다.

7 베다(Veda)는 원래 지식이라는 뜻이다. 최고의 작품은 찬송가로 되어 있는 『리그(Rig)베다』, 노래로 된 『사마(Sama)베다』, 제사 의식으로 된 『야주르(Yajur)베다』와 주문으로 된 『아달바(Atharva)베다』 4편으로 되어 있는 『원집(Samhita)』이다. 이 중에 『리그베다』가 가장 오래된 것으로서 B.C. 1000년 이전에 아리아인이 정착하여 농경문화를 일으키기 전의 것이라고 하는데, 원시적 자연숭배에 바탕을 둔 종교적 신앙에서 아리아인의 생활을 노래한 시편이다. 이 중에 소마(Soma)라는 신을 찬양하는 노래가 1장으로 되어 있는데, 소마는 어떤 일종의 약초의 즙에 우유나 또는 꿀을 넣어 만든 술이며, 이 술은 달에서 방울져 떨어진 불사의 감로라고 하여 달의 신으로 숭앙되었다. 신성한 술은 흥분과 술에 취한 기운으로 환각을 일으켜 신에게 접근할 수 있게 한다는 것이다. 소마를 만드는 재료가 되는 약초는 마황의 일종이라고 하는데, 인도에서 최고로 좋은 약물로 알려져 있다.

『사마베다』와 『야주르베다』는 『리그베다』가 나온 뒤의 것이며, 『리그베다』에 나온 신들에게 제사를 지낼 때 쓰는 노래와 제사의식으로서의 제법을 모아 놓은 것이다. 『사마베다』는 이들 베다 중에서 가장 중요시되었다. 『아달바베다』는 모든 주문 방법을 730장 20권으로 모은 것이며, 종류는 10종으로 나뉜다. 이 중에 병을 제거하는 주문과 목숨을 연명하는 주문은 마법의술의 한 형태라고 볼 수 있다. 이 주법은 불교에도 많이 들어가게 되었으며, 특히 진언종의 비밀 수행 방법은 베다에 근원을 두었다고 한다. 또 『아달바베다』에는 특정 주문 방법에 쓰이는 향료·약물이 정해져 있고 병의 증상·병명 등의 단편적 기록이 해당되는 주법이 있어, 고대 인도 마법의술의 전체 서적 같기도 하다.

이상 4편의 원집 외에 속편이라고 하는 베다가 많이 있는데, 그중에서 생명에 관한 지식이라는 뜻의 『아유르(Ayur)베다』는 순전히 의학전서로서 8분과로 되어 있다. 『아유르베다』의 의술은 Atri에게 전해졌고, 그의 아들인 아트레야(Atreya)에게 전해졌다. 아트레야의 후손인 아트레야 Punarvasu도 명의였고 6명의 훌륭한 제자를 거느렸는데, 그중 한 사람인 Agnivesa의 저서(Agnivesa-tantra)는 Charaka에 의하여 증보 개정되어, 『Charaka-samhita』라는 인도의학의 성전이 저술되었다. 이 저서는 8편으로 이루어졌으며, 내용은 아트레야 Punarvasu와 Agnivesa가 문답하는 형식의 운문과 산문으로 된 내과의서이다.

사상이 있어, 공기·혈액·점액 및 담즙을 생명 요소로 생각하고 이것이 유통되는 맥관은 배꼽을 중심으로 하여 체내에 분포되어 있다고 하였다. 또 음식물이 섭취되면 장에서부터 유미가 되고, 이 유미는 간과 비장에 가서 혈액이 되고 혈액은 다시 근육이 되며, 근육에서 지방이 생기고 지방은 골(뼈)을 만들며, 골은 골수를 만들고 골수는 마지막으로 정액을 만든다고 하였다. 이 7종이 신체의 구성 성분이며, 이의 과부족이 외계의 우주 4요소인 흙·물·열·바람과 관련되어 병을 일으킨다고 생각하였다.

한편 인도 의학은 경험에 의하여 얻은 치료기술의 집대성이기도 하였다. 진단에는 여러 가지 방법이 이용되었는데, 병자를 잘 보는 시진과 병자의 피부를 만져보는 촉진이 근본이 되었고 여기에 타진과 청진이 더해졌다. 의사는 미각과 후각을 잘 활용하여 병자를 진찰하였다. 의사가 특히 직접 검사하는 것은 병자의 혀·피부·목소리·소변·맥박 등이었고, 소변을 맛보아 달게 되면 꿀오줌(당뇨)이라고 판단하였다.

약물의 종류가 많았으며, 경험적이고 합리적인 용법은 이집트 이상이었고 식물성인 것만 해도 760종이었다고 한다. 또 벌꿀·뼛가루·담즙·동물의 젖 등 동물성 약품과 금속·염류도 사용하였고, 특히 수은은 인도에서 사용하기 시작하였다고 한다. 종교적 영향으로 "사람을 고치는 데는 사람으로 고친다."는 동류요법의 관념이 강하였기에 사람의 신선한 혈액과 골수를 가장 좋은 약이라고 생각하였다. 독약에 대한 전문적 지식이 발달하였는데, 의료 목적보다는 독살에 응용하거나 모략으로 독살에 중독되었을 때의 해독을 위해 발달하였다. 또 인도인들은 뱀독으로 인체에 면역을 만드는 뱀독에 대한 예방법을 알고 있었다. 뱀독에 대한 지식과 함께 일반 동물·식물과 기타 독에 관한 지식이 많이 발달한 점은 인도 의학의 특유한 면이었다. 천연두 예방에 있어서는 건강인의 피부를 난절한 후 오래된 천연두의 가피(딱지)를 문질러 두는 방법, 즉 종두법을 발명하였다.

고대 인도의 의료 기술 중에서 가장 훌륭한 것은 외과 수술이었는데, 엄밀한 청결법·붕대법과 주도면밀한 후요법 및 섭생에 의하여 좋은 성적을 거두었다고 한다. 수술방법은 척출(종양·이물을 제거함)·절개(농양 부위를 째어서 엶)·난절(두부염증을 여러 번 칼로 벰)·천자(복수·음낭수종의 액체를 뺌)·소식자검사(누공[항문과 직장이 관으로 된 병변]을 뚫음)·적출(이물을 제거함)·압궤(눌러 부숨) 및 봉합의 8종이었다. 수슈루타에 의하면 이 수술에 사용된 기구는 둔기鈍器 10종과 예기銳器 20종이었으며 대부분 철제였다. 인도 외과는 장폐쇄에 개복수술을 하였고 수술 후에는 봉합을 하였으며, 직장루는 절개하거나 부식제를 사용하여 치료하였다. 또 탈장에 대한 개복수술, 장관 봉합술, 옆구리 절개에 의한 방광결석 적출술, 골절과 탈구에 대한 교묘한 요법과 코를 만드는 조비술 등 성형외과의 수술도 하였다. 특히 조비술은 인도법이라는 이름으로 현재에도 이용되고 있다.

인도의 의사는 초기에는 승려였고 후기에는 직업의사였는데, 브라만 시대 의학은 완전히 브라만 승려와 학자의 손에 들어 있었고 의학교육의 중심지는 베네라스였다. 병원은 아소카 왕(B.C. 226)이 건립하였다는 기록이 있고, B.C. 437년과 B.C. 137년에 실론에도 세웠다는 기록이 있다.

인도 철학과 그리스 철학은 그 계통이 다르지만 인도 의학과 그리스 의학에는 서로 공통되는 점이 있었다. 예를 들면 인도 의학에서 병은 흙·물·열·바람의 4원소가 조화를 잃어 생긴다고 하였는데, 이는 엠페도클레스의 4원소설과 공통되는 것이었다. 그러나 인도 철학의 후계자가 없었던 것과 마찬가지로 인도 의학도 후계자가 없어 후세에 전하여 내려오지 못하였다. 그리스 철학이 서양 철학의 원천이 되고, 그리스 의학이 서양 의학의 시발이 된 데 비하여 인도 철학과 인도 의학은 그냥 역사의 저편에 묻혀 버리고 말았다. 인도 의학과 인도 철학의 일부는 불교와 함께 중국으로 들어갔으며 이것이 다시 한국과 일본에도 전하여졌으나 그것은 오직 흔적에 불과할 뿐이었다.

제6절 중국 의학

황하와 양자강 유역에 이룩된 중국 문화의 발상은 아득한 고대에 이루어졌고, 이는 1929년에 지질시대에 살았던 북경원인의 골격이 발견됨으로써 확실하여졌다. 중국인은 오랜 옛날부터 동물의 뼛조각이나 귀갑龜甲에 칼 등의 날카로운 도구로 문자를 새겨 기록하였고(갑골문) 청동기에 새겨 기록하기도 하였다(금문). 그러나 갑골문과 금문에는 의료와 약물에 관한 기록이 거의 없다는 점에서 바빌로니아의 점토판이나 이집트의 파피루스와 전혀 다르다. 따라서 고고학적 연구방법을 적용할 수 없기 때문에, 고대 중국 의학을 알고자 한다면 전승에 의한 후세의 기록에 의존하는 길밖에 없다.

오래전부터 전승되어 온 중국 역사에 의하면 태고 때 삼황오제가 있었고, 이들에 의하여 학술과 기예가 일어났다. 이들 중에 복희·신농 및 황제黃帝의 3제왕은 의료에 큰 영향을 끼쳤다. 복희씨는 불을 이용함으로써 생식으로 인한 위장 장애를 줄였고(주역의 근본 원리를 만들어 내어 경험에 이론을 뒷받침함으로써 의료의 근본 방침을 정하였다고 한다)(『제왕세기』), 신농씨는 자연물의 이용 방법을 알게 하여 농경문화를 일으켰으며, 약효가 있는 식물을 찾아내어 의약에 체계를 세웠고(『회남자』「수무훈」), 황제는 의학의 이론을 구명하기 위하여 6인의 명의와 문답하고 그 이론체계를 세웠으며 침·구(뜸)에 의한 치료방법을 수립하였다고 한다(『사기』「본기」, 『중광보주소문』의 서문). 신농씨는 황제와 함께 중국 의학의 시조라고 전한다.

중국의 원시 의학 역시 마법적이며 샤머니즘적인 것이었다. 현재 사용하고 있는 의醫라는 글자는 원래 의毉였는데, 예殹는 악 또는 악귀의 모양을 뜻하는 것이고 무巫는 악마를 쫓는 무당을 뜻하므로 醫는 인체 내에 들어 있는 악마를 쫓아낸다는 의미였다. 또 태고 때 의료행위자를 묘부라고 하였는데, 묘부의 치료법은 골풀로 자리를 만들어 깔아놓고 건초로 개 모양을 만들어 그 위에 놓은 다음 북쪽을 향하여 절을 하며 열 마디 말하면 병이 낫는다는 것이었다. "무의巫醫는 기어 다니면서 병을 고친다." 또는 "무의는 독약으로 병을 쫓아냄으로써 고친다."고 하였으며, 축祝·금禁·유由·주呪·저詛·도禱 등 문자에 의한 의료행위도 무수하게 많이 볼 수 있다. 이것이 샤머니즘이며 마법적인 경향이고 이 속에 경험의술이 끼어들게 되었다. 이러한 마법의술과 경험의술은 각지의 지역적 특성에 따라 발달하였고 진나라 이전에 마법의술에서 점차 벗어나 경험의학에 접근하게 되었으며, 한나라 초기에 와서 집대성된 이론체계를 바탕으로 고대 중국 의학인 한의학이 성립하였다.

현존하는 중국 최고의 의학서적은 『황제내경黃帝內徑』이다. 이것은 B.C. 200년경, 즉 진·한 시대의 의학을 집대성한 것이다. 황제는 명의이며 기백 등 6명의 신하와 의학에 관한 문답을 기록한 것이다. 이의 성립에 대하여 논란이 적지 않았고, 내용이 난해하여 거짓 서적이라고 배척하는 의사도 적지 않으나 한편에서는 의학의 신앙적 성전으로 높이 숭앙되었다. 『황제내경』은 『황제내경소문素問』과 『영추경靈樞經』의 두 부분으로 나뉘어 있으며 현존하는 것은 수나라 양상선이 주석을 붙인 『황제내경태소』 30권으로 중국에서는 이미 없어졌고 필사되어 일본 교토에 있는 인화사의 서고에 보존되어 있다. 『황제내경』은 의서로서 집대성된 것이 아니라 자연현상을 구명하기 위하여 소우주라고 본 인체의 생명 현상을 고찰하였고 자연철학의 문헌으로 전하여 내려왔는데, 그 대상이 생명현상이기 때문에 의학의 기초로서 중요시되었다. 한나라 이후 위진남북조 시대에 『황제내경』이라는 이름으로 책 몇 권이 나왔고 권위 있는 의서로서 의사들 사이에서 널리 애독되었다. 따라서 『황제내경』은 황하 유역을 중심으로 발달한 고대 중국의 자연철학적 의학문헌의 총칭이며, 그 대표적인 것으로 후세에 와서 변모되어 현재 전하는 것이 『소문』과 『영추』이다. 『소문』은 생리·병인·병리·환경위생·양생법 등을 논하였고, 『영추』는 해부·생리 및 물리요법 특히 침구에 대하여 논하였다.

음양의 대립과 오행이라는 근본적 성질에 의하여 우주의 모든 현상을 설명하려고 한 것이 고대 중국의 의학사상의 근본이라고 볼 수 있다. 고대 중국 의학에서 일관되는 사상은 주역에서 나온 것으로, 이는 B.C. 1100년경부터 고대 중국에 이루어지고 있었던 음양오행설과 홍범 및 묵자에 근원을 둔 오행설의 철학사상이다. 이에 따르면 우주의 궁극적인 실재를 태극이라 하고, 태극이 움직이면 음과 양이 대립하여 일어난다. 현실적으로 존재하는 것은 언제나 양이나 음의 상을 띠게 되는데 예를 들면 하늘은 양, 땅은 음, 남자는 양, 여자는 음이라는 것 등이다. 특히 『황제내경』의 저류는 인체를 소우주라 보고 천지간의 자연현상, 즉 대우주의 궁극적 실재인 태극을 소우주인 인체에 부합시키는 천인합일天人合一의 사상으로 되어 있는데 이 태극을 음양오행으로 설명함으로써 천인합일의 사상을 해명하고자 하였다(『내경태소』 권5 「음양합」, 권14 「천지합」). 고대 중국에서 우주를 구성하는 근원적인 것으로 목木·화火·토土·금金·수水의 오행을 생각하였는데, 내경에서는 인체의 구성 역시 오행으로 되어 있다고 보고, 오행의 작용으로써 통합된 생명현상이 나타난다고 생각하였다. 이 오행의 상호간에는 생과 극이라는 일종의 에너지 이행이 있어서 전체적으로 순환적인 상대관계가 있다고 하였다. 생은 각 요소 간 친화·협조적인 에너지의 이행이고 극은 길항·상쇄적인 에너지의 이행이다. 또 생과 극은 각각 능동적인 면과 피동적인 면이 있으며 춘하추동의 기후의 변화에 의하여 상대관계에 망하거나 홍함이 온다고 한다.

『영추』에는 사람이 죽게 되면 해부하여 보라고 하였는데, 과연 고대 중국인이 시체해부를 하였는지는 알 수가 없다. 그러나 원시적 해부지식으로 체내 기관은 간·심장·비장·폐 및 신장의 5장(모두 음)과 담膽·위·대장·소장·방광 및 삼초三焦의 6부(모두 양)를 들고 있다. 이 기관의 이름은 현재의 해부학적 명칭과 반드시 같은 것은 아니며, 또 3초라는 기관은 현재의 어떤 장기에 해당하는지 알 수 없다. 오장육부는 장기의 명칭뿐만 아니라 인체작용을 나타내는 것이기도 했다. 오장은 생리기능과 함께 정신 작용에도 관여한다는 것인데, 중국의학에서는 모든 정신 작용이 내장에 의해 지배된다고 보았다. 오장과 육부는 체표에서는 경맥이라는 것에 의하여 서로 연결되어 있다. 경맥이 체표에 나타난 곳에는 혈穴이란 것이 있는데 이것을 공혈孔穴이라 한다. 이런 맥락은 혈관이나 신경과는 전혀 다른 것이며 이 맥락을 통하여 기氣라는 것이 유통·운행된다는 것이다. 기라는 것은 생리현상의 움직임이며 기가 형태를 빌려 잠재하는 것이 혈血이고, 기와 혈의 2상相을 음과 양의 2상으로 보았다.

황하 유역에서 발달한 의술이 체계화된 것을 『내경』계의 의학이라고 한다면, 양자강 이남에서 남부지역에 걸쳐 발달한 의술이 체계화된 것은 『상한론傷寒論』계系의 의학이라고 할 수 있다. 전자가 물리요법적인 것이라면 후자는 경험의술적인 것이다. 『상한론』의 성립에 대하여 여러 설이 분분하나 대체로 후한 때 사람인 장중경의 저서로 보고 있다. 당시에는 『상한잡병론』이라는 이름이었으며 뒤에 『천금익방』·『상한론』·『장중경방』·『잡병론』 등의 이름으로 책을 나누거나 또는 수정·교정하여 내기도 하였다. 상한이란 발열성 급성전염병을 말하고 잡병이란 기타의 병을 말한다. 『상한잡병론』은 변화가 심한 급성병과 기타 질환에 대한 경험적 치료법의 집대성이다. 『상한론』에서 음양설만 취했으며 모든 병의 변화 법칙과 그에 대한 방법을 상한과 중풍(감기와 같은 가벼운 급성병)의 예를 들어, 증상의 변화가 심하여 오진으로 위독해지기 쉬운 중병의 질병과 양성benign이며 경증인 질병을 대비하면서 증상의 파악과 판단 및 이에 적응하는 약제의 선택 운용을 자세하게 기술한 것이다. 『상한론』에서는 질병이란 끊임없이 변화하기 때문에 그 변화 과정에서의 증상을 바르게 파악하고 판단하여 치료해야 함을 가르치고 있다. 개개인의 병상을 증證이라 하고, 이에 대한 이미 정해진 약제의 투여를 방方이라 하였다. 증과 방이 서로 맞게 되면 그 병은 치료된다고 하였다. 특정 증후군에는 경험적 결과로 얻은 방을 쓰며, 이는 이론적인 것이 아니라 경험의 집적을 도출하여 얻은 것이라 한다. 이런 점에서 『상한론』이 주로 약물요법을 하였던 고대 중국의 경험의술을 근원으로 성립되었음은 확실하다.

황하 유역에서는 예로부터 경험적 의술로서 침과 구가 있었다. 이 경험의술을 이론화하려는 노력은 『내경』의 의학사상을 근저로 하여 마침내 경락경혈설經絡經穴說이라는 것을 만들었다. 그리하여 침구술은 약물요법을 주로 하는 의학과 함께 중국 의학의 중요한 치료기술이 되었으며, 의원이 반드시 이수하여야만 하는 또 하나의 의술이 되었던 것이다. 침구법의 체계는 『황제내경』에 근원을 둔 것이며, 특히 『영추』는 침의 운용을 많이 다루었기 때문에 『황제침경』이라고도 한다. 또 침구 전문서로는 『황제명당경』(3권)이라는 것이 있다. 『내경』 중에서 침구에 관한 것만을 기술한 것이 『명당경』이며, 후세에 명당이라고 하면 의학의 한 분과로서 경락경혈설에 관한 문헌의 총칭이 되었다. 병마가 체내에 들어와 표재하여 경과 락에 머물러 병을 만들 때 침구를 함으로써 고치며, 오행의 배치를 생각하여 인과관계가 있는 경락을 개인의 증에 따라서 병을 치료해야 한다는 것이다. 병자를 보아 병든 경락을 찾고 필요한 경혈을 찾아내어 시술하는데, 체질의 허실에 따라서 보사(침구의 완급, 극이[劇易], 순간 및 지속되는 정도 등의 차)를 정하여 시술한다. 침은 석기시대의 예기銳器에서, 구는 원시시대의 마찰열에서 비롯된 것이다. 침은 철침·은침·금침 등이 있고 구는 쑥으로 뜸질하는 것이다. 침구법은 현대 의학적 입장에서, 근자에 와서 외과 수술에서의 마취방법 또는 세계보건기구에서 지정한 진단에서 보완의학의 치료방법으로 이용되기도 한다. 중국 의학에서는 1침·2구·3약이라는 말처럼 침을 치료의 제일로, 구를 제2로, 약을 제3으로 생각하였다.

본초학의 근원은 우임금이 지었다는 『산해경』에서 찾을 수 있다고 하나, 본초라는 말이 나온 것은 B.C. 30년경 한나라 성제 때라고 한다. 중국의 서방 지역인 산서와 협서에서 싹튼 경험의술은 약물요법이라고 생각되는데, 이 약물요법은 『상한론』에서처럼 주로 처방에 의해 운용된 것이 아니라 박물학적으로 발달하였다. 신농씨에 의하여 약물학이 의학의 보조학이 되었고, 여기에 선교의 사상이 가미되어 불로불사와 경신연명을 위한 특수한 의학적 체계를 이루게 되었다. 즉 불로불사와 경신연명의 수단으로 약물의 이용을 생각하고 모든 자연물에서부터 약을 제조하려고 하였으며, 선교의 사상을 실천하는 방사와 그 사람이 행하는 방술의 대상으로 약물을 취급하게 되었다. 다시 말하자면 자연물을 널리 찾아내어 이것을 의학으로 이용한다는 것이 본초학의 주체이다. 본초학의 문헌적 기록으로는 양나라 시대(502~556)에 5부의 서적이 있었으며 『신농본초경』은 후한시대에 『상한론』과 거의 비슷하게 만들어진 것이라고 생각되지만 현존하지 않고, 양의 도홍경이 만든 『본초집주』는 중국 최초의 약전 같은 것이다. 도홍경에 의하면 『신농본초경』에 기술된 약물은 다음과 같다. 상약 130종은 임금이라 하고, 주로 양명을 하며, 하늘에 해당한다. 이것은 무독이기 때문에 다량을 계속 복용하여도 해가 없으며, 경신익기와 불로연년을 하고자 하는 사람에게 주로 쓰인다. 중약 120종은 신하라 하고, 주로 양성養性을 하며, 사람에 해당한다. 이것은 독의 유무에 따라 정당하게 배합하며, 주로 병을 막고 허약을 보하는 데 쓰인다. 하약 125종은 좌사라 하고, 주로 치병을 하는데, 땅에 해당한다. 이것은 독이 많아 오랫동안 복용할 수 없고, 나쁜 찬 기운을 제거하여 병을 고치려는 사람에게 주로 쓰인다. 즉 선교적 약효를 분류 기준으로 하여, 상·중·하 및 임금·신하·좌사로 나누고 이것을 각각 하늘·땅·사람에 대응시켰다. 또 이들은 서로 도와서 약효를 더욱 높인다고 보고 조제의 원칙은 1:2:5 또는 1:3:9의 비율로 하여야 되고, 아들·엄마·형제 및 7정情의 설 등이 있으며, 수적인 규정도 있다.

제7절 한국 의학

한반도에 어느 때 어떤 원시인이 살았는지는 알 수 없으나, 6.25 때 경기도 연천에서 약 60만 년 전 구석기 유물이 발견되었으며, 또 충남 공주 금강유역 석장리의 유적과 함북 웅기 부근에서 발견된 패총 및 석영 석기에 의하여 구석기 시대에 이미 우리나라에 사람이 살고 있었음이 확인되었다. 또 광주전남지역에서는 10만 년 전의 유적들이 순천 죽내리를 비롯한 여러 곳에서 발견되었는데, 주로 섬진강과 영산강 유역에서 발견되었다. 신석기인들은 부족한 자원을 주변 지역뿐만 아니라 제주도와 일본 열도, 중국 동북 지역 및 연해주 등지와 원거리 교류를 하였는데, 특히 한반도 동남해안 지역과 일본 큐슈 지역은 신석기 전 시기에 걸쳐 활발하게 교류하였다고 한다. 신석기 시대의 유적과 유물은 전국적으로 출토되고 있는데 유적으로는 주거지·패총·분묘 등이 있으나 그 수가 적고, 유물로서는 석기·골각기·패기貝器·토기 등이 있다. 즐문토기(빗살무늬토기)의 출토로 미루어 보아 석기시대인은 강변과 해안 등 물가에 거주하면서 주로 수렵이나 어로 생활을 하였으리라 생각되며, 혈연 중심으로 이루어진 집단이 모여서 사회를 형성하여 혈연 중심의 씨족공동체 사회 구조를 형성하게 되었던 것으로 보인다. 또 2011년 부산 가덕도에서 7천 년 전 신석기 시대의 고인골 48기가 발굴되었는데, 뜻밖에도 미토콘드리아 DNA 형이 H형인 유럽인종으로 밝혀졌다.

이들은 사람이 죽더라도 영혼이 남아 있고, 자연물에 신령이 있음을 믿었다. 특히 자연물 중에서 태양 숭배가 가장 보편화되어 있었다. 그리고 단군 씨족이 곰을 상징으로 삼았듯이 그들 씨족과 친근한 관계에 있는 동물이나 식물에 대한 신앙을 갖고 있었으며, 샤머니즘이 널리 행하여졌다. 사람들은 이런 믿음을 가짐으로써 질병과 재난을 면하고 안녕과 복지를 얻을 수 있다고 생각하였으며, 또 주술로 악신을 물리쳐 질병과 재화를 면하고 착한 신을 맞아들여 복을 얻을 수 있다고 생각하였다. 그리하여 주술의 권능을 갖는 사람은 사람과 신 사이의 중계자로서 절대적인 권능을 가졌다. 삼한의 소도, 그리고 신라 초에 왕의 칭호를 차차웅(무당)이라고 한 것 등은 모두 무격신앙에서 비롯되었다.

신석기 시대 말엽에 청동기 문화를 갖는 무문토기인Scytho-Siberian들이 들어와 즐문토기인들을 정복하고 그들 씨족을 중심으로 지연적 유대관계에 의한 공동체인 부족사회를 만들었으며, 청동기 시대에는 부족연맹을 만듦으로써 국가적 형태를 갖추게 되었다. 이렇게 하여 고조선·한사군·부여·고구려·옥저·동예 및 삼한이 일어났으며 마술적 의료가 정착되었으리라고 생각된다.

한반도의 고대의료에 관한 구체적인 기록은 찾아볼 수 없고, 질병과 치료에 대한 극히 단편적인 양상만을 엿볼 수밖에 없다. 질병의 원인을 주로 악한 영의 존재, 즉 악귀가 체내에 침입하는 것으로 믿었으며 이 외에 예기(예독)나 악귀(악독) 등이 체내로 침입하는 것을 질병발생의 원인이라고 보았다. 여기에서 병들었다든가 또는 고장이 생겼다는 의미로 덧 또는 탈이라는 말이 생겨났다고 하며, 병에 걸렸다는 말을 병들었다라고 하는 것은 악귀나 예독 등이 체내에 들어왔다는 질병관을 단적으로 나타내는 것으로 볼 수 있다. 따라서 치료는 악귀나 예독을 체외로 쫓아내는 방법, 즉 '벽사양귀'의 주술적 방법이었으리라고 추측할 수 있다. '가신다, 푼다'라는 말도 이런 뜻에서 나왔을지 모른다.

한편 약물치료 방법은 약을 마시거나, 약을 끓이는 방법 등을 취하였다. 약재로는 식물성인 토사자(새삼)·대추·밤·부검두扶劍豆 등과 동물성인 계백鷄白·두비지蠹肥脂·마육馬陸·복어·철갑상어鱘漁 등이 이용되었고 한다.

이 시대에 이미 중국과의 접촉이 이루어졌다는 것은 여러 가지 문헌적 고증을 통해 입증되었으며, 문화적으로 앞섰던 중국 문화와의 접촉이 시작됨에 따라 중국의 문물이 점차 들어오게 된 것은 당연한 일이었다.

중국 의학이 본격적으로 수입된 것은 고구려·백제·신라 삼국 시대의 중기 이후였다고 한다. 삼국 중에서 지리적으로 인접한 고구려가 일찍이 한·위 시대부터 중국 문화의 영향을 받은 것은 물론이다. 기록상으로는 고구려 25대 평원왕 3년(561)에 오나라의 지총이 의약서 164권을 전하여 온 것에서 비롯되었다 한다. 이 의약서 164권을 모두 밝힐 수는 없으나 『황제내경』 18권, 『외경』, 서진 왕숙화의 『맥경』 10권, 『황제 팔십일난경』 2권 등의 의경과 『신농본초』 4권, 『오진본초』 6권, 『이당지본초경』 1권, 『동군약록』 3권, 『도홍경신농본초경』 3권 및 집주 7권 등의 약서(본초서)와 『명의별록』 3권, 명당도 관계서로 서진 황보밀의 『황제갑을경』 10권, 『명당공혈도』 3권 등이 있었다고 하며 자세한 것은 알 수 없다. 백제에는 중국 남조와의 접촉이 이루어진 뒤에 중국으로부터 전술한 의경과 약서 등이 들어왔다고 하며, 신라의 경우 중국과 직접적인 접촉은 지정학적으로 어려웠기 때문에 고구려와 백제를 통한 간접적인 접촉으로 수입되었다고 한다.

고구려의 초기의학은 역시 원시의술의 형태로서 주술적인 마법의술이었고, 중기 이후에 이르러서는 마법의술과 병행하여 중국에서 건너온 기술적인 경험의학이 펴졌으며 마침내 의술을 전업으로 하는 직업이 생겨나게 되었다고 한다. 그리하여 의술은 점차로 마법의학에서 분리되어 독자적인 발전의 기반을 굳히게 되었다. 중국 의학의 수입은 중국 문물의 수입과 때를 같이하며, 특히 중국 의학의 근저를 만든 음양오행설과 도교의 신선사상 등이 들어오게 되었다. 또 소수림왕 2년(372)에 이루어진 불교의 수입에 따라서 자연스럽게 불교 의학이 들어오게 되었고, 이에 내재한 인도 의학의 영향도 간접적으로 적지 않게 입었으리라고 생각된다. 고구려의 명의로는 덕래·지총·모치·혜자 등이 있었다고 하고 의료제도는 알 수 없으나 다만 시의(왕 주치의)라는 직제가 있었다는 것만을 알 수 있다.

백제의 중국 의학에의 접촉은 고구려보다도 뒤처졌음에도 불구하고, 의학의 발전은 오히려 빨랐다고 한다. 백제 후기에는 의박사와 채약사를 따로 두었으며, 『백제신집방』을 편찬하는 등 독자적인 발전을 보였다. 또 한편으로 근초고왕 27년(372)에는 중국의 동진과 교섭하여 남조 시대의 문화를 수입하였고, 침소왕 원년(384)에는 당시에 성행하던 불교의 수입과 함께 많은 승의僧醫들이 나왔다고 한다. 백제의 명의로는 왕유능타(의박사)·반량풍(채약사)·정유타(채약사)·관륵(승의)·법장(승의)·익전금종(승의)·법명(승의)·다상(승의)·소수니 억인 등이 있다. 제도상으로는 내관內官에 약부를 두었고 의박사(나솔: 6품), 채약사(시덕 또는 고덕: 시덕은 8품, 고덕은 9품)의 관직을 두었으며, 또 주금사라는 직제도 있었다고 하는데 이 또한 의료에 관계되는 것이라고 생각된다.

신라에서는 남방 한족(사로부족)들의 고유문화의 전통 속에 고조선 시대의 마법의료와 토족적인 경험의료가 이루어졌으리라고 추측된다. 신라의 시조 박혁거세의 칭호인 거서간, 2대 남해왕의 칭호인 차차웅, 그리고 이사금 등은 계승자·군장·사제의 의미를 갖는 방언이다. 이 점에서 당시의 군주는 신에 대한 외경을 가지고 제사를 지냄으로써 병마와 재화를 면하고 국태민안을 기도하였으리라고 추측할 수 있다. 『삼국유사』 권2에, 신라 13대 미추왕 3년(264)에 성국공주의 병을 무의에게 보였다는 기록이 있는 점으로 보아 이런 추측은 더욱 확실해진다. 17대 내물왕 27년(382)에 처음으로 중국의 전진에 사신을 보내어 통교를 하게 되었다는 사실로 미루어 볼 때 신라가 지정학적 이유로 고구려와 백제에 비해 중국 문물과의 접촉이 다소 늦었다고는 하나 비교적 일찍 이루어진 것만은 사실이며, 중국 의학의 수입을 반드시 고구려와 백제를 통해서만 한 것이 아니라 직접 수입하였을 가능성도 있어 보인다. 신라의 명의로는 김무와 법척 등이 있었는데, 김무는 『김무약방』이라는 방서를 저술하였고 실성왕 13년(414)에는 일본왕 윤공의 병을 고치러 일본에 다녀왔다고 하며, 법척은 승의였다고 한다. 의료 제도에 대하여서는 전혀 알 수 없다. 다만 『삼국사기』에 나타난 화랑도의 성격을 보면 화랑도의 성격을 보면 심신단련과 무술연마 외에 주술적 가무를 통하여 국가의 평안과 발전을 기원하였다는 종교적인 면이 있고, 또 전통과 규범의 전수를 통하여 사회를 교화하였다는 면에서 병마와 재화를 피하고 건강생활을 위한 위생적인 생활규범 같은 것이 있었을지도 모른다.

제8절 일본 의학

고대 일본 의학 또한 주술적인 마법의료였다는 것은 고대의 문헌인 『고사기』·『일본서기』·『풍토기』 등에서 밝혀졌다. 고대 일본인은 현세에 살아 있는 것을 현사라 하고, 죽어서 가게 되는 미지의 세계를 유사라 하였다. 그리고 현세에 살면서도 신의 뜻에 의하여 삶이 이루어진다고 하였다. 따라서 병이라는 것은 신의 뜻에 의해 일어난다고 하였다. 그래서 고대 일본인은 병을 신의 기氣라고 하였고, 죽은 사람이라든가 산 사람의 혼령으로 인해 당하게 되는 일종의 재난(다다리)이라고 생각하였다. 신이나 사람, 그리고 사자도 유사의 세계 즉 유계의 작용으로 병을 일으킨다고 생각하였다. 그래서 병을 제거하는 데 금기(마지나이)나 주술적인 무격의 방법을 사용하였다. 이 시대의 전설에서 일본의 의신은 오오나무치노가미大穴牟遲神와 스쿠나히코나노미코도少名彦名命라고 하였으며, 『일본서기』에 이 두 의신에 대한 기록이 있다. 이 두 의신들은 아름다운 백성의 병을 고치는 법을 정하였고, 새나 동물이나 곤충의 해를 없애는 마지나이의 법을 정했으며, 이 법으로써 백성은 지금까지 모두 그 은혜를 입게 되었다는 것이다.

일본은 열도로서 좁은 해협을 사이에 두고 아시아 대륙의 동남단 한반도와 접하고 있다. 이러한 지리적 관계로 인해 일찍부터 한반도를 통한 대륙과의 교섭은 필연적이었을 것이며, 따라서 중국의 문화·사상과 함께 『소문』·『영추』 등의 영향을 받았을지도 모르나 문헌상으로는 아무 것도 남아있지 않다고 한다. 시대가 점차 내려오면서부터 한반도와의 교통이 잦아졌고 대륙 문화가 일본으로 흘러들어가게 되었으며, 의학도 따라 들어갔다. 신라 실성왕 13년(414)에 신라의 명의 김무가 건너가 일본 윤공왕의 병을 고쳤다고 하며, 백제 개로왕 5년(495)에 일본의 청으로 백제가 고구려에 부탁하여 고구려의 명의 덕래가 건너갔다는 기록이 있다. 이후 덕래의 후손은 대대로 오사카의 난바에 살면서 의업을 하였고, 난바약사라 불리었다고 한다. 또 백제 원무왕 3년(602) 백제의 명의 관륵이 일본에 갔다고 하는 등, 당시 한반도의 의원들이 계속해서 중국의 의술을 전하였다고 한다. 또 고구려 평원왕 4년(562)에는 오나라의 지총이라는 의원이 일본으로 건너갔는데, 이때 약방서와 명당도 및 제약용의 약구 등을 가져갔다고 한다.

불교 의학이 전하여 온 것은 522년에 백제로부터 불교가 전하여 온 뒤라고 하는데, 치병을 하기 위하여 일본 재래의 신에만 빌었던 것이 불교 전래 이후부터는 부처님에게도 빌게 되었다. 불교 경전에 있는 약간의 단편적인 의설이 치료에 이용되었고, 승의도 있었다는 것은 확실하다. 불·법·승佛·法·僧 3보의 힘을 빌려 치병하려 했던 것이다. 승의는 주로 한반도에서 건너갔으며 당나라 스님과 일본 스님도 있었고, 이들에 의하여 불교 의학이 이루어졌다고 한다. 불교 의학이라 하더라도 주로 불교 경전에 의한 주술적인 방법에 따르는 의료방법이었다. 594년 일본의 쇼토쿠 태자가 사천왕사를 건립함과 동시에 경전원·비전원·요병원·시약원의 4원을 지었다고 한다. 이 4원은 일본 각지에 세워져 빈궁자와 중병자의 병을 치료하고 생계를 마련하여 주었다고 한다. 이 중에 경전원은 스님의 거처였으며 나머지 3원은 병자·노인·가난한 사람들의 수용소이자 휴식처였다. 병원과 같은 건물이 세워진 것은 680년이었고 병원과 양로원을 겸하였다 하며, 그 뒤에 시약원도 설립되었다고 한다. 각처의 관리들로 하여금 그 지방의 약물을 사들이게 하고, 이것을 시약원에 모아 병자를 치료하였다는 것이다. 감진 등이 전한 불교 의학의 근원은 사람의 병은 땅·물·불·바람의 4대가 조화롭지 못하여 온다는 것이었다(인도의 병리사상). 또 호흡을 중시하였으며 춘·하·추·동 4계절의 변화에 따라 조식(호흡 조절)을 하여 뱃속에 넣고 소산시키면 여러 가지 병이 일어나지 않는다고 하였다. 4계절의 기氣를 절기라 하고, 이것이 만일 변하게 되면 4대도 변화하게 되는데 이때 투약을 해야만 하는 병이 반드시 일어난다는 것이다. 이것은 『금광명왕경』 제병품에 나와 있고, 당의 의정이 번역한 것을 다시 일어로 바꾸어 쓴 것이다. 『황제내경』은 자연철학의 이론으로 체계화는 되었으나 치료기술상으로는 무력하였기에, 후한의 장중경은 이 무력한 점을 보완하기라도 하는 듯이 『상한잡병론』 16권을 저술하여 실지 치료에 필요한 증과 이에 대한 대증요법인 방을 설명하였다. 이러한 중국 의학이 일본에 보급되어 마침내 일본 의학의 주류가 되었다.

제9절 그리스 의학

발칸 반도와 수많은 섬으로 이루어진 그리스는 해안선이 깊이 들어가 톱니처럼 되어 있고 험준한 산이 병풍처럼 둘러져 국토가 갈라져 있는 형태이다. 또 그리스인은 복합민족으로서 이오니아인·테살리아인·아르카디아인·도리아인 등으로 이루어져 있다. 이 다양한 종족들은 도시국가를 형성하여 자율적으로 독립했다. 이처럼 갈라진 그리스의 국토는 열렬한 애국심을 일깨웠고, 타민족과는 바다를 통해 많은 교류를 함으로써 문화적 이익을 얻었으며, 한편으로는 웅대한 경관으로부터 영감을 얻어 정신과 영적인 면에서 최고의 자유를 누렸다. 바로 이 자유로운 사상이 끝내 그리스가 하나로 통일되지 못하게 만들었다. 그들이 영원히 결합되기에는 너무나 종족이 다양하였으며, 너무나 많은 다른 길로 나아갔던 것이다. 그리스는 하나로 결합되기에는 너무나 외고집의 도시국가들로 이루어져 있었다.

그리스 문화의 시원은 B.C. 3400년으로 거슬러 올라가며, 그 문화는 발칸 반도 밖에서도 발견되었다. 트로이 평원이 드러났고(1870~1873), 미케네와 티린스의 에게 문명(B.C. 1600~B.C. 1200)도 발견되었다(1876~1884). 또 석기시대까지 거슬러 올라가는 크레타의 미노아 문화도 발굴되었다(1894~1908). 크레타 문화는 각각 독립적으로 유라시아와 유라프리카 문화를 갖는 양 대륙 사이에서 일종의 중간숙소 역할을 한, 유럽문화의 시발점이었다.

그리스 의학은 바빌로니아와 이집트 의학의 영향을 받아 발달하였으리라고 생각되나, 의학사상에 있어서는 그리스 특유의 그리스 신화 및 바빌로니아와 이집트의 문화적 영향이 서로 융합되어 특수한 체계를 만들게 되었다.

B.C. 6세기에 인도 의학은 고대의 모든 문화 중에서 최고의 의학이었으나, 의학이란 집으로 들어가는 하나의 문에 지나지 않았다. 진정 의학의 기초를 쌓고 현재에 이르기까지 꾸준하게 지어 온 의학의 거대한 집을 세우기 시작한 사람은 그리스인이었다. 인도 의학은 위대하였으나 후계자가 없었고, 그리스 의학은 후계자로 하여금 현대에 계승케 하였다. 이 점에서 그리스 의학의 역사적 의의는 인도 의학보다 훨씬 크다.

그리스 의학은 그리스 고유의 경험의술과 그리스 신화 및 사상이 연결되어 이루어졌다. 그리고 그리스 의학의 시대는 자연철학적 사고가 의학을 지배하던 시대 즉 히포크라테스 이전 시대, 그리스 의학을 유례없이 높은 위치까지 발전시켜 고대 의학의 터전을 굳힌 히포크라테스 시대, 그리고 히포크라테스 서거 후 관념론의 미로에 빠져 버린 독단학파 의학과 알렉산드리아 의학의 과도기 시대의 3시대로 나누어 볼 수 있다.

1. 히포크라테스 이전 시대

가장 오래된 그리스 의학은 순수한 경험의학이라고 볼 수 있는데, 「오디세이」와 「일리아드」 등 호머의 작품에서 이러한 고대 의학의 양상을 찾아 볼 수 있다. 호머의 시편에 나오는 영웅들은 필요에 따라 전쟁 상처를 스스로 처치하였다. 술에 파나 꿀 또는 산양의 치즈 등을 섞어 기력을 증진시키고 통증을 가볍게 하여 주는 강장음료를 만들어 마시게 하였으며, 지혈과 진통을 했고 약물을 바르거나 붙이거나 붕대를 감는 것 등을 합리적으로 하였다. 말하자면 영웅들은 모두 의술을 익히고 군의로서의 역할을 하였음을 시편에서 볼 수 있다. 한편 내과적 질환을 전문적으로 치료한 자트로이라는 의사가 있어, 이들이 국내를 돌아다니면서 민중들의 요구에 응하여 치료를 하였다는 기록도 있다. 연대가 오래된 초기 시편에서는 창상치료를 할 때 주문을 외워 병마의 침입을 막는 마법의술의 흔적도 볼 수 있다. 질병이나 창상의 묘사 및 표현은 자세히 기록된 반면, 해부생리에 관한 지식에 대한 기록은 발견할 수 없다. 호머 이후의 문헌에는 마법의술의 색채가 상당히 짙으며, 바빌로니아와 이집트 의학의 영향으로 신비적인 의술이 이루어졌음을 볼 수 있다.

그리스 신화에 의하면 아폴론은 최고의 전지전능한 신이며 태양의 신이고, 또한 여러 신들 중에서 치유의 주신이었다. 그의 누이동생인 아르테미스는 부인과 소아를 지켜주는 신이었다. 또 무녀인 아가메데와 약초를 잘 아는 폴리담나 등이 있었고, 아폴론의 아들이라는 아스클레피오스 그리고 그의 부인인 에피오네(간호의 신), 그들의 세 자녀인 히기에이아(건강과 위생의 신), 파나세아(치료의 주신) 메디토리나(보건의 신)가 건강을 지켜주는 신으로 매우 숭앙되었다. 특히 아스클레피오스는 의학의 시조로 더욱 유명하였다. 아스클레피오스는 호머의 시편에 의하면 테살리아의 왕족이라 하나, 전설에 의하면 반신반인이다. 아폴론이 테살리아의 호수에서 목욕하는 농가의 처녀를 보고 연정을 품게 되었는데, 이로써 그 처녀는 임신하게 되었으나 왜 임신하게 되었는지 알 수가 없었다. 이 수치에 놀란 부모는 그 처녀를 약혼한 신랑에게 서둘러 시집보내게 되었는데, 이것을 본 까마귀가 급히 이 일을 아폴론에게 알렸다. 아폴론이 대노하여 까마귀의 날개를 태워버려서 까마귀의 날개가 검어졌다고 한다. 아폴론은 처녀의 부모와 신랑을 죽이고 처녀를 불태워 죽였으나, 태아는 살아남아 산 속에서 산양의 젖을 먹고 자라면서 뱀과 야생동물을 벗으로 삼았다. 장성하여 약초를 잘 알게 되어 병든 사람과 짐승을 고쳐 살렸다고 한다. 이런 소문이 그리스 전역에 퍼져, 많은 병자들이 몰려와 병을 고치고 갔다고 한다.

이렇게 하여 아스클레피오스는 그리스인들의 숭앙을 받게 되었으며, 그를 위하여 만든 신전인 아스클레피오스 신전[8]에는 병자들이 끊이지 않고 모여들었다. 또 아스클레피

---

8 아스클레피오스 신전(Asklepeion/Asclepieia)의 외곽에는 병실이 부설되었고, 물 치료법을 하였던 욕실, 마사지나 교정체조를 시켰던 체육장도 있었다. 병자는 이곳에 머무르면서 목욕을 한 후 신전 내에서 밤새 기도하게 되고, 피로 등으로 홀연히 얕은 잠에 들게 되면, 신관의 암시나 주위의 신비적인 환경에 의하여 병자 스스로 자기암시에 걸려들게 된다. 이러한 신비의술을 하는 사이에 신관이나 신전에 소속된 치료자가 경험상 유효한 약물을 신이 계시하는 것이라 하여 주기도 하고, 또는 때때로 간단한 수술을 하기도 하였다. 그래서 치료된 사람은 자기 신분의 고하에 따라 금·은·상아·대리석 등으로 환부나 질병을 나타내는 봉헌물을 만들고 이 봉헌물에 치료된 유래를 기록하여 신전 내에 두어, 신에게 감사하다는 뜻을 나타내었다. 그래서 에피

오스 신전에는 많은 젊은이들이 의학을 배우러 몰려왔다. 그래서 각지의 아스클레피오스 신전에는 의학을 가르치는 의학교가 부설되었다. 그중에서 중요한 곳으로 아프리카의 키레네, 이탈리아의 크로톤이 있었고 이어서 그리스의 로도스와 크니도스, 코스에도 의학교가 세워졌다. 특히 에게 해의 작은 섬인 코스의 의학교는 히포크라테스가 교수로 있었다는 점에서 의사학상 의의가 깊은 의학교로 더욱 유명하다. 옛날부터 자트로이로서 자유직업이었던 의사는 아스클레피오스 신전의 신전의학이 성함에 따라, 신관과 손잡고 의료행위를 하게 되었다. 그리하여 의사는 아스클레피오스의 의업을 계승한다는 뜻에서 아스클레피아드라 자칭하였으며, 동업조합 같은 것을 만들어 신전에 귀속시켰고 의학교를 만들었으며 의사 교육도 시켰다.

그리스 의학은 종교와 결부되어 신전의학이라는 특수형태로 발전하였으나 종교의학은 아니었다. 그리스 종교는 다른 고대 종교가 그러했듯이 생활 전체에 큰 압력을 가하지는 않았다. 그리스인의 정신적 소질이 매우 이성적이고 사색적이며 또한 철학적이었기 때문에 신을 믿는 것과 실생활을 완전히 분리하여 생각하였고, 신관도 결코 의학에 종교적 지배를 가하지 않았다. 이 점은 그리스 의학이 과학성과 높은 도의적 성격을 갖고 근대의학에까지 영향을 미치게 된 이유라고 한다. 자연철학이 왕성하였고 의학은 그 영향을 받아 사상적으로 발전하였다. 이때 히포크라테스가 나와 신전의학의 경험적·정신적 요소와 자연철학적인 의학의 사상체계 및 사고 방법, 옛날부터 내려오던 민간의술 등을 통합하여 유례없는 고대 의학의 체계를 완성하였다. 그리스 철학의 근원은 B.C. 7세기까지 거슬러 올라가는데, 이집트와 동방의 영향을 받았던 페리클레스(B.C. 495~B.C. 429, 아테네의 정치가) 이전 시대는 이오니아에서 시작되었으며 이것은 이집트와 동방에서 온 것이었다. 자연철학은 자연현상의 원인과 실태 및 그 변화를 추적하여 근본 원리와 공통 요소를 밝히고 세계관을 세우는 것을 목적으로 하였다. 그래서 중요한 연구대상으로서 생명현상을 선택하였고, 의사를 겸한 철학자들이 대다수였다. 주요한 몇 사람을 들어 보면 다음과 같다.

탈레스(B.C. 639~B.C. 544)는 이오니아 학파 최고의 철학자이며, 이집트 사제로부터

다우루스·코스·페르가몬 등지의 병자가 많이 모이는 유명한 신전에는 이런 봉헌물이 쌓이게 되었다고 하는데, 이것은 뒤에 오는 병자에게 암시를 높이는 데 유효한 것이 되기도 하였다.

철학을 배웠다고 한다. 사물의 생성에 있어 시발이 된 근원 물질이 물이라고 하였다. 그의 자연철학이 철학적 고찰에 치우치지 않고 경험과학에 끊임없는 자극을 주었다는 점으로 보아, 히포크라테스 의학의 근저가 되었음은 분명한 일이다. 그의 학설은 뒤에 아낙시멘더(B.C. 611~B.C. 546)와 아낙시메네스(B.C. 570~B.C. 500), 헤라클리투스 등에 의하여 이어졌다.

헤라클리투스(B.C. 556~B.C. 460)는 탈레스의 학설을 이어받아, 분할되지 않는 물질인 토양과 공기 또는 불이 사물 형성의 시발 물질이라고 하였다.

아낙사고라스(B.C. 500~B.C. 428)는 토양·공기·불·물 4요소가 사물의 근원 물질이라 생각하였으며, 분별되거나 지각되는 물질들이 다양한 것은 이 근원 물질들이 각자의 부분이나, 여러 사물의 근원이 되는 씨앗 같은 사물을 만들어내기 때문이라고 하였다. 그는 철학자이고 의사였으며, 동물해부를 통하여 뇌와 정신의 관계를 해명하려고 하였다. 또 급성병은 담즙이 혈액이나 내장에 들어감으로써 일어난다는 병리설을 주장하였다. 그의 업적은 원자를 가정한 것인데, 이 설은 그의 관념적 세계관과 함께 데모크리토스에 의하여 대성되었다.

엠페도클레스(B.C. 504~B.C. 433)의 가르침 속에서 아낙사고라스의 4요소가 강하게 부각되었다. 그는 시실리 섬 출신으로서 철학가이자 의사이고 시인이었으며, 길고 치렁치렁한 보랏빛 겉옷을 두르고 황금 허리띠를 하여 장발에 월계관을 쓰고 엄한 풍채로 그리스 도시를 여행하였다고 한다. 놀라운 의술 때문에 사람들은 그를 초자연적인 능력을 가진 사람으로 높이 받들었다. 자신의 철학 속에 4원소설을 넣어 모든 사물의 4중근, 즉 사물을 형성하는 근원물질은 토양·공기·불·물이라고 하였다. 그리하여 인체도 이런 근원 물질로 되어 있으며, 이들이 균형을 이루었을 때 건강한 상태가 되고 조화되지 않으면 병이 된다고 생각하였다. 그는 창조되는 것도 소멸되는 것도 없으며 오직 형질전환이 있을 뿐이라고 하였는데, 이것은 현대의 '에너지 불변의 법칙'과 같다. 모든 사물은 4원소의 인력으로 인해 형성되고 척력으로 인해 소멸된다고 하였으며, 이런 사상을 애정과 증오라는 감정으로 치환하여 도덕적인 면에도 적용하였다. 발생은 이물질의 연합으로 오는 것이며, 붕괴는 동류에 대한 동류의 복귀로, 공기에는 공기, 불에는 불, 토양에는 토양의 복귀로 오게 된다고 하였다. 또 그는 몽환경에서 신을 부르고 낮은 습지에 배수를 함으로써 말라리아의 발생을 막았으며, 산 쪽에 터진 곳을 막아 도시의 기후를 조절하였다고 한다.

피타고라스(B.C. 580~B.C. 489)는 크로토나에서 철학자들의 이탈리아 학파를 세웠다. 그는 본래 의사였고, 불을 시원 물질로 보았으며 독특한 사상체계를 만들었고, 또 훌륭한 기하학자였다. 이집트에서 공부하였는데 그때 숫자의 신비한 힘에 관한 학설[9]을 세웠을 것이라고 한다. 피타고라스의 칼데아(바빌로니아 남부의 고대 왕국) 수학은, 서로 다른 질환이 낫는 것은 각자 일정한 기간에 이루어진다고 할 때의 그 기간 즉 고비crises와 임계일critical days에 관한 히포크라테스의 학설에 깊은 영향을 주었다. 무엇보다도 그리스의 의사들은 예언의 과학적인 능력을 열망하였다. 병리학에 있어서 4라는 숫자의 의의는 4원소설[10]과 함께 플라톤과 아리스토텔레스의 가르침 속에서 결합되었다. 피타

---

9 숫자의 신비한 힘에 관한 학설이란, 수는 완성이 되면 신을 나타내는 조화를 갖게 되고 12라는 수는 모든 물질을 나타내는데, 인수인 3과 4는 세계와 천체 또는 근본물질을 나타내며 인수 4는 4요소와 관련이 있다고 본 것이다. 즉 (1) 단자(monad)는 자연 속에 있는 능동 요소 또는 활력으로, (2) 쌍자(dyad)는 수동 요소 또는 물질로, (3) 3원자(triad)는 단자와 쌍자의 연합으로 만들어진 세계로, (4) 4원자(tetrad)는 끝없이 흐르는 자연의 극치로 보았다. 하늘은 10개의 천구로 되어 있으며, (이 중에 9개는 눈에 보이는 것이다) 그것은 고정된 별들, 7개의 유성과 지구로 되어 있다는 것이다. 지구와 천구의 거리는 음악의 음계에 존재하는 음의 비례와 일치한다고 보았다.

피타고라스는 처음에 음의 수리적 물리학을 연구하던 어느 날 대장간 앞을 지나가다 잇따라 빨리 치는 망치 소리를 듣고, 이 소리로부터 조화가 된 화음 즉 도와 솔(3/2의 완전 5도)을 듣게 되었다. 그런데 제4의 화음은 아니었다. 그래서 대장간에 들어가 보았더니 그 음은 각각 다른 무게의 망치에 의하여 나왔음을 알게 되었다. 이에서 힌트를 얻은 그는 길이·두께·질이 각각 다른 4개의 망치 무게와 같도록 한 줄 4개를 팽팽하게 달고 이 줄을 튕겨 봄으로써 그때 나는 음이 대장간에서 들은 그 화음이었다는 것을 알게 됐다. 그리고 이 줄의 무게를 더욱 나누어 만들어 음악의 8음계를 구성하게 되었다. 이것은 물리학에서 제일 오래된 기록에 있는 실험이었으며, 그 음정표는 피타고라스 사후에 황동에 조각하여 사모스에 있는 주노 사원에 소장되었다. 그는 천구는 그것을 둘러싼 대기 측면의 공간을 침으로써 음향을 낼 수 있다는 것과, 이 음향이 타격의 속도와 상대적인 거리에 따라 여러 가지로 변하게 되는 비밀을 밝혔다. 지구와 천구의 거리는 우리가 알고 있는 것처럼 음악의 비율과 일치하고, 천체가 일정한 법칙에 따라 움직이는 것과 같이 그것으로써 만들어진 음향은 조화롭다. 이것이 '천구의 조화(harmony of the spheres)'라는 학설이다.

10 4원소설이란, 4원소인 흙·공기·불·물은 다음과 같은 구성에 의하여 건(dry)·한(cold)·열(hot)·습(moist)의 성질이 있다는 것이다. 그 구성은 열 + 건 = 불, 열 + 습 = 공기, 한 + 건 = 흙, 한 + 습 = 물이라는 것이다. 이 등식을 뒤집으면 4요소는 각각의 성분으로 나뉜다. 아리스토텔레스보다 오래전, 아마 히포크라테스 이전에 엠페도클레스의 4원소와 일치하는 불·공기·물·흙과 4성질인 열·한·습·건 그리고 혈액·점액·황담즙·흑담즙의 4체액이 있다고 생각하였다. 이 3종류의 요소와 성질, 그리고 체액은 교환과 조합에 의하여 다음과 같은 구성에 근거가 되는 배열의 조직 속에 넣게 되었다. 그 구성은 열 + 습 = 혈액, 열 + 건 = 황담즙, 한 + 습 = 점액, 한 + 건 = 흑담즙이라는 것이다.

병의 질적인 면과의 관계 그리고 약의 생리작용의 질적 면과의 관계에 있어서, 4체액설은 인체생리의 내분비와 일반 생화학적인 면의 거대한 실마리가 되었다. 이것은 체액병리설을 만들었다. 이 체액병리설은 앞에서 얘기한 서로 다른 4가지 성분의 특유한 조화가 건강이며 그 불균형이 질병이라고 생각하는 것이다. 그 구성은 갈렌과 아라비아 의사들에 의하여 더욱 확대되었다. 그들은 약의 조제를 등급이나 성상의 상대적인 비율에 의하여 수적인 표에 의하여 분류하였다. 예를 들면 설탕은 제1등급의 한, 제2도의 열, 제2도의 건, 제1

고라스는 이집트에서 영혼이주설 또는 환생에 관한 학설을 배웠다. 또 그는 뇌가 고귀한 활동의 중추기관이라는 생각을 처음으로 믿었다. 이 명제는 알카메온·히포크라테스·갈레노스에 의하여 지지되었고, 그 뒤 오랜 시간이 지나 플루렌스와 골츠에 의한 실험적 증명을 통해 긍정되었다.

알카메온은 그리스 철학자들 중에서 플라톤과 아리스토텔레스를 제외하면 가장 중요한 인물이었고 거의 신화적인 존재였으며, 또 피타고라스의 제자이기도 하였다. 그는 건강은 평형상태이고, 질병은 열heat·한cold·습moisture·건dryness·산성·발한의 우월성이라는 설에 있어서 엠페도클레스보다 앞서 있었으며, 아마 원자와 세공pore에 관한 학설도 알고 있었다고 본다. 그는 또 시신경과 유스타키안 관을 발견하였으며, 태아의 두부는 성장의 첫 부분임을 알았고, 뇌는 도덕적 활동의 중추기관이며, 모든 신경의 시작부위라고 하였다. 그 밖에 그의 스승의 합리요법을 보완하였고 동물해부를 하였으며, 그의 스승처럼 사색에 의한 생명현상을 설명하려 하였고, 발생학에 대하여서도 훌륭한 견해를 남겼다. 그는 그리스 의학의 선구자였다.

데모크리토스(B.C. 460~B.C. 360)는 원자설을 처음 발표하였는데, 이 설은 인체와 영혼까지 포함하여 자연의 모든 사물은 형상과 대소가 각기 다른 원자로 만들어졌으며, 이 원자의 운동이 생명과 정신활동의 근원이 되어 있다는 것이다.

이상과 같은 자연철학적 의학이론은 관념론적이고 사색적이었는데, 이런 풍조 속에서 모든 의학을 실지의 경험의술로 새로 풀어 엮고 하나로 크게 모아 실증적인 관점에서 다시 보려고 한 사람이 히포크라테스였다. 다시 말하면 그리스의학은 히포크라테스에 의하여 완성되었던 것이다.

2. 히포크라테스 시대

이전의 경험의술과 신전의학 및 자연철학적 의학을 각자의 영역에서 벗어나게 하고 실지 경험의술로 탈바꿈시켜, 그리스의학으로 집대성한 것은 히포크라테스였다. 히포

도의 습이라는 품격으로 생각하였다. 갈레노스의 체계에 있어 피타고라스의 수학설은 의학의 모든 면에 다 적용되었다.

크라테스가 코스의 의학교에서 활약하던 바로 그때는 그리스의 황금시대였다. 정치학에 페리클레스가, 철학에 소크라테스가, 역사학에 투키디데스가, 비극작가 소포클레스가 나온 그 시대에 명의 히포크라테스가 나왔던 것이다. 그러나 그의 전기는 잘 알려지지 않았다. 다만 플라톤의 저서에 그의 이름이 기록되어 있다고 한다. 현존하는 그의 전기는 알렉산드리아 시대의 소설이라고 하는데, 이에 의하면 그는 B.C. 475년(또는 459년)에 코스 섬에서 출생하였으며, 부친의 이름은 헤라클레이데스로 직업은 의사였고, 조부의 이름도 히포크라테스였기 때문에 그를 히포크라테스 2세라고도 하였다. 처음에 그는 부친으로부터 의학을 배웠고, 뒤에는 크니도스의 의학교에서 배운 다음 그리스 각지를 다니면서 의술을 공부하였다. 특히 당시 페스트가 유행하자 방역에도 힘을 기울였다고 한다. 그는 페스트가 유행할 위험이 있는 도시 주위에 불을 놓고 방향성 식물이나 기름 같은 것을 불에 넣어 연기가 많이 나게 함으로써 방역의 성과를 거두었다고 한다. B.C. 419년에 아테네 시민은 이에 깊은 감사를 표하는 뜻에서 그의 초상을 건립하여 표창하였다고 한다. 그 뒤에 코스의 의학교에서 교수가 되어 학자이자 임상가로서 활동하였으며, 그리스 각지를 여행하면서 의술의 연마에 더욱 힘을 기울였고, 노후에는 테살리아의 라리사에서 여생을 보냈다고 한다. 히포크라테스는 아스클레피오스의 먼 후손이라고도 하며, 라리사는 아스클레피오스가 활약하던 지역과 가깝다고 한다. 그는 B.C. 404년에 영면하였으며, 무덤은 2세기까지도 라리사 북문 근처에 있었다고 한다. 그 묘에는 꿀벌이 집을 짓고 있었는데, 그 꿀은 어린이의 아구창에 특효가 있었다고 한다.

그리스 의학의 본질은 자연철학의 사변이나 관념론적인 색채를 배제하고 경험을 집적하여 정리된 실증적 체계를 세우는 것, 즉 실증을 중요시 한다는 점에 있었다. 현존하는 『히포크라테스 전집*Corpus Hippocraticum*』은 B.C. 4세기에 알렉산드리아에서 편찬된 것이라고 하며, 이 전집은 그리스 의학에 관계되는 많은 문헌을 집대성한 것이다. 당시 알렉산드리아의 학술이 전성기에 이르렀던 시대에 프톨레마이오스 왕가의 명령으로 대도서관에 소장하기 위하여 만들기 시작한 데서 발단이 되어 집대성이 된 이 전집은, 100편의 그리스어 문헌과 30편의 라틴어 문헌으로 되어 있었다고 하는데 이 저술이 전부 다 히포크라테스의 것은 아니라고 한다. 이 전집은 5장에 걸쳐 서술되어 있으며, 그리스 의학의 전체를 알 수 있는데, 주요한 내용으로는 (1) 의술의 도의적 태도에 관한 의잠(의학적 잠언), (2) 질병에 대한 환경여건과 공기·흙·물에 관하여, (3) 질병의 경과에 관한 예후, (4) 급성질환의 식사요법, (5) 유행병이 있다.

그리스 의학은 해부학과 생리학 등 기초의학적 지식이 별로 없었으며, 인체 해부는 하지 않고 주로 동물을 해부하여 얻은 지견으로써 인체구조와 생리작용을 추측하는 정도였다. 척추·흉골·늑골·고관절 등 골격의 구조와 관절낭 내에 액체가 들어 있다는 것이 기록되어 있으며, 건(힘줄)·신경·인대(뼈와 뼈 사이를 연결하는 섬유조직)는 서로 혼동되었고 내장에 관한 기술도 부실하였으며, 뇌는 점액의 저장소로 보았으나 제2·3 뇌신경에 대한 기술이 있었다. 생리학설을 『히포크라테스 전집』에서 단편적으로 볼 수 있는데, 이것을 종합하여 보면 이집트나 중국 등의 의학처럼 우주 구성의 기본 물질을 불·물·공기·흙의 4요소로 하고 인체에는 이 4요소에 대응하는 4체액인 혈액·점액·황담즙·흑담즙이 있다고 하였다. 혈액은 먹은 음식을 통해 간에서 만들어져서 정맥 내에 있게 되고, 점액은 전신에서 만들어져 뇌에 저장되며, 황담즙은 간에서 흑담즙은 비장에서 각각 만들어진다는 것이다. 이는 체내에서 4체액이 조화되면 건강이 유지되고, 반대로 부조화가 되면 병이 온다는 그리스 자연철학자들의 의설을 도입한 것이었다. 특히 자연에 존재하는 모든 사물은 개개의 관계에 있어 서로 만족시키고 있다는 자연철학적 사고는 자연의 치유능력 즉 피시스physis(자연)를 조정하는 치료방법으로 발전하였다. 체온이 되는 열이 있는 곳은 좌심실이며 이 열의 작용으로써 4체액이 만들어지고, 궁극적으로 이 4체액은 음식물에서 유래된다는 것이었다. 또 좌심실과 동맥 내에는 뉴마라는 기가 있어서 이 작용으로 좌심실에 열이 유지된다고 생각하였다. 그리스의 병리학설은 곧 히포크라테스 의학의 병리설이며, 필연적으로 자연철학적 영향을 받은 생리학설에서 나온 것이었다. 4체액이 조화된 결과가 건강이므로 당연히 그 부조화, 즉 과부족은 질병이 된다는 것이었다. 과잉된 점액이 뇌에서 내려오면 그 점액이 들어가는 부위에 따라 병을 일으키게 되고 폐렴·수종병·설사 등이 이렇게 하여 일어나며, 점액과 담즙의 배출이 막히면 혈액에 들어가 발열을 일으킨다고 하였다.

그리스 의학에서는 질병의 치유와 관련하여, 인체는 선천적으로 치유능력을 타고난다고 생각하였다. 이 선천적 치유능력을 히포크라테스는 피시스라고 말하였다. 다시 말하자면 부조화가 된 4체액이 이 피시스에 의하여 조화됨으로써 병이 치유된다는 것이었다. 이런 점에서 이 선천적 치유능력은 자연치유능이라 하였다. 병의 경과는 발생기·최성기·임계기의 3기로 나누었다. 발생기는 부정한 체액이 체온작용을 받기 이전의 시기이며, 최성기는 체온작용이 왕성하여 부정한 체액의 해를 없애버리는 시기이고, 임계기는 이처럼 해를 없애버린 부정한 체액을 체외로 배출하는 시기라는 것이었다. 현대 의학에서는 진단이 치료에 선행하지만, 히포크라테스 의학에서는 병의 본질은 무시되고 병자의 운명을 아는 것이 선결 문제였다. 이것이 예후학prognosis이라는 것이었다. 이것을 정확히 맞춤으로써 의사가 병자로부터 존경을 받게 되었기에 질병을 분류 관찰하여 임계기가 오게 되는 날짜를 계산하였다고 한다. 병의 진단에는 주로 시진과 촉진을 하였으며 이 촉진기술이 특히 발달하여 간·비장·자궁 등의 위치 및 대소, 단단함과 연함을 잘 판정하였다 한다. 히포크라테스 의학은 실지의 임상에 있어서 진단과 예후 판정을 잘 하였음을 알 수 있다. 치료원리는 피시스의 작용을 조장하는 것이며, 따라서 이것이 곧 치료방법이 되었고 피시스의 힘을 증강하는 수단이 곧 치료였다. 무의미한 약물투여를 적극적으로 피하고, 의·식·주 생활의 개선에 역점을 두었다. 특히 식생활 개선이라는 점은 4체액이 결국 음식물에서 만들어진다는 점에서 당연한 일이었으며, 히포크라테스 의학에서는 식사요법이 주가 되는 것도 이에 연유하는 것이었다. 약으로는 질병물질과 유해물을 체외로 배출하는 목적으로써 하제·토제·이뇨제·설사제를 사용하였고, 사혈·난자·흡각·소작 등의 외과적 방법을 행하면서 신체의 상태를 좋게 하는 목적으로 마사지·산책·체조·노동 등도 하였다.

히포크라테스는 질병의 본질은 밝히지 않고 병의 상태에 따라서 치료하였다. 이런 점에서 중국 의학에서의 증과·방과와의 공통점을 찾아볼 수 있다. 어쩌면 그리스 의학의 뉴마는 중국의학의 기와 상통하는 것일지도 모른다.

히포크라테스의 의에 관한 도의관은 더욱 유명하다. 그는 의료의 존재가치, 의사의 사명과 윤리에 대한 근본적 입장, 의사의 인격과 수양 등에 대하여 『히포크라테스 전집』의 첫 장에서 의잠을 서술하였다. 이것은 그의 의학의 위대함을 한결 더 높이고 있다. 동양에서도 일찍이 의술은 인술이라고 하였다. 의술은 기술이지만, 단순한 하나의 기술이 아니라 사람을 대상으로 하는 것이기에 인술이라는 것이다. 일반적으로 모든 기술은 그 배후에 학문의 체계가 있고, 의술에도 의학이라는 학문의 체계가 있다. 그리스 의학은 고대 여러 민족 중에 가장 빨리 종교나 미신에서 벗어나 과학적인 의학을 세웠다. 또 그리스 의학은 인도 의학처럼 단지 학문으로 그치지 않고 의술로서 진보하였으며, 여기에 더하여 인술이라는 면을 아울러 가졌던 것이다. 히포크라테스는 의학과 의술, 의도가 삼위

일체를 이룬 것을 Ars라고 불렀다. 그는 또한 "Ars longa, Vita brevis(의학은 길고, 인생은 짧다)."라고 말하였다. 『히포크라테스 전집』 첫 장에 있는 의사조합에서의 서약을 옮겨 보면 다음과 같다.

히포크라테스의 서약(의잠)

여기에서 나는 의신 아폴론·아스클레피오스·히기에이아·파나세아 및 모든 헬라스(그리스의 옛 이름)의 남신, 여신에게 나의 힘과 나의 정성을 다하여 이 맹세를 지킬 것을 서약한다.
나에게 이 의술을 가르쳐 주신 그분을 부모처럼 생각하고 나의 본의를 나누어 드릴 것이며, 필요하다면 재물도 보내드릴 것이다. 나는 그분의 자손을 나의 친형제같이 생각하고, 그들이 의술을 배우기를 원한다면 아무런 보수나 약정 없이 그분의 자손들에게 가르칠 것이다. 나는 의술을, 훈육과 강의와 교수의 모든 방법에 의하여 오직 나의 자식뿐만 아니라 나에게 가르침을 주신 그 스승의 자제와 의료법에 의한 약정과 서약이 되어 있는 제자들에게도 나누어 갖게 할 것이다. 나의 능력과 판단으로써 내가 적응하고 있는 통치기관이 나의 환자의 이익을 도모하게 하며, 그들을 고통스럽거나 나쁘게 하는 것은 하지 않을 것이다. 나는 청을 받았더라도 누구에게도 사약을 주지 않을 것이며, 또한 그러한 조언을 그처럼 주지도 않을 것이다. 나는 부인에게 낙태를 하게 하는 자궁 압정기도 주지 않을 것이며, 순결과 신성으로써 나는 나의 일생을 보내며 나의 의술을 실천할 것이다. 내가 들어간 집이 어떤 집이든 나는 병에 도움이 되는 것을 할 것이며, 악을 범하는 것이나 더러운 짓은 멀리 할 것이며, 특히 남자이든 여자이든 노예이든 자유민이든 간에 그들이 나를 유혹하려는 어떤 행위도 멀리 할 것이다. 내가 의술을 하고 있거나 또는 떨어져 하지 않을 때 내가 보고 들은 사람들의 생활에 관하여서는 그것이 무엇이든 간에 신성한 비밀로 여겨 일절 입 밖에 내지 않을 것이다.
내가 이 맹세를 지키고 어기지 않는 동안은 모든 사람들에 의하여 언제나 존경을 받게 되며, 즐거운 일생과 의술의 실천을 누리게 되도록 하여 주시고, 만일에 이 서약을 침해하여 욕되게 하였다면 나의 운명은 그 반대가 되도록 하여 주소서.

The Hippocratic Oath

I swear here by Apollo, Asklepios, Hygiea, Panacea and of all the good the gods and goddesses of Hellas to keep my this oath with doing my best.
I swear!
I will look upon him who shall have taught me this Art even as one of my parents.
I will share my substance with him, and I will supply his necessities, if he be in need.
I will regard his offspring even as my brethren, and I will teach them this Art, if they would learn it, without fee or covenant.
I will impart this Art by precept, by lecture and by every mode of teaching, not only to my sons but to the sons of him who taught me, and to disciples bound by covenant and oath, according to the Law of Medicine. The regimen I adapt shall be for the benefit of my patients according to my ability and judgement, and not for their hurt or for any wrong.
I will give no deadly drug to any, though it be asked of me nor will I counsel such and in like manner.
I will not give to a woman a pessary to produce abortion
With purity and holiness I will pass my life and practice my Art.
Whatsoever house I enter here I will go for the benefit of the sick, refraining from all wrong doing or corruption, and especially from any act of seduction, of male or female, of bond or free.
Whatsoever things I see or hear concerning the life of men, in my attendance on the sick or even a part therefrom, which ought not be noised abroad, I will keep silence thereon, counting such things to be as secrets.
While I continue to keep this Oath unviolated, may it be granted to me to enjoy life and the practice of the Art, respected by all men, in all times. But should I trespass and violate this Oath, may reverse be my lot.

이 의잠은 이후 전 세계 의사들의 정신적 규범이 되어 현재에 이르렀다. 1947년의 세계의사회총회에서 채택한 제네바 선언, 1962년의 독일의 의사직무규정, 1957년의 미국의 의사협회가 발표한 의료의 윤리 그리고 대한의사협회의 의사의 윤리[11] 등은 모두 히포크라테스의 의잠에서 왔다고 볼 수 있다.

3. 과도기적 알렉산드리아 시대

히포크라테스 사후 관념론적인 미로에 빠진 독단학파 의학과 알렉산드리아의 과도기적 시대가 왔다. 히포크라테스의 서거는 그리스 의학의 쇠퇴를 뜻한다. 코스 학파의 유능한 의사의 수도 줄고 히포크라테스의 가르침을 이어받았을 뿐 진보는 없었다. 히포크라테스가 서거한 지 오래됨에 따라, 히포크라테스 의학에 싫증을 느낀 사람들은 히포크라테스가 가장 싫어하던 관념론적 사변을 다시 의학 속에 집어넣게 되었다. 이것은 틀림없이 플라톤(B.C. 427~B.C. 347)과 아리스토텔레스(B.C. 384~B.C. 322)[12] 철학의 영

---

11 대한의사협회의 의사의 윤리
우리 의사는 사람의 고귀한 생명과 건강을 보전 향상하는 일을 탐구하고, 실천함을 본직으로 삼는다. 의사는 인류사회에 대한 봉사정신에 투철하고, 지성인으로서의 긍지를 갖는다. 이에 우리 의사들은 다음과 같은 윤리를 준수할 것을 서약한다.
1. 의사는 환자의 인격을 존중하고, 그들의 질병을 예방 치료함을 사명으로 한다.
1. 의사는 직무를 수행함에 있어 최고의 의학수준을 유지하도록 끊임없이 연구 노력한다.
1. 의사는 과학적 근거 위에 정립되지 않은 예방 및 치료에 종사하거나 관여하지 아니한다.
1. 의사는 새로운 진료방법을 쓰거나 사람을 의학의 조사 연구대상으로 함에 있어 신중을 기한다.
1. 의사는 의학적 판단과 의술을 훼방하는 어떠한 행위에도 구애받지 않으며, 직무에 대한 권위와 영예를 드높인다.
1. 의사는 환자를 진료함에 있어 최선을 다하여 필요할 때에는 다른 의사의 협력을 요청한다.
1. 의사는 의도의 앙양을 위하여 서로 협력하고, 의사의 품격과 명예를 손상시키는 선전이나 광고를 하지 않는다.
1. 의사는 진료 등 직무 수행에 따른 적정한 보수를 받는다.
1. 의사는 정당한 사유 없이는 직무상 알게 된 환자의 비밀을 누설하지 아니한다.
1. 의사는 보건 의료의 직무와 더불어 지역사회 발전에 적극 참여한다.

12 아리스토텔레스는 변증법과 귀납법에 의하여 리얼리즘을 주장하였으며 모든 사물의 합목적성을 긍정한 철학자였는데, 모든 학문에 정통하였다고 하나 의사는 아니었다. 그는 많은 학문을 탐구하여 숨은 공통의 진리를 찾으려 하였다. 당시 수학과 천문학은 놀랍게 발달하여 있었으나 의학과 관계가 깊은 물리학·화학·생물학의 수준은 겨우 시작에 불과하였다. 그는 이런 점에 큰 곤란을 겪었고, 그래서 수집한 개개의 의학적 지식을 학문으로 체계화시키기 위하여 당시 알려진 가장 과학적인 방법인 정밀한 관찰과 논리적인 파악을 시도하였다. 그리하여 플라톤의 변증법을 관찰의 지견에 연결시켜 생리학과 의학의 기초로 삼으려고 하였다. 이 방법은 의학과 생리학만이 아니라 그의 자연과학 전반에 걸쳐 사용된 수단이었다.

향 때문이라고 생각된다. 플라톤의 철학은 실증적 정신에 의한 자연인식을 거부하고 관념적 사변에 빠졌다. 그리고 그의 제자인 아리스토텔레스는 플라톤의 철학을 더 확대하여 광대한 체계를 갖는 우주론으로까지 발전시키고 이 속에 의학을 포함시켰기 때문에, 의학의 새로운 학파가 생길 소지를 만들게 되었다. 자연과학에 대한 아리스토텔레스의 사고는 근본적으로 잘못된 것은 아니나, 관찰보다도 사변을 더 중요시하였기 때문에 그 의 진의를 곡해한 사람들이 의학의 방향에 있어 사변을 중시하여 독단학파라는 새 학파가 나오게 되었다. 이 학파의 사람들은 소수의 경험적 사실을 가지고 학문적 체계를 세우려고 급히 서둘렀기 때문에 독단적 폐단을 가져오게 되었다. 이들의 의술은 모든 임상에 이용되었으며, 히포크라테스의 피시스의 본질을 구명하고자 사변에 의한 분석을 시도하였다. 그리하여 결과적으로는 점점 관념론적 사변에 빠지게 되었다. 그리스가 경제와 정치면에서 이미 기울어져 버린 B.C. 4세기 말 마케도니아의 왕인 알렉산더는 그리스 전 국토를 수중에 넣고 페르시아·인도·바빌로니아·이집트 등을 정복하여 동서 3대륙에 걸치는 세계사상 최초의 강대한 대제국을 건설하고, 나일 강 하구에 수도를 정하여 알렉산드리아라 하였다. 이 때문에 그리스어가 전 영토에 퍼지고 그리스 문화도 널리 퍼졌으며, 각지의 지방 문화는 그리스 문화에 흡수되어 세계 문화의 교류와 융합이 일어나게 되었다.

B.C. 323년 알렉산더가 서거한 후 대제국은 이집트·시리아·페르가모스·폰토스 4개국으로 분열되었다. 각국에는 영주가 나와 문화를 향상시켰고, 양피지가 발명되어 학술의 진보가 더욱 촉진되었다. 이들 4개국 중에서 문화사적으로 중요한 의의를 남긴 나라는 이집트이다. 이집트는 알렉산더의 부하장수였던 프톨레마이오스가 왕이 되어 통치하였으며 수도는 알렉산드리아였다. 이 프톨레마이오스 왕조는 여왕 클레오파트라가 죽음으로써 끊어지고 로마의 속주가 될 때까지(B.C. 30) 계속 알렉산드리아를 수도로 하였는데, 역사가들은 이 시대를 알렉산드리아 시대라고 한다. 프톨레마이오스 1세는 철학자이자 역사가였고 인문과학을 장려하였으며 학자를 우대하였다. 프톨레마이오스 2세는 자연과학을 좋아했고 특히 동물학과 의학에 관심이 컸다고 한다. 이들은 알렉산드리아의 동쪽 부르케이온에 무세이온Museion(학사원)과 세라피온Serapion(교육원)을 건설하여 각각 대도서관·동물원·식물원·연구실 등을 부설하고, 많은 학자를 그리스에서 초빙하여 교수와 연구에 종사케 했다. 무세이온에는 많은 학자들이 모여 연구를 하게 하였고, 세라피

온에서는 학생들의 교육을 시켰다. 막대한 장서도 보유하였으며, 무세이온에는 원본을 두고 세라피온에는 사본을 두었다. 전술한 『히포크라테스 전집』도 이 무세이온에서 편찬되었다고 한다. 대도서관의 장서는 분관까지 합쳐서 60만 권이라 하고, 아리스토텔레스의 장서도 모두 여기에 옮겨졌으며, 기타 고대 그리스의 전 저작물을 모았다고 한다. 파피루스에 의한 서책의 분류목록까지 붙어 있었다고 하며, 또 여기 모인 학자들이 편집·교정한 서적들도 소장하였다는 것이다.

그리스인이 정치적 주권을 잃은 뒤부터 훌륭한 개성과 위대한 창작력은 찾아볼 수 없었으나, 문화적으로는 여전히 타민족보다 우위를 차지하고 있었다. 알렉산드리아 시대는 동서 문화의 교류와 집적뿐만 아니라 보존과 정비에도 크게 공헌하였다. 또 수학에는 유클리드와 아폴로니우스, 천문학에는 히파르코스와 프톨레마이오스, 물리학에는 헬론과 아르키메데스, 식물학에는 스트라본 등 과학사상 유명한 학자들이 많이 배출되어 르네상스 이전에 있어서 가장 장관을 이루었던 시대라 한다. 의학도 이 시대에 매우 발달하였다. 인체를 처음으로 해부하여 새 지식을 얻는 한편, 대도서관의 문헌과 물리학·박물학 등의 연구업적을 의학에 자유롭게 활용할 수 있었다. 그리고 인도 등지로부터 많은 신약이 수입되어 자유로운 연구를 할 수 있게 되었다. 이처럼 연구를 할 수 있는 환경 여건이 조성되어 기초의학으로는 해부학·생리학·약물학 등이, 임상의학에서는 외과학과 산부인과 등의 치료학이 발전하였으며 헤로필로스와 에라시스트라토스(B.C. 310~B.C. 250) 등 뛰어난 의학자들이 나오게 되었다.

헤로필로스는 최초로 여러 사람 앞에서 인체를 해부한 해부학자이며 생리학자이고, 임상가로서도 명성이 높았다. 소아시아의 칼케돈에서 출생한 그는 프톨레마이오스 1세·2세 시대에 활약하였다고 한다. 코스와 크니도스의 양 학파를 절충한 학풍에 히포크라테스 의학을 이어받고, 구조와 기능에 관한 지견은 모든 의학의 기초라고 보았으며, 이에 의하여 과학적 체계가 세워져야 한다고 주장하였다.

해부학사의 업적은 주로 신경계에 속한 것인데, 뇌실(제4뇌실)을 정신의 자리라고 생각하였으며, 신경과 건을 구별하고 운동신경과 지각신경을 구별하였다. 안구의 구조를 밝혀 초자체와 안구막을 기재하였고, 안구막의 각막부와 망막부를 구별하였으며, 시신경의 내부가 비어 있음을 보고 뉴마의 통로라고 보았다. 맥관에 대한 기술도 정밀하게 하여, 정맥은 혈액의 수송을 하는 것이고 동맥은 혈액과 뉴마를 수송하는 것이라 하였다. 십이지장이라는 이름을 처음 붙였고 유미관을 발견하였으며 남녀생식기의 해부도 상당히 정밀하게 기술하였다. 신경의 기시부에서부터 종말까지 관찰한 것은 그가 처음이며, 시신경과 뇌와의 관계 및 유미관과 소화기의 연락 등이 그에 의하여 밝혀졌다. 헤로필로스의 업적은 그의 이름이 지금도 뇌의 정맥동합류를 부르는 명칭인 카라무스 헤로필리 또는 헤로필로스동에 남아있을 만큼 훌륭하며, 그는 과학적 해부학의 아버지로 일컬어지고 있다.

생리학상에서는 히포크라테스의 피시스를 다시 4요소로 나누어 사고의 중심은 뇌, 감각의 중심은 신경, 영양의 중심은 소화기와 간, 체온의 중심은 심장에 있다고 사변으로 정하였다. 그러나 사변을 중시함으로써 생기는 폐단을 막기 위하여, 비록 당시 유치한 수준이기는 하였으나 물리학을 생리학적 연구에 힘써 응용하려고 하였다.

맥박은 심장운동에 따라 일어나는 것이고 혈액은 폐와 전신의 피부로부터 뉴마를 얻어 들인다고 하였는데, 이것은 피부호흡에 대한 하나의 지견이었다.

임상 의학에 있어서 그는 히포크라테스의 체액병리설을 따랐으며, 원인 연구보다는 오히려 병증의 진단에 역점을 두고 예후 판정에 힘을 기울였다. 진단법 중에는 모든 증상을 잘 나타내는 것이 맥박이라 하여 이를 중시하였고, 물시계에 의하여 맥박수를 측정하였으며, 촉진에 의하여 맥박의 대소, 강약, 느림과 빠름, 조율, 정·부정(맥이 고르거나, 그렇지 않거나), 등·부등을 구별하여 병의 진단을 정확히 하였다. 원인 불명의 급사는 심장마비로 오고 진전(손 떨림)과 경련은 근육 및 신경의 병이며 마비는 신경의 역부족 상태라고 하였다. 치료법은 식사요법 만으로써는 불충분하다 하여 약제를 많이 사용하였다. 그는 또 외과학과 산과학에도 통달하여 분만장애는 자궁경위(자궁이 기울어진 방향)와 자궁경부 입구의 협소, 태반 막의 비후, 전신쇠약이나 출혈 또는 죽은 태아 등으로 일어난다고 하였다.

에라시스트라토스는 코스에서 출생하였다. 부친인 클레옴브라토스는 시리아 왕의 시의였다. 그는 당시 의사의 관습에 따라 소아시아로부터 그리스 각지를 돌아다니면서 의학지식을 넓히는 한편, 문학과 철학을 공부하여 의사로서의 인격을 닦았다. 그는 시리아 왕 셀레우코스 2세의 시의가 되기도 하였으나 다시 알렉산드리아에 나와 해부학을 주로 연구하였다. 에라시스트라토스는 헤로필로스와 동시대에 같은 알렉산드리아에서 의학을 연구하였으나 그 학풍은 매우 상이하였다. 그는 신체전반에 걸친 체계적인 지견을 구하려 하지 않았으며, 코스 학파보다는 오히려 크니도스 학파에 속하였다. 당시 사변에 의하였던 병리와, 관찰을 주로 하는 해부와 생리를 개별적으로 취급한 그는 생명현상을 기계적으로 설명하려고 하였다. 그러나 원자설과 뉴마설을 근본적으로 제거할 수는 없었다.

에라시스트라토스는 시신경을 발견하였고 정신은 소뇌에 들어 있다 하였으며, 심장판막의 존재와 건을 밝혔고 뉴마를 수송하는 동맥과 혈액을 수송하는 정맥은 모두 심장에서 기시됨을 알아냈으며 유미관도 발견하였다. 병리해부도 하였는데 간경변이 부종을 일으킴을 보았으며, 독사에 물리면 간·대장·방광에 큰 변화가 일어난다고 하였다.

체액병리설을 전혀 믿지 않은 에라시스트라토스였으나 생명관과 질병관에 있어서는 뉴마를 취하지 않을 수 없었던 모양이다. 그는 대기 중에 있는 뉴마가 흡기와 함께 체내에 들어가 생명을 부여한다고 하였다. 이 뉴마는 폐에서 폐정맥을 따라 좌심실로 들어가 심장의 박동으로써 전신에 들어간다는 것이다. 또 뉴마에는 2종이 있어서 그중 하나인 영양 뉴마는 동맥을 따라 전신에 퍼져 나가서 전신의 영양을 조절하고, 다른 하나인 정신 뉴마는 신경계에 들어가 운동과 감각을 맡아하게 한다고 보았다. 그리고 운동은 근육내의 간격에 뉴마가 출입함으로써 수축과 이완이 일어나기 때문이라 하였고, 혈액은 섭취된 음식물로부터 만들어지며 이 혈액에 의하여 간·폐·비장·뇌 등 기관의 실질이 조직된다고 하였다. 혈액이 한 방향으로 흐르는 것은 심장의 판막작용 때문이며, 인체에는 무용의 기관이 있는데 그것은 비장이라고 하였다. 병리설은 고체병리설을 취하였으며, 병상을 면밀하게 연구하여 기능장애의 성인과 질병의 부위를 밝히는 데 힘을 기울였다.

결국 이 시대의 의학은 본질적으로 그리스 의학과 별 차이가 없었으며, 약간은 진보된 부분도 있었지만 그리스 문화의 몰락과 함께 사양 속에 저물어 갔던 것이다.

제10절 로마 의학

고대 로마의 문화를 창조한 로마인은 알렉산드리아 시대에 이미 강국을 만들었으며, 점차로 주위의 여러 나라를 정복하여 B.C. 30년에는 라인 강과 다뉴브 강에서부터 갠지스 강과 나일 강에 둘러싸인 유럽·아프리카·아시아 3대륙에 걸치는 역사상 공전의 대제국을 건설하였다. 이 동안 로마는 주위에 있는 민족의 문화, 그중에서도 특히 그리스 문화를 수입하여 동화하였으며 그것을 더욱 발전시켜 법률·건축·문학에 있어서는 어떤 문화보다도 뛰어난 문명국을 만들었다. 그러나 과학에 있어서는 이상할 만큼 침체되었음을 볼 수 있다. 이것은 로마인의 국민성 및 로마 제국의 사회 조직의 영향으로 풀이된다. 로마인의 성격은 실제적이어서, 자연관찰에 있어서도 사회생활에 유효한 것만을 위주로 하였고 학문 분야에서도 역시 실리적이고 실제적인 것을 좋아하였다. 로마인들은 문화의 정도가 자기들보다 더 높은 피정복 민족의 실용적 문화를 갖기 위하여 피정복 민족의 과학자들을 노예처럼 사역하였고, 로마인 자신들은 과학에 손을 대지도 않았다. 또 로마의 사회 조직은 경제면에서 볼 때 단위별·지역별 자급자족의 체계였기 때문에, 대제국이기는 하였지만 국내적이고 쇄국적인 생산과 유통이 이루어지는 상태의 경제 조직이었다. 이 때문에 알렉산드리아에서 본 것과 같은 융성한 무역이나 빈번한 교류는 볼 수 없었다. 이런 원인으로 인해 과학적인 면은 침체되었으며, 오직 알렉산드리아로부터 이식된 그리스 과학이 피정복민들에 의하여 로마라는 환경에 보관되는 데 지나지 않았다.

로마 의학도 그 출발은 실용주의에서였으나 이처럼 노예나 피정복민의 손에 넘겨졌으며, 로마인 자신들은 경시하여 손대지도 않았다. 그리하여 결국 고유의 의학을 만들지 못하였던 것이다. 그리스 의학이 로마에 들어오기 전에 원래 있었던 로마 의술은 매우 신비적이고 주술적인 마법의술이었으며, 이에 대한 토속신앙은 로마인의 생활에 깊이 스며들어 있었다. 그리스 의학의 전성시대에도 의사보다도 먼저 마술사를 찾는 일이 적지 않았다고 한다. 로마에 그리스 의학이 본격적으로 이식되기 시작한 것은 아스클레피아데스(B.C. 124~?)에 의하여서라고 한다.

아스클레피아데스는 소아시아 비티니아에 있는 프루사에서 출생하였다. 그가 아테네와 알렉산드리아에서 의학을 연구하다가 로마에 오게 된 것은 1세기 초였다. 그는 로마인이 외국 의사를 멸시한다는 사실을 알아서 의사라는 신분을 숨기고 웅변가로 자처하였고, 웅변학교를 만들어 크게 성공하였다. 이 성공 이후 웅변가라는 가면을 벗고 의사로서 활동하게 되었다. 하루는 장례를 지내는 관 속에 있는 사람이 사실은 죽은 것이 아니라 가사상태에 빠져 있는 것을 알고, 그 장례를 멈추게 한 다음 큰 소리로 관 속에 있는 사람의 이름을 불러 관에서 나오게 하였다고 한다. 그다음부터 죽은 사람을 살렸다는 소문이 로마 전국에 퍼져 그의 명성은 당장에 대단해졌고 그를 찾는 환자가 운집하였다.

아스클레피아데스의 저서는 20권이나 되었다고 하나 대부분 없어져 버렸다. 그의 학설은 독특하며, 그리스 데모크리토스의 원자설에 바탕을 두어 체액병리설을 거부하고 고체병리설을 취하였다. 인체는 미세한 원자로 이루어졌으며 정신도 원자의 활동이라고 하였다. 이 원자는 서로 결합하여 적은 관공(관의 빈 곳)을 만들고 영양물의 미세한 원자는 이 관공을 지나 체내 각부에 가서 섭취되며, 못쓰게 된 원자는 이 관공을 통하여 배출이 된다고 하였다. 이에서부터 물질대사 사상이 확립되었다고 한다. 인체라는 것은 원자의 특수한 운동에 의하여 성립되며, 이것을 살리는 생명력이라는 것은 따로 없다는 것이다. 말라리아의 1일열은 비교적 큰 관공이 막혀서 일어나고 3일열은 작은 관공이, 4일열은 더 작은 관공이 막혀서 일어난다고 하였다. 에라시스트라토스는 정맥내의 혈액이 뉴마의 통로가 되어 있는 동맥에 들어오기 때문에 뉴마의 통로가 막혀서 뉴마가 운동이 되지 않으므로 병이 생긴다고 하였는데, 아스클레피아데스는 이 이론을 따른 것이다. 아스클레피아데스의 의학 이론에 따르면 인체는 원자의 물리적 운동에 의한 것이기 때문에, 히포크라테스가 말한 자연치유능력은 인정되지 않으며, 오직 원자운동을 정상적으로 복귀시키는 것이 치료의 방법이라 하였다. 따라서 자극제·하제·토제 등의 사용을 삼가고 단식 이행 및 간식의 금지(간질환자), 건조식품(부종환자)과 주류 사용 등의 식사요법, 그리고 산책·구보·승마·체조·마사지 등의 물리요법을 중시하였다. 또 높은 자리에서 움직이는 의자나 마차와 같은 것으로써 환자가 수동적으로 움직이게 하고 냉수욕·발한·온욕·관장 등을 하였으며 최면술도 이용하였다. 이러한 아스클레피아데스의 의학은 독자적으로 만들어 낸 것이 아니고, 그리스에서부터 알렉산드리아 시대에 걸쳐 발전된 의학의 요점을 뽑아 미신적인 요소를 제거하고 치료방법을 정립해 놓은 것에 지나지 않았다.

아스클레피아데스의 의학은 그의 의설 자체가 로마 기풍에 영합됨으로써 로마 의사들 사이에서 관심을 사게 되었고, 많은 제자들이 모여 하나의 학파를 형성하였는데 이것이 방법학파methodics이다. 방법학파의 목적은 의술의 단순화와 방식화였다. 아스클레피아데스의 원자설과 고체병리설을 바탕으로 한 질병의 증상을 논리적으로 분류 및 비교하여, 그 공통징후를 찾는 데 역점을 두었다. 이 학파의 대표적인 의사가 아스클레피아데스의 제자인 테미손이었다. 그는 병에 의하여 신체에 일어나는 증후가 치료의 길잡이가 되며, 병이 어째서 일어나게 되는가 하는 병인론은 치료를 하는데 직접 관계가 없다고 하였다. 이러한 테미손의 의학은 현대 의학이 병의 진단에서부터 출발하는 것과는 정반대로 어디까지나 증후의 확인을 의료의 주체로 삼았는데, '증'과 '치'를 가지고 하던 중국 의학과 같았다. 그는 병의 본질은 긴장상태와 이완상태의 2종과 그 혼합상뿐이라고 하였다. 또 급성병은 주로 긴장상태이며, 피부가 건조하고 땀이 없으며 열이 나고 원자로 만들어진 관공이 긴장으로 좁아져 병이 생기므로 긴장을 풀고 관공을 넓히는 것이 치료원리라는 것이었다. 이렇게 할 때 식사요법과 물리요법을 함께 하여야 된다고 하였다. 그와 같은 증상이라도 급성병과 만성병을 구별하는 데는 조심하여야 되며, 급성병이 오래되어 만성병이 되는 것이 아니라 본래 만성병과 급성병은 각각 따로 있는 병이고, 급성 증상을 나타내어도 원래 그 병이 만성병인 때도 있다고 하였다. 만성병은 주로 이완상태인데, 이를 치료하는 데는 이완상태에 해당하는 요법 즉 긴장상태의 반대 처치법을 한다는 것이 테미손의 의학이었다. 긴장상태는 사혈·거머리 이용, 난절·자락·온욕·따뜻한 기름마찰·증기흡입·식사를 줄임·이뇨·발한·적당한 성욕의 충족과 같은 물리요법으로 이완되게 하였다. 반면 만성병에는 냉수욕·냉기흡입·강렬성 식품·주류·식초 등을 사용하였다. 전간 등은 긴장상태와 이완상태가 혼합되어 생기는 병이며, 이에 대한 요법은 공식대로 두 가지에 맞는 처치를 한다는 것이었다. 이처럼 병의 증상을 간단하게 분류하고 이에 대한 처치방법은 명백하게 규정된 공식에 의하여 행함으로써 병을 치료하는 일파의 의사들을 방법학파라고 하였다.

로마인 기질에 맞는 방법학파는 더욱 발전하여 많은 명의들이 나오게 되었는데, 그들은 다시 두 파로 나뉘었다. 하나는 소라누스를 대표로 하는 그리스의 독단학파적 체계이며, 다른 하나는 테살리우스를 대표로 하여 극단적 경험주의를 믿는 체계였다.

소라누스는 알렉산드리아 출신으로서 트라야누스 왕(98~117)과 하드리아누스 왕(117~138) 시대에 로마에서 활약하였다. 그는 의학의 궁극적 목적인 치료를 하는 데는 생명현상에 대한 학설은 소용이 없으며, 실지의 경험에서 얻은 사실을 모은, 합리적이고 필수적인 최소한의 이론으로 족하다고 하였다. 그는 『급성병 만성병론』을 저술하여 방법학파의 이론을 발전시켰고 시진·촉진·청진·맥진의 4가지 진단법을 엄격히 수행하였으며 특히 산부인과의 확립에 많은 공헌을 하였다. 정액·분만·유산에 관한 저서를 내어 당시의 의학 수준을 높였다. 로마에서는 분만 시에 조산사가 단독으로 모든 것을 처리하였고 난산에 한하여 의사가 도왔는데, 소라누스의 『부인과서』는 조산사를 위하여 저술한 것이었다. 이 저서의 수준은 알렉산드리아 의학의 수준보다도 훨씬 더 높았고, 소아과 분야까지 걸쳐 있었다. 당시의 미신을 타파하고 크니도스 학파의 조산법 즉 임산부를 함부로 동요케 하거나 낙태약을 주는 것을 금하였으며, 태반배출의 기계적 방법을 개량하고 내진에 질경을 사용하였다. 또 정상 태위presentation(자궁 내 태아 위치)를 두위cephalic presentation라 하고 그다음이 족위foot presentation라 하였으며, 복부 태위를 가장 나쁜 것으로 보았다. 난산의 원인으로 임산부의 전신상태(노산·초산 등)와 질 종양 또는 골반협소 등을 들었다. 분만을 준비할 때 질에 지방유를 발랐으며, 정상 분만에는 분만의자를 사용하여 조산부는 임산부와 대좌케 하고 임산부의 양쪽과 등 쪽에는 각각 보조원을 두어 부축케 함으로써 임산부의 몸이 앞으로 굽지 않게 하였다. 회음perineum 보호에 마포를 이용하였고, 진통 시에는 하복부를 가볍게 눌렀다가 놓았다가 하여 분만을 촉진하였으며, 태반배출은 손을 자궁 내에 넣어서 하였다고 한다. 또 회전법에 의한 태아의 이상위를 정상위로 돌리기도 하였고, 사지가 먼저 나올 때는 복위를 시도하였으며 실패할 때는 관절절단과 태아분할 등을 하여 산모의 보호에 만전을 기하였다.

테살리우스는 소라누스보다 조금 빠른 시대, 폭군 네로 시대에 활약한 의사이다. 언행이 격렬하고, 자기 자신의 대리석상을 세우고 의사의 정복자라고 조각하여 넣은 기인이라고 한다. 그는 방법학파의 의학을 더 단순화하고 급성병과 만성병의 구별을 명백히 하였으며, 만성병에는 신진대사요법을 하여 전신 상태를 단시일 내에 변화시키고, 다음에 강장요법을 하여 체력을 증진케 하는 변조요법을 고안하였다.

그는 치료하는 데 필요한 최소한의 지식은 특수증상의 파악과 치료원칙의 운용에 관한 것이고, 그 외의 모든 이론과 학설은 무용지물이며 의사의 양성은 6개월이면 된다고 하였다. 이처럼 그는 같은 방법학파이면서도 경험에 의한 증후의 파악 및 치료방법이라는 극단적인 의학체계를 갖게 되었다.

테살리우스의 의학은 그로부터 얼마 가지 않아 끝나 버렸고, 소라누스의 의학은 오랫동안 크게 발전되어 마침내 갈레노스에 의하여 이루어진 고대 의학의 초석이 되었다. 한편 이 방법학파의 의학사상은 중세에까지 전하여졌으며, 근세에 와서 다시 17세기 의학 속에서 소생하였다. 그리스 문화가 로마에서 뿌리내려 로마 문화로서 출발하게 됨에 따라 로마인들도 과학에 대한 새 지식을 얻으려고 하였으며, 이때부터 일부 로마인들은 로마문화의 직접 담당자로 활동하게 되었다. 그리고 결국 백과전서 학파라는 일파를 만들게 되었는데, 이 학파에 속한 사람들은 전문인이 아니고 포괄적인 학문을 하는 사람들이었다. 이 중에서 특히 의학과 관계되는 사람으로서는 켈수스·플리니우스·디오스코리데스 등을 들 수 있다.

켈수스는 저서를 많이 내었다. 의학 관련 저서는 8편으로 고대로부터 테미손에 이르기까지의 의학을 요약·비판하고 있다. 그중에서 일반요법·조제술·외과학에 대한 각론은 유달리 훌륭하며 고대 의학의 요약으로서는 가장 좋다고 한다. 그는 의사는 아니었으나 그의 관찰력과 냉정한 비판은 오히려 의사보다도 더 공정하였다고 한다.

플리니우스(23~79)는 군인이며 정치가였는데, 473명의 옛사람들의 업적과 2000부의 문헌을 인용하여 『박물학지』 37권을 완성하였다. 이 『박물학지』는 지식의 총망라를 목적으로 저술한 것이기 때문에 무비판적인 인용도 있다고 하나 고대문헌의 집대성이라는 점에서 문헌적 가치가 매우 크며, 중세의 암흑시대에는 절대적인 권위가 있었다. 이 저서에 의하여 비로소 그 업적이 알려지게 된 고인들도 적지 않다고 한다. 다행히 현재까지도 그 완전한 원문이 전하여, 그리스 과학을 해명하는 데 큰 역할을 하였다.

디오스코리데스(54~68)는 네로 시대 로마군의 군의이며, 그리스인으로서 알렉산드리아에서 수학하였다. 그가 1세기 말에 저술한 『약물학』 5권은 약물로 알려진 것을 다 수록하였다. 제1권에는 자기의 입장과 경험조제법 등을 서설로 하여 나무·수지·유류·과실·향료 등을 수록하였고 제2권에는 동물·곡류·야채·향신료 등을, 제3권과 제4권에는 풀 종류와 종자류, 제5권에는 주류와 광물류 등을 수록하였으며 알파벳 순서대로 배열하였다. 그리스어로 된 원본에는 식물 588종·동물 96종·삽화 482점이 들어 있다. 이것은 흡사 중국의 『본초강목』과 같은 것이라고 한다.

방법학파와 백과전서학파, 과학정신을 무시하는 학자, 또 이들에게 붙어 다니는 단기간에 양성된 저질의 의사와 사이비 학자들이 나오자 유물론적 의학을 배척하고 과학적인 의학을 수립하려는 기운이 로마 말기의 의사들 사이에서 일어났다. 이 기운은 당시 로마를 휩쓴 스토아 철학의 뉴마설과 영합하게 되었다. 스토아 철학과 영합하여 뉴마설을 재현한 아테나이오스는 체액병리설과 고체병리설을 조화시켰고, 그 제자인 아가티노스는 방법학파와 경험학파의 의학을 보다 많이 따 왔다. 1~2세기에 이 학파에서부터 아르키게노스·레오리데스·헬리오도레스·안틸로스 등이 나와 외과에 공헌하였다고 한다. 그럼에도 저질의 의사와 사이비 의사 등으로 로마의 의학은 혼란스러워 갈피를 잡을 수 없었다. 이 혼란을 쾌도난마로 자르고 통합 정리하여 고대국가의 막을 내리게 하고 의학의 왕국을 건설한 것은 갈레노스(130~201)였다.

갈레노스는 건축가 니콘의 아들로서 아스클레피오스 신전이 있는 소아시아의 페르가몬에서 출생하였다. 그는 14세에 철학을, 17세에 의학을 배웠다. 다음에 코린트·알렉산드리아 등지에 유학하였고 9년 후에 고향으로 돌아와 체육학교 교관이 되었으며, 다시 로마에서 4년간 머물렀는데 이때 명성을 얻었다고 한다. 그는 페스트가 로마에 유행할 때 그곳을 떠났는데, 그 이유는 아직도 모른다. 그 뒤 루시우스 베르수스 왕, 마르쿠스 아우렐리우스 안토니우스 왕 등의 소명으로 로마에 돌아와 태자 코모두스의 시의가 되었다. 그는 학파에 구애되지 않고 광범위한 지식과 예리한 비판력으로써 독자적인 의학체계를 쌓아 올렸는데, 이것이 갈레노스의 의학이었다.

갈레노스 의학의 근본은 인체의 구조와 기능을 탐구하는 데 있다. 그는 로마에 있을 때 대저를 많이 내었는데, 저서는 논리 정연하여 한 점의 허점도 없다고 한다. 초기 저술로는 주로 해부와 생리에 관한 것이 많았고 말년에 가서는 응용과 실제의 의서를 많이 내었으며, 그 외에 철학·수학·법학·어학 등에 관한 저술도 많았다. 이 중에서 해부·생리에 관한 15권은 해부학과 생리학의 전문서로서는 최초의 단행본으로, 동물과 인체를 비교하여 상세하게 서술하고 특히 해부학을 배우는 사람은 이 책을 한 번 읽은 뒤 반드시 동물해부를 통해 실물을 관찰하여야 함을 강조하였다. 갈레노스 의학의 전체를 요약한 『의술론*Ars medica parva*』은 성전으로 받들어졌고, *Micro Technicum*이라는 이름으로 17세기까지 교과서로 사용되었다.

갈레노스는 히포크라테스 의학을 신봉하였다. 따라서 그의 이론의 근저가 된 것은 히포크라테스의 4체액설이었고, 여기에 뉴마의 이론을 더하여 강화하였다. 이집트인은 대기에 있는 뉴마라는 정기가 생명의 근원이 된다고 생각하였고 인도 의학에서는 아트만 즉 호흡의 중대성이 알려졌으며, 이 흡기 속에 생명의 원천적 요소가 들어 있다고 생각하였다. 아리스토텔레스는 이 뉴마 이론을 철학적으로 관찰하였고, 히포크라테스 의학에서는 이 뉴마 이론이 싹트고 있었다. 알렉산드리아에서는 에라시스트라토스가 공기 중의 뉴마는 폐로부터 동맥 내로 들어갈 뿐만 아니라 피부로부터 체내로도 들어간다고 하였다. 인체 기능을 동물성과 식물성으로 나누어 동물기능은 운동과 감각 등의 기능을 하고, 식물기능은 영양·설사·생식·호흡 등의 기능을 총괄적으로 한다는 말은 갈레노스에 의하여 시작되었다. 갈레노스는 여기에 정신기능을 하나 더 넣어서 신체의 기능을 정신기능·식물기능·동물기능의 3자로 분류하였다.

고대의 뉴마는 현재의 산소를 암시하는 듯한 것이었으나, 갈레노스에 이르러서는 물질적인 것이 아닌 생명력이라는 개념으로 그 내용이 달라졌다. 그리하여 이와 같은 생리학적 입장에서 그의 해부학은 성립되었다. 갈레노스는 알렉산드리아에서 해부학을 마리노스에게서 배웠다고 하는데, 그 시대에는 인간해부는 하지 못하게 되어 있었다. 그래서 갈레노스는 주로 돼지를 해부하여 그 소견을 인체에 응용하였다고 하는데, 이 때문에 몇 가지의 과오도 범하게 되었다고 한다.

뉴마 이론에 의하여 성립된 생리학 체계는 화려하였던 반면 해부학은 그다지 훌륭한 것이 못 되었다. 그는 간·심장·뇌를 3대 주요기관으로 생각하였고, 간은 혈액을 만든다고 하였다. 소장에서 흡수된 음식물은 유미가 되어 문맥을 통하여 간에 와서 혈액이 되는데, 이때 혈액을 깨끗이 만드는 것이 비장이라고 하였다. 비장은 영양물에서 불순한 토양물질을 빨아 없애 버리고 흑담즙으로 만들어 위장에 되돌려 보내, 소화관을 통하여 대변과 함께 체외로 배출하는 것이라 하였다. 간에서 만들어진 혈액의 일부는 정맥을 통하여 전신에 가게 되고 또 일부는 상행대정맥으로 우심실에 들어가 온열에 의하여 정화되며, 막치가 된 부분은 반월판을 통하여 호기로 배출되는 것이라 하였다. 그리고 혈액은 우심실로부터 폐동맥으로 들어가 폐에 들어가며, 폐정맥을 통하여 폐로부터 뉴마가 좌심실내로 들어오고, 우심실내의 혈액의 일부는 심장 중격에 있는 작은 구멍으로부터 좌심실에 들어온 뉴마와 결합되어 대동맥을 통하여 전신에 가게 된다고 하였다. 또 동맥과 정맥의 말단은 서로 문합이 되어 동맥 내 뉴마의 일부는 혈액에 들어가며, 좌심실은 뉴마와 소량의 혈액밖에 들어가지 않으나 우심실에는 혈액이 가득 차 있기 때문에 우심실에 의하여 좌심실이 압박되지만 좌심실 벽이 두꺼워 평형이 되어 있다고 생각하였다.

맥박은 심장의 박동으로써 흐르는 액체에 의하여 탄성을 갖는 동맥의 탄성파라는 것이 일어남을 실험적으로 증명하였다. 단, 심장에서 나온 힘이 동맥에 전하게 되어 맥박이 일어난다고 하였다. 비록 설명은 잘못되었으나 이론의 시비를 실험에 의하여 결정하려는 태도는 뒤에 갈릴레이에 의하여 높이 찬양되었고, 르네상스의 과학을 일으킨 원동력이 되었다고 한다. 고대 의학에서 갈레노스가 실험을 하였다는 것은 정말 놀라운 일이라 하겠다.

갈레노스는 질병치료에 있어 히포크라테스의 피시스를 믿었으며, 치료는 근본적으로 아스클레피아데스나 테미손 등 로마의 여러 학파와는 달랐다. 그러나 방법학파·경험학파·알렉산드리아 의학 등의 주장과 지견을 자유롭게 치료에 응용하였고, 더욱이 개념적인 피시스에 과학적인 내용을 주었다고 한다. 히포크라테스는 4체액의 부조화가 질병의 원인이라고 하였지만 갈레노스는 생리기능의 장애가 질병의 원인이라고 보았다. 따라서 피시스의 치유능력의 원리는 이 장애의 제거였다. 피시스의 네 가지 역할은 섭취·제지·변성·배출이며, 치병과 가장 깊은 관계를 갖는 것이 배출이고, 병독의 배출을 원활하게 함이 치료의 요점이며, 피시스의 힘이 충분히 나타나게 할 필요가 여기에 있다고 하였다.

치료에 있어서 갈레노스는 그 기능장애가 제거 가능한 것인지 아닌지, 또 가능하다면 피시스 단독으로 되는 것인지, 아니면 인위적인 도움이 필요한지 아닌지 결정해야 한다고 하였으며 피시스를 인위적으로 돕게 될 때, 약제를 쓸 경우에는 용량이 중요하다고 하였다.

약제의 용량을 정하는 기준은 3가지가 있다고 하였다. (1) 병의 원인에 관계되는 것, (2) 병의 상태와 증후에 관계되는 것, (3) 병자의 개성과 생활 방법에 관계되는 것이다. 이 3가지 기준 중에 (1)은 병인의 제거이기 때문에 예방해서 피하는 길밖에 없다고 보는 것이며, (2)는 병의 경중·병형(질병의 모양)·발병 후의 경과시간 등에 따라 약량을 판정하는 것이고, (3)은 병자의 체력 기질·연령·성별·주거 등에 따라 약량을 고려하는 것이라 하였다.

갈레노스는 또 식사요법과 물리요법을 이용하였는데 위염·통풍·천식·비장과 간의 비대·전간 등에는 약물의 효과는 없다고 하여 식사요법을 주로 하였고, 또 공기·햇빛·온냉 등의 물리요법도 함께 하였다. 허약자나 회복기의 병자에게는 체조·야외작업·승마·투창·구보·조정 등을 시켰다고 한다.

이처럼 갈레노스 의학은 고대 의학의 정수를 뽑아, 이를 다시 포괄하여 웅대한 의학의 전당을 세워 놓았다. 그리하여 이에는 불가침의 신성과 권위가 주어졌으며, 이 신성과 권위는 르네상스까지 중세의 유럽을 지배하였다. 그러나 갈레노스가 출현한 로마 제정시대 당시 의료 상황이나 의사의 지위는 결코 좋지 않았다. 사이비 의사, 저질 의사가 횡행하여 교양 있는 의사는 이 때문에 적지 않은 피해를 입었다고 한다. 의학 교육에 일정한 제도가 있었던 것도 아니고 학력 검정도 없었으며, 따라서 의사의 학식과 역량에는 개인차가 심하였고 세분된 분과의 전문의는 더욱 심한 저질 의사였다고 한다.

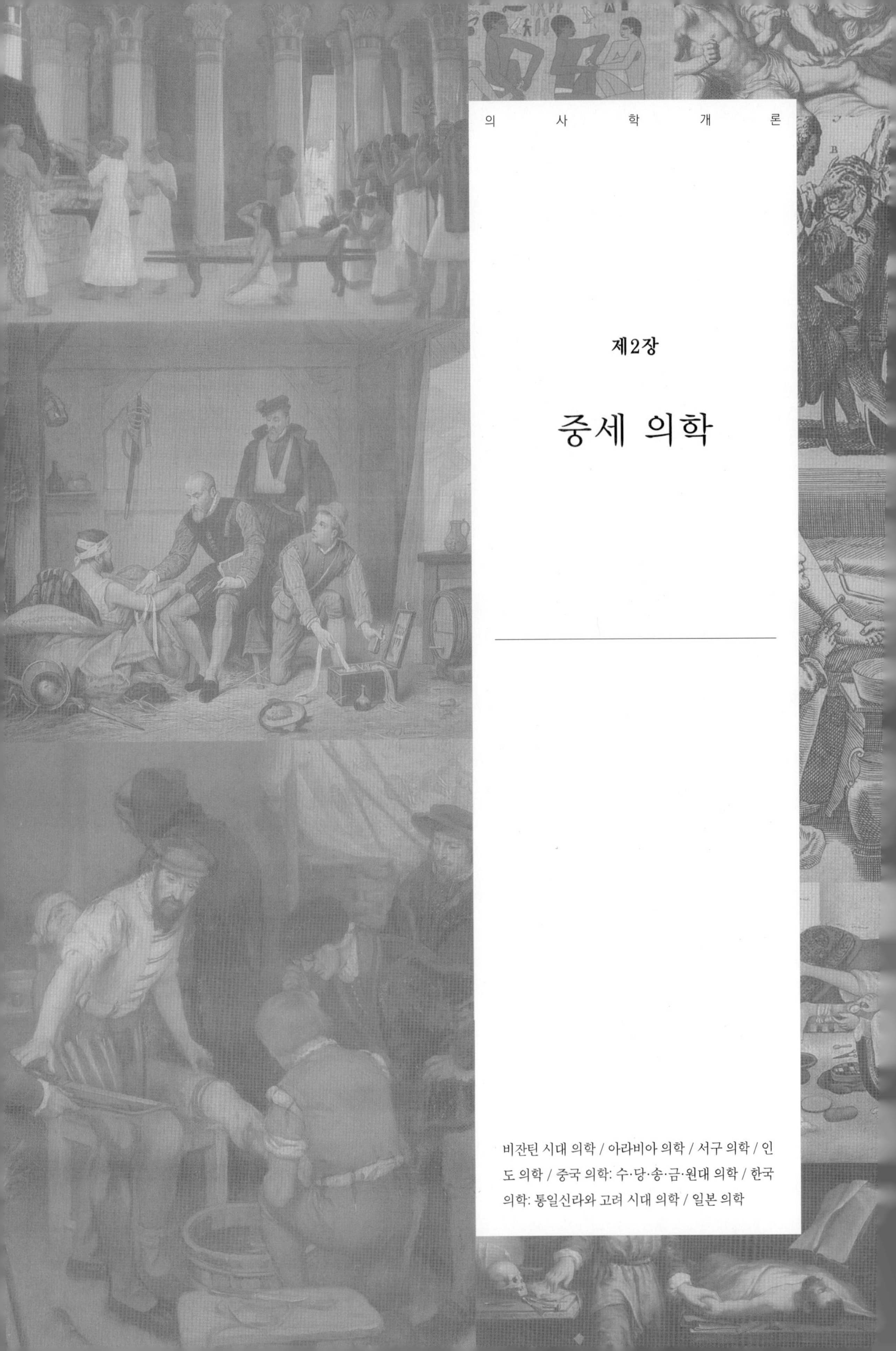

제2장

중세 의학

비잔틴 시대 의학 / 아라비아 의학 / 서구 의학 / 인도 의학 / 중국 의학: 수·당·송·금·원대 의학 / 한국 의학: 통일신라와 고려 시대 의학 / 일본 의학

제2장

중세 의학

500년 동안 지속되었던 서로마제국은 476년에 멸망하였다. 4세기 초, 그리스도교는 박해자들을 물리치고 승리를 거두어 313년에 로마의 국교가 되었다. 서로마제국이 멸망한 뒤, 동로마제국의 콘스탄티누스 왕은 수도를 로마에서 비잔틴으로 옮기고 그곳의 이름을 콘스탄티노플로 바꾸었다. 이때부터 비잔틴 시대가 시작되었으며, 이 시대의 문화는 천 년간이나 계속되었다. 후세 서양의 역사가들은 이 시기를 중세라고 하였다. 중세 유럽에서 그리스도교의 교권이 확립되면서 강한 권력을 가진 로마 가톨릭의 정신적 압박과 이에 따른 사회 환경의 변화, 동방에서 대두한 이슬람의 침략, 게르만 민족의 대이동, 몽고족의 침입, 십자군의 원정, 그리고 수차례에 걸친 페스트와 콜레라의 대유행 등 큰 사건들이 일어났다. 이에 따라 동서 대륙의 문화적 교류가 이루어졌다.

의학 면에서는 갈레노스가 우상으로 존경을 받았지만, 그의 의학은 한 치의 발전도 볼 수 없었고 그가 처음으로 시도하였던 실험법도 완전히 잊혀 버렸다. 의학이 무력해졌을 때 역질이 대유행하면서 의학은 오랜 잠에서 깨어나야 하였고, 이때 르네상스 의학이 시작되었다. 중세 천 년간의 긴 세월 동안 그리스에서 물려받은 의학은 겨우 그 명맥을 유지했으며, 이 의학을 르네상스까지 전한 것은 비잔틴 의학과 아라비아 의학이었다.

제1절 비잔틴 시대 의학

서로마제국이 멸망하고 난 뒤 동로마제국이 그 문화와 권위를 그대로 이어받았다. 사람들은 이 시대를 비잔틴 시대라 불렀다.

한때 영화를 누렸던 로마의 모든 도시들은 로마의 멸망과 함께 같은 운명을 걸어야 하였다. 5세기 초에 일어난 서고트족의 침략으로 로마의 멸망은 더욱 재촉되었다. 전통을 자랑하던 알렉산드리아는 642년에 아라비아인들에게 정복당하였고, 헬레니즘 문화의 전통은 비잔틴에 겨우 남겨졌다. 동로마제국도 한때는 서로마제국의 전 국토를 차지하고 크게 국력을 떨친 적이 있었으나 서로마제국처럼 새로운 문화의 형성에는 이바지하지 못하였다.

이 시대의 의학은 쇠퇴하여 무력하였다. 의서가 허다하게 출판되기는 했지만 출판된 의서들은 독창성 없이 그리스 의학의 잔재를 복사한 것에 지나지 않았다. 다른 점은 천연두·이질·콜레라 등의 전염병이 기술되었다는 것뿐인데, 이는 당시 전염병이 대유행했음을 의미한다. 비잔틴 시대에는 전염병의 대유행이 잦았다. 천연두는 시리아 지방에서 302년과 581년 두 번에 걸쳐 대유행했고, 디프테리아는 로마에서 856년과 1039년에, 콘스탄티노플에서 1004년에 대유행했다. 이 중에서 가장 심하였던 것은 동로마의 유스티니아누스 왕 시대(527~565), 531년부터 580년에 걸친 페스트의 대유행이었다(일명 유스티니아누스 페스트). 이런 전염병이 대유행하기 전에 각지에서 지진·홍수·기근이 연달아 발생하여 도시는 파괴되고 민생은 도탄에 빠졌다. 이 페스트는 처음에 콘스탄티노플에서 발생하였고 542년에 이집트에서 대유행했으며, 북아프리카와 소아시아 및 동·서로마제국을 휩쓸고 수백만 명의 인명을 앗아갔다. 증상은 두통·안구충혈·안면부종·인두염으로 발병하여 전신의 피부가 흑색의 수포로 덮이고 피를 토하는 것이며, 갑자기 쇠약해져 1~2일 또는 2~3일 만에 사망하였다. 콘스탄티노플에서 가장 심할 때는 매일 5천 명에서 만 명씩 죽었으며, 시체를 매장할 곳이 부족하여 시체가 부패하는 악취가 시내에 가득 찼다고 한다. 이것을 직접 목격한 역사가인 프로코피우스의 기록을 통해 전염성·증후·경과 등이 알려졌으며, 이것으로 볼 때 확실히 페스트임을 알 수 있다. 전염병의 대유행 앞에 비잔틴 의학은 거의 속수무책이었으며, 이로 인해 사람들은 가톨릭 교리에 의한 종교적인 기적에 기대를 걸었다. 풍전등화와 같은 인명과 불안한 생활을 신의 은총에 맡기려고 하였던 것이다. 이렇게 하여 병자의 신앙으로 구병성도가 나타나게 되었다. 이 신앙은 특정 기도문이나 찬송가 등을 만들게 되었고, 성화(성인의 그림)나 기수(몸에 붙이고 다니는 것) 등으로 신앙을 나타내면서 신비적인 방향으로 흐르게 되었다.

한편 상류계급에 의해 이루어진 그리스도교 신앙하의 구료사업은 로마 말기에 와서 더욱 융성하였다. 병원·육아원·고아원·양로원·구빈원·행로병사行路病舍 등의 종교적 구료사업체가 설립되어 중세의 전 기간에 걸쳐 계속되었고, 이 중에는 병원의 성격을 가지는 것도 적지 않았다고 한다. 과학의 암흑시대라고 하는 이 시대에 제왕이나 권력을 갖는 종교가들은 구료와 간호 사업의 황금시대를 만들었다. 그러나 이것은 정신적 위안과 영혼의 구제를 지상목표로 한 종교적 사업이었기에 실지의 의료기술이나 과학적 의료는 경시되었다.

페르시아의 사포르 1세는 262년에 안티오키아 제후국을 침략하여, 수도를 죤디사포로에 정하였다. 이곳에 비잔틴 양식의 건물을 짓고 그리스 의사들을 초빙함으로써 그리스 의학이 동방으로 이동하게 되었다. 한편 동로마제국에서는 유스티니아누스 왕 때 극적인 종교사건이 일어나 그리스 의학이 페르시아로 크게 이동하였다. 431년 제2회 종교회의에서 콘스탄티노플교회의 대주교인 네스토리우스를 중심으로 한 일파가 이단자로 낙인찍히고 유스티니아누스 왕에 의하여 이집트로 유배되었다. 네스토리우스는 그곳에서 서거하였고 그의 일파들도 추방되어 페르시아로 망명하였는데, 이들 중에는 그리스 의학에 능통한 의사들이 많았다. 그들은 에데사 또는 네스토리우스 교도들이 거주하던 니시비스를 경유하여 죤디사포로에 가면서 도중에 가는 곳마다 그리스 의학을 전파하였다. 그리고 죤디사포로에 의학교가 세워졌으며, 여기서 그리스 의학과 인도 의학이 접촉하게 되었다. 네스토리우스 일파에 의하여 전하여진 비잔틴 문화 속의 그리스 의학은 인도로 가게 되었고, 당나라 시대에는 다시 중국으로 들어가 중국 의학에까지 영향을 미쳤다고 한다. 당나라 때의 경교가 네스토리우스교를 말하는 것이었다.

제2절 아라비아 의학

아라비아의 메카에서 출생한 마호메트는 스스로를 예언자라고 하면서, 하늘에는 알라신뿐이고 땅에는 자신뿐이라는 교리를 전파하기 시작하였다. 그 때문에 많은 사람들이 박해를 받고 메카를 떠나 메디나로 갔다. 이 해가 632년으로, 이슬람교의 기원 원년이며, 헤지라라고 부른다. 그를 신봉하는 아라비아인들은 강한 군대를 만들어 인접국들을 차례로 정복하여 마침내 동쪽으로는 인도의 갠지스 강, 서쪽으로는 아프리카를 정복하고 지브롤터 해협을 건너 스페인의 피레네 산맥에 이르렀다. 이렇게 하여 헤지라 이래 100년이 지나자 아라비아인은 왕년의 알렉산더 제국보다 더 넓은 사라센 제국을 건설하게 되었다. 마호메트의 후계자는 다마스쿠스에 수도를 정하여 오마하 왕조(661~750)를 창시하고, 그 원수를 칼리프라고 하였다. 오마하 왕조는 이후에 아바스 왕조로 바뀌었고 수도를 다시 바그다드로 옮겼다.

시리아와 페르시아 등을 정복한 아라비아인들은 그곳의 문화를 섭취하는 데 힘을 기울였다. 피정복국과의 강화 조건으로 반드시 그 나라의 문화재와 고문헌을 제출하도록 요구하였다. 이렇게 하여 아라비아는 자기의 문화를 풍부하게 만들고 사라센 문화를 일으키게 되었다. 시리아와 페르시아에는 이미 네스토리우스 교도들에 의하여 그리스와 알렉산드리아의 의학이 수입되어 있었고 이들의 문헌은 아라비아어로 번역되었으며, 주로 시리아인·페르시아인·그리스인·유대인들이 전속되어 번역했다고 한다. 이슬람교는 경전인 코란을 외국어로 번역하는 것을 엄금하였고, 피정복국의 사람들에게 코란과 아라비아어를 함께 강요하였다. 그래서 사라센 제국의 판도 내에는 아라비아어가 보급되었고, 아라비아 문화는 점점 향상·발전되었다. 이 속에서 히포크라테스와 갈레노스, 그리고 알렉산드리아의 명의들의 저서는 아라비아어로 번역되어 보존되었다. 그리하여 원저는 이미 소실되었는데도 아라비아어로 된 번역본은 정연하게 보존되고, 나아가서는 르네상스까지 전해지게 되었다. 이런 점에서 볼 때 아라비아인들은 문화사적으로 공적이 매우 크다. 비단 의학에서뿐만 아니라 그리스 과학의 주요 부분도 마찬가지 경로로 중세의 암흑기를 지나 근세에까지 전하게 되었다고 한다.

아라비아 의학은 일반적으로 번역시대·융성시대·쇠퇴시대의 3기로 나눈다. 번역시대는 8세기에서 10세기까지, 처음으로 아라비아인이 시리아와 페르시아를 정복하고 그리스와 비잔틴의 의학을 번역한 시대를 말한다. 아라비아인이 시리아와 그리스를 정복하였을 때 그곳에는 그리스 의학이 자라나 있었고, 알렉산드리아를 정복하였을 때 파울로스 포르에기니아(625~690)가 의료에 종사하고 있었으며 아라비아 군인들의 점령하에서도 계속 진료를 하였다고 한다. 그가 저술한 『회고록』은 고대 의학의 간결한 종합기록으로, 주로 갈레노스의 저술을 토대로 하였으며, 외과학의 발전을 기술한 장은 더욱 정밀했다고 한다. 포르에기니아가 사망한 후 그의 저서는 아라비아어로 번역되어, 그리스 의학과 아라비아 의학의 중계 역할을 하였다고 한다. 이처럼 그리스 의학은 시리아·

페르시아·알렉산드리아를 통하여 아라비아로 흘러 들어갔던 것이다. 체계적인 대번역 사업은 아바스 왕조에 가서 이루어졌으며, 주로 알 만수르(754~775), 하룬 알 라시드(786~802), 알 마문 등의 노력으로 과학적 문헌이 수집되어 번역국의 저명학자들의 감독하에 번역이 이루어졌다. 이 대사업은 10세기까지 계속되어서, 그리스어와 시리아어에서 아라비아어로, 또 인도어에서 아라비아어로 번역이 이루어졌다. 아라비아인은 여기에서 놀라울 만큼 거대한 지식을 얻게 되었고 바그다드의 지식인들은 아리스토텔레스와 플라톤의 철학·유클리드의 수학·프톨레마이오스의 천문학을 접하게 되었으며, 의사는 히포크라테스와 갈레노스의 의술과 이론을 알고 진료에 임하게 되었다.

아라비아 의학의 융성시대란 10세기에서 12세기까지 사라센 제국의 황금시대를 말한다. 번역이 일단 끝난 뒤부터는 그리스의 권위에 맹종하지 않고 그리스 정신을 바탕으로 독자적인 연구를 하게 되었다. 의학에 있어서 가장 중요한 인물로는 라제스(860~932), 알리-아바스(?~994), 아비켄나(980~1037) 등을 들 수 있다.

라제스는 페르시아 코라산의 라와 시에서 출생하였다. 처음에는 언어학·수학·철학 등을 공부하였고, 30세에 이르러 의학을 배우기 시작해 200여 편의 저서를 내었고 그 학식과 인격으로 유명해져서 바그다드의 병원장이 되었다. 그는 이론적 사색보다도 실지 증후 관찰에 중점을 두고 히포크라테스와 갈레노스의 의학을 신봉하였으며 화학에도 정통하였다. 그리스·아라비아·인도 의학 대가들의 문헌을 발췌하여 집대성하고, 여기에 자기의 경험을 넣어서 저술한 그의 대저서 『의학부고*Kitab al Hawi, Continens*』는 의학의 전서이다. 이는 질병 경과에 대한 예리한 관찰을 바탕으로 하여, 복합적인 약제를 피하고 단방(한 가지 약)을 많이 사용하며 위생과 식사요법을 중시한 이색적인 문헌으로, 라틴어로 번역되어 서유럽에 널리 퍼졌다. 또 천연두와 홍역에 대하여 쓴 단행본도 있는데, 이것은 역학 역사상 최초의 천연두 책이라고 한다. 그런데 이 『의학부고』는 그의 생전에 완성하지 못하여 사후에 출판되었다고 한다. 라제스의 만년은 가난하고 비참하였으며, 거기에 실명까지 겹치게 되었다.

라제스는 임상가로 유명하였으며 병상의 기록은 매우 세밀하였다. 그의 이름을 영원히 빛나게 한 것은 「천연두와 홍역에 관하여」라는 논문이었다. 그는 이 논문에서 천연두와 홍역은 증상이 판이하나 본질적으로는 동일한데, 태아기에 모체의 경혈이 배출되지 않고 모체 내에 들어가 혈액을 더럽히고 그 더러운 피가 태아 체내에 들어가서 병을 일으키는 것이라 하였다. 또한 그 병은 더러운 피를 청정하게 만드는 생후의 필연적인 과정이라고 생각하였다. 그는 치료에 있어서는 병의 초기에 체력을 감퇴시키지 않는 방법을 택하라고 역설하였다. 식사로 치료가 될 때는 약을 쓰지 말고, 단순 약으로 충분할 경우는 복합 약을 사용치 말라고도 하였다.

알리-아바스는 페르시아에 있던 아라비아 사정관의 전속 의사였다고 한다. 그는 의서를 저술하여 아라비아 왕에게 헌납하였으며, 저서의 이름을 『알마레키(왕의 책)』라 하였다. 이 책은 간단명료한 학설이 체계적으로 기술되어 있으며, 특히 치료에 관하여서는 사라센 의학 중 최상이라 한다. 또 이 책의 학술은 라제스를 능가할 만큼 훌륭하다.

아비켄나는 아라비아 의학의 밝은 별이라고 불렸던 인물로 아라비아 의학을 향상·발전시킨 의인들 중 1인자였다. 아비켄나는 의학자이면서 철학자였고, 비범한 재주와 절륜한 정력으로 정치에도 관여하는 한편 100여 편의 역저를 내놓았다. 그의 명성과 권위는 멀리 서방 각지에 미쳤고, 스콜라 철학 시대를 거쳐 르네상스까지 이어졌다.

아비켄나는 페르시아 코라산에서 출생하여 어릴 때부터 철저한 교육을 받았고, 천재적 자질을 가지고 꾸준히 학문연마에 진력하여 10세에 코란을 암송하였으며 인문과학·수학·철학 등에 능통하였다고 한다. 17세 때 만수르 후작의 병을 고쳐, 그 만수르 후작의 장서를 자유롭게 볼 수 있는 특허를 받았다. 그는 큰 부를 상속받아 자유롭게 연구를 할 수 있었고, 의사로서 또 학자로서 각지를 편력하면서 연찬을 거듭하여 견문을 넓혔다. 하마덴에서는 다우알 후작의 병을 고친 공으로 등용되었는데 정치음모에 연좌되어 투옥되었다. 그는 옥을 부수고 탈출하여 히스파니아로 도주했고, 그곳에서 이븐 카쿠자 후작에게 등용되어 다시 정치에 관여하였다. 이때 의학의 대저를 내놓았는데, 저서 중에서 아리스토텔레스의 철학을 주석한 책은 서유럽에 큰 영향을 미쳤다.

아비켄나의 이름을 불후의 명성으로 만든 것은 그의 대저인 『의학성전*Canon Medicinae*』이다. 그는 천부의 재능과 뛰어난 동화력 및 조직력으로 그리스 의학과 아라비아 의학의 정수를 뽑아내어, 아리스토텔레스의 원리에 바탕을 두고 갈레노스의 방법에 따라 하나의 체계로 짜 넣은 『의학성전』을 완성하였다. 그의 대저로 인하여 갈레노스도 라제스도 그 빛을 잃었다고 한다. 『의학성전』의 문장은 유창한 미문이고 이론은 정연하게 통하며, 의학자나 임상가는 이 책을 그리스도교의 성서나 이슬람교의 코란처럼 숭배하였다고 한다. 『의학성전』은 전 5권으로, 아라비아 의학 전체를 이해하는 데 있어 다시없이 훌륭한 책이다. 그 내용을 소개하면 다음과 같다. 제1권은 4장으로 되어 있는데 제1장은 의학의 정의와 본분, 원자설, 기질과 체액설, 내장의 구조와 기능, 제2장은 역질의 원인과 증후, 맥박과 요 검사, 제3장은 소아기의 식사요법(소아병·각 연령의 건강인과 병자의 식사요법·체조요법·질병예방법), 제4장은 일반요법(설사·관장·엄법·자락·흡각법·거머리·소작)에 대한 것이다. 제2권은 단순약, 제3권은 신체 각부의 질환(뇌·눈·귀·코·입·혀·이빨·인후·폐·심장·유방·위·간·비장·종양·비뇨기·생식기·사지관절), 제4권은 열병(천연두·홍역), 증후학, 예후학, 임계학, 외과(단독·봉와직염·화상·농양·종양·탈구·골절), 독물학, 정용술(일종의 성형술), 모발병, 피부병, 유삭법瘐削法, 비만법, 손가락과 손톱의 질환, 제5권은 해독약과 복합약에 관한 것이다.

이 밖에 알불카심(?~1013)은 『의학의 방법』을 저술하였는데, 이 책은 일종의 의학 전서이며, 특히 외과학에 관해서는 아비켄나보다 더 자세하게 서술했다고 한다. 물리학자인 알하젠(965~1020)은 눈의 해부와 생리에 관한 지견을 발표하였으며, 그 외에 약물 제제 기술의 진보와 연금술의 융성에도 관여하였다. 아라비아 의학에서 제제 기술이 진보한 것은 아라비아 화학이 융성하였기 때문인데, 아라비아 화학은 불사약의 탐구 및 비금속을 금으로 변화시키려는 노력의 부산물로 성립되었다고 한다. 연금술을 뜻하는 라틴어 Alchimie는 아라비아어의 관사인 Al과 금으로 변하게 할 수 있는 물질을 뜻하는 그리스어에서 유래한 chymos를 합한 아라비아어, 즉 AlKimiya에서 유래한 어휘라고 한다. 이 연금술은 일찍이 야금이나 열처리 공업과 관련한 물질변화의 지식으로부터 발전했는데, 아라비아에서는 그리스와 이집트의 연금술에 자극을 받아 연구되었고 점성술과도 결합되었다. 고대인이 알지 못하였던 동방의 산물(사탕이나 초석 등)을 사용하였고 각종 장치와 방법(증류·승화·결정·여과 등)이 고안되었으며, 이는 10세기 말에 서구에 전하여졌다. 아라비아 의학은 십자군의 원정 무렵 쇠퇴하며, 스페인에만 겨우 남아 있게 되었다.

아비켄나의 『의학성전』은 너무나 완전하였기에, 그로 인해 아라비아 의학은 일변하였다. 아라비아 의사들은 원리를 지나치게 존중하고 개개의 구체적·임상적인 경험은 경시하였는데, 이것은 『의학성전』에 지나치게 의지한 결과였다. 병자를 직접 보고 만지는 것보다도 정확한 기술이 『의학성전』에 있었기 때문에, 의사들은 병과 병자를 보는 노력을 스스로 포기하였다. 이렇게 되어 아라비아 의학은 아비켄나를 정점으로 한 다음부터는 쇠퇴를 거듭하게 되었다. 또한 사라센 문화도 서구에 고대 정신의 자극을 전하여 준 뒤부터는 급격하게 몰락했다. 13세기에 징기스칸이 이끄는 몽고족에 의하여 아바스 왕조가 붕괴되었고 1453년에는 오스만 터키의 침입으로 콘스탄티노플도 함락되었으며, 사라센 제국은 마침내 분열되었다. 그러나 사라센 왕조는 스페인의 코르도바에서 연명하여 그 문화를 간직했고, 아메리카 신대륙의 발견 때까지 살아남아 동·서 의학이 접촉하게 하였다.

제3절 서구 의학

그리스와 로마 의학은 로마의 전성기에 로마제국의 판도 확장과 더불어 이탈리아를 비롯하여 에스파니아·갈리아·브리타니아 등으로 전파 및 보급되었다. 그리고 켈트족과 게르만족의 대이동이 일어났으며, 서로마제국은 476년에 동고트족에 의하여 멸망하였다. 동고트족은 고유한 문화가 없었기 때문에 그리스도교 문화에 동화되었다. 이렇게 동화된 문화는 그리스도교 교회에 의해 보존되었다. 그리하여 의학도 수도사들에 의하여 유지되었다. 사라센 문화가 빛나고 라제스와 아비켄나 등의 활약이 시작되기 이전에 서유럽에서는 이미 수도원 의학의 시대가 시작되었고, 5세기에서 10세기에 걸쳐 약 500년간 지속되었다. 수도원 의학이라 하여도 수도원을 찾는 병자의 치료는 성수를 뿌리고 기도를 함으로써 신의 은총에 의한 치유를 기대하는 정도였고, 수도사들의 성의와 자애에 넘친 간호가 병자에게 희망을 안겨 주는 것이 고작이었다. 당시 수도사들은 그리스 문화를 보유한 사람들이기는 하였지만 의학 지식이 빈약하였기 때문에 종교적이고 미신적인 의료 행위밖에 할 수 없었다. 그렇지만 성 베네딕트(480~544)에 의하여 만들어진 베네딕트 교단이 일어남으로써 수도원 의학의 양상은 다소 달라졌다. 베네딕트 교단은 로마와 나폴리의 중간인 몬테카시노에 본거지를 두고, 수도사가 병자를 구료하는 것이 신에 대한 중요한 봉사 중에 하나라고 하여 수도사 스스로가 의학을 배우고 히포크라테스와 갈레노스의 의학에 열중하게 되었다. 이 교단에서 가장 유능한 학자는 아우렐리우스 카시오도루스(490~575)였다. 베네딕트 교단은 동방에서 네스토리우스 교도가 하였던 역할을 서방에서 하였던 것이었다.

수도원 의학의 시대에도 속세 의사가 약간은 있었으나 왕궁 내에 또는 하층사회에 있던 그들은 학식이 빈약하였고 사회적으로 중요한 지위를 가질 수 없었다. 그러던 중에 제1차 십자군 원정(1096)이 일어나면서부터 양상이 변하게 되었다. 십자군의 동방 원정은 유럽인들의 견문을 넓혀 주었고 동서 무역의 길을 터 놓았으며 공예를 발달시킴으로써 결과적으로 인문과학에 대한 많은 요구가 일어나게 만들었다. 이런 풍조와 기운을 타고 유럽 각지에 대학이 건립되었으며, 종교와 관계없이 의사가 양성되었다. 이때에 이르러 수도원 의학의 개혁이 이루어지게 되었다. 최초의 대학이 생긴 곳은 살레르노·나폴리·볼로냐 등 이탈리아의 도시였고, 이 중에서 의사학적으로 깊은 관계가 있는 것이 살레르노와 볼로냐의 양 대학이다. 살레르노 대학School of Salerno의 창설은 8세기경이며, 처음부터 의학교로 시작되었다. 9세기 중엽에 형태가 정비되어 해부·생리 강좌를 두었고, 고대 의학을 계승한 갈레노스의 문헌을 주로 연구하였다고 한다. 이 대학의 설립 기초는 당시 속인의사회의 히포크라테스 조합에서 만들었다. 전설에 의하면, 설립자는 유태인 랍비 엘리무스, 그리스인 폰투스, 아라비아인 아달라, 이탈리아인 마지스터 살레르누스 등 국적이 다른 네 사람의 학자라고 한다. 그들은 히브리어·그리스어·아라비아어·라틴어 등 언어를 아는 학생들에게 강의를 하였다고 한다. 이 대학의 설립에 그리스도 교도가 참여하였음은 물론이다. 그러나 종교를 떠난 자유로운 입장에서 의학 교육이 이루어졌다. 또 해부도 하게 되었으며, 자료로는 주로 돼지를 이용하였다고 한다. 살레르노 의학은 살레르노 대학을 중심으로 한 의학의 활동을 말한다. 이 대학에서는 수많은 임상의를 양성하여 이름을 떨쳤고, 많은 의서를 편집하기도 하였는데 그중에 유명한 것이 『살레르노 양생서*Regimen Salernitanum*』(1260~1300)이다. 이 책은 처음에 한 사람이 편찬하였으나 오랜 세월이 흐르는 동안 첨삭이 되었으리라고 보며, 12세기에 완성되었다고 한다. 기억하기 쉽게 하기 위하여 전편을 노래 형식으로 엮었다. 이 책의 원본은 라틴어이고 내용은 식사요법이 주를 이루며, 의학 전반에 걸쳐 기술되었다. 뒤에 영어나 프랑스어 등 각국의 언어로 번역되어, 17세기경까지 유럽 전역에서 널리 읽혔다고 한다.

살레르노 대학이 유럽에서 유명해지게 된 데는 십자군의 영향도 있었다. 사라센 제국에 점령된 성지 예루살렘을 탈환하기 위하여 11세기부터 몇 차례나 원정군을 보냈는데, 이 전쟁의 부상병들은 살레르노에서 치료를 받았다. 노르망디 공 로버트도 이 전쟁에서 부상을 입었다가 살레르노에서 치료를 받아 완치되었고, 형인 윌리엄 2세가 서거하자 그 뒤를 이어 영국의 왕이 되었다. 『살레르노 양생서』의 책머리에는 노르망디 공에게 바치는 헌사가 기술되어 있다. 이렇게 하여 살레르노 대학은 유럽에서 유명해졌다는 것이다.

살레르노 대학이 그 권위를 높이고 의사학상 불멸의 위치를 차지하게 된 것은 아프리카의 콘스탄티누스(1010?~1087)와 관계를 맺게 되면서부터라고 한다. 콘스탄티누스는 아프리카의 카르타고에서 출생하여 아프리카의 콘스탄티누스라고 부르며, 전하는 바에 의하면 어릴 때부터 신동이었다고 한다. 그는 장성하면서 바빌로니아·인도·에티오피아 등지를 여행하여 아라비아 의학에 능통하였다. 고향에 돌아왔으나 마술사로 지목받아 박해를 당했고, 이를 피하여 이탈리아로 건너가 로베르 기스카르 공의 비서가 되어 살레르노에 머무르게 되었을 때 살레르노 대학과 관계를 맺게 되었다 한다. 그 뒤에 그는 수도사가 되어 몬테카시노에 있는 베네딕트 교단의 본거지로 들어가 수도원장 데실리우스의 신임을 얻어 아라비아어 의학서적을 라틴어로 번역하였다. 히포크라테스와 갈레노스 등의 고대 의학을 아라비아어에서 다시 라틴어로 번역하였으며 그 밖에 아라비아 의학도 라틴어로 많이 번역하였다. 또 이를 서유럽에 소개하여 서유럽 의학에 많은 자극을 주었지만 라제스나 아비켄나 등의 대가의 저서는 번역하지 않았다. 그가 번역한 의서 중에서 알리-아바스가 저술한 의서가 특히 유명한데, 이것은 당시의 해부학과 병리학의 주체가 되었다고 한다. 그러나 살레르노 의학은 묻혀 있던 히포크라테스나 갈레노스의 의학을 파내어 복원시킨 것에 지나지 않으며 독자적인 의학체계를 갖지는 못했다고 할 수 있다.

살레르노뿐만 아니라 나폴리(1224), 볼로냐(1113) 등의 대학이 이탈리아 도시에 설립되었을 무렵 서유럽에서도 중대한 사건이 일어났다. 칼리프가 있는 스페인의 코르도바는 사라센 문화의 중심었는데, 아라비아인에게 점령되었던 톨레도가 알폰소 3세에 의하여 탈환되어, 다시 그리스도 교도의 손에 들어오게 되었다. 이 톨레도의 도서관에는 아라비아어로 된 문헌이 많이 수집되어 있어서 서구인들의 학문에 대한 갈증이 손쉽게 충족될 수 있었다. 이탈리아인인 크레모나의 제라드(1114~1187)가 톨레도에 가서 아라비아어를 배우고 아라비아 문헌을 번역하는 동안 몰랐던 사실들이 점차 알려졌다. 다수의 학생들이 운집하여 의학은 물론 철학·수학·천문학 등이 서방 각국으로 퍼져 나갔으며, 아프리카의 콘스탄티누스도 손을 대지 못하였던 라제스와 아비켄나의 의학도 번역되어 서유럽 각국으로 퍼져 나갔다. 그리하여 서방 제국에 있어서 11세기까지는 빈약하였던 고대 문화가 13세기에 이르러서는 널리 보급되었고, 이 기운을 타고 유럽에서는 대학이 앞을 다투어 설립되었다. 중요한 곳을 들어보면 프랑스에 몽펠리에(738년에 창립, 1181년 대학승격, 1289년 공인)와 파리(1110~1113), 영국에 옥스퍼드(1167)와 케임브리지(12세기), 남유럽에 파르마(1025)와 팔렌시아(1199~1214) 등의 대학이 설립되었고 그 밖에 13세기에는 메시나와 파도바(1222), 14세기에는 프라하·비엔나·하이델베르그·쾰른·에르푸르트 등지에 대학이 설립되었다. 13세기에 벌써 유럽 각국에 창설된 대학으로서 공인된 것만 해도 20개교가 넘었다고 한다.

이런 대학들은 처음에 그리스도 교회의 소위 3학(문법학·변증학·수사학)과 4과(산수·기하·천문·음악)를 연구하기 위한 토론의 시설로 세워졌으나, 교회의 지배하에서 벗어나면서 학자들은 신학에 구애받지 않게 되었다. 이런 여건은 그 후의 대학 발전에 있어 중대한 의의를 갖게 되었다. 중세 대학에 있어서 제1의 기능은 아라비아 문헌의 번역이었다. 아라비아어는 해득이 어렵기 때문에 번역이 반드시 옳게 되었다고는 볼 수 없으며 가령 그것이 언어적으로 올바르게 번역되었다고 하더라도, 바르게 이해된 다음에 번역되었다고 볼 수는 없다. 실제로 그 번역에는 새로운 번역어도 나왔고, 번역서 상호간에 혼란과 모순도 있었다고 한다. 지금의 학자들에게는 이 모순과 혼란을 풀어나가는 일이 비교적 간단하나 당시의 학자들에게는 극히 어려운 일이었다. 특히 의학 역서는 유용한 처치법을 알아내고 증상의 기록이나 처방을 이해하여야 했기 때문에 어려움이 더욱 많았다. 그리스·이집트·페르시아의 의서와 문헌은 아라비아어로 번역되었고 그것이 다시 라틴어로 번역되었는데, 이 번역에 따르는 혼란은 몇 배로 더해져서 유럽의 대학으로 넘겨졌다. 이것을 풀어 나가기 위해서는 고대의 전통을 밝히고 개념을 분석하는 어려운 작업을 해야 했다. 이것을 가능케 한 것이 아리스토텔레스의 변증법이었고, 실제로 이 일을 해치운 것이 스콜라 철학이었다.

스콜라 철학은 9세기에 아일랜드의 스코투스 에리제나가 창시했으며, 아리스토텔레스의 이론을 가지고 그리스도교의 신앙이 진리임을 논증하는 것이었다. 즉 그리스의 로고스를 성령이라고 이름을 바꾸어, 이 성령과 그리스도를 연결하였다. 다시 말하자면 아리스토텔레스의 논리로 그리스도교의 신학을 변호하는 호교 논리였다. 교회학교Schola의 교사들이 주로 이런 활동을 하였기 때문에 스콜라 철학이라고 부르게 되었다. 이 스콜라 철학의 일차적 목표는 물론 그리스도교의 신학의 권위를 지키는 것이었으나, 자연과학이나 의학 분야에도 권위를 뻗치게 되었다. 특히 의학에서는 아비켄나와 갈레노스의 권위를 지키는 역할도 하였다. 아비켄나와 갈레노스가 동방에서 절대적 권위를 갖고 이에 상응하는 존경을 받았으니 서방에서도 그에 상응하는 권위를 갖고 존경받아야 한다고 한 것이다.

한편 우수한 동방문화가 흘러 들어오자, 그리스 철학을 바탕으로 하는 스콜라 철학으로서는 자체의 근원을 밝히고 종래의 철학적인 체계에 보다 강한 논리를 부여할 필요를 느꼈다. 사라센 문헌의 번역을 통해 그리스 철학을 더 빨리 이해함으로써 스콜라 철학의 근본을 밝히고 스콜라 철학적 체계에 강한 논리를 부여할 수 있었다. 그래서 사라센 문헌의 번역은 중세 말기 스콜라 학파의 지식인들에게는 가장 중요한 일이었다.

그 당시까지 자유로운 탐구의 길이 완전히 막힌 채 오직 스콜라 철학이 가르치는 토론과 연역 및 변증이라는 연구법에만 시종하여 온 그들에게 있어, 사라센 문헌에서 얻은 새 지식은 근대정신에 가까운 과학적 정신을 심하게 자극하는 것이었다. 이는 수도사나 당시의 스콜라 철학자, 그리고 이 일파에 속하는 의학자들에게도 마찬가지였다. 이런 사람들 중에 대표적인 인물이 알베르투스 마그누스·피에트로 다바노·로저 베이컨 등이었다.

알베르투스 마그누스(1119~1280)는 도미니카의 수도사로 13세기에 가장 뛰어난 아리스토텔레스 학파의 자연철학자이자 의학자였고, 또한 스콜라 철학을 대표하는 인물이었다. 그는 다방면에 걸친 많은 저서를 남겼는데, 자연과학에 관한 저서 『식물학지』·『동물학지』 등에는 과학적 정신의 싹이 움트고 있었다. 그의 『식물학지』에는 약용식물도 약간 들어 있었다고 한다. 그러나 실지 의학에 관한 저술은 없었는데, 그 당시 도미니카 교단에서는 아직 그것이 허용되지 않았기 때문이다. 그렇지만 제자인 토마스 아퀴나스와의 생리학에 관한 문답 등으로 보아 의학에 대한 저서가 전혀 없지는 않았던 듯하다. 성직자로서 아리스토텔레스의 학설과 신학 사이에 다리를 놓는 것이 그의 임무였기 때문에, 그는 그리스 과학의 자유로운 정신을 느꼈으면서도 자신이 의존하고 있는 테두리에서 벗어나 자유로운 진리 탐구로 향하지는 못하였다. 그러나 당시에 그의 존재는 놀라운 것이었다. 생물학과 의학에 관한 그의 탁견은 실현되지 않았으나 스콜라 철학 전성기의 사고로서는 주목할 만하다.

피에트로 다바노(1250~1315)는 파도바 근방의 아바노에서 출생하여 콘스탄티노플에서 그리스어를 배웠고, 한때 히포크라테스 의서를 번역하려고도 하였다. 뒤에 파리 대학의 교수가 되어 *Consilator*(1301)를 저술하였고 1306년에는 고향인 파도바 대학의 교수로 초빙되어 갔으며, 깊고 넓은 학식과 재주로 일세를 휩쓸었다고 한다. *Consilator*는 의학의 이론과 실제를 자연철학적인 입장에서 설명하였다. 제기된 문제는 아리스토텔레스의 변증법에 의하여 해석했으며 그 논리는 삼단논법이었다고 하는데, 이 점은 스콜라 철학과 스콜라 의학의 특성이었다. 결론에서는 경험의 중요성을 강조하였는데, 이것은 스콜라 철학에서부터 진일보한 자취를 나타내는 것이었다. 그는 당시에 이미 공기에 중량이 있음을 알았고 무지개를 광선굴절로 설명하였으며, 1년을 365일 6시간 4분이라고 계산하는 등 물리학적 방면에서도 자질을 나타내었다고 한다.

로저 베이컨(1214~1294)은 13세기 최대의 실험가였으며, 영국의 프란체스코 수도회의 수도사였다. 그는 비교언어학자·수학자·천문학자·물리학자·이론지리학자·화학자이자 의사였고 경이로운 박사라고 불렸다. 관찰과 실험에 바탕을 둔 광범위한 자연과학의 제 분야를 두루 연구하고 『대저술*Opus Majus*』(1277)이라는 저서를 내었다. 그는 그 저서에서 권위에 대한 비판·실험의 의존성·정당한 방법론·경험의 존중 등을 역설하였고 경험·실험·증명의 세 가지 방법이 과거의 연구에 최상의 유일한 방법이라고 강조하였다. 이에 의하여 그는 실험과학의 선구자로서 문화사상에 길이 빛나게 되었다. 그가 교양으로 가졌던 과학지식은 거의 모두 사라센 문헌에 의한 것이었으며, 권위의 속박에서 벗어났다. 예를 들면 "시각은 눈에서가 아니라, 신경에서 완결된다."(『대저술』 제5부)는 사실을 새로운 방법에 의하여 알게 된 것 등이 있다. 또 그는 율리우스 달력의 개정을 제의하였고 화약에 대해서도 기술하였다. 이러한 진취적인 수도사가 그 지위를 유지하기는 어려웠다. 그는 20여 년에 걸쳐 감옥살이를 하였고 신에게 거역한 자로 낙인찍혔으며, 최초의 종교박해를 받은 사람 중의 하나였다.

서유럽에 유행하던 역질로는 나병과 페스트를 들 수 있다. 나병의 경우 칼 대제 시대인 786년에 병자를 격리 수용하였으며, 이보다 앞서 성 모트마르가 736년에 자기의 교구 내 나환자를 수도원에 수용하였다고 한다. 11세기에 유럽의 나병 환자 수는 매우 증가하였으며, 13세기에는 프랑스에만 2천 개의 나병원이 설립되었다고 한다. 나병의 증상으로는 눈썹탈락·안검(눈꺼풀)비후·안구돌출·비(코)종창·연양안색(납 같은 얼굴)·안면과 귓바퀴 결절·백반·흑반·경골(종아리뼈)외측과 소지(작은 발가락)의 감각이상 등이 기록되었다.

페스트는 중세의 유럽을 심히 비참하게 만든 역질이었으며, 이에 대한 기록이 많이 있다. 14세기에 유행한 것은 주로 선 페스트로서 림프절 종창·피부출혈·자반(출혈반점)·수포(물집) 등이 생겨 3~4일 내에 사망하였고, 지방에 따라 폐 페스트도 발생하여 12~24시간 내에 사망하였다는 기록이 있다. 근원지는 인도 또는 동방 아시아라고 하고, 1346년에 남러시아의 크리미아 반도에 들어와 흑해 연안을 휩쓸었으며 1347년에는 소아시아 및 이집트로부터 남유럽으로 퍼지고 이탈리아로부터 프랑스·스페인·영국으로 퍼졌다. 또 스위스로부터 독일에 퍼진 대유행이 있었고 1350년에는 동부 지방, 1353년에는 다시 흑해 지역에 유행하고 끝이 났다고 한다. 헤커에 의하면 페스트로 인한 사망자는 2500만 명이었으며, 당시 유럽 인구의 1/4에 해당하는 수였다고 한다. 14세기 후반 및 15세기에도 종종 페스트가 유행했는데, 접촉전염이라는 것을 알게 되어 병이 유행하는 지역과의 교통이 차단되었고 예방 방법이 각 도시에서 엄중하고 면밀하게 시행되었다. 그리고 페스트의 대유행과 관련된 2대 사건이 일어나서 주목을 끌었는데, 하나는 유태인의 박해였고 다른 하나는 편타 행렬이었다. 1298년 뷔르츠부르그 부근에서 약 10만 명의 유태인이 학살당하였는데, 그 이유는 유태인들이 페스트를 고의로 전파시키기 위하여 샘물 속에 독물을 넣었다는 것이었다. 편타 행렬은 참회와 고행으로 신의 벌을 면하려는 열성적인 그리스도 교도들의 행렬로서, 페스트의 유행과 함께 성행하였다. 1349년에 남부 독일에서 출발한 이 행렬은 뷔르츠부르그를 지나 네덜란드와 스위스까지 뻗쳤다고 한다. 편타 행렬의 교도들은 회색 모자를 깊이 쓰고 검은 상의와 흰 하의를 입었으며, 모자와 가슴과 등에 선홍색 십자가를 붙이고 오른손에 든 채찍으로 자신의 어깨를 치면서 찬송가를 불렀다고 한다.

역질의 대유행은 반복되었으나 이에 대응하는 의학은 너무도 무능하였다. 사람들은 죽음의 공포 속에 떨면서 살아야 하였고, 오직 종교적 구원만을 바랐다. 중세는 그리스도교가 빛나는 시대였고, 의학은 어두운 장막 속에서 조금씩 진보했다. 그리하여 마침내 르네상스 시대에 거대한 비약을 맞이하게 되었던 것이다.

제4절 인도 의학

중세의 인도 철학은 봉건제도하에서 육성되었으며 종교, 특히 불교의 영향을 많이 받았다. 중세 유럽에서는 대부분의 의학이 그리스도교의 지배를 받은 것처럼 인도에서는 불교의 영향을 입은 의설이 대부분이었으며 불교가 곧 의료정신의 근원이 되었다. 다시 말하자면 인도 의학은 불교에서 시발되었으므로, 중세의 인도 의학은 불교의 의학관을 통하여 알아보기로 한다.

불교는 인도의 왕족인 석가모니가 증득한 정각(바른 깨달음)을 근본으로 한 종교이며, 현세의 무상함을 보고 영원한 구도를 하는 것이다. 무상이란 생로병사 4가지 고통을 말하는 것이며, 이것은 12인연으로써 과거·현재·미래의 삼세를 윤회한다. 따라서 영원한 구도를 하자면 5계(도둑질하지 말 것, 간음하지 말 것, 거짓말하지 말 것, 살생하지 말 것, 음주하지 말 것)를 지키고 일체 중생에게 자비를 베풀어야 전생의 업보와 현세에 지은 잘못이 소멸하고, 내세에 극락정토에 가서는 부처가 되어 영생을 얻는다는 것이다. 수차에 걸쳐 경전이 결집되고 주석과 여러 가지의 기술 등이 첨가되어, 수천여 권의 문헌이 생기게 되었다. 결국 불교는 당시 인도 문화의 모든 요소를 교묘하게 집어넣어 형성된 것이며, 따라서 불경에 나타나는 의학적 기록은 불교화한 인도 의학이라고 볼 수 있다.

보살이 되기 위하여서는 계율을 지키고 보시행을 쌓아 올리는 것은 물론, 경經·론論·율律의 삼장에 통달하여야 하고 오명五明에도 밝아야 한다. 이 오명 중에 의방명醫方明이라는 것이 있다. 인도에서 원래 의학은 성스러운 학문이라 하였으며, 성전인 『아유르베다』(생명에 관한 지식)는 인도 의학의 근원이다. 불교에서도 이 『아유르베다』를 그대로 이어 받아 8분과로 나누고 팔분의방이라 하였다. 이것은 (1) 외상과 외과질환의 요법, (2) 외과분술, (3) 내과, (4) 정신요법, (5) 소아과, (6) 약물론, (7) 장수약론, (8) 강장약론이다(『금광명최승왕경소』). 불경에서는 일체 중생에게 자비를 행하는 것을 근본으로 하는 불교도의 구체적인 수행으로 간병을 제일로 들고 있다. 많은 불경에서 간병에 관하여 상세하게 기술하고 있는데, 모든 병자를 간병할 때는 부처에게 공양드리는 것처럼 하라고 하였고(『범강경』), 간병을 하게 되면 그 공덕은 광대무변이라고 하였으며(『법원주림』), 또 간병을 제일의 선행이라고 하였다(『마하승기율』). 계율이 엄한 소승불교에서도 간병을 위한 파계는 용서받았으며(『사미색율』), 예를 들어가면서 간병인의 자격과 마음가짐을 제시하였고(『사분율』·『증일아함경』), 여러 가지 의학 지식이 필요하다는 것을 말하고 있다.

불교도들은 병자의 육체를 간병하는 한편 정신적 위안도 주었다. 불교 교단이 커짐에 따라서 수용시설도 설립되고 구료사업도 왕성하여졌다. 무상원·기원정사·녹자모강당 등 구료시설의 이름은 불경에도 종종 나오는데, 이것은 아마 동양에서의 병원의 시초일지도 모른다. 기원전 250년경, 불교의 열성적 신자였던 아소카 왕은 자기의 영토 내외에 병원을 설립하고 승도들이 간병하도록 하면서 칙령으로 약제를 급여케 하기도 했다.

불경에 기록된 의학 지식은 고대 인도의 의학을 취사선택한 것이었으나, 단편적이었다. 그러나 불교의 신체관은 수태로부터 분만에 이르기까지 상당히 정확하게 관찰되었고(『불설포태경』), 대정大淨의 집합이라고 보았으며(『대보적경』), 지地·수水·화火·풍風 4대로 되어 있어(『보현행원찬』) 360개의 뼈·500개의 근육·700개의 세맥·107개의 혈과 관절로 되어 있다고 하였다(『대보적경』). 전신에는 101종의 기관이 있으며 4대가 화합할 때 건강하고 균형을 잃으면 101종의 병이 생기며(『대방광불화엄경』) 풍·열·습 기타의 원인으로 병이 일어날 때는 404종의 병이 생긴다고 하였다(『대반야경』). 병인은 사대의 부조화·업병·귀신 들린 병이 있어(『아함경』) 각각 그에 적합한 치료를 해야 한다고 하였다. 여기서 주목할 만한 것은 불교 의학이 기적이나 미신에 의한 치료보다 실제적인 면에 의한 치료법을 지시하였다는 점이다. 더욱이 외과수술(『불설요치경』)이나 약제의 조제법(『금광명경』)까지 지시한 경전도 있다.

불교에서는 의료를 매우 높이 평가하고 있으며, 삼세 윤회의 사상을 가지는 교리상 의료관념은 대단한 것이었다. 불교에서는 중생의 일체 고통을 제도(고통에서 건져냄)하기 위하여 과거·현재·미래의 삼세에 각각 특정한 보살 또는 부처를 설정하여 놓았다. 현세의 고뇌를 제도하는 보살과 여래는 관세음보살·지장보살·약사여래 등이며 이 중에서 특히 약사여래는 의료와 관계가 깊다. 『약사경』에 의하면 약사유리광여래는 현세의 이상향인 동방유리광정토(미래 이상향인 아미타여래의 서방극락정토에 대응하는 것)의 본존이며, 오른손에는 시무외인(중생의 모든 두려움을 없애주고 위안을 주는 부처의 손 모양)을 맺고 왼손에는 영약을 담은 유리 항아리를 들고 있다. 분신칠체라는 이유로 칠불약사라고도 하며 보통 광배(부처 몸에서 나오는 빛을 형상화 한 것)에 화불(중생을 구제하는 갖가지 형상으로 변하여 나타내는 불신)로 되어 있다. 보처(본존불 좌우의 보살)로서 일광보살과 월광보살이 옆에서 모시고 있고 12명의 신장이 아래에 있다. 교리상으로는 부처가 되기 위한 큰 맹세를 세워 현세의 이득을 주는 여래이며, 병을 면케 하고 수명을 길게 하여 주며 심신 양면의 고뇌를 제도하고 생로병사의 네 고통을 치료하여 건강과 희락을 얻게 한다. 따라서 현세의 수행으로서의 간병은 미래에 극락정토에서 부처가 되기 위한 것이 아니라 현실적으로 눈앞의 병자를 구하는 것이다. 그렇기 때문에 병자로서는 극락정토에 온 것처럼 느껴지며, 간병인은 약사여래가 된 것처럼 생각하게 된다. 이처럼 법열과 간병인과 병자의 삼자가 일체가 되어 부처의 광대무변한 자비를 입게 된다는 것이 약사여래의 신앙이며, 이것이 불교의 의학관이자 의료의 근본이 되었다.

제5절 중국 의학: 수·당·송·금·원대 의학

사실 동양에는 중세가 없지만, 시기상 서양의 중세에 해당되기 때문에 중세라는 이름을 빌렸을 뿐이다. 유럽의 중세는 5세기에서 15세기에 걸치고, 중국에서 이 시기에 해당되는 것은 대체로 수隋·당唐·송宋·금金·원元 무렵이다. 중국 의학은 춘추전국 시대를 거쳐 진·한 시대에 이르러서 상당히 발전하였는데, 특히 진대의 『소문』과 『영추』 및 한대의 『상한론』은 중국 의학의 주축이 되었다. 중국의 자연철학적 체계 속에 있던 중국 의학은 점차 그 체계를 벗어나 실증적이 되어 갔고, 치료법에 있어서도 다른 발전이 점진적으로 이루어졌으며 수·당 이후부터는 『상한론』 이상으로 발전하게 되었다. 그러나 유럽 의학과는 성격이 전혀 달랐고 사회적 환경도 판이하였다. 중국에는 그리스도교회 중심의 사회생활도, 서유럽의 중세에 있었던 과학 문명의 암흑기도 없었다. 유교·불교·도교의 영향을 입은 중국 의학은 동로마제국 및 네스토리우스 교도의 입국에 의한 그리스 의학과 접촉함으로써 영향을 입게 되었다. 여기에서는 수·당·송·금·원대의 의학을 개별적으로 살펴보기로 하자.

1. 수대 의학

수(581~618)는 문제가 천하를 통일한 이후 겨우 3명의 왕이 38년의 짧은 기간 재위하였으나, 이 시대의 의서는 전래되어 온 것과 합쳐 256부 4510권이라고 기록되어 있다(『수서』「경적지」). 이 중에서 수대의 저작은 수십 부 미만이나 권수로는 매우 많았다고 하는데, 『사해류취방』만 하더라도 2600권, 『사해류취단요방』이 300권이라고 하였다. 이 책들은 이미 모두 없어져 내용을 자세히 알 수는 없으나 당시 국가사업으로서 모든 약방藥方을 모아 수록한 것이라고 한다. 또 『용수보살약방』 4권, 『서역제선소설약방』 23권, 『서록파라선인방』 3권, 『서역명의소요집방』 4권, 『파라문제선약방』 20권, 『시파소술선인명론방』 2권, 『건타리치귀방』 10권, 『용수보살화향법』 2권, 『용수보살양성방』 1권 등 불교 의학의 문헌도 있었다고 하나 현존하는 것은 하나도 없다.

수의 대표적 의서이고 후세에 커다란 영향을 주었으며, 현존하는 것으로는 소원방의 『제병원후론』 50권이 있다. 『제병원후론』은 양제의 대업 6년(610) 당시 관명이 태의박사였던 소원방이 칙명에 의하여 지은 병리와 진단의 의서로서 67문門, 1720론論으로 되어 있다. 이 의서는 각종 질환의 증상을 소상하게 기록하고 풍병·피로·상한·구토·곽란(구토와 설사) 등의 67문으로 분류하여 각각의 증상을 일일이 기록하였으며, 병증을 논한 수는 1720론이라고 한다. 7세기 초에 이와 같이 자세하게 병증을 기록한 것은 동서양을 막론하고 최초라 한다. 또 나병과 각기병에 대한 임상관찰은 놀라울 만큼 정확하며, 촌충이나 요충 등에 관한 기술과 개선(옴)의 옴 진드기에 대한 기록도 있다. 이뿐만 아니라 증세에 관한 병리를 논하였는데, 소원방이 중시한 것은 중풍과 상한에 의하여 병이 일어난다는 것이었다. 중풍이란 갈레노스의 뉴마 같은 것인 풍에 맞부딪치게 되는 것을 말하였다. 이 중풍이 병의 외인이 되며, 특히 이 외인을 외사外邪라고 하였다. 풍이라는 것은 사계절에 만물이 생기는 것이나, 이 풍이 인체에 맞부딪치게 되면 피부로부터 경로를 통하여 오장육부에 들어가서 병을 일으킨다는 것이다. 또 피부 사이에 들어가서 밖으로 나오지도 않고 안으로 들어가지도 않을 때 병이 생긴다고 하였다. 이것이 몸에 맞부딪쳐 일어나는 병이 중풍이며, 현재 감기와 같은 것도 이에 속하는 것이다. 상한이란 겨울철에 한랭한 기가 인체를 상하게 하는 것이라 하였다. 상한은 반드시 겨울철에만 일어나는 것이 아니라 한랭한 기가 살갗 속에 들어가 병을 일으키지 않고 그대로 머물기도 하며 봄·여름에 이르러 병을 일으키는 수도 있다. 상한에 의하여 생긴 병은 고열이 나고 심한 증상을 일으킨다고 하였다. 이런 풍기風氣와 한기 외에 습기라는 것이 있으며 이것도 병을 일으키는데, 이 세 가지 기는 외부원인 즉 외사이다. 외사가 체내에 들어갔다고 하더라도 반드시 병이 생기는 것은 아니고, 외인에 응하는 내부원인이 있어야 비로소 병이 일어난다. 내인이 되는 것은 혈기의 허약이다. 혈기는 음식·주저·희로애락 등의 감정에 의하여 변화한다. 이처럼 신체의 상태가 발병의 원인이 된다는 것은 현대의학도 인정하고 있다.

이 『제병원후론』은 본래 신선가가 창시한 법을 모아 만들었다고 하기 때문에, 신선가의 술법이 당시 유행하였던 것도 알 수 있다. 현존하는 『제병원후론』은 제작 당시의 원본과는 다르다고 하나 수 시대의 의학을 전하는 유일하고 완전한 문헌으로서 의사학적으로 중요하다.

수대에 명의가 많이 배출되었다고 하는데 그중에서도 허지장·허징·소원방·양상선·전원기 등이 더욱 유명하다. 이 중에 특히 소원방은 전술한 『제병원후론』의 찬자로서 유명하고 전원기는 『황제내경』 중 『소문』을 개정한 사람이며 양상선은 『황제내경』에 주석을 달아서 『황제내경태소』를 만들었다. 수대의 의학은 중국의 전통적 의학이 조금 더 정밀해지는 수준에 그치지 않았다. 또 새로이 정신병에도 주목하게 되었는데, 이 정신병은 귀사鬼邪에 의하여 일어난다고 하였다. 장중경의 『상한론』에서 풍과 상한의 구별이 분명치 못하였는데, 수대의 의학에서는 이 차이를 밝혔다. 병상은 정밀하게 관찰하였고 병리이론은 간결하고 명료하여 이론이 잘 통하였으며 신비적 요소가 감소했다. 치료법은 별로 진전이 없었고 병이 천부(피부 가까이 얕은 곳)에 있으면 마사지를 하였으며, 이렇게 해도 병이 낫지 않으면 발한케 하였다. 또 병이 심부(몸 속 깊은 곳)에 진행되었으면 토하게 하든가 또는 침으로 찔러 풀어준다고 하였다.

2. 당대 의학

당(618~907)은 측천무후의 난(684) 외에는 정변도 별로 없었고, 대체로 태평하였기 때문에 문물이 번창하여 한 시대에 다음가는 문화의 융성을 이루었다. 당대의 의서는 4692권이었고(『신당서』「예문지」) 수나라 말기의 난에 잃어버린 고전도 적지 않았다고 한다. 당 시대에는 의서도 많았을 뿐 아니라 명의들이 많이 나왔다. 당시의 명의로 손사막·왕도·허인종·감백종·왕발·왕빙·유우석 등이 있었으며, 그들은 저서로써 이름을 남겼다.

손사막(581~682)은 『구당서』 본전에 기록된 전기에 의하면 경조(화원)에서 출생하였다고 한다. 어릴 때에 재주가 뛰어나 신동이라고 불리었고, 장성함에 따라 신선가의 학문을 좋아하였으며 불교에도 깊이 들어갔고 제자백가에도 통달하였으며, 서예에도 탁월하고 문필과 문장도 뛰어나 세인들을 놀라게 하였다. 수 문제가 의박사 벼슬을 주려 했으나 받지 않았고, 당 태종과 고종이 수차례에 걸쳐 벼슬할 것을 권하였으나 끝내 듣지 않고 명산에 숨어 살면서 저작에만 몰두하였다고 한다. 전설에 의하면 그가 종남산에서 은둔생활을 하고 있을 때 곤명지가 말라서 그 못에 살던 용이 병들어 생명이 위독하게 되었다. 용신이 손사막에게 그 용의 치료를 부탁하여서 손사막이 그 용을 치료하여 완쾌하게 하였다. 용신이 이를 심히 고마워하여, 그 사례로 용왕이 그를 용궁으로 불러 전하여 내려오던 신선의 책을 그에게 보여 주었다고 한다. 그가 그 책에서 암시를 얻어 저술한 책이 『천금방』이라고 한다.

손사막의 『천금방』은 31문門, 223류類로 되어 있는 의학전서로서 처음에 30권이었는데 도교로 넘어가서 93권으로 개편되어 『비요천금방』이라고 개칭되었다. 이 저서는 총론에서 시작해 침구로 끝나는데, 병의 증후와 원인을 논하였으며 선인들이 고안한 처방을 들어 나열하고 적응을 기술하였으며 안마·도인(장생법)·방중술(성교방법)까지도 논술하였고 때로는 주술까지도 언급하였다. 외관상으로는 매우 정돈된 체제로 엮은 책같이 보이나, 엇갈리어 있어서 통일성은 없다고 한다. 『천금방』에 기술된 의학사상은 『내경』계의 의학을 바탕으로 하고 여기에 신선계의 의학을 더 넣었으며 불교 의학 사상도 융합시켰으나 『상한론』 의학만은 넣지 않았는데, 그 이유는 『상한론』 의서를 구하지 못하였기 때문이라고 한다. 사실상 당시 『상한론』 계통의 의학은 강남 일부에만 국한되었다. 『천금방』은 비록 고대 현철들의 저서라 할지라도 취사선택하지 않고 그대로 따르기만 한다면 현실적으로 유용한 것이 못 된다고 주장하였다. 그래서 『천금방』은 『황제내경』 그대로를 따르지 않고 하나의 병증에 대하여 몇 가지의 처방으로 치료하고, 하나의 처방으로써 몇 가지의 병증을 치료한다는 등 상당히 자유로운 입장을 취하고 있다. 또 병리를 밝히는 의학과 병고를 구료하는 의술을 구별하고, 의학은 심원해야 하지만 의술은 실용적이어야 한다는 점을 강조하였다. 그리고 『천금방』의 책머리에 「대의습업大醫習業」이라는 일편이 있는데 이것은 의사의 윤리로서 히포크라테스 의잠과도 비할 만한 것이다. 「대의습업」의 내용에 따르면 의료를 행하는 의사는 먼저 마음을 안정시킨 다음 뜻을 정하고 의욕과 물욕을 버리고, 대자대비의 마음을 일으켜 일체의 중생을 모두 다 구하겠다는 커다란 소원을 하지 않으면 안 된다고 하였다. 만일 구원을 청하러 오는 병자가 있다면 비록 원수진 사람이라도 그와 같이 하여야 한다. 또 의사는 자신의 생명을 아끼지 말고 환자를 돕는데 최선을 다하라고 하였다. 이 『천금방』은 정비된 의학전서로서는 현존하는 제일 오래된 의서이기 때문에 후세의 의가들은 이것을 매우 소중하게 여겼고, 도교가들은 불로장생을 논한 실용서로서 존중하였다. 이 때문에 송대에 가서 교정되어 치평 3년(1066)에 다시 간행되었다. 『천금익방』 30권은 손사막이 『천금방』을 저작한 30년 뒤에 구하지 못하였던 『상한론』을 손에 넣어, 『천금방』에 이를 첨가하여 증보한 것이다. 『천금익방』은 현존하는 당 시대의 의서로서 당 시대의 의학사상을 아는 데 없어서는 안 되는 귀한 사료가 되어 있다.

왕도(8세기)는 본래 의학에 뜻을 둔 사람이 아니고 관리였는데 모친의 질환이 동기가 되어 의학을 배웠다고 한다. 궁중의 장서를 관리하는 대각비서의 자리에 있었기 때문에 수천 권의 책을 볼 수 있는 기회를 얻었다. 20여 년의 각고 끝에 천보 11년(752), 대녕 지역 수비를 위한 출장 중에 저술을 완성하였다. 『고금의통』에 의하면, 대각을 밖으로 하고 있을 때 이루어진 책이라 하여 『외대비요』라고 하였다. 『외대비요』 40권은 하나의 의학 전서이며, 『천금방』과 함께 당 시대의 대표적인 의서인 동시에 후세에 널리 쓰여 온 의방서이다. 이 책은 모두 1104문으로 되어 있고 병증은 『제병원후론』에 의하여 나뉘었다. 『천금방』을 비롯한 고래의 의서를 인용하여 약방을 설명하였고 전문수수專門授受의 비방을 소상하게 기술하였다. 이미 산질되고 없는 수·당의 의서와 그 이전의 의서가 그대로 초록되어 있기 때문에, 문헌학상으로 매우 중요한 자료이다. 『천금방』보다도 원전에 더욱 충실하였기 때문에 이 『외대비요』를 인용함으로써 고의서의 내용을 약간이라도 더 추찰할 수 있게 되었다. 실용적인 견지에서는 『천금방』과 같은 가치가 있으나, 다만 『외대비요』에서는 구(뜸)에 대한 기술만 있고 침에 대한 것은 없다. 침은 살인을 하는 수가 있으나 활인을 하는 수가 없기 때문에 사람을 다칠 우려가 있어 구만 하고 침은 쓰지 않는다고 기술되어 있다. 이런 기술 때문에 침구의학에 충격을 주었고 후인들의 비난을 사기도 하였다. 또 인도 의학을 인용한 점도 주목할 만하다. 『외대비요』 또한 송 시대에 교정 출판되었는데, 인쇄된 의서로는 현존하는 것 중에서 세계에서 제일 오래된 의서 중 하나이다.

당의 의사醫事제도는 크게 정비되어 의관의 계급이 있었고, 의사 교육과 국가시험 제도가 있었다. 의학생에게는 『황제침경』·『갑을맥경』·『본초』·『명당』·『소문』 등을 가르쳤고 전수과목으로 체료(내과)·창종(외과)·소소(소아과)·이목구치·각법(이학요법)·침구·안마(정형외과 포함)·약원사(약사류)·주금(주술, 정신요법) 등이 있었다. 문헌상으로는 각과의 전문서가 있었으며 특히 소소를 중시하였고, 각기병과 결핵에 대한 전문서도 나오기 시작하였다. 한편 의학 전반에 걸친 의학전서도 많이 나왔으며, 전술한 『천금방』과 『외대비요』가 대표적이었다.

수·당대의 문화는 완전히 귀족 중심이었는데, 이는 당대의 의서에 더욱 반영되어 욕망을 충족하려는 도인이라든가 방중술의 전문서적이 많이 나왔다. 당 태종과 고종은 불로장생을 동경하여 신선설을 믿고 방사에게 명을 내려 연단鍊丹을 만들게 하였으며, 인도에서 온 의사를 후대하여 인도 의술에 의한 불로장생약을 만들게도 하였다(『신당서』「서역전」).

수·당대에는 인도·페르시아 등과의 교류를 통해 인도 의학은 물론이고 페르시아·아라비아·동로마 등의 의학이 전하여졌다. 아라비아는 중국의 역사서에서는 대식국이라고 하였으며, 650~655년경 아라비아인의 사절이 낙양에도 왔다고 한다. 그들은 납이나 철 같은 금속을 가지고 금을 만드는 기술, 즉 연금술을 전하였다고 한다. 연금술의 궁극적인 목적은 철학자의 돌을 발견하는 것으로, 이 돌에 닿기만 하면 만물은 모두 금으로 변화한다고 하였다. 철학자의 돌을 만들어 내기 위한 노력이 화학을 진보시켰다. 알칼리와 산이 구별되었고 증류장치가 만들어졌다. 또 환약의 표면을 금색으로 한 것도 아라비아인의 풍습으로, 천금단千金丹 같은 것은 좋은 예이다.

동로마제국과 교류가 이루어져 중국에서는 로마제국을 대진국 또는 불름이라 하였고, 페르시아는 파사라고 하였다. 동로마제국의 의술이 들어왔다는 근거로 "대진인은 눈병과 설사를 잘 고친다. 혹은 말병末病을 진단하기도 하고, 뇌를 열어 벌레를 꺼내기도 한다."라는 기록이 있다(『두씨통전』 권193와 『신당서』「불름전」). 이처럼 대식·대진을 통하여 그리스 의학이 전하여져 당의 의학에 영향을 주었고, 5세기 초에는 인도의 유명한 『금광명경』이 번역되었다고 한다.

요약하면 불교의 융성 및 서방과의 교류로 인하여 서방의 문물이 들어오면서 인도 의학과 비잔틴 의학, 그리고 사라센 의학과 비잔틴 의학을 통한 그리스 의학이 당에 들어와 당의 의학에 영향을 주게 되었다고 할 수 있다.

3. 송·금·원대 의학

의학을 말하기 전에 이 시대의 정치·사회적 상태를 개괄적으로 볼 필요가 있다. 송

(960~1279)은 수·당의 귀족정치가 붕괴된 결과로 일어난 나라였다. 귀족 중심이었던 당의 문화가 정점에 이르게 되자 사회가 부패하게 되었고, 이를 틈타 일어난 무인이 권력을 잡게 됨으로써 내부로부터 붕괴가 일어나기 시작하였다. 사회 풍조는 하극상이 성해졌고, 여기에 이민족이 침입하여 소국가의 흥망이 계속되던 오대(907~960) 말에 송 태조에 의하여 다시 천하가 통일되었다.

송은 건국 초부터 문치를 하였다. 학문을 권장하고 학문 육성에 힘을 기울여 학술과 기예가 다시 융성하였고, 특색 있는 문화를 만들게 되었다. 역사가들에 의하면 송의 학문이 융성하게 된 배경으로는 오대 이래 분산된 제국의 수도를 중심으로 지역적 문치가 확대 정착되었고 인쇄술의 발달로 인해 서적의 유통이 용이하였으며, 과거제도를 시행하여 폭넓게 인재를 등용하였고 나라의 경제력이 풍부했으며, 서민계급의 자각 및 그들의 진취적인 정신풍토를 가졌다는 점 등을 들 수 있다. 송의 지배층이 문치주의를 취한 까닭은 무인의 전횡을 막으려는 것이었으나, 문약으로 흐르게 되자 북방민족이 침입하여 회수 이북은 여진족인 금이 점유하고 송의 국토는 강남으로 축소되었다.

금(1115~1234)은 여진 문화의 보존과 발전에 힘을 기울였으며 한족을 지배하려고 했다. 그러나 도리어 송 문화에 동화되어 북송 문화를 계승하고, 화북에서 남송에 대비되는 독특한 문화를 이루었다. 이 북방민족은 3세기부터 늘 한족에게 압박을 가하여 왔고 금 시대에는 더욱 그 압박이 심하여졌다. 이어 몽고족의 활동이 점차 성해졌는데, 몽고족의 대발전은 징기스칸에 의하여 더욱 박차를 가하게 되었다. 징기스칸은 1234년에 금을 정복하고, 곧이어 1279년 남송을 침략하여 정복하였다. 이로써 한족과 북방민족의 대결은 북방민족의 승리로 끝나게 되었다.

원(1279~1368)이 생긴 것은 역사상의 대사건인데, 몽고족은 한족의 중국 천하를 지배하기 이전에 이미 서방을 정복하고 유럽을 침입하였으며 아시아의 태반과 유럽에 걸치는 대제국을 건설하였다. 몽고족은 본래 문화 수준은 낮았으나 높은 민족의식과 강한 무력을 지녔고, 자기의 문화를 보호하고 발전시키기 위하여 피정복민족의 문화를 이용하였을 뿐 그 문화에 동화하려 하지는 않았다. 따라서 원 시대에 한족의 문화는 억압된 상태에서 원의 이익을 위하여 존속되었고, 이 속에서 중국 의학은 특수한 성격을 가지게 되었다.

송·금·원대의 의학은 수·당의 의학과는 달리 유학의 영향을 크게 받았고 종래에는 없었던 학파의 분립이 생겼다. 따라서 이 시대의 의학을 알기 위해서는 먼저 유학[13]의 변천을 살펴볼 필요가 있다. 성리학의 핵심은 인성과 천리, 즉 사람의 성명性命과 하늘의 이기를 논하여 우주와 인간의 관계를 설명하는 것이었다. 이것이 송의 의학에 큰 영향을 미치게 되었다. 본래 별개였던 음양설과 오행설은 송유에 의하여 융합되어 우주생성의 이[14]

---

13 송 초기에는 당의 유학에서 볼 수 있는 주소(注疎)와 훈고의 학풍이 계승되어 경서 주석과 정비가 주로 행해졌다. 거국적인 대편찬이 국가사업으로 종종 이루어졌고, 당시의 발전한 인쇄술에 힘입어 유학의 기초가 공고해졌다. 이에 따라 의학도 큰 영향을 받게 되었다.
송나라가 정치적으로 안정된 후 민심을 수습하여 귀일케 하려던 무렵, 종래의 유교·불교·도교로는 새로운 정치를 할 수 없는 상황에 이르렀다. 이것을 타개하기 위하여 실천궁행의 실학이 절실하게 요청되었다. 이에 따라 경전을 숭상하고 인의충효(仁義忠孝)의 도를 밝히며, 국가의 대본을 강화하고 국태민안을 실현하려는 풍조가 일어나 많은 학자들에 의하여 유학의 정신이 앙양되었다. 이것이 소위 경력정학(慶曆正學)이라고 하는 송 시대 사상사의 한 현상이었으며, 유학은 실학으로서의 기초를 다지게 되었다.
경력의 정학에 관여한 여러 학자들은 실천궁행의 기초가 되는 내성과 이론을 설정하게 되었는데, 이것이 뒤에 가서 주정(周程)의 학문의 이론으로 완성되었다. 주무숙(周茂叔)은 음양오행의 이치로 천명과 인성을 논하였고 태극도설을 만들어 우주생성의 이치와 만물의 으뜸인 사람이 도덕을 지켜야 하는 이유를 밝히었다. 주무숙의 이 사상은 도가와 불교의 선종의 영향을 많이 반영한 것이라고 한다. 그 후에 정명도와 정이천이 성리설을 더욱 확장하였다. 그리하여 이기이원론에 의하여 송유의 철학설은 크게 발전하였다.
북방민족의 침입이 점차로 심하여짐에 따라, 송은 남으로 밀려가 위축되었다. 이에 한족은 자각과 내성을 더욱 많이 하게 되었고 그러한 사색은 마침내 주자에 이르러 완성되었다.
주자의 설은 주(周)·정학(程學)의 이학(理學)을 근본으로 하고 제가의 설을 여기에 융합하여 발전시킨 것이다. 형이상학적인 태극절대의 이(理)를 신봉하면서도 형이하학적으로 지각의 범위에 속하게 되면 반드시 이와 기(氣)가 병존한다는 상대론이었다(이기설). 그리고 성을 본연의 성과 기질의 성으로 나누어, 본연의 성은 모두 선한 것이나 인심의 차이에 의하여 악이 된다고 하였다. 그렇기 때문에 욕구를 버리고 천리를 따르는 것이 본연의 성을 구현하는 것이며 마땅히 사람의 할 일이라고 하였다. 따라서 수양의 목적은 거경궁리(居敬窮理)에 두지 않으면 안 된다는 것이다. 이를 궁함으로써 거경의 공부가 더욱 진전되었고, 경에 잘 거하면 궁리의 공부가 더욱 정(精)으로 된다고 생각하고, 격물치지·성의정심·수신제가·치국평천하로 미치게 되는 대학(大學)의 뜻을 강조하였다. 그리하여 유학의 목적이 자기의 도야와 수치(修治)에 있음을 밝혔다. 주자의 입장에서는 도교와 불교를 표면상으로는 배척하였으나, 주자의 사상체계에서 도교와 불교의 영향을 엿볼 수 있다. 이러한 송유의 학은 경력(慶曆) 이래로 실학으로 발전되었으며 나랏일들이 다사다난하였던 무렵에 우국지사들을 분기시킨 원동력이 되었으나, 남송 말엽에는 실학의 기초로서 연구되었던 성리학에 빠져 의(義)를 토론하는 폐단을 만들기도 하였다. 원의 유학은 송의 연장에 불과하여 볼 만한 것이 없었고, 은연중에 전하여진 송유의 정신은 곧 한족이 다시 일어나는 데 힘을 주고 민족적 자각에도 많은 영향을 미치게 하여 원 멸망과 명 건국의 계기를 만들었다.

14 우주생성의 이(理)란 다음과 같다. 태극이 동하면 양을 생하게 되고 정하면 음이 생하게 된다. 음양의 본체는 태극이며, 음양을 이탈하여서는 태극은 존재하지 않는다. 이에 의하여 본체를 태극이라 한다. 동은 용(작용)이 행하여지게 되는 이치이며 정은 체가 입(구체, 형상)하여지는 이치이다. 이 때문에 태극일리(太極一理), 체용일여(體用一如)라고 한다. 양이 변하여 음과 합하면 목화토금수(木火土金水)의 오행을 만들고, 오행의 기가 순리로 나누어 펴져 춘하추동의 사계절을 만들고 또 이를 주관한다. 그렇기 때문에 오행의 운행은 일음양(一陰陽)의 이로 나왔고 음양의 운행은 일태극(一太極)의 이로 나왔다. 태극은 이이며 음양의 2기(氣)와 이의 바른 운행은 기이다. 이와 기가 합하여 형(形)을 만든다. 이렇게 하여 천도(天道)가 유행되어 만물이 발육하게 된다. 조화라는 것은 음양오행뿐이며, 천지간에 이 외에는 아무 것도 없다. 인신도 모두 천지음양

를 설명하게 되었고, 또 천인합일설이 여기에 더 융합되어 심원한 철학적 해석을 내리게 되었다. 그리고 새로이 태극일리·이일분수 등의 사상이 나옴으로써 상극·상생에 더 깊은 해설이 가하여져 장부배당설藏府配當說이 나오게 되었다. 또 운기설[15]이 나와 병리·생리를 설명하게 되었다. 운기설은 당 시대에 이미 시작된 것으로 『황제내경소문』에 부수되어 전하여 왔는데(왕빙, 『소문차주』), 성리설이 성하였던 송 시대에 더욱 확장되어 의학에 들어가 큰 영향력을 미치게 되었다. 송 시대에 이르러 유학의 사상체계에 큰 변화가 일어났기 때문에 송 시대의 의학도 이 영향을 크게 입어 종래에는 볼 수 없었던 성격을 갖게 되었으며, 금·원에 이르러서는 해석의 차이로 의학이 분파하게 되었다.

송의 의학은 나라가 솔선하여 권장하였기 때문에 의서의 저작이 많았다. 『송사』 「예문지」의 의가류醫家類에는 509부 3327권의 의서목록이 기록되어 있고, 각과의 전문서도 거의 빠짐없이 저작되었다고 한다. 이런 의서들 중에서 중요한 몇 가지를 들어 보면 다음과 같다.

『태평성혜방』 100권은 태종이 의관원에 명하여 태평 흥국 5년(980)에 편찬한 처방전서이고, 『동인유혈침구도경銅人兪穴鍼灸圖經』 3권은 영종이 의관 왕유일에게 명하여 치평 연간(1064~1068)에 만든 의서로서 동인의 설명서인 동시에 침구의학의 기본서적이다.

에 따르고 있기 때문에 남녀의 차가 있고 제사(諸事)에는 선과 악, 강(剛)과 유(柔)가 있으며, 선천의 기는 정(精)과 신(神)에 의하여 생하며, 폐(肺)는 신을 양(養)하고(기), 간(肝)은 정을 양한다(혈[血]). 정신기혈을 양하는 것은 후천의 기이며 이것을 영(榮)이라 한다. 후천의 기가 양하는 4가지는 또 음양에 의하여 나눌 수 있다. 오행은 오상(인의예지신)이 되어 오장을 주관하며, 육부를 지배한다는 것이 우주 생성의 이치의 대요이다(『성리대전』 「태극도설」).

15 운기설(運氣說)은 오운, 육기를 논하는 것이며, 오운은 오행운행의 기이고 육기는 초(初)·이·삼·사·오·종(終)의 육절(六節), 차서의 기이다. 그것은 천지음양의 운행 및 승강의 상도를 말하는 것이며, 오운의 유행에는 태과불급(太過不及)의 이(異)가 있고 육기의 승강에는 역종승복(逆從勝復)의 차(差)가 있다. 이에 의하여서 변화가 일어나, 자연현상은 인신에도 영향을 주게 된다는 설이다. 십이지와 삼음(三陰)·삼양(三陽)이 여기에 배합되었으며, 갑기(甲己)는 토운(土運), 을경(乙庚)은 금운(金運), 병신(丙辛)은 수운(水運), 정임(丁壬)은 목운(木運), 무계(戊癸)는 화운(火運)이라 하고 소음(少陰)을 군화(君火), 소장(少腸)을 상화(相火), 태음(太陰)을 습토(濕土), 양명(陽明)을 조금(燥金), 태양(太陽)을 한수(寒水), 궐음(厥陰)을 목(木)으로 하여 오운과 육기에 각각 배당시켰다. 사람은 본래 오행을 받아서 출생하며 음양을 내부에 장(藏)하고 있기 때문에 천지의 기의 운행은 오운과 육기에 응하여 맥과 경락에 나타난다. 천지의 기가 화합하여 기후가 순할 때는 건강이 되나 천지의 기에 과불급이 생기면 태과(太過)의 운은 이기지 못하는 것이 사(邪)를 받게 되고 불급의 운은 이긴 것이 와서 침(侵)하게 된다. 기에는 풍(風)·열(熱)·조(燥)·습(濕)·한(寒)의 성상이 있고 시(時)에는 생(生)·장(長)·화(化)·수(收)·장(藏)의 차서가 있다. 이것이 순(順)에 따라 상승(相承)되고 역(逆)으로 상승(相勝)하기 때문에 역종승복(逆從勝復)의 도를 행하게 된다. 이것이 운기설의 대요이다(『소문입식운기론여』).

이에 앞서 인종 천성 5년(1027)에 청동제 인체모형인 동인 2체를 왕유일의 감독 하에 만들게 하여 침구의 기본을 익히는 데 사용하였는데, 『동인유혈침구도경』은 이 동인의 설명서이다. 『태평혜민화제국방』 5권은 휘종이 진사문 등에 명하여 숭녕 5년(1106)에 편집하였는데 21문 297방方이 수록되어 있다. 송에서는 빈민을 위한 시료기관인 혜민국과 화제국을 두었고, 화제국에서는 시약을 하였다. 신종은 유효 약제를 보고하라는 칙령을 전국에 내렸고 이 칙령의 보고를 받아 의관이 정리토록 하였으며, 혜민국과 화제국에서 실제로 시험하여 그 효과와 적응을 정한 바 있다. 200년 뒤에 이것을 개정하여 『태평혜민화제국방』이라 하였다. 『태평성혜방』은 실용적이 아니나 『태평혜민화제국방』은 실제적인 처방집이기 때문에 현재도 동양 의학에서는 이를 사용하고 있으며, 말하자면 국정처방집같은 것이다. 휘종 이후에도 종종 추가되어 10권이 되었는데, 이것은 『증광 태평혜민화제국방』이라고 한다. 『성제총록』 200권은 휘종의 명으로 1111년부터 1118년에 이르는 동안 편집한 것이고 송의 의서 중에 최대이며, 의학전서와는 약간 다르다. 내용은 우수한 처방과 논설로 되어 송 의학의 특색이 나타나 있다고 한다. 이상의 의서들은 송대의 주요한 칙찬 의서들이다. 4대 인종과 5대 영종 시대(1023~1067)에는 주요한 고전 의서가 국가사업으로 칙령에 의하여 개정되었는데, 『소문』·『맥경』·『상한론』·『금궤요략』·『천금방』·『천금익방』·『외대비요』·『제병원후론』 등이었다. 이 교정에 종사한 사람들은 전문 의사가 아니라 유가였으며, 교정이라고는 해도 문자의 이동이나 글자의 뜻의 차이를 고치는 정도였다.

『삼인극일병증방』(속칭 삼인방) 18권은 진언이 저술하였는데, 송 의학의 사상적 특색을 나타내는 대표 문헌의 하나라고 한다. 이 의학은 병의 원인으로 내인·외인·불내외인不內外因의 3인이 있다고 하고 내인은 오장육부의 허실, 즉 오로육극五勞六極 같은 것이며 외인은 한寒·풍風·서暑·습濕 등의 외사外邪이고 불내외인은 외상·조수(새와 짐승)의 소상·독충의 석상 등이라 하였다. 이것은 『상한론』 의학에서도 볼 수 있는데, 진언은 이것을 보다 더 구체적으로 명시하고 여기에 송유의 성리설과 운기설을 도입하여 질병을 논하였다. 이상과 같이 송 의학은 사상적으로 유학의 영향을 받아 새로운 경향이 생겼고, 실제적으로 국방局方의 학이 쓰였다. 의가도 많았고 여러 저서가 나왔으나 특출한 의가도 의설도 없었다.

금이 일어나 중국 북부를 점거하고 북송 문화를 이어받게 되었다. 금의 치하에 있던 한족의 의가들은 화북의 기풍에 맞는 의학을 만들었다. 대표적인 의가로는 유하간과 그의 후계자인 장자화, 그리고 성무기 등을 들 수 있다.

유하간은 국방의 학이 의학의 본도에 어긋난다고 하여 중국의학의 복고를 주장하였으며, 『소문』의 지진요대론 등에 의하여 대지의 운기와 조화의 이치를 논하였다. 그는 병원病源이 오운·육기의 변화에 있기 때문에 치병의 요결은 음양의 허실을 파악하는 데 있다고 하였다. 저서로는 『소문현기원병식』 1권과 『선명논방』 15권이 있다.

장자화는 유하간의 학설을 주종으로 하고 한냉제를 사용하였으나, 이것으로는 충분치 않다고 해서 장중경의 의서에 착안하여 한汗·토吐·하下의 3법에 의한 공격요법을 주로 하였으며 저서로는 『유문사친』 15권이 있다.

성무기는 성리설·운기설의 입장에서 『상한론』에 주석을 달았다. 유·장 학파는 송유의 영향에 의하여 학설을 달리하고 분파하게 되었는데, 동양 의학에 있어서 학파의 분립은 이것이 처음이다. 유·장 학파는 한량파寒凉派 또는 공하파攻下派라고도 부르는데, 보편성이 결여되어 있다고 한다.

원의 의학은 송과 금 의학의 연장이며, 국방의 학도 행해졌다. 의가로서는 이동원과 그의 문인 나지제 그리고 주단계 등이 일파를 만들었다.

이동원은 장결고의 문인으로 장결고의 의설을 따랐다. 장결고의 의설에 의하면 운기라는 것은 해마다 변하기 때문에 고금의 궤가 다르게 된다. 그러므로 치병에 고방古方을 사용하여도 그 효과가 적다는 것이다. 그래서 신병新病에는 스스로 신방新方에 의하여야 한다는 것이다(『결고가진』). 이 설을 신봉한 이동원은 한량파·공하파의 의학은 공격에 치우쳐 생기를 상하게 하는 폐단이 있다고 하여 이것을 배격하고, 전신의 영양 향상과 체력 증진에 주력했다. 또 그의 오행설에 의하면 토는 중앙위中央位에 있고 만물의 어머니이며, 따라서 토의 장臟인 비와 토의 부腑인 위는 오장육부의 중심이 되기 때문에 비와 위를 보하는 것이 치병의 목적을 달성하는 것이라 하였다(비위론). 그래서 중中을 보하고 기를 익하게 하는 방제(보중익기탕)라든가, 중을 보하면 양기가 승昇하여 심화가 산散한다는 방제(승양산화탕) 등의 신방을 새로 만들어 냈다는 점에서 이 파를 보토파補土派 또는 온보파溫補派라고 하였다. 저서도 몇 가지가 있는데 『비위론』 3권이 그의 주장을 담은 것으로 중시되고 있다.

나지제는 이동원의 제자이며, 스승의 의법醫法을 잘 지키도록 주단계에게 전했다.

주단계는 『소문』과 『난경』을 근저로 유하간·장자화·이동원의 의설을 절충한 음부족설陰不足說을 주장하였다. 그는 양은 항상 유여有餘하고 이에 따라 음은 항상 부족한 것이 지금의 사람의 상태라 하였다. 양은 동하기 쉽고 음은 결缺하기 쉽기 때문에 음을 윤택케 하고 양화陽火를 내리는 것을 치료방침으로 삼아야 한다고 하였으며, 비위를 보하여 원기를 상승시켜야 한다고 하였다(『격치여론』). 또 그는 의도를 그르치는 것이라 하여 국방의 학을 반대하였다. 그의 저서 『국방발휘』 1권은 국방의 학을 심히 반박한 것이다.

금의 유하간과 장자화, 원의 이동원과 주단계를 금·원의 사대가라고 하며, 고방에 대하여 이들의 방을 후세방이라 하였다. 금의 유·장 학파의 의학이 보편성을 결여하였다고 한다면 원의 이·주 학파는 지나치게 보익을 주장하여 폐단을 만들었다고 할 수 있다.

제6절 한국 의학: 통일신라와 고려 시대 의학

서양의 사가들이 말하는 중세 천 년의 기간을 우리나라에 그대로 대입하면 대체로 통일신라에서 고려를 거쳐 조선의 세종조까지에 이르는데, 편의상 통일신라와 고려 시대의 의학을 살펴보기로 한다.

1. 통일신라 시대 의학

신라는 통일로 막대한 영토와 인구를 지배하게 되자 중앙집권체제를 만들어 정치·사회적 안정을 얻었다. 문화·사상 면에서는 당과의 교류로 당의 문화가 쏟아져 들어왔고 삼국시대 이래 사상의 중심이 되어 온 불교가 더욱 융성하였으며, 유교를 권장함으로써 유학의 발전 계기를 만들고 이를 향상시켰다. 이 밖에 천문학·산학·의학 등의 자연과학 분야에도 상당한 진전이 있었다고 한다. 통일신라는 통일 전후로 당과 매우 긴밀하였으며, 특히 통일 후에는 사절의 왕래·교역·유학자와 고승들의 당나라 유학 등에 의하여 당나라의 모든 문물과 제도가 전해 왔고 이를 모방한 문물제도가 이루어졌으며 점차로 소화 흡수 및 정착되었다. 의학에 있어서도 의학 교육과 의사 제도가 당의 문화의 일환으로서 통일신라에 건너와서 정착되고 발전되었으리라고 생각되나 그 당시 어떤 의학 문헌이 누구에 의하여 어느 때에 왔다는 구체적인 기록은 찾아볼 수 없다.

신라에서 제도상의 의학 교육은 32대 효소왕 원년(691)에 이루어졌다. 학생을 교육하는 데는 『본초경』·『갑을경』·『소문경』·『침경』·『맥경』·『명당경』·『난경』을 학과목으로 삼았으며, 박사 2인을 두어 관장케 하였다고 한다(『삼국사기』 제37, 「잡지」 제8, 직관중). 이런 의경들은 삼국시대 중엽 이후에 고구려·백제를 통하여 이미 들어와 있었던 것인지 또는 통일 후에 당에서 직접 들어온 것인지는 알 수 없고, 같은 의경이라 할지라도 당 이전의 중국에서는 시대에 따라 내용이 약간씩 다르기 때문에 그 의서들이 어느 시대의 것인지도 알 수가 없다. 물론 의학 교육 제도는 당의 것을 모방했다고 생각되나, 당의 제도에서 볼 수 있는 안마·주금 등은 교과 내용에 언급되지 않았다. 의학의 교과 내용으로 되어 있는 전술한 의경들은 당시 의학에서는 기초 과목이었다. 그리고 이러한 의경의 근본이 되는 사상이 중국의 고대 자연철학인 음양오행설을 비롯한 도교 등이었기에, 신라 사상의 연구에도 직·간접적으로 많은 자극을 주게 되었으리라고 생각된다. 31대 신문왕 2년(682) 국학을 세워 유학을 국책으로 권장하고 숭상한 뒤부터 유교사상이 중국에서 의학에 영향을 끼친 바를 그대로 모방한 것은 물론, 중심 사상이 되어 있던 불교와 함께 통일신라 의학에 많은 영향을 준 것은 명백하다. 통일신라에는 이미 불교가 융성하였고 원광·자장·의상·원측 등의 고승들이 당·인도 등지에 왕래하였다는 점에서, 불교를 통해 고대 인도 의학이 직·간접적으로 들어와 통일신라의 의학에 영향을 주었으리라고 본다. 오경(『역경』·『서경』·『시경』·『예기』·『춘추』), 삼사(『사기』·『한서』·『후한서』), 제자백가의 서적이 널리 읽힘으로써 중국의 사상이 점차 퍼지게 되었다. 이 중에서 특히 도교(선교) 사상은 당시의 식자와 민중들 사이에 상당히 널리 퍼졌음을 짐작할 수 있다. 당시 화랑도의 근본정신으로 유·불·선 삼교를 받들었고 오계와 삼덕三德을 신조로 애국애족을 표방하여 방국선榜國仙 또는 선랑仙郎이라 불렸던 일이나 문성왕 때 문인 김가기가 도사가 되어 여생을 당나라 서울에서 끝마친 일, 최치원이 산수에 소요하다가 가야산에 은거한 사실 등이 있기 때문이다. 또 이로 인해 신라 의학에 미친 영향도 생각할 수 있다. 수나라 소원방의 『제병원후론』이 통일신라 때 왔는지 아니면 삼국시대에 이미 와 있었는지는 알 수 없으나 그 당시에 있었던 것만은 확실한 듯하다. 그렇다면 후한 장중경의 『상한론』, 당의 초기 손사막의 『천금방』, 당 천보 연간 왕도의 『외대비요』 등의 의서와 양나라 도홍경의 『본초학』도 들어와 있었을 것으로 생각된다.

삼국시대에 이미 승의들이 있었지만 통일신라 때 불교가 더욱 융성함에 따라 승의들이 많이 배출되었다. 유명한 승의로는 류관·충담·대증 등이 있었다. 통일신라 초기의 의학에서 주술적·민속적 마법의술을 제외하면 통일신라 특유의 의학이라는 것은 있을 수 없으리라고 생각된다. 만약 삼국시대부터 내려오던 약간의 의학이 있었다고 가정하더라도 당의 문화와 의학에 떠밀리어 흩어지고 소실되었을 것이기 때문이다. 그다음부터는 중국의 의학, 특히 수·당의 의학을 수입하여 모방하였을 것이고 이것이 섭취·흡수·동화되어 정착된 것이 통일신라의 의학이라고 할 수 있는데, 이에 관한 문헌이나 그 당시의 의학 저서들은 현존하는 것이 없어 알아 볼 길이 없다. 통일신라의 생산 약품으로는 인삼·우황·속수자·로봉방·차·남등근·대엽조·곤포·백부자·토과·박하·형계·국·해석류·해홍화·가자·석발해송자·복숭아·진자·온내제·함영선·신라양지 등이 있었고 수입약품으로는 조서烏犀·자단·심향·석·저숙苴蓿 등이 있었다고 한다.

의서로는『신라법사방』,『신라법사류관비밀요술방』,『신라법사비밀방』의 3가지 방서가 있었다는 것이 일본의『의심방』에 인용되어 있다. 의인으로는 전술한 승의 외에 훈겸·육원경 등이 있었다고 하나 자세히는 알 수 없다.

의사 제도는 구체적인 것은 알 수 없고, 다만 단편적인 기록만 남아 있다. 약전 또는 보명사는 의료행정담당의 대표기관인 듯 하나 자세히 알 수 없다. 공봉의사는 약전에서 의료를 하는 의사이며, 왕실에 의료를 하는 의사를 특히 내공봉의사라 한 듯하다. 의관이라는 것은 공봉의사를 말하는지, 또는 별도의 의관이라는 직위가 있었는지 알 수 없다. 국의·승의 등도 있었는데 국의는 국수적 명의를 가리키는 것인지 국학의 의사인지 알 수 없으며, 승의는 물론 법사들로 된 의사를 말한 것이다. 의박사는 학생을 교수하는 의사였을 것이라고 본다. 이 밖에 공봉복사가 있었는데 이것은 복서와 주금술을 하는 술사였으며, 약전에 봉공의사와 같이 소속되었으리라 생각된다. 빈민과 노약자 등을 구료하는 제도가 있었다고 하나 따로 구호기관이 있었던 것은 아니고, 왕이 직접 구휼을 내린 것이라고 한다.

2. 고려 시대 의학

송악 출신의 호족 왕건은 궁예의 학정에 시달리다가 의기義旗를 들어 궁예를 쫓아내고 국호를 고려라고 한 뒤, 수도를 송악으로 옮겨(천수 원년, 918) 정치·경제적 기반을 굳히었다. 그리하여 후삼국의 쟁탈전에서 신라와 후백제를 차례로 물리치고 약 반세기 동안 분열되었던 한반도를 다시 통일하게 되었다(천수 19년, 936). 건국 초기에는 불안하였던 왕권이 4대 광종 때에 이르러 강화되기 시작했고 6대 성종 때에 이르러 중앙집권 체제를 본격적으로 정비·완성하게 되었다. 정치제도는 신라의 제도를 가미한 태봉의 관제를 혁신하고 당의 제도를 모방하여 일원화된 중앙집권 통치체제를 확립하고 유교의 정치이념을 구현하는데 목표를 두고, 중앙에는 삼성(중서성·문하성·상서성) 육부(이·호·예·병·형·공)와 중추원(추밀원 또는 추부)을 두었다. 삼성과 추부의 양부 외에도 어사대와 삼사를 두었으며, 지방에는 12목(주)을 두어 중앙에서 관리를 파견하였다.

교육은 관료주의의 철학과 문학을 가르쳐, 유교이념에 의한 정치이념을 배양·구현할 목적으로 국자감을 만들고 국자학·태학·사문학·율학·서학·산학 등 여러 분과를 두어 교육했으며 뒤에 경사육학京師六學을 정비하면서 각 지방에 향학을 세웠다. 성종 때는 개경에 비서성(일종의 왕립도서관 겸 서적보관소), 서경에 수서원(역사서의 복사와 보관)을 두었다. 과거제도는 초기에 제술과(진사과)·명경과·잡과를 두었는데, 제술과와 명경과는 문신의 등용을 위한 것이고 잡과는 기술관의 등용을 위한 것으로 의학·산술·음양학·지리·법률·천문 등의 과목으로 시험하였다. 과거 응시는 양민이면 누구나 할 수 있었으나 실제로는 귀족·양반·부유층의 자제에 국한되었다. 시험관은 지공거라 하였으며 과거에 급제자와 사제의 관계를 맺어 사회적인 무리를 만들었다. 이 외에 과거를 거치지 않고 5품 이상 관리의 자제들을 등용을 하는 음서제라는 제도가 있었다.

사회는 정치무대에 등장하여 세력과 권세를 확보한 귀족사회와 피지배계급인 농민·군정·공장·상인 등으로 된 평민사회로 이루어졌다. 이 중간의 계급 즉 귀족의 하위에 남반(궁중의 내료직)과 기술관(지리·율서·의학 등의 잡업) 및 하급관(이속)이 있었는데, 이들 또한 지배계급에 속하였다.

문화면에서 불교가 개국 이래 호국불교로서 숭불정책에 힘입어 교리·신앙이 크게 발달하였고 지배계급의 주류 사상이 되었다. 많은 사찰이 각지에 창건되었으며 대장경을 비롯한 많은 불경들이 편찬되었고 많은 고승들이 배출되었다. 한편 유학의 융성이 불교의 발전과 함께 이루어져 문치주의에 따른 과거제가 시행되었다. 불교가 안심입명과 수신치기修身治己의 도라면 유교는 수신제가와 치국평천하의 학문으로서 윤리인 동시에 정치이념이었다. 또 유교의 발전으로 최충 등 많은 대유들이 배출되었다. 한문학·시가·건축·조각·서예·회화·공예 등이 크게 발달하였다.

고려는 이처럼 번성하였지만 이자겸의 난(인종 4년, 1126), 묘청의 난(인종 13년, 1135), 무신의 난(의종 24년(1170), 명종 4년(1174), 명종 6년(1176)) 등으로 귀족사회가 동요하게 되었다. 승란(명종 4년, 1174)과 민란(명종 2년(1172), 6년(1176), 7년(1177), 12년(1182), 23년(1193), 24년(1194), 신종 2년(1199), 3년(1200), 5년(1202)), 무신 최충헌에 의한 독재정권의 성립, 몽고의 침입과 항쟁, 최충헌 독재정권의 붕괴, 원의 지배와 간섭을 거치면서 결국 몰락하게 되었다. 이러한 역사 속에서 고려 의학은 편의상 전기와 후기로 양분한다. 전기는 건국초기 국세가 융성하고 문화가 매우 발달한 정상의 시대부터 귀족사회의 동요가 일어난 시기, 즉 태조부터 23대 고종까지이다. 그 이후 24대 원종부터 34대 공양왕까지는 고려가 쇠퇴한 후기로 볼 수 있다.

(1) 고려 전기 의학

고려 건국 초기의 의학은 의학 교육이나 제도 면에서 대체로 신라 의학을 계승하는데 지나지 않았다. 『고려사』「백관지」에 고려 태조는 개국 초에 신라와 태봉의 구제도에 의하여 여러 정사를 베풀었다고 한 기록이 있고, 태조 자신의 정책상으로도 그것이 확실하다고 생각된다. 정국이 점차로 안정됨에 따라서 의학 교육과 의사醫事제도에 조금씩 수정을 가하였으며 외국과 약품도 교류하게 되었다. 의학 교육은 당나라 제도를 모방한 신라 제도를 그대로 가져왔고 교과 내용도 마찬가지였다. 서경(평양)에 학교를 세우고(태조 천수 13년, 930) 또 별도로 학원을 세워 6부의 학생을 모아 가르치게 하였다. 여기에 의·복卜의 양과를 증설하였으며 학보學寶를 만들어 창곡 백 석을 주었다고 한다. 6대 성종 초에는 지방(12주)의 자제를 송악에 모아 경·의 등을 수학케 한 후에 다시 지방으로 돌려보내었고, 지방 12목에는 경학과 의학의 박사 1명씩을 두어 이들을 교육케 하였다. 또 7대 목종 때는 삼경십도三京十道의 박사와 사장師長들에게 문·유·의·복의 학생을 많이 뽑아 교육하고 현직자를 보고하게 하였으며, 관내의 인재들을 매년 천거하는 항시恒式를 만들었다. 4대 광종 9년(957) 과거제도를 만들면서 잡과 내에 의학을 포함시켜 의관을 등용하였다. 의료 제도는 성종 때 대체로 정비되었는데 시어의·상약·직장·태의·의정 등 의관의 관직을 두었다. 목종 때에는 대의감을 두고 궁내의 어약을 맡는 상약국을 따로 두었다. 대의감에는 대의감·감·소감·승·박사·의정 등의 의관을 두었고 상약국에는 봉어·시어의·직장·의좌 등의 의관을 배치하였다. 서민 의료 면에서는 제위보를 신설(광종 14년, 962)하여 노인·병자·빈민의 구료를 담당하는 한편 역질이 유행할 때 방역과 구호도 하게 하였다. 외국과의 약제 교역에서 수출하는 약제로는 인삼·잣·향유(아로마 오일) 등이 있었고 당나라로부터 수입하는 약제로는 유향(방향성 고무수지로서 향이나 향수원료) 등이 있었다. 차는 신라 때 당에서 그 종자를 수입하여 국내에서 재배하였다. 불교의 발전과 함께 차가 매우 성행하여 대다大茶·뇌원다腦原茶 등이 나왔고 다약茶藥으로 다식茶食·약식 등을 만들게 되었다고 한다.

고려가 송나라와 교류하면서부터 송의 문물이 들어왔고, 송의 의학도 들어오게 되었다. 의서로는 송 태종이 만들게 한 『태평성의방』 100권이 고려 8대 현종 8년(1017), 동 13년(1022) 2차에 걸쳐 들어왔고, 15대 숙종 6년(1101)에는 가황중이 저술한 『신의보구방』 1010권이 『태평어람』 1000권과 함께 들어왔다고 한다. 인종 때 의과 과거의 고시과목으로 송의 의서가 들어왔으며, 휘종 때 송의 의서를 인용한 사실 등으로 미루어 볼 때 『동인유혈침구도경』·『태평혜민화제국방』 등 송의 칙찬의서와 교정 고전의서들도 이미 유입되었으리라고 생각된다. 송의 의학은 사상체계에 큰 변화를 일으킨 유학과 밀접한 관계가 있었으며, 특히 성리설과 오운육기설은 직접 의학에 채택되었으므로 송 의학의 유입은 고려 의학에 적지 않은 영향을 미쳤으리라고 생각된다. 또한 송 시대에 발전한 유학과 주周·정학程學의 성리설, 그리고 주자의 태극도설과 오운육기설 등이 고려 의학에 미친 영향도 컸을 것이다. 의서뿐만 아니라 강조동·왕유·서선·마세안·신수·변개·여병·양종립·두순거·양인 등이 고려에 와서 진료와 교육을 하였으며, 약재의 교역도 많았다. 수입 약재로는 남방의 정향·향약·목향·육두구·심향·몰약·서각(무소뿔)·빈랑, 서역산인 천축황·안식향 등이 있었다고 한다. 또 본초서로는 『가우보주본초』와 『원경본초』가 이미 수입되어 있었으며 『대관본초』는 이 두 권의 초서를 본따서 만든 것이라고 한다. 의경과 방서는 종래의 필사에서 인쇄 출판됨으로 널리 보급되었다. 10대 정종 8년(1041)에는 동경 유수가 전·후 한서의 의서를 간행하였고, 11대 문종 10년(1055)에는 서경유수가 송의 경사經史·제자·의·복·지리·율·산의 제서를 간행하였다. 본격적인 의서 간행은 문종 12년(1057)에 충주목이 『황제팔십일난경』·『천옥집』·『상한론』·『본초괄요』·『소아소씨병원』·『소아약증병원십팔론』·『장중경오장론』 99판板을 출판함으로써 시작되었으며, 또 문종 13년(1058)에는 이선정 등이 『주후방』 73판·『의옥집』 11판·『천옥집』 10판을 출판하였다.

고려가 불교를 숭상하였기 때문에 고려 문화는 불교 중심의 문화였다. 신라 때와 마찬가지로 의학에 있어서 불교와 함께 인도 의학의 영향을 적지 않게 받았으며, 고승들이 직접 인도와 당에 왕래함으로써 신라 때보다도 더 많은 영향을 받게 되었다. 대장경목록에 들어 있는 『불설주시기병경』·『불설주치경』·『불설불의경』·『제일체질병다라니』·『불설주소아경』·『불설주목경』·『요치병경』·『능제일체안질병다라니』 각 1권씩을 비롯하여 『치선병비요경』 상·하 2권과 『가섭선인설의여인경』·『구료소아병경』·『의유경』 각 1권은 모두 인도 의학의 의방서이다. 이들이 상당히 많이 이용되어 왔다는 것은 고려 의경에 인도 의학의 영향이 컸음을 의미한다. 이 밖에도 당의 의정이 역술한 『남해기귀내법전』 중의 「이십칠선체병원」·「이십팔진약방법」과 『금광명최승왕경』 중의 「제병품」과 『시파오장론』 1권·『시파십사문』 1권·『시파맥경』 3권 및 용수보살이 저술한 『용수안론』 1권 등 인도 의학의 의방서가 고려에 들어와서 고려 의학의 각 과科 각 부에 적지 않은 영향을 주었으리라고 생각된다.

아라비아의 상선이 수차 다녀갔다는 기록이 있으나 교역관계는 별로 없었다. 그러나 수·당은 일찍이 아라비아와 접촉이 있었고 당 때 아라비아의 사절이 낙양에 수차 왔으며, 연금술 및 증류장치·산과 알칼리의 구별·환약의 표면에 금색을 바르는 풍속 등을 전하였다는 기록으로 미루어 아라비아·페르시아·동로마 계통을 통한 그리스 의학이 당의 의학에 영향을 미치게 되었고 당의 의학을 수입한 고려 의학에도 영향이 있었을 것으로 보인다. 또 인접국인 일본·거란 및 여진과의 약재 교역은 있었으나 의학 면에서 이렇다 할 교류관계는 없었다.

고려 전기 의학은 당의 문물과 의학을 점점 흡수하면서 의료 제도를 정비하고 의업을 권장하며 과거제도를 확충함으로써 어느 정도 발전을 이루게 되었다. 의료 제도에 있어서 중앙관서로는 대의감(전의사)·상약국(봉의서)·사선서·동궁관·제사·도감각색·동서대비원·제위보를 두고, 대의감에는 판감·감·각 1명, 소감·승·박사·의정 각 2명, 조교 1명, 주금박사 2명, 의침사 1명, 주약·약동·주금사·주금공 각 2명을 두었으며 상약국에는 봉어 1명, 시약·직장 각 2명, 의좌·의침사·약동 각 2명, 사선서에는 봉어 1명, 직장·식의 각 2명, 동궁관에는 약장랑·약장승 각 1명, 제사·도감각색·동서대비원에는 정사·부사·

녹사·기사각 각 1명, 제위보에는 부사·녹사 각 1명을 두었다. 지방에는 서경의학원에 분사대의감·판감·지감을, 동경유수관·남경유수관·대도부·방어진에 의사 각 1명을 두었다. 의업의 권장 및 과거 제도의 확장에 있어서는 의서를 간행하고 의업 권장 제도를 반포했으며, 과거 응시 자격을 대폭 완화하고 응시자의 범위를 넓혀 인재를 등용하였으며 등과 후에는 제술과·명경과와 같이 조행朝行의 승陞을 허락하여 주었다.

고려 전기에 편술된 의서로는 김영석의 『제중입효방』(인종과 휘종 때), 최종준의 『신집어의찰방』 2권(23대 고종 13년, 1225)이 있었는데 모두 현존하지 않아 그 내용은 알 수 없다. 다만 이런 방서가 편술되었다는 사실을 통해 고려 전기 의학이 어느 정도 발전했음을 추측할 수 있다.

(2) 고려 후기 의학

고려가 쇠퇴기로 접어들 무렵의 후기 고려 문화는 불교의 타락·주자학의 전래·문학의 발달·과학기술의 발전·예술의 발달 등으로 특징지을 수 있다. 후기 고려 의학이 국정의 쇠퇴와는 오히려 반대로 문학이나 과학기술 등과 함께 발전한 것은 일찍이 서방을 정복하고 한족의 중국 천하를 장악하였으며 유럽 동부에서 아시아 태반에 걸치는 강대한 대제국을 건설한 원(1271~1368)과의 교류에 의해서였다. 원과 고려의 교류는 혈연관계(고려왕들은 원의 공주를 정실 왕비로 삼음)를 통해 더욱 긴밀해졌으며, 의학에 있어서는 25대 충렬왕 이후부터 원의 공주인 충렬왕비의 병이 있을 때마다 원의 의사를 불렀다. 또 원 세조의 병을 보기 위해 고려의 명의 설경성이 원에 가기도 하는 등 왕래가 빈번하였다.

고려가 원과 교류하는 동안 주자학이 들어와 하나의 정치철학으로 자리 잡고 정신적 지도사상이었던 불교의 자리를 대신함으로써 고려 말의 학문과 사상에 있어 새로운 전환점을 만들었다. 의학 역시 사상적으로 유학의 영향을 입고 새로운 경향을 만들었다. 국방의 학, 즉 방서가 나와 행하여졌던 송의 의학과 유하간·장자화의 소위 유·장 학파로 대표되는 금의 의학, 그리고 이동원·주단계의 이·주 학파로 대표되는 원의 의학 등이 들어왔다. 후기 고려 의학은 이로 인해 새로운 발전의 계기를 마련했으리라고 생각된다. 몽고(원)과의 교류를 살펴보면 24대 원종 9년(1267)에 몽고의 사자 9인이 건너와서 아길아합몽합피(소와 같이 생긴 물고기 이름)를 구하였으므로 17영領을 구하여 몽고로 보냈고, 동 10년 몽고의 승상 안동이 약을 구하러 김유·신백천 등을 보내어 구하여 갔으며, 동 13년(1271) 몽고(원)가 성지를 보내 약을 구하러 다녀갔다. 25대 충렬왕 3년(1276)에 공주의 병 때문에 장군 고천백을 원에 보내어 의사를 구하여 왔고, 동 4년 중랑장 진구통이 원에서 귀국하였으며 원 세조가 그에게 인삼을 구하여 보내라고 하여 인삼을 구하여 보냈고, 동 6년에는 공주의 병 때문에 장군 노영을 원에 보내 의사 2명과 함께 귀국하였다. 또 중랑장 정복균이 인삼을 가지고 원에 다녀왔고 동 9년(1282)에는 의사와 무당을 청하여 산원 고세를 원에 보내었으며, 동 12년에는 상약시의 설경성을 원나라에 보내었고 원향 등이 원에서 귀국하였다. 동 19년에는 원에서 만호 서흥조가 사자로 왔으며 홍군상이 원에서 귀국하였고, 홍군상은 장군 홍선과 함께 다시 원에 파견되었다. 또 장군 고세를 원에 보내어 의사를 청하였고 원의 태의 요생이 건너왔다. 동 20년(1293)에는 대장군 홍선을 다시 원에 보내었고 동 22년에는 공주가 인삼과 잣을 구하여 원의 강남에 보내어 팔아 왔으며, 그다음 해에 김광취가 원에서 귀국하였고 동 24년(1297)에는 충렬왕이 원나라 황제에게로 갔다. 또 공주의 병 때문에 중랑장 진량미를 원에 보내 의사를 청하여 원의 태의 왕득중·곽경 등이 건너왔고 상장군 김정수를 원에 보내었으며, 그다음 해에 원의 원장 활구출·좌승 합산이 건너왔다. 그다음 해(26년)에는 장군 이백초를 다시 원에 보내었으며 원의 백안 홀독불화 등이 건너왔다. 동 28년(1301)에는 호군 최연·사재 윤정량·상호군 이백초를 보내었고 그다음 해에 원나라에서 사자가 왔다. 동 30년(1303)에는 원의 겁리마적·월욕홀도가 사자로 왔다. 26대 충선왕 때는 이러한 일이 별로 없었고 27대 충숙왕 때는 18년(1330)에 장항을 보내어 태의를 청하였으며, 31대 공민왕 때까지도 원과의 교류가 끊어지지 않았다. 24대 원종이 원 세조의 공주를 세자비로 맞을 것을 청하여 충렬왕이 원의 공주를 정실 왕비로 맞은 뒤부터, 원은 국책상 고려왕들로 하여금 계속 원의 공주를 정실왕비로 맞게 만들었다. 이렇게 하여 고려가 원의 부마국이 되어 양국 왕실의 혈통과 풍습이 혼합되었고 몽고식 성명·변발·의복·언어를 상용하다시피 하였다. 또 고려는 주권국가가 아니라 원 제국의 한 속령이 되었고 고려왕은 그 속령의 장인 한 관리에 지나지 않게 되었다. 이 관계는 원의 문물을 받아들이기에 좋은 기회는 되었지만 우리 역사에 있어서는 큰 굴욕이었다.

고려의 무신 집정 시대에는 문신과 귀족들이 심히 현실 도피적이었다. 무신 집정이 끝날 무렵에 뒤를 이은 원의 지배하에서 문신과 귀족들이 하나의 세력으로 등장하면서부터 유교가 더욱 활기를 띠게 되었다. 충렬왕이 국학과 문묘를 신축하고 양현고를 확충하여 유교를 장려하였다. 다음 대의 충선왕이 만권당을 설립한 것도 유학 진흥 정책의 일환이었고, 원에서 관련 문물을 가져와 이식하였다. 주자학이 들어온 것은 충렬왕 24년(1297) 3월 6일에 충렬왕을 수행하여 원에 갔던 안유가 귀국하여 『주자전서』를 전한 것이 시초라고 한다. 이처럼 원의 의학과 경서·방서 등 의학 문헌이 고려에 들어오게 되었지만 어떤 문헌이 누구에 의하여 어느 때 들어왔다는 기록은 없다. 다만 충주사고에 기록되었던 의서부는 같이 보관된 다른 서적들이 고려의 판본이거나 혹은 고려 때 수입된 송의 원본이라는 점에서 아마 고려 시대의 것이라고 보는데, 그러한 의서로는 『소아소씨병원후론』·『오장육부도』·『신조보동비요』·『광제방』·『진랑중약명시』·『신농본초도』·『본초요괄』·『왕숙화맥결구의변오』·『황제소문』의 9부가 있다.

『소아소씨병원후론』은 11대 문종 12년(1057)에 충주목에서 새로 간행하여 비각에 보관한 것이며, 당·송의 문헌에는 이런 이름의 책이 없으므로 고려 때 소원방의 『제병원후론』에서 소아 부분만을 따로 떼어 편찬하였다고 생각된다.

『오장육부도』는 어느 때 누가 어디서 만든 것인지는 알 수 없고, 다만 『송사』「예문지」나 『숭문총목』(권3, 의서류)에 기록된 『황제내경오장육부도』에서 유래한 것으로 보인다.

『신조보동비요』는 저자나 연대 등을 알 수 없고, 일본의 다기겐잉의 『의적고』(권8, 「방론」 52)에 『유완소보동비요』 2권이 있다는 기록으로 미루어 보아 이로부터 유래한 것이라고 생각된다. 완소는 유하간의 호이다.

『광제방』 또한 편·저자·연대 등은 알 수 없고 신당서 예문지에 '『현종개원광제방』 5권'이라는 기록이, 『구당서』「현종기」에 '광제방'이라는 문구가 있어 이로부터 유래했다고 본다. 당의 원본인지 고려 판본인지는 알 수 없다.

『진랑중약명시』는 그 유래를 찾을 수 없으나, 다만 약명의 암기를 편하게 하기 위하여 시의 형식을 빌린 것이라고 생각된다.

『신농본초도』는 당·송의 『도경본초』에 의거한 것이라고 생각되나 자세한 것은 알 길이 없다.

『본초요괄』은 문종 12년에 충주목에서 간행하여 비각에 보관하였던 것으로 『송지』에 있는 '장문의의 『본초괄요시』 2권'이라는 기록으로 미루어 보아 이에서 유래했다고 생각되는데, 본초학의 지식을 외우기 쉽도록 시가 형식으로 만든 것이라고 본다.

『왕숙화맥결구의변오』는 편·저자·연대를 전혀 알 수 없으며 『송지』에 있는 『왕숙맥결』 1권이라는 기록과 『원지』에 있는 『대기종맥결판오집해』 3권의 기록으로 미루어 보아 이 의서들을 절충하여 만든 것이라고 추측되나 확실하지 않다.

『황제소문』은 어느 시대의 것인지 알 수 없다. 『황제내경』에서 소문만 떼어낸 것인지, 당의 왕수의 『황제내경소문』 24권인지, 송의 개정에 의한 『소문』인지 또는 원대에 개편한 것인지, 아니면 그 원본인지 알 수가 없다.

고려 후기에 편술된 의방서로서는 『삼화자향약방』·『향약고방』·『동인경험방』·『향약혜민경험방』·『향약간이방』·『진맥도결』 등이 있는데 모두 현존하지 않아 안타깝다. 『진맥도결』 외에 다른 의방서들은 조선 때 간행된 『향약집성방』에 약간 인용되어 있어 겨우 편린을 엿볼 수 있다. 약재의 교류도 매우 빈번하였는데, 수입 약재로는 주로 국내에서는 생산되지 않는 남국 열대산의 향약·소목·호숙·사탕 등이 있었고 주정류·소주 등도 수입하였다. 이로 인하여 국내산 약재에 대한 관심이 자극되었고 남방의 약재에 관한 새로운 지식과 증류·증제 방법에 대한 지식도 쌓였다. 수출 약재로는 인삼·잣·비목·조매·화리 등이 있었다.

고려의 의료 제도는 전기에는 당·송의 제도를 따랐다가 후기에 와서는 원의 제도를 따르게 되었다. 충렬왕·공민왕·공양왕에 이르는 사이 수차례 변경하였으나 근본적인 개혁이 아니라 각 관서에 명칭과 인명을 바꾸는 데 지나지 않았다. 후기 고려의 명의로는 설경성·채홍철·왕삼석·김석·복산·학선·허종·이춘·양종진·성석서·어백평·이행·정도전·방사량·김전·권중화 등이 있었다.

고려 의학은 한마디로 중국 의학의 모방이라고 할 수 있다. 이것은 고려 문화가 주로 중국 문화의 모방인 것과 마찬가지였다. 『황제내경』을 근저로 한 수·당 의학의 전통을 그대로 이어받았고 음양오행설에 바탕을 둔 당·송의 오운육기설과 성리설의 영향을 받아 생리·병리·치료관 등을 그대로 이어받았으며 유·장과 이·주 등 소위 금·원 4대가의 의학 유파를 그대로 따랐다. 바로 이 때문에 고려 의학은 사변적이고 이론적인 의경서 연구에 힘을 기울였다. 당시에 편술된 의서가 주로 방서였다는 점이 이를 뒷받침하여 준다.

의학 교육에 있어서는 태조 13년(930) 개성과 서경에 의학원을 설립하고 12목과 삼경(서경·동경·남경) 및 10도에 의학박사를 두어 교육을 해 오다가, 34대 공양왕 원년(1389)에는 전의사에서 하게 되었고 의학은 10학 중 하나가 되었다. 의학원의 출발은 태조가 서경에 학교 및 별도의 학원을 만들어 의·복(주금)을 가르침으로써 시작된 만큼 주금술사도 양성하였다. 서경의학원에는 뒤에 분사대의감·판감·지감을 두었다. 지방학생을 중앙에 모아 경학과 의학을 교육하였다. 지방 12목 경학과에는 의학박사 각 1명을 두고 지방학생을 다시 지방으로 돌려보내 이들로 하여금 교육케 하였다. 또 지방의 박사·사장師長에게 문학·유학·의학·주금술의 학생 교육을 권장하였고 이에 종사하는 자를 기명 신청케 하였다. 공양왕 6년(1389)에는 중앙에 10학의 교수관을 두었고 의학 교육은 의사행정의 중추기관인 전의사에서 하게 되었다. 의과 고시는 잡과에 포함시켜 제술·명경 양과와 함께 과거제도로 시행하였다 그 뒤에 의업시(의술)와 주금시(복술)로 나누어 시행하게 되었으며, 의업시의 고시 과목은 『소문경』·『갑을경』·『본초경』·『명당경』·『맥경』·『침경』·『난경』·『구경』 8과목이고 주금시의 과목은 『맥경』·『유연자방劉涓子方』·『창저론』·『명당경』·『침경』·『칠권본초경』의 6과목이었는데, 고시방법은 첩경貼經·파문破文·파의리破義理 등으로 행하였다.

의사의 사회적 지위에 관하여서는 자세히 알 길이 없고 다만 의약관들의 봉록과 전시과를 알 수 있다. 문무반에 속하기는 하여도 다른 문무반이나 권무관보다는 월등하게 못하였던 것으로 미루어 볼 때 사회적 지위는 좋지 않은 편이었던 듯하다. 의사 제도상으로는 중앙에 대의감(전의사)·상약국(봉의서)·한림원(의관) 등을 두었고 구료기관으로는 제위보와 동서 양 대비원 및 혜민국이 있었으며, 군대조직에 약원·전옥의원·사찬사·식의·동궁관·약장랑·약장승 등을 두었다. 지방에는 서경유수관 및 동경과 남경의 양 유수관·대도호부·중도호부·동서제방어사·진장·현령관, 천정 이상의 주·군·현 등에 의사 또는 약점사를 배치하였다. 의관의 지위와 직명을 보면, 최고위에 대의사(판대의)·대의감·시대의감·대의소감·시대의소감·상약과 시어의(동격)·한림의관·대의승 등이 있고 최하위에 대의· 의정·주금박사·식의·상약·의좌·조교(이상 모두 동격) 등이 있었다.

고유 의서로서는 김영석의 저작인 『제중입효방』과 저자 미상인 『고려다방편』·『약방』, 최종준의 찬인 『신집어의촬요방』 2권과 저자 미상인 『향약구급방』 상·중·하 3권 1책, 『향약고방』·『삼화자향약방』·『동인경험방』·『향약혜민경험방』, 정도전의 찬인 『진맥도결』, 서찬의 찬인 『향약간이방』 10부가 있다. 이 중에서 『향약구급방』 상·중·하 3권 1책은 우리나라에 현존하는 최고의 의서이다. 중국 의서의 고려 판본으로는 『황제팔십일난경』·『천옥집』·『상한론』·『본초괄요』·『소아소씨병원』·『소아약증병원십팔론』·『장중경

오장론』·『주후방』·『의옥집』·『오장육부도』·『보동비결』·『왕숙화맥결구의변오』의 12부가 있는데, 그중에서 『오장육부도』·『신조보동비요』·『왕숙화맥결구의변오』 3부는 고려 판본과 같다고도 한다.

명의로는 이상로·설경성을 비롯하여 많은 의인들이 있었다. 이상로는 고려 중기 사서인 이중부의 아들로, 승려에게서 의학을 배워 현관들의 병을 고쳐 유명해졌으나 학식은 없었다고 한다. 고친 병이 주로 저질疽疾·족질足疾 등이라는 점에서 외과적 질환을 취급한 듯하다. 내시內侍에 있었으며 벼슬은 이부상서에 이르렀다. 설경성은 신라 설총의 후손이며 경주인(계림)이었다. 대대로 의업을 하였으며 의술에 능통하였다고 한다. 처음에 상약·의좌로 있다가 뒤에 도첨의사사에 이르렀으며, 충렬왕의 병을 고쳤고 원에 가서 원 세조와 성종의 병을 고쳐 더욱 유명하여졌다. 그는 장신에 용모와 풍채가 좋았으며 성품이 근후하고 너그러우며 물욕이 없고 영달을 탐하지 않았다고 한다. 김영석은 예종·인종·의종 3명의 왕에게 역사歷仕한 의인이었으며 문필이 능하였다고 하고 벼슬은 중서시랑평장사에 이르렀다. 저서로서는 『제중입효방』이 있다. 의종 21년(1166) 4월에 78세로 졸하였다고 한다. 최종준은 고종 때 사람으로 『신집어의촬요방』 2권을 저술하였다. 정도전은 유학으로 유명한 창왕 및 공민왕 때 사람이었으며 『진맥도결』을 찬하였다. 김득굉은 현종 연대에 대의감이었고, 이염은 문종 때에 대의감이었으며, 김징악은 문종 때에 대의소감이었고, 이탄지는 의종 때에 대의소감이었다. 이 밖에도 유학·음양·의약·산술·천문·음률 등에 밝은 사람들이 나왔고 이름을 남기지 않은 명의도 많이 있었으며 의업을 전업으로 하지 않은 인물도 많았기 때문에, 어떤 사람이 진정한 의인인지 알기가 어렵다. 일례로 『진맥도결』을 찬한 정도전은 의인이라기보다는 권근과 함께 오히려 당대 주자학의 대가였다.

고려 시대에 크고 작은 전염병이 20여 회 유행했다는 기록이 있으나, 질역·장역·온질 등으로 표기되어 어떤 종류의 전염병인지는 자세히 알 수 없다.

제7절 일본 의학

일본 의학은 처음에 그 의술이 대륙에서 건너왔고, 불교 정신이 의료의 근본이 되어 중세의 의학을 지배하였다고 한다. 중국 의학이 언제 왔는지는 명백하게 알 수 없으나 몇 가지 전설에 의하면 이미 옛날부터 있었던 개별적인 교통에 의하여 조금씩 전하여졌다고 한다. 전승기록에 의하면 일본에 외국의 의학이 최초로 전하여진 것은 윤공왕 3년(414) 신라에서 대사로 온 김무에 의해서였다고 하며, 웅략왕 시대에는 459년에 고구려에서 건너간 덕래가 일본에 귀화하여 전하여졌다. 또 흠명왕 시대에는 백제의 박사들이 교대로 도일하게 됨에 따라 한반도로부터 의사와 채약사 등이 일본에 건너가게 되었다. 중국의 고대 의학이 한국을 거쳐 전하여지게 된 것은 지리적 여건으로 보아 필연적이다. 일본의 흠명왕 시대에 불교가 백제로부터 일본에 전하여졌고, 교통이 빈번하게 되자 한국 의학이 일본으로 많이 유입되었다고 한다. 추고왕 시대인 602년에 백제의 승려 관륵이 천문·역서·방서(일종의 의술서) 등을 일본에 가져가서 몇 사람의 일본인에게 이를 가르쳤다고 하는데, 이것이 일본 의학 교육의 시초라고 한다. 그 이후부터 의학은 승려들에 의하여 연구되는 기회가 많아졌으며, 의료정신의 근본이 불교에 바탕을 두게 되었다. 교통의 발달로 중국 대륙과의 직접적인 왕래가 있게 됨에 따라 추고왕 16년(608)에 혜일과 복인이 유학하여 의학을 배워 왔다고 하며(『일본서기』 22권), 이보다 앞서 일본에 귀화한 오나라의 의사 지총과 그의 아들(화약사주라는 이름을 받음)이 중국의 의서를 전한 바도 있었으며(『신찬성씨록』) 수·당의 의학을 직접 수입하기도 하였다는 것이다. 불교와 의학의 연관은 나라 시대(7세기 말에서 9세기 초)에 가장 성하게 되어 사원을 중심으로 한 사회활동이 구료시설의 발달을 촉진하였다. 가마쿠라 시대(12세기 말에서 14세기 초)에는 새로운 불교사상이 퍼짐에 따라 또 다시 성하여졌다고 한다. 이런 풍조는 시대에 따라 발전과 쇠퇴가 있기는 하였어도 근세 초기까지 계속되었다. 한편 나라 시대에 전문 의사가 독립된 다음부터 의학이 문헌적으로 깊이 연구되어 특색있는 저술이 많이 나오게 되었다. 중세의 풍조이자 문화인의 교양으로 불교가 일반화됨에 따라 의료정신은 여전히 불교에 바탕을 두게 되었고, 일본 의학은 불교의 발전과 쇠퇴와 함께 변천·발전했다. 중세의 일본 의학을 좀 더 자세히 보기 위하여 수·당의 의학의 유입과 그 전개 및 당시 일본의 의학 문헌 등으로 나누어 보기로 한다.

수·당 의학의 전래는 추고왕 때인 688년에 소야小野의 매자妹子가 견수사로 수나라에 건너가게 되었는데, 이 사절에 수행하여 수나라의 의학을 배우려고 혜일과 복인이라는 두 의사가 수에 건너가서 15년간 중국에 유학하고 돌아와 수의 의학을 일본에 전하였다고 한다. 그 뒤 754년경 당나라의 승려 감진이 일본에 와서 당의 의학을 전하였다고 한다. 감진은 당의 양주 강양현의 사람이었으며 학덕이 탁월하게 뛰어난 고승으로 의학에 정통하였다. 그는 배를 타고 일본으로 가기를 세 번이나 시도하였으나 세 번 모두 폭풍으로 뜻을 이루지 못하였고 네 번째에 겨우 도일에 성공하였다. 그는 성무왕의 칙명으로 일본산 약물의 진위를 판별하였는데, 그때 이미 장님이 되어 있었으나 코로 진위를 감별하여 한 번의 착오도 없었다고 한다.

중국 문물이 일본에 급속히 유입됨으로써 이에 압도된 일본인들은 그것을 받아들이기에 바빴으며, 결과적으로 중국 문물의 양식을 모방하는 것이 고작이었다고 한다. 아스카 시대에서 나라 시대에 걸쳐 모든 제도는 당의 양식을 모방하였고 의학도 당의 의학을 무비판적으로 모방하였다. 일본 최고의 제도라고 하는 오미레이(근강령, 689)나 그다음에 제정된 대보율령(702)은 모두 당의 제도를 모방한 것이라고 한다. 대보율령을 그대로 답습한 것이 양로율령(718)인데, 이것은 전모가 거의 그대로 보존되어 있다. 일반적으로 대보율령 또는 대보령이라 하는 것은 이 양로율령을 말한다. 이 양로율령 중에 있는 의질령은 일본 최고의 의사법제醫事法制이다. 이에 의하면 대학은 수도에 두고 국학은 각지에 두게 되었으며, 지방에 따라 대국·상국·중국·하국의 구별이 있었다. 의학 교육에 있어서도 마찬가지였다. 대학은 의사醫事를 관장하는 최고 관청인 전약료에 두었다. 이 전약료는 궁내성에 속하였고 그 장관을 전약두라고 하였다. 전약두 밑에는 학술이 우수한 의박사를 두어 의학생의 교육을 맡게 하였다. 이 대학에 입학할 수 있는 학생은 구스시藥師라는 성을 가진 자, 삼대에 걸쳐 의업을 한 명문의 자제로 한정되었다. 정원은 40명이었고 결원이 있을 때에 한하여 서민 중에서 두뇌가 좋은 자를 뽑아 입학시킬 수도 있었다. 연령은 13세에서 16세까지였다. 각지에 있는 국학의 의생도 대체로 이와 같았으나 정원은 더 적어서 대국 10명·상국 8명·중국 6명·하국 4명이었다. 수업 연한은 과목에 따라 내과는 9년, 소아과와 외과는 5년, 귀·눈·치아 등의 작은 과는 4년이었다. 이 밖에 침구를 전공하는 자는 7년, 안마와 주금을 전공하는 자는 3년이었다. 사용되는 교과서는 중국에서 전래된 『소문』·『침경』·『갑을경』·『맥경』 등이었고 또 실제 수련을 하는 상세한 규정도 있었다. 시험은 박사는 월 1회, 전약두는 계절마다 치게 하였고 연말에는 소속 장관인 궁내경이 일괄적으로 치게 하였다. 이렇게 하여 시험을 통과하면 졸업시켰는데 재학 9년 내에 졸업하지 못하면 퇴학되었고, 학업이 우수한 자는 임관 시 근무지 선택의 특권도 주었다. 또 전약료에는 약원생이라 하는 학생이 있었는데, 이들은 약물의 조제·채집·재배 등을 교육받았다. 그리고 독학으로 의학를 배운 자가 신청을 하고 약료 시험을 쳐서 합격하면 의사가 되는 길도 있었다.

궁중에는 궁내의 상용약물을 조제하는 내약사(중무성 소속)가 있었고, 여기서는 여자 의사의 교육도 시켰다고 한다. 이렇게 양성한 의사는 각 지역에 파견하고 군대 관계의 기관에도 배속시켰다. 이런 의사 제도는 당의 제도를 그대로 모방한 것이었기 때문에, 과연 어느 정도로 실행이 되었는지는 의문이다.

중세 일본의 의학 문헌으로 대표적인 것은 『대동류취방』·『금란법』·『의심방』 등이라고 하나 현존하는 것은 『의심방』뿐이며 이것은 현존하는 최고의 일본 의서라고 한다. 중국 의학이 일본으로 흘러 들어옴으로써 일본 고래의 의학은 소실되어 버렸다고 한다.

『대동류취방』 100권은 이런 풍조 속에 헤이안 시대 평성왕이 대동 3년(808) 각지의 국조(지방장관), 현주縣主의 공청·신사·호족 등에 의해 보존·전래되는 약방을 모아 편집한 것인데 현존하지 않는다.

『금란법』 50권은 8세기경 청화왕 때 칙명을 받아 스가하라 미네츠구가 편찬하였는데, 이 또한 현존하지 않는다.

『의심방』 30권은 원융왕 때인 영관 2년(984)에 칙명을 받아 단바 야스노리(912~995)가 편찬하였다. 이 의서는 주로 수의 『제병원후론』을 근본으로 하고 수·당의 의서를 참조하여 편집된 것이었으며, 인용문에는 각각 출전을 밝히었다. 내용을 보면 제1권은 총론이며 치료방침 및 약제 취급상의 주의와 약물이 중·일 대조어집으로 되었고 제2권은 침구의학에 대한 것인데 편자 자신이 침박사였기 때문에 더욱 특색이 있었다고 하며, 신체 각부의 경혈 위치와 그를 찾는 방법 및 주치술과 시술량은 『황제내경명당』을 인용하여 간결하게 기술하였다. 제3권은 풍병제병, 제4권은 모발과 안면부 질환, 제5권은 귀·목·입·코·치아·인후의 제병, 제6권은 흉부와 내장질환, 제7권은 음부 제병과 곤충병, 제8권은 수족, 제9권은 호흡기병과 위병, 제10권은 종양과 간질환, 제11권은 설사, 제12권은 대소변, 제13권은 결핵성 질환, 제14권은 급성병과 상한, 제15에서 18권까지는 외과, 제19권은 제련 및 제제법, 제20권은 석약, 제21권은 부인과 질환, 제22에서 24권까지는 산과, 제25권은 소아과, 제26권은 연년법延年法, 제27권은 양생, 제28권은 방내房內, 제29와 30권은 식물에 관한 제설로 되어 있다. 『의심방』은 『제병원후론』으로 목

目을 나누고 질병별로 시작하여 병인과 증후를 들었으며 치료법은 주로 『천금방』·『갈씨방』·『집험방』·『소품방』·『녹록방』 등 수·당 시대에 많이 쓴 방집의 원문을 그대로 초록하여 처방과 그 운용을 열거하였다. 단바 야스노리는 후한 영제의 자손이라고 전하며, 응신왕 때 일본에 귀화하였다고 한다. 그의 손자인 지노는 단바에서 살았기 때문에 성을 단바라고 하였으며, 그들의 집안에서 대대로 명의가 나왔다고 한다. 단바 야스노리의 증손자인 단바 가추우도 명의였으며 『의심방십유』 10권과 『의략초』 1권을 저술하였다.

결론적으로 중세 일본 의학은 전반적으로 중국 의학에 의거한 것이었고 의료 정신의 근저는 불교였다. 당시 의학의 특색은 불교문화의 영향을 크게 받았다는 점이었고, 과학적이고 건전한 의료의 발달은 없었으나 가마쿠라 시대에 이미 경험을 중시하는 풍조가 생겼다. 이것은 비록 경험의술의 성행으로 빗나가기는 하였지만 그 흐름의 밑바닥에는 혁신적인 정신이 잠재해 있었다.

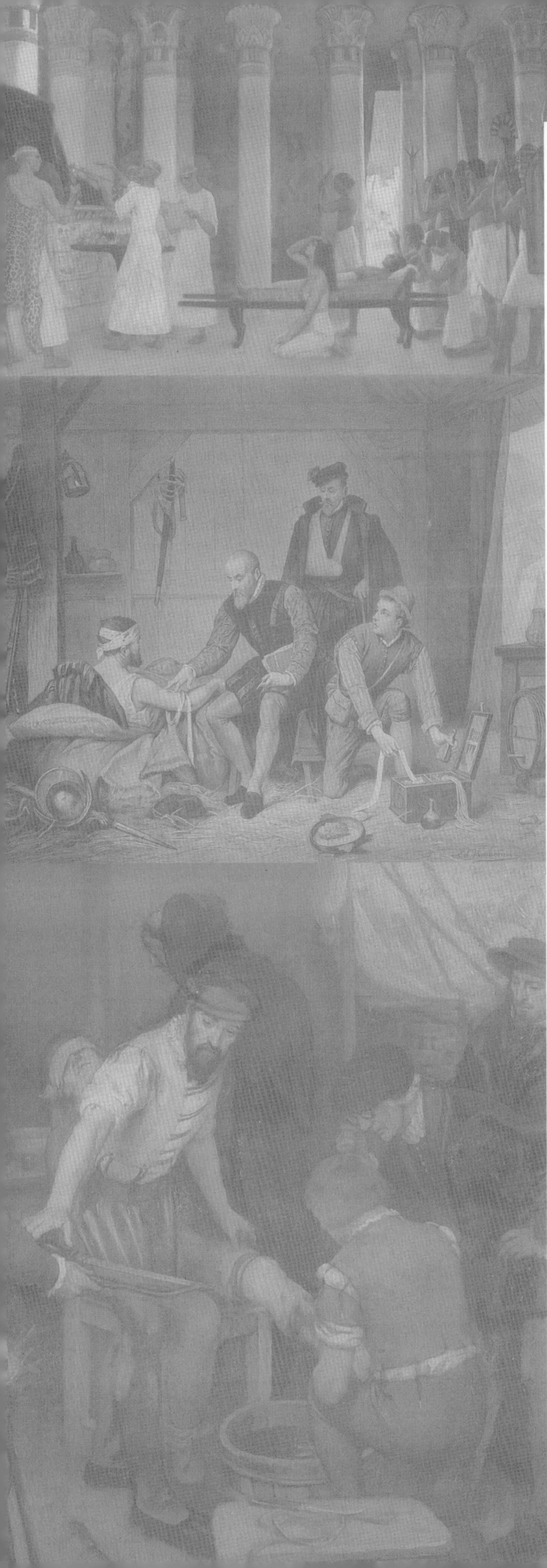

제3장

르네상스 시대 의학

해부학의 확립과 발전 / 혈액 순환의 원리 발견 / 임상의학의 혁신 / 중국 의학: 명대 의학 / 일본 의학: 요시노·무로마치 시대 의학 / 한국 의학: 조선 전기 의학

제3장

르네상스 시대 의학

시대적 배경

위대한 그리스 문화의 건설은, 대자연에 대한 관찰과 사색의 연결 속에서 이루어졌다. 대자연을 관찰하거나 사색할 줄 모르고 오직 선인들의 권위에만 의존하는 민족의 문화와 시대는 기울기 마련이다. 그리스 문화가 그러하였고 사라센 문화 역시 그러하였다. 그리스도교에 의존하였던 중세의 문화 또한 자연을 관찰하고 사색하는 노력을 스스로 포기함으로써 똑같은 전철을 밟아 기울어 갔다.

르네상스는 인류가 자연과 인간에 다시 눈뜨게 된 시대, 즉 문예부흥의 시대이다. 예술과 문학 분야에서는 13세기부터 그 태동이 감지되었으나, 과학의 역사에 있어 르네상스의 시작은 1543년부터라고 한다. 르네상스가 일어나게 된 사회적 배경으로는 중세를 지배하던 봉건제도의 몰락 및 근대 시민사회에 나타난 중산계급의 발흥을 들 수 있다. 르네상스는 중산계급 출신 예술가들의 예술 활동에 의하여 시작되어 문학 등으로 점차 파급되어 나갔다. 르네상스의 기술은 원양항해를 성공시켰고 화약의 발전을 이루었으며 활자 인쇄술을 발명했다. 이 중에서 특히 인쇄술의 발명으로 인해 문화가 급진적으로 보급되었다. 전통적 그리스도교의 교양과 권위에 맹종하는 중세적 정신에서 벗어나, 지금까지 신에게만 맡겨져 있던 모든 권위를 인간 자신들의 힘으로 손에 넣게 되었다. 이러한 인간 중심의 사고가 결속되어 휴머니즘을 만들게 되었다.

종교계에서는 마르틴 루터에 의하여 종교 개혁 운동이 일어났고, 자연과학계에서는 코페르니쿠스의 지동설이 나왔으며 갈릴레오의 역학이 완성되었다. 이러한 시대에 의학도 급진적으로 발전하게 된 것은 당연한 일이다. 이 시대의 의학발전에 기여한 명의로는 안드레아스 베살리우스와 파라셀수스, 그리고 앙브루아즈 파레를 들 수 있다.

제1절 해부학의 확립과 발전

서양의학이 중세에서 벗어나게 된 것은 의학의 기초인 해부학과 생리학이 진정한 자연과학으로서 확립되었기 때문이었다. 인체 해부에 관하여 살펴보면, 그처럼 유명하였던 히포크라테스도 인체 해부는 하지 않았고 다만 알렉산드리아 시대에 한때 인체 해부를 한 일이 있었을 뿐이다. 갈레노스도 돼지 해부는 하였지만 인체 해부는 하지 않았고, 살레르노 의학교에서도 동물, 주로 돼지를 해부하여 인체의 구조를 유추하는 데 그쳤다. 아라비아인들 역시 종교상의 이유로 인체 해부를 하지 않았다. 그래서 그들은 히포크라테스와 갈레노스의 해부를 그대로 믿는 수밖에 없었다. 그러나 인체의 구조에 대한 올바른 지식이 절실히 필요하였던 것만은 사실이었다. 살레르노 학교 당국이 프리드리히 2세에게 인체 해부의 허가를 간청하여 간신히 허락을 받은 것은 1240년의 일이었다. 1286년 사림베니의 저서에는 병인을 찾기 위하여 병사자의 시체를 해부한 의사가 있었다는 기록이 있고, 1300년 베네치아에서는 2명의 내과의와 3명의 외과의가 독살된 시체의 법의해부를 함께 하였다는 기록이 있다. 또 1308년 베네치아에서는 의사조합이 일 년에 1구의 시체를 해부할 수 있도록 하였다는 기록도 있다.

이상을 요약하면, 중세 해부학 교육을 3시기로 나눌 수 있다. 첫째, 동물 해부를 가르쳤던 살레르노 대학 시기(800~1200)이다. 둘째, 해부보다는 책을 통해 강의를 했던 아라비아 의학 시기(13세기)이다. 셋째, 프리드리히 2세가 살레르노 대학에 인체 해부를 허가한 1240년 이후이다. 이 무렵 등장한 유명한 해부학자가 몬디노 데 루치(1275~1326)이다. 그는 볼로냐에서 약사의 아들로 태어나 1290년에 의학을 배우기 시작했고 뒤에 볼로냐 대학의 해부학 교수가 되어 평생을 보냈다고 알려져 있다. 그는 1306년에 처음으로 학생들에게 인체 해부를 시켰고, 1316년에 『해부학*Anatomia*』을 저술하였다. 이 해부학서는 중세 내내 교과서로 사용되었으며, 계통해부학의 체계를 세워 외과의 임상에도 참고하게 하였다. 이런 인체 해부의 풍습은 파도바 대학으로도 번져갔고, 이렇게 하여 르네상스의 위대한 해부학자들이 나오게 되었다. 당시 각 대학이 인체 해부를 허가받은 연도는 베네치아 대학이 1368년, 몽펠리에 대학이 1376년, 플로렌스 대학이 1388년, 비엔나 대학이 1404년, 볼로냐 대학이 1405년, 파도바 대학이 1429년, 프라하 대학이 1460년, 파리 대학이 1478년 등이었다. 인체를 직접 해부함으로써 의술과 의학의 발전은 해부학을 기초로 이루어지게 되었다.

르네상스 시대의 위대한 발견이 또 하나 있는데, 그것은 인체의 미를 발견하였다는 것이다. 중세 시대에 육체는 죄가 많고 더러우며 영혼은 맑고 깨끗하고 고귀하다고 한 것과 좋은 대조를 이룬다. 레오나르도 다 빈치(1452~1519)·미켈란젤로(1475~1564)·라파엘로 산티(1483~1520)와 같은 위대한 예술가들이 의욕적으로 인체의 미를 탐구하였고, 올바른 관조를 통해 인체 구조의 세부적인 면까지 묘사하게 되었다. 더욱이 레오나르도 다 빈치의 해부 생리학적 연구는 매우 정밀하고 우수하여 과학자라고 부르기에 조금도 손색이 없을 정도이다. 그리고 이들의 예술 활동은 해부학에 신선한 자극을 많이 주었다고 한다.

이탈리아에 해부학의 전통이 싹튼 것은 몬디노 데 루치가 사망한 뒤부터이다. 파도바 대학과 볼로냐 대학이 해부학의 새로운 중심지가 되어 뛰어난 해부학 교수들을 많이 배출하였다.

가브리엘 제르비(1468~1505)는 베로나 사람이며, 파도바 대학의 해부학 교수였다. 위장의 근섬유·자궁·난관·눈의 누부에 대한 보고를 하였으며 후각 신경의 발견자로 이름을 남겼다.

알렉산드로 아킬리니(1463~1512)는 볼로냐 대학의 교수였다. 회장과 맹장 사이에 있는 회맹판ielocecal valve과 12지장에 있는 총담관 개구부, 중이의 추골·침골·미로 등을 발견하였다.

카르피의 야콥 베렌가리스(1470~1530)는 볼로냐 대학의 교수였다. 설상골동·고막·송과선·충수·후두연골·심장판막 등을 발견하였다.

델라 토레(1481~1512)는 파도바와 파비아 양 대학의 교수였으며, 다빈치와 함께 『도보해부학』을 저술하였다.

이처럼 이탈리아에서는 위대한 해부학자가 많이 배출되었고, 그들은 빛나는 업적을 쌓았다. 그때까지 미지의 분야였던 인체의 구조는 학자들의 눈에 닿기만 하면 모두 신발견이었을 터이다. 따라서 새 분야로서의 해부학이 융성 시대를 맞이하였고, 학자들의 의욕은 충천하였으리라는 점을 짐작하고도 남음이 있다.

해부학 연구 열풍은 프랑스에서도 일어났다. 파리 대학의 귀도 귀디(?~1569)와 자크 두보이스(?~1555), 또 빈터 폰 안더나흐(?~1574)가 학풍을 이어가며 파리 대학에 해부학의 전통을 확립하였다. 프랑스 르네상스 의학이 전개된 곳도 바로 이곳인데, 그것은 백면서생이었던 젊은 베살리우스가 찾아와 해부학을 배우면서부터라고 한다.

안드레아스 베살리우스(1514~1564)는 벨기에 베젤 출신이었고 조상도 베젤에서 살았으며 일가의 성을 베살리우스라고 하였다. 대대로 학문이 뛰어난 명문으로, 고조부인 페트루스는 아비켄나 의학 연구자로 유명하였다. 증조부인 요하네스는 막시밀리안 1세의 왕비인 마리아 폰 부르군트의 시의였으며 1492년에는 루벤 대학의 교수직에 있었다. 조부인 에베르하르트는 의사이면서 수학자였으며, 부친인 안드레아스는 카를로스 5세 때 궁내약사였다고 한다. 안드레아스 베살리우스는 당시의 관례에 따라 일반교양 교육을 받았는데, 특히 어학과 수학에 천재적 소질이 있었고 아버지와 할아버지들을 본받아 일찍이 의학에 뜻을 두었다. 그리하여 소년시절부터 해부학에 큰 흥미를 갖고 동물해부를 많이 하였다. 그는 18세 때 파리 대학에 들어가 귀도 귀디, 자크 두보이스, 빈터 폰 안더나흐 등으로부터 해부학을 비롯하여 외과학과 기타 의학을 배웠다. 학생시절에 이미 선생인 빈터 폰 안더나흐 교수의 해부학 저서 저술을 도왔으며, 해부학의 지식과 부검기술이 탁월하여 따를 자가 없었다. 그러나 당시에는 해부학 실습에 주로 동물을 이용하였기에 그는 언제나 만족하지 못하였다. 그는 1538년 카를로스 5세의 파리 진격을 피하여 루벤 대학으로 갔으며, 이때 형장의 인골을 채집하여 연구에 몰두하였다. 루벤 대학에 있다가 다시 이탈리아에 가서 당시 베네치아파의 대화가였던 티지안의 제자, 화가 요한 스테판 폰 칼카르와 친교를 맺었다.

1538년 4월, 베네치아 원로원의 허가를 얻어 『6장의 해부 도표』를 출판하였다. 베살리우스가 교수가 된 것이 전년 12월이었다고 하니, 취임과 동시에 공개해부를 한 뒤 이 책을 출판하기까지 겨우 5개월밖에 걸리지 않았다는 점에서 그의 정력을 짐작할 수 있다. 그는 이어서 선생인 빈터 폰 안더나흐 교수가 저술한 해부학서(1536년 간행)를 개정 출판하였다. 이때부터 베살리우스는 해부학에 대한 독창적인 자기 견해를 종합·정리하여 체계화하는 데 몰두하여 1538년부터 착수한 원고를 1542년 8월에 완성하고 다음해 6월에 출판하였다. 제목은 『인체구조에 관한 7권의 서*De Fabrica Humani Corporis*』라 하였고 바젤 요한 오페리누스 서점에서 출판되었으며 칼카르가 삽화를 그렸다. 이 책은 『파브리카』라고 통칭되었으며 대형의 오페리누스 판이었고 본문이 660페이지에 달하는 큰 책이었다. 『파브리카』는 책명 그대로 7권으로 되어 있는데 1권은 골과 연골, 2권은 인대와 근육, 3권은 맥관, 4권은 신경, 5권은 내장과 생식기, 6권은 심장, 7권은 뇌와 감각기로 구성되어 있다. 이에 의하여 근대적인 계통해부학의 학문적 체계가 거의 확립되었다. 이 책은 실증적 과학성이 뚜렷했고 중세의 유럽 의학을 지배하던 갈레노스의 체계와는 매우 달랐다. 그중 중요한 몇 가지만 들어 보면 기정맥은 대정맥이 아니라 심장의 상부에서 나온 것이며, 심장골은 존재하지 않고, 하악골은 둘이 아니라 하나로 된 것이며, 흉골은 7개가 아니라 3개로 되어 있다는 점 등이다. 또 베살리우스의 해부에서 가장 중요한 것은 심장 구조 연구라고 한다. 갈레노스에 의하면 폐정맥으로부터 뉴마가 좌심실로 들어오고 우심실에는 간에서 만들어진 혈액이 들어오는데, 이 혈액은 좌우 양 심실 사이에 있는 격벽의 구멍을 통하여 우심실에서 좌심실로 들어가게 된다고 했다. 베살리우스는 갈레노스의 설에 따라 좌·우심실 간의 격벽에 있다는 작은 구멍을 열심히 찾았으나 찾아내지 못하였다. 처음에는 갈레노스의 권위를 믿어서 오히려 자기의 잘못 때문에 그 작은 구멍을 찾지 못하였다고 생각하였지만, 한번은 우심실에 물을 채워 넣었는데도 물이 끝내 한 방울도 좌심실로 흘러 들어가지 않았다. 이렇게 하여 격벽에는 작은 구멍이 없다는 사실을 확인하고, 감히 갈레노스 체계의 오류를 지적하기에 이른 것이다.

이렇게 하여 로마 시대 이래 1,300여 년간 중세 최고의 성전으로 군림하며 전해 내려온 갈레노스의 저작에서 중요한 부분이 쓸모없게 되었다. 이뿐만 아니라 과학 전체에 일대 파란이, 사회와 종교에 일대 물의가 일어났다. 베살리우스의 친구들은 출간 전부터 베살리우스가 사회의 강한 반대 및 종교적 이유에 기인한 반역 혐의로 고난받을 것을 예측하고 음으로 양으로 그를 도왔으며, 갈레노스의 오류를 지적한 듯한 문장은 고의로 삭제하기도 하였다. 그러나 일단 책이 출간되자 그들의 우려대로 베살리우스를 반대하는 사회적 파장이 심히 거세게 일어났다. 그를 가르쳐 주고 길러 주었던 선생 자크 두비오스 교수는 베살리우스를 정면으로 반대하며 그를 정신병자로 몰아붙였다. 파도바 대학에서 베살리우스의 해부학 교실에 있던 제자 레알로 콜롬보(1516~1559)도 적극적인 반대론자가 되어 버렸다. 갈레노스 의학의 테두리 속에서 종교적 허락에 의한 활동만이 용인되었던 사회 정세는 점점 베살리우스를 궁지에 몰아넣었고, 압박이 나날이 심해져 갔다. 완미頑迷하고 고루한 스승과 배신의 반기를 든 제자, 그리고 사회의 맹렬한 반대에 부딪힌 30세의 베살리우스는 젊은 격정에 사로잡혀 수많은 미발간 원고와 심혈을 기울여 얻은 연구기록 등을 모조리 불태워 버렸다. 그는 실의와 좌절감을 가득 안고 카를로스 5

세의 궁중에 평범한 시의로 들어가 도피생활이라고 할 수 있는 세월을 보냈다.

마드리드는 베살리우스가 살던 곳으로 종교적 속박과 압박이 심한 곳이었다. 카를로스 5세에 이어 그가 시의로서 모신 왕 펠리페 2세도 별로 돌보아 주지 않았으며, 종교적 이유로 성지 예루살렘을 순례해야만 했다.[16] 그렇게 떠난 길이 마지막이 되었는데, 그는

---

16 베살리우스가 스페인의 카를로스 5세의 시의로서 시작한 도피생활은 왕의 대가 바뀌어도 그런대로 괜찮은 편이었다. 그러나 새로 왕이 된 펠리페 2세는 그를 별로 돌보아 주지 않았으며, 베살리우스는 동료 의사들과 종교가들의 증오 때문에 예루살렘 순례의 길에 오를 수밖에 없었다.
베살리우스의 저서는 『파브리카』 외에도 많은데, 몇 가지를 살펴보면 다음과 같다. 먼저 1539년에 『Epistola(docens venam axillarem dextri cubiti in dolore laterali secandam….이라는 부제가 붙어 있음)와 사혈에 대한 서간』이라는 2부의 책을 출판하였다. 이것은 재래의 비과학적 해부학에 대한 비판이며, 재래의 해부학에 대하여 감정적인 반역을 기도한 것은 아니라고 한다.
이에 앞서 1537년에는 아라비아의 라제스가 저술한 알-만수르의 병리와 치료에 대한 주석서를 출판하였고, 1541년에는 갈레노스 전집 중 혈관과 신경 부분을 번역하여 출판하였다.
『파브리카』의 내용을 조금 더 자세히 살펴보면 각 권의 분량이 고르지 않아 1·2권이 전체의 반을 차지하며, 머리말에서부터 당시의 의학을 통렬하게 비판하였다. 의학의 중요한 부분이 요리상·매약상·이발사에게 맡겨져 있음을 폐단으로 지적하고, 해부학이 완전히 타락한 것은 외과의 실제 기술을 이발사의 일인 양 취급하는 의사들의 무책임 때문이라고 공박하였으며, 대학의 해부학 교수마저 스스로 집도하지 않고 무지한 사환들이나 일꾼들에게 해부를 맡긴 결과 오늘날까지 해부학이 발전하지 않았다며 맹목적인 갈레노스 숭배를 배격하였다. 『파브리카』는 골과 근의 해부가 상세하며, 따라서 1·2권이 가장 두껍고 신경에 대해 다룬 4권이 가장 얇다. 6·7권의 삽화가 가진 예술적인 면이 특히 훌륭하다고 평가받는다. 권말의 1장은 동물의 생체해부에 관한 기록이며, 해부대에 묶인 돼지 그림이 전권의 끝으로 되어 있다고 한다. 『파브리카』라는 제명은 인체 구조만 취급하는 것처럼 보이지만, 베살리우스는 언제나 죽은 인체와 살아 있는 동물을 대조하면서 관찰하는 것을 잊지 않았고 해부학상의 지견을 임상에 응용하는 것도 염두에 두었다. 베살리우스는 해부학자일 뿐만 아니라 권위에 의하여 비틀어진 관념적 생리학을 사변의 세계로부터 구출한 선구자이기도 하였고, 임상가로서도 훌륭한 기량을 가지고 있었다.
베살리우스가 불러일으킨 일대 파란과 물의는 『파브리카』뿐만 아니라, 『파브리카』와 동시에 같은 출판사에서 나온 그의 저서로 대형판 28페이지의 얄팍한 책인 『인체구조에 관한 그의 책의 요약(*Suorum de humani corporis fabrica librorum epitome*)』 때문이기도 했다. 이 책은 통칭 『에피톰(*Epitome*)』이라 하는 획기적인 저술이었으며 그 내용이 표제와는 달랐다. '그의 책'이라는 것은 결코 『파브리카』를 가리키는 것이 아니고 아마 그가 꿈꾸고 있었던 대저작, 즉 그의 연구를 총망라한 보다 더 완벽한 대저술을 가리킨 것으로 보인다. 『에피톰』 속의 그림은 『파브리카』에는 없는 것도 있고, 『파브리카』가 카를로스 5세에게 헌정된 데 비해 에피톰은 펠리페 황태자에게 헌정한 것으로 되어 있다. 이 책은 특히 뇌의 국소 해부에 대한 부분이 매우 훌륭하다.
대학의 연구 생활을 청산하고 스페인의 평범한 시의로서 임상가가 된 베살리우스는 32세에 결혼하였다. 그리고 1551년부터 황제의 측근들과 함께 『파브리카』의 초판을 개정하기 시작하였다. 문장을 고치고 생리학적 실험도 첨가하였으며, 새로운 장을 더 넣기도 하고 도판도 더욱 정교한 것으로 바꾸어 넣었다. 그리하여 1555년 8월에 완성을 보았다.
『파브리카』의 제2판은 베살리우스의 친구 칼카르가 그린 아름다운 도판과 함께 베살리우스의 지식 전체를 결집해 엮은 훌륭한 개정판이었다. 824페이지의 이 개정판은 과학과 예술이 융합되어 이루어진 명저로서 문화사적으로 높이 평가되어 왔다.
1555년 당시의 베살리우스는 41세의 장년이었고, 학문에 대한 정열이 다시 고개를 쳐들어 걷잡을 길이 없었다고 한다. 베살리우스의 제자로서 파도바 대학 해부학 교실에서 그의 뒤를 잇고 있던 가브리엘 팔로피오가

예루살렘에서 돌아오는 길에 이오니아 해의 잔테 섬 부근에서 풍랑을 만나 불행하게도 50세의 젊은 나이로 생애를 마쳤다.

제2절 혈액 순환의 원리 발견

갈레노스에 의하면, 혈액순환은 간에서 만들어진 혈액이 대정맥을 통하여 우심실에 들어와 좌·우심실의 중격에 있는 작은 구멍을 통하여 좌심실로 들어가는 과정으로 이루어진다고 하였다. 여기에 폐로부터 들어온 뉴마가 합쳐져 전신을 순환한다는 것이다. 이것은 갈레노스 해부학의 중대한 오류였으며, 베살리우스로부터 그 오류를 지적받고 큰 타격을 입게 되었다.

심장의 혈액순환은 어떻게 이루어지는가? 이 질문에 해답을 제시한 이는 미카엘 세르베투스(1509~1553)라는 스페인 사람이었다. 그는 북 스페인의 귀족으로 태어나 신학을 배웠고 이탈리아를 방랑하였다. 독일의 스트라스부르그에 이르러 삼위일체론에 반대하여 이단자로 몰렸고 교회에서 추방당해 리옹으로 쫓겨났다. 그는 파리로 와 의사가 되었으며 아비뇽에서 개업한 다음부터는 고요한 생활을 하게 되었는데, 이때 『그리스도교 부흥』이라는 책을 출판해 가톨릭은 물론 개혁한 신교까지도 비난하였다. 그리하여 스위스의 종교개혁자인 칼뱅의 노여움을 샀고, 또 신·구 양 교도들이 그를 이단자로 고발하기에 이르렀다. 그는 피신하여 제네바에 가서 칼뱅에게 사과하고 용서를 빌었으나 뜻대로 되지 않았고, 마침내 붙잡혀 종교재판을 받고 화형당했다. 현존하는 『그리스도교 부흥』은 겨우 3부뿐인데, 비엔나·파리·에든버러에 각 1부씩 보관되어 있다. 『그리스도교 부흥』에서 세르베투스는 갈레노스설에 반대하여, 우심실의 혈액은 직접 좌심실로 들어가는 것이 아니라 폐를 돌아 신선한 홍색이 되어 폐정맥으로부터 좌심실로 들어가게 된다

저술한 『해부학관찰』(1563년판)을 입수한 베살리우스는 그 책에 빠져 버렸다. 자신이 쌓아 놓은 기초 위에서 후계자가 발전시켜 나가고 있는 해부학 영역을 바라보며 더없는 만족감을 느끼면서, 그는 팔로피오의 연구에 대한 비판인 *Anatomicarum Gabriele Falloppii observationum examen*을 써서 멀리 있는 팔로피오에게 보냈다. 그러나 팔로피오는 받지 못했고 이 기록은 1564년에 가서야 출판되었다. 이처럼 베살리우스가 학문 연구에 있어 재기하기 위하여 몸부림치고 있을 무렵, 뜻밖에도 예루살렘 순례의 길을 떠나야 한다는 청천벽력이 떨어졌던 것이다.

고 밝혔다. 폐동맥은 갈레노스가 주장한 것처럼 폐에 영양을 주는 것이 아니라, 폐에서 혈액은 뉴마를 받게 된다고 하여 소위 소순환을 밝혔으나 전신의 순환까지는 생각이 미치지 못하였다.

세르베투스가 죽고 나서 6년 뒤인 1559년, 선생인 베살리우스에게 반기를 들었던 이탈리아의 레알로 콜롬보(1516~1559)는 살아 있는 동물을 해부하여 심장의 수축·이완과 맥박의 관계를 관찰하였다. 그는 혈액은 우심실로부터 폐로 들어가 공기와 접하게 되고 다음에 폐정맥에 의하여 좌심실로 들어온다고 하였는데 이것이 과연 콜롬보 자신의 관찰 소견인지, 세르베투스의 『그리스도교 부흥』을 읽고 영향을 받은 것인지는 확실치 않다.

안드레아 세살피노(1519~1603)는 피사에서 의학을 배웠고 30세에 의사가 되어 피사 대학의 약물학 교수가 되었다. 콜롬보 교수의 가르침을 받아 그 뒤를 이었으며, 그에 이르러 비로소 순환circulation이라는 표현을 썼다고 한다.

지롤라모 파브리시오(1537~1619)는 파도바 대학의 해부학 교수인 팔로피우스의 후임이었는데, 출신지가 아쿠아벤덴트이기 때문에 아쿠아벤덴트의 파브리시오라고도 하였다. 그는 사혈할 때에 붕대를 감으면 언제나 그 붕대의 밑에 정맥의 확장이 생기게 되는데, 이것은 정맥 내에 판막이 있어 말초로부터 심장 방향으로 흐르는 혈액의 역류를 막아 주기 때문이라고 하였다. 정맥판을 발견하고 이에 관해 상세하게 기록하였다.

파브리시오의 문하에 윌리엄 하비(1578~1649)가 있었다. 그는 영국의 남해안 포크스톤에서 출생하여 1588년에 캔터베리의 학교에 들어가 라틴어와 그리스어를 배운 다음, 이탈리아에 유학하여 파도바 대학에서 파브리시오에게 배웠다. 1602년에 학위를 받고 귀국하여 26세 때 의사인 브라운의 딸과 결혼하여 의사생활을 하였으며, 1615년 37세의 나이로 왕립내과 대학의 교수가 되었다. 1628년에 혈액순환의 원리를 밝힌 「동물심장과 혈액운동의 해부학적 연구Exercitatio Anatomica de Motu Cordis er Sanguinis in Animalibus」를 발표하였다. 이 논문은 4절판 72페이지로 된 소책자로 프랑크푸르트 암 마인에서 출판되었다. 이것은 의학뿐만 아니라 자연과학과 사상·예술에까지 영향을 준 커다란 업적이었다. 1623년에는 제임스 1세의 시의가 되었고 1625년에는 찰스 1세의 시의가 되어 각지를 여행하였으며, 1636년에는 국왕의 사절인 토마스 하워드를 수행하여 비엔나에 있는 페르디난트 2세의 궁정에 다녀오기도 하였다. 혁명이 일어나자 왕을 따라 옥스퍼드로 피신하였고 1648년에 의회군이 옥스퍼드를 점령하였을 때 런던으로 돌아왔다. 1649년 1월 30일에 찰스 1세가 처형되었을 때 하비는 70세의 고령이었다. 그는 만년에 한적한 곳을 찾아가 학문을 계속하였으나 1657년 6월 3일에 병으로 사망하였다.

하비는 정밀한 실험을 거듭함으로써 예리한 관찰을 쌓아 올렸고, 빈틈없는 정연한 논리를 전개하여 갈레노스 의학을 붕괴시켰다. 하비의 「동물심장과 혈액운동의 해부학적 연구」는 다양한 냉혈동물의 생체해부를 통해 심장 박동을 상세히 관찰하고 심장판막의 기능을 밝혔다. 또 시체에 액체를 주입하여 소순환에 이어 대순환의 이치까지 밝혔으며, 뱀의 심장박동을 관찰하여 한 번에 심장에서 박출되는 혈액량과 일정시간 내의 박동수를 측정하였다. 그리하여 1분간의 박동수를 72회라고 한다면 혈액은 1분에 144온스, 1시간에 8,640온스가 심장에서 박출됨을 알게 되었다. 또 대량의 혈액이 간에서 만들어지고 심장에 와서 전신에 퍼져 소비되어 없어져 버린다는 갈레노스의 설은 당치 않다고 하였다. 심장으로부터 박출된 혈액은 전신을 돈 다음 정맥을 통하여 심장으로 되돌아올 수밖에 없고, 같은 혈액이 폐를 순환하며 다음에는 전신을 순환하게 된다. 이렇게 하여 순환이 반복된다는 것이다. 하비는 혈액의 순환운동이 심장 수축에 의한 펌프 작용임을 밝혀 갈레노스 등의 뉴마 사상을 일소했고, 논문을 기술할 때 물리학 용어를 사용했으며, 실험에는 정량적인 방법을 도입하였다. 이 정량적 실험 관념과 분석 방법이야말로 근대자연과학의 가장 강력한 무기인데, 이것을 의학에 도입한 하비의 공적은 실로 지대하였다. 그러나 하비의 연구에는 약점이 있었는데, 그것은 혈액이 동맥에서 정맥으로 이행되는 기능에 관하여 설명하지는 못했다는 점이다. 물론 이에 대해 착안하였고, 동맥과 정맥 사이의 혈액 유통 연락을 증명하려는 노력도 하였으나 실패하고 말았다. 그는 이를 해명하려면 반드시 현미경을 이용하여야 한다는 사실을 알지 못하였던 것이다.

이탈리아에서는 홀란드의 얀센 부자, 즉 한스 얀센과 차하리아스 얀센이 발명한 현미경을 통해 생물세계의 탐구를 이미 시행하고 있는 학자가 있었다. 1625년경에 꿀벌의 두부를 관찰한 미세구조를 발표하여 사람들을 놀라게 한 프란시스코 스텔루치와, 마르첼로 말피기(1628~1694)이다.

말피기는 1628년 3월 10일 볼로냐에서 출생하였다. 볼로냐 대학에 들어가서 아리스토텔레스를 연구하고 다시 의학을 배워 1653년 의사의 칭호를 받은 다음, 1656년에 피사대학의 교수가 되었다. 그 뒤 메시나 대학으로 옮겼다가 1666년에 다시 볼로냐 대학으로 갔다. 1691년 로마로 이주하여 교황의 시의가 되었으며, 1694년 11월 29일 뇌일혈로 죽었다. 말피기는 현미경을 끈질기게 들여다보면서 생체의 미세구조를 연구하던 중 모세혈관을 발견하게 되었고, 그 혈관에 흐르고 있는 적혈구를 발견하였다. 그는 선gland과 신경의 구조를 연구하였으며 식물세포의 연구에까지 손을 뻗쳤다. 또 동맥과 정맥의 연결을 개구리의 폐혈관에서 발견하였는데, 폐동맥 내에 물을 넣어 보았더니 그 물이 혈류를 따라 폐로 가서 모세관을 지나 정맥 내로 나오는 것을 보았다. 이렇게 하여 동맥과 정맥이 모세관에 의하여 연결됨을 알게 되었다. 하비의 혈액순환의 원리는 여기에서 완전히 확립되었으며, 이로부터 생체의 기구는 명백히 물리화학적인 현상으로서 이해되기에 이르렀다. 이런 발견들은 확실히 의사학상 중요한 것 가운데 하나이다.

제3절 임상의학의 혁신

절대적 권위로 오랫동안 군림하여 오던 갈레노스의 의학체계가 해부학과 생리학에서부터 무너져 가고 있던 그 무렵, 임상의학에서는 회오리바람이 불기 시작하였다. 이 회오리바람은 아라비아 의학에 대한 비판에서 시작하여 반대로 나아갔고, 반대는 다시 공격으로 번져 나갔다. 르네상스의 중심지인 이탈리아에서는 마르디와 모델 등이 맹목적인 권위 숭배에 반대하고 나섰으며, 프랑스에서는 샴피에르와 브리소 등이 아라비아 의학을 통렬하게 비판했다. 독일에서는 랑게와 푹스 등이 개혁의 선봉이 되었다. 이렇게 하여 스콜라 철학과 갈레노스 의학의 테두리 속에서 종교적 허락에 의한 활동만이 용인되었던 중세의 임상의학이 혁신되기 시작하였다. 오랫동안 쌓인 폐단은 이 혁신이 쉽사리 이루어지게 만들지는 않았다. 하지만 이 무렵에 열정적인 혁신 의사인 파라셀수스(1493~1541)가 돌풍처럼 뛰어나와 맨손으로 싸웠고, 그의 뒤를 이어 나온 파레와 더불어 의학의 혁신을 완수하게 되었다.

1. 파라셀수스

베살리우스와 하비에 의하여 갈레노스 의학의 초석은 무너졌으나, 치료의학 분야에서는 갈레노스와 아비켄나의 의학이 여전히 권위를 떨치고 있었다. 이 권위에 대항하여 이미 잃어버린 근거를 가지고 허세를 부리던 낡은 치료의학을 타도하고, 근대 치료의학을 확립한 사람은 파라셀수스였다. 파라셀수스는 낡은 의학체계 속에 살았으면서도 혁신의 저력을 길렀다. 중세 아라비아의 노쇠한 과학과 의학이 몰락하고 마침내 종말을 맞았으며, 이에 대하여 혁신이 착실히 전개되어 가는 이 모든 과정이 파라셀수스에 의하여 구현되었다.

파라셀수스는 "의술이 사람의 뒤를 따라오지 않는다. 사람이 의술을 구하여 찾아가지 않으면 안 된다."라고 말하였으며, "자연을 연구하기 위해서는 자연의 책을 구명하지 않으면 안 된다. 손으로 쓴 책은 완전한 연구가 가능하나, 자연은 한 나라에서 다른 나라로 편력하지 않으면 연구할 수 없다. 나라와 나라는 자연이라는 책의 한 장이고, 또 다른 한 장이다."라고 하였다. 이 말은 미지의 의학 세계를 연구하자면 여러 나라를 편력하면서 폭넓게 공부를 하여야 한다는 것이었다. 그의 본명은 호헨하임이고 파라셀수스는 속명으로, 로마 시대의 대석학 셀수스와 비등한 사람이라는 뜻으로 그렇게 불렀다고 한다. 그는 1493년 11월 10일, 스위스의 취리히에서 조금 떨어진 아인지델른의 지일 강변에서 출생하였다. 그의 부친은 봄바스트 폰 호헨하임이라는 의사였다. 파라셀수스가 9세 되던 해, 부친이 카른텐 시의 의사가 되면서 그곳 광산학교의 교사도 겸하게 되었다. 파라셀수스는 고향에서 약초에 대한 지식을 얻었고, 부친을 따라 광산학교에 가서는 분석화학을 배우게 되었다. 뒤에 비엔나 대학에 들어가 의학을 배우고 의사가 되었으며, 다시 슈바르츠에서 지그문트 푸게르에게 화학을 배웠다. 이후 그는 유럽 각지를 편력하면서 의학 지식만 있다면 누구든지, 의사나 점쟁이 또는 연금술사까지도 찾아가 배웠다고 한다. 이렇게 하여 그의 명성은 점차 높아졌으며 프라이부르크나 스트라스부르크에서 강좌를 열고 제자를 가르치게 되었다. 그는 프로베니우스라는 출판가의 초청을 받고 바젤에 가게 되었는데, 이것은 프로베니우스의 발에 생긴 병을 고치기 위해서였다. 이탈리아의 유명한 의사들도 고치지 못한 이 병을 파라셀수스는 완전히 고쳤다. 파라셀수스는 바젤에서 머무는 동안 유명한 인문학자 데시데리우스 에라스무스와도 친교를 맺었으며, 얼마 뒤에 33세의 나이로 바젤 대학의 교수가 되었다.

파라셀수스는 옛날 대가들의 언설을 경시하고 자연 관찰과 실험의 중요성을 역설하였는데, 그것은 곧 르네상스의 정신이었다. 그는 1527년 6월 24일 성 요한 축제일에 아라비아의 『의학성전』을 학생들 앞에서 불태우고 새 의학 건설을 선언하였다. 강의에는 종래 써 오던 라틴어를 버리고 일상용어인 독일어를 사용했는데, 이것은 흡사 로마 교황의 권위를 거부하고 성서를 독일어로 번역했던 마르틴 루터의 기백과 상통하는 점이 있었다. 이 때문에 학생들은 강의용어가 농민들이 사용하는 독일어라며 파라셀수스를 비난하였으며, 거짓말쟁이라고 욕설을 퍼붓기도 하였다.

파라셀수스는 그 당시 약사들은 지식이 얕고 폭리를 취한다고 비난을 퍼부었다. 또 약사들에게 국가고시를 치게 하고 약값을 나라에서 정해야 하며 약국을 조사하여야 한다고 주장하여, 약사들로부터 미움을 받았다. 이렇게 종횡무진으로 부딪히던 중, 파라셀수스는 마침내 그를 용납하여 주지 않던 바젤을 떠났다. 1528년 2월경의 일이었다. 파라셀수스는 그 뒤 한때 콜만에 머무르기도 하였으나 뷔텐부르크·슈바벤·프랑켄 등의 지방을 유랑했고 1529년 뉘른베르크에 이르러 저서를 출판하기 시작하였다. 이때 매독치료법의 잘못을 지적한 것이 화근이 되어 라이프치히 대학에서 내린 출판 중지 명령 때문에 출판을 못하게 되었고, 다시 각지를 방랑하면서 연구결과를 계속 발표하였다. 그리고 1541년 9월 24일 잘츠부르크에서 48세로 일생을 끝마쳤다. 파라셀수스는 의사학상에 우뚝 서 있는 하나의 거목이며, 실질강건하여 종교개혁의 정신을 학문의 세계로 가져왔던 르네상스의 위인 중 한 사람이다.

파라셀수스 사상의 근본은 신 플라톤 학파의 철학에서 나온 것으로 대우주와 소우주, 다시 말하면 자연과 인생의 관계를 밝히려는 것이었다. 인간의 성립·변화·성장 물질의 교대 등을 개관하면 대우주와 소우주는 신의 의지 즉 자연의 법칙에 의하여 운행되고 있으며, 이에 순종하는 것이 의학이라는 것이다.

파라셀수스의 사색은 일생을 바쳐 얻은 실증적 연구결과에 근거하는 것이었고, 그의 본질적인 사상을 시인 괴테는 『파우스트』에서 다음과 같이 노래했다.

> 의학의 요지는 조작도 없는 것,
> 대우주와 소우주를 구명해 보라.
> 귀결되는 곳은 신의 뜻일지니,
> 되는 대로 맡기는 수밖에는,

(……)

하나하나가 전체와 입김이 통하고,
사물과 사물이 서로, 감응해 있다.
황금 두레박을 내려, 물을 긷듯이,
천상의 모든 힘이 내렸다간 다시 오른다.
그 모두가 축복의 향을 보내는 날개를 흔들면,
하늘에서 지상에 내려와, 곡조 없이 모든 것에 울려 퍼진다.

파라셀수스는 물질을 움직이는 힘의 존재를 믿었으며, 이 힘을 아르케우스Archeus라고 명명하였다. 그는 아르케우스의 힘으로 체내의 모든 화학반응이 진행된다고 생각하였으며, 아르케우스의 힘과 그 법칙을 알기 위하여 임상경험을 쌓아 올렸다. 아르케우스는 그리스어 태초archeion에서 나온 것으로, 자연의 근저를 만들고 자연의 안쪽에 깊이 숨어 자연을 움직여 나가는 힘이라고 하였다. 파라셀수스 병리학의 근저는 이 아르케우스에 있다. 파라셀수스는 아르케우스가 이상상태에 있거나 그러한 여건이 있으면 병이 된다고 보았으며, 이상상태와 그에 따른 병을 다음과 같은 5종으로 나누었다.

천상 영향——— 기후, 계절에 인한 발병원인
독물 영향——— 자가 독물, 접촉 독물(전염병 포함), 협의의 독물 등
자연적 영향—— 체질, 유전 등
정신적 영향—— 관념 도착, 정신적 무기력, 암시 등
신적 영향——— 신벌

신벌의 이상상태가 위의 여건에 들어간다는 것은 파라셀수스가 중세의 종교인이기 때문이다. 그는 중세에서 근세에 이르는 다리를 놓은 사람이며, 밤과 새벽의 중간에 서 있는 사람이다.

파라셀수스는 치료에 있어서 원인요법을 취하고 대증요법을 피하였는데, 이것이 그에게서 비롯된 근대 서양의학의 원인요법이다. 그는 "원인은 달라도 증상이 같은 경우가

종종 있다. 이럴 때는 증상에 현혹되지 말고, 원인을 제거하는 데 힘써야 한다."라고 말하였다. 증상에 중점을 두고 증을 진단과 치료의 중핵으로 하는 중국 의학과 상반되는 점이다. 파라셀수스는 원인을 제거하는 특효약, 즉 아르카누룸archanurum을 사용하여야 한다고 하였다. 그리스도교인이었던 그는 개개의 질환에 대하여 신이 개개의 아르카누룸을 준비하여 보유하고 있다고 믿었다. 또 특정 지역에만 있는 병일 경우 그 지역에서 그 병의 특효약이 되는 약초가 생산된다고 믿었다. 파라셀수스는 화학에도 능통하였기 때문에 인체에 대한 약품 사용, 즉 약리작용을 확립하여 과학적인 근대의학을 수립하는 데에도 중요한 역할을 하였다. 그의 영향은 독일을 중심으로 뻗어나가 오랫동안 유럽 의학 속에 남아 있게 되었다. "의사는 육체의 병에 대하여 신의 대리자이다."라는 파라셀수스의 말은 뜻있는 의사가 마음에 간직해야 하는 말이다.

2. 앙브루아즈 파레

르네상스 의학을 촉진시킨 제1인자는 기초의학 중의 기초의학인 해부학을 발전시킨 베살리우스이고, 제2인자는 치료학을 확립하여 근대 임상의학의 기초를 다지고 약리작용을 수립한 파라셀수스이다. 그리고 제3인자는 근대 외과학을 확립한 앙브루아즈 파레(1510~1590)이다.

파레를 말하기에 앞서 그 당시까지의 외과학의 내력을 살펴보면, 고대 의학에서 외과학은 내과의 보조에 불과하였으며 따라서 독립적인 기반도 영역도 없었다. 아비켄나도 외과를 멸시하였기 때문에 외과의의 지위는 보잘것없었다. 독일에서는 13세기까지도 이발사나 목욕탕의 심부름꾼 등이 외과의를 겸하고 있었다. 당시의 목욕은 하나의 건강법이자 치료법으로 이용되었고, 목욕탕 주인이나 심부름꾼은 흡각을 가지고 배농을 하고 자락(사혈)도 하였다. 이발사는 이발을 하면서 한편으로는 가벼운 절개수술 등을 하였다. 외과의 지위가 높아진 것은 쟝 피타르드가 파리 대학에서 외과 강좌를 연 다음부터이다. 대학을 졸업한 외과의는 외과 마지스터라고 하였고 탈장이나 백내장 등의 수술을 하였다. 대학을 나오지 않은 외과의는 엠프리오Emprior라고 하였으며, 이발사나 목욕탕의 심부름꾼들은 이보다도 더 하위의 외과의였다.

1346년에 유럽에서 대포가 발명되었는데, 이 때문에 전장에서 입는 외상이 대단히 커졌다. 이에 대처하게 된 외과학은 크게 성장하였고, 의수와 의족 등이 발명되었다. 근대적인 외과학의 발달은 해부학에 이어 이탈리아에서 시작되었고, 살레르노와 볼로냐 양 대학에서는 대대로 유명한 외과의사를 배출하였다. 1506년에 지오바니 비고(1460~1525)는 교황 율리우스 2세를 모셨는데, 풍부한 경험을 살려 『외과 진료』(1514)를 저술하였다. 그 당시 계속되는 전란으로 총상이 많았는데, 비고는 이런 총상에 유독물질이 생긴다고 하면서 작열한 철편 또는 뜨거운 기름으로 처리하는 방법을 가르쳤다. 이것이 총상 유독설의 기원이라고 한다. 한편 비고의 제자인 마리아노 산토(1489~1550)는 두개를 천공하여 수술을 하는 천로술을 행하여 수술법의 진전을 이룩했다. 또 볼로냐 대학의 바르토르메오 마기(1516~1552)는 총상은 단순한 기계적 손상이기 때문에 뜨거운 기름 소독이 필요 없다고 주장하였으나, 일반 의사들은 이를 수긍하지 않았다.

독일의 외과학은 주로 스트라스부르크 출신의 의사들에 의하여 촉진되었다. 브룬슈비히(1450~1543)와 한스 폰 게르스도르프, 펠릭스 비르타(1514~1575) 등은 당시 독일에서 유명한 외과의들이었다. 또 프랑스에서도 일찍이 통속적인 외과를 벗어난 전문적인 외과의가 배출되었는데, 이 중에서 르네상스 의학을 위하여 많은 공적을 남긴 사람이 파레였다.

앙브루아즈 파레는 1510년에 프랑스 메인의 라발 근처에 있는 부르그 에른상Burg Hersint에서 출생하였다. 그의 부친은 이발사였고 형들은 외과의였다. 파레는 어린 시절에 파리로 가 이발관에서 견습공으로 일하였다. 그 뒤에 파리 시립병원Hotel Dieu(오텔 디외)에서 3년간 외과를 배웠는데, 이때 이미 두각을 나타내었다고 한다. 1536년 및 1538년에 일어난 프랑스(프랑수아 1세)와 독일(칼 5세)의 전쟁 때 군의관으로 종군하였고, 1544년 크레피Crepy에서 강화조약이 성립된 뒤 파리로 돌아왔다. 1545년에서 1550년까지 자크 데 보이스 밑에서 외과와 해부학을 배워 그의 조수가 되었고, 1552년에는 국왕 프랑수아 1세의 외과 시의가 되었다. 전쟁 중에는 적에 포위된 부상병의 반출에 성공하였으나 파레 자신은 포로가 되었는데, 이후 그가 유명한 외과의라는 것이 알려져 곧 석방되었다는 이야기도 있다. 파레는 앙리 2세부터 프랑수아 2세와 샤를 9세까지 계속해서 모시면서 외과 시의 겸 시종으로 승진하였고, 1590년에 일생을 마쳤다고 한다. "나는 붕대하고, 신은 고치신다."라는 것이 그의 신념이었는데, 이것은 히포크라테스의 피시스 개념을 그리스도교인의 입장에서 표현한 것이기도 하다. 학력이 없었던 파레는 근면과 천부적 재능을 발휘하여 스스로 지식을 쌓았으며, 르네상스의 의사로 알맞은 인물이었다. 그는 갈레노스 의학을 비난하지 않았으며, 자기의 실험을 중시하고 자기의 관찰 결과에 따라 행동하였다. 고대 명의의 권위에 맹종하지는 않았다.

파레의 중요한 업적은 총창요법과 혈관결찰법 두 가지로 요약할 수 있는데, 이것은 주로 전장의 총상을 치료하면서 얻은 성과였다. 파레는 1536년의 전쟁에서 총상 환자를 많이 보았다. 그는 총탄에 맞은 부위에 생긴 열상과 화약의 중독을 치료하기 위한 종래의 소작방법 및 뜨거운 기름 처리법에 의혹을 가지고, 개량방법을 모색하던 중이었다. 그러나 그 당시까지는 비고의 창상론에 의거하지 않을 수 없었다. 즉, 총창에는 화약중독을 제거하기 위하여 기름을 상처에 부어 스며들게 한 뒤 작열하는 철편을 놓아 태우는 소작법을 그대로 답습하였던 것이다. 어느 날은 상처에 부을 기름이 없었기에 하는 수 없이 난황과 장미유로 만든 고약을 붙여 주었다. 그 결과 뜻밖에도 종래의 소작법보다 동통도 덜하고 치유도 빨랐다. 여기에서 힌트를 얻은 파레는 독창적인 요법을 많이 고안하게 되었다. 파레는 총창을 치료할 때 더 이상 잔인한 소작법을 행하지 않게 되었다. 다시 말하자면 그릇된 총창처치를 개혁한 것이다. 그리하여 그는 경험을 토대로 창상치유wound healing의 과정을 밝히고 총창은 특수 원인에 의한 좌창임을 확인하였으며, 1545년에 총창치료법을 출판하였다. 또 파레는 혈관결찰법을 발명하여 지혈법에 새로운 광명을 주었다. 이 혈관결찰법은 일찍이 알렉산드리아 시대에도 있었던 것이나, 그 사이 중단되어 망각되었다. 파레는 고대의 방법과는 아무런 관계없이 이를 독창적으로 고안하여, 1552년에 포탄에 의하여 하퇴가 분쇄된 병사에게 시행함으로써 큰 성공을 거두게 되었다. 이것으로 사지절단술이 확립되었다. 그리하여 1564년에 『외과학』 10편을, 또 1572년에 『외과학』 5편을 출판하게 되었다. 파레는 각종 외과 기기와 기술을 고안하고 개량하였으며 토순(언청이)수술·탈장수술·기관절개술·전립선절개술·골절과 탈구의 정복술 등 중세의 의가들에게는 불가능하였던 수술을 성공적으로 하게 되었다.

이렇게 하여 이발관, 목욕탕에서 하여 오던 통속 외과는 과학적인 근대 외과의 문턱으로 들어서게 되었다.

부: 매독의 발생과 그 전파

1495년 나폴리에서는 매독이 발생하여 크게 유행하였는데, 이는 의사나 속인이나 할 것 없이 모두가 처음 보는 병이었다. 당시 사람들은 이 병을 갈리아에서 들어온 것이라 하여 갈리아 병이라 하거나 병원지가 나폴리라고 하여 나폴리 병이라고 하였는데, 시필리스syphilis라는 이름을 붙인 사람은 프라카스토로였다.

지롤라모 프라카스토로(1484~1553)는 1484년에 나폴리에서 출생했다. 프랑스 병Syphilis sive morbus gallicus이라고도 불렸던 매독과 그 밖의 접촉전염병 및 그 요법에 대한 두 권의 저서를 내었고, 이로 인하여 이름을 남겼다. 앞의 저서는 용모가 청순하고 빼어난 양치기 청년 시필리스가 태양의 신을 저주하였다가 그 벌로 매독에 걸렸다는 신화에서부터 매독의 증상과 요법을 시체詩體로 서술한 것이다. 이것이 매독을 시필리스라고 부르는 어원이라고 한다. 뒤의 저서는 3편으로 되어 있으며, 전염병사상 귀중한 문헌이다. 제1편에서는 전염병이 병자와의 접촉 및 공기로 인하여 온다고 하면서 병원미생물의 존재를 예상하였고, 제2편에서는 천연두·마진·페스트 등을 기술하고 이 병을 전염시키는 병의 씨앗이 있다고 하면서 매독과 발진티푸스의 발생에 대하여 자세하게 기록하였다. 제3편에서는 전염병의 치료법과 예방법, 온열과 한랭에 의한 병아의 박멸, 자락, 발한제, 매독의 전신 및 국소요법 등을 기술하였다.

나폴리에서 나타난 매독은 불길처럼 유럽 전역에 번져 나갔다. 종래 없었던 병이기 때문에 아메리카에서 또는 아프리카 서해안에서 왔다는 등 이설이 분분하다. 어떤 사람은 원래 유럽에 있었던 어떤 병이 변화되어 매독이 되었다는 설을 내기도 했다. 중국에서는 명나라 효종 연간(1488~1505)과 무종 연간(1505~1521)에 매독이 크게 유행하였다고 하는데, 연대적으로 볼 때 나폴리에서의 유행과 거의 같은 시기였다. 또 1495년의 나폴리 유행 때 프랑스에도 유행이 있었고, 1499년에는 러시아에서도 유행하였다고 한다.

제4절 중국 의학: 명대 의학

1368년 정월에 한족인 주원장이 중국에 다시 한족의 나라를 건설하고 국호를 명이라 하였다. 명 통치하에 있던 이후 294년간 중국 의학은 침체되어 있었다. 명의 의학은 질적으로 금·원 의학의 연장이었으며, 학설상으로 유의미한 성과는 없으나 의학의 보급만은 가장 잘 되어 있었다고 한다.

동시대의 서양에서는 인류가 자연과 인간에 대하여 눈을 뜬 르네상스 시대가 시작되었다. 13세기에 그 첫발을 내디뎠고, 근대 시민 사회의 발흥과 중세 봉건제도의 붕괴 속에 근대 과학이 융성하고 기술이 발전하면서 경제적·물질적 기반을 형성하려는 기운이 무르익어 갔던 바로 그 무렵이다. 그러나 동양은 아직도 긴 잠에서 깨어나지 않고 있었다. 명대의 의학이 바탕으로 삼은 것은 금·원대 4대가의 유파와 송대 국방의 학(방서)의 전통이었으며, 전대의 의설은 그다음 대의 의가들에 의하여 점점 더 부연되고 조직화되었다. 그러나 이런 와중에도 의서는 많이 저술되었는데, 대부분 수십 권 이상의 대저로서 총서 또는 전서의 형식으로 되어 나왔다.

당시 주요 저서의 내용을 간단히 살펴보면 다음과 같다.

『증치준승』 6편 120권은 왕긍당(자는 우태)의 저서이다. 어느 한 의가의 의설에 치우침 없이 모든 의설의 장점을 취하여 절충하여 놓은 것이다.

『유경』 32권은 장계빈의 저서이며, 『황제내경』을 최초로 조직적으로 연구하고 내용을 분류하여 의학의 근본을 해명하려고 하였다.

『상한론조변』 8권은 방유집의 저서이다. 이 책에서 비로소 『상한론』에 비판을 가하였다. 그리하여 그에 대한 재검토의 여지를 제시하였다. 또한 전본(전해지고 있는 책)의 진위를 처음으로 비판하기도 하였는데, 전본의 진위에 대해 비판을 가한 최초의 문헌이라고 한다.

『본초강목』 52권은 이시진의 저서이다. 본초학의 결정판이라고 한다. 본초학을 집대성하여 종래에 신비적 색채를 띠던 것을 처음으로 자연스럽게 분류하였다는 것이 이 책의 특색이다.

이처럼 의가에 따라 각자 독특한 일가를 만들었는데, 이런 의가의 수가 너무 많아 일일이 열거할 수 없다. 각 분과의 학설도 더욱 정밀해졌다. 즉 특수한 병을 전문으로 보는 의가가 있었다는 것이다. 예를 들면 외과에는 진실공, 마진에 옹중인, 온역에는 오유성 등이 있었다. 그렇기는 해도 결국 명대의 의학에는 과학성과 창조성이 부족하였고, 전통만을 고수하여 고인의 도를 전한다는 소극적인 태도로 일관하였기 때문에 전반적으로 의학이 침체하였다. 의학은 오직 관념론의 범위에서 사변을 되풀이하는 데 지나지 않았다.

명나라는 최후의 왕인 20대 영명왕 때, 1661년 만주에서 일어난 청에 의하여 멸망했다. 과학사상의 르네상스가 시작된 것은 1543년이며, 이 해에 코페르니쿠스의 지동설이 공표되었고 의학에서는 베살리우스가『파브리카』를 출판하여 근대 해부학이 확립되었다. 그로부터 118년이 지난 뒤에 명이 망하고 청이 일어났다. 17세기 중엽에 유럽에서는 근대적 기반이 완전히 확립되어 미래를 향한 발전의 도약이 이미 이루어지고 있었다. 그런데 명의 의학은 아직도 긴 잠에서 깨어나지 못하였다.

제5절 일본 의학: 요시노·무로마치 시대 의학

유럽에서 르네상스가 일어나 중세의 장막이 걷히고 과학에 기초를 둔 근대의학이 시작되었을 때, 일본에도 히포크라테스 의학이 건너왔다. 이를 전해 준 사람은 포르투갈 사람이었다고 한다. 그 당시 일본인들은 포르투갈인을 남만인이라 불렀고, 그들이 가지고 온 의학을 남만 의학이라고 하였다. 중국 의학밖에 모르던 일본인에게 남만 의학은 놀랍고 두려운 것이었다. 그래도 일본 의학의 주류는 여전히 중국 의학이었는데,『상한론』에서 벗어나 새로운 국면으로 전개된 이·주학도 들어왔다. 중국 의학과 남만 의학의 틈바구니에 낀 일본 의학은 우여곡절을 겪으면서 독자적인 길을 찾으려 몸부림쳤고, 요시노吉野 시대와 무로마치室町 시대가 여기에 해당된다.

1453년 8월 25일에 일본의 다네가시마에 포르투갈 상선이 표착하여, 이때 포르투갈인이 처음으로 일본에 왔다. 일행 중 명나라 사람인 오봉이라는 자가 한자로 남만선이라고 적어 보였다는 데서 남만이라는 말이 나왔다고 한다. 이 남만선은 일본에 총을 전하였는데, 당시 일본 전국이 전란 중이었기 때문에 전 일본에 빨리 보급되었다. 그 뒤 포르투갈과의 교역이 시작되었다. 처음에 인도의 포르투갈 점령지 고아에 있던 예수회 선교사 프란시스코 사비에르가 1549년에 일본에 와서 선교하여 많은 신자를 얻었다. 그다음에는 로마 교황의 허가를 받은 도미니크회와 아우구스티누스회의 선교사들이 차차로 도일하여 자선사업을 일으키고 나병 구제도 하였는데, 의료 구제 사업을 하게 되면서 남만 의학이 일본에서 자라나기 시작하였다.

포르투갈의 부자 상인이며 가톨릭 신자인 루이스 데 알메이다가 1555년에 일본에 와서 자기의 사재로 육아원과 병원을 부나이(현재의 오이타)에 설립하고, 의사를 양성하였다. 그 병원은 제치원이라고 하였으며 100명의 입원환자가 있었다. 진료는 알메이다와 그가 양성한 일본인 의사 2명이 하였다. 르네상스와 거의 같은 시대에 유럽의 의료가 일본에 들어왔다는 것은 크게 주목할 만하다. 이 병원은 1586년에 전란으로 파괴되어 버렸다.

그 뒤에 다시 가톨릭 신도들에 의하여 부나이의 제치원과 같은 자선병원이 일본 각지에 설립되었고, 일본에 왔던 가톨릭 성직자 그레고리오 데스 세스페데스와 루이스 프로에스는 포교와 함께 의료에도 종사하였으며 약초원도 만들었다. 당시 일본을 지배하던 오다 노부나가는 가톨릭을 보호하고 땅을 내주면서 남만사 건립을 허가하여 주었다. 그러나 그다음 지배자인 도요토미 히데요시는 가톨릭을 금지하고 남만사를 파괴하였으며, 선교사들을 추방하거나 처형하였다.

이때 포르투갈인 선교사 크리스토퍼 페레이라는 신앙을 버리고 일본에 귀화하여 사와노 추왕이라 개명하였는데, 약간의 의학 지식이 있었고 외과 수술도 할 줄 알았다고 한다. 『남만외과비전』은 사와노 추왕이 의학에 대해 가르친 것을 필기한 것이며, 그 내용이 유치하기는 하지만 히포크라테스의 4체액설에 의거한 종양 발생의 병리와 경과 및 치료를 설명하였다. 이를 통해 일본인은 히포크라테스의 의학을 접하게 되었다. 종양의 경과는 발생기, 종창기, 커지지 않고 작아지는 일도 없이 그대로 있는 시기, 종양이 없어지든가 또는 화농하는 시기의 4기로 나누어 설명하였다. 치료는 화농이 되게 그냥 두거나 절개하는 것인데, 화농이 되었을 때는 석회 등을 주성분으로 하는 구개약口開藥을 사용한다. 또 절창(칼에 베인 상처)의 경우는 소주로 씻어 야자유를 바르고 창상구를 봉합하여, 다시 소주로 씻어 난백에 야자유를 넣어서 혼합한 것을 솜에 묻혀 창상부위를 덮고, 그 위에 목면포로 싸두는 것이었다. 이것을 다카도리류 외과라 하였다.

니시 기치베에는 나가사키 사람이며 남만어에 능통하였다. 사와노 추왕 등으로부터 의학을 배워 1556년에 남만 대통사가 되었다. 그의 아들인 니시 겐요오는 길병위吉兵衛라 하며 남만어에 능통하였고 외과의로서 일가를 세웠다고 하는데, 그의 외과술을 사이류 외과라 하였다.

포르투갈인과 스페인인의 입국이 금지된 뒤부터 네덜란드인들이 오게 되었다. 네덜란드인이 일본에 처음 온 것은 1602년이었으며, 그 뒤로 그리 자주 오지는 않았으나 서양의학은 이들에 의하여 전하여졌다. 그래서 처음에는 아란타류라 하고, 뒤에 가서 화란의방이라고 하였다. 이것은 남만 의학과 다른 것이 없었는데, 서양에서는 이미 르네상스를 지나 베살리우스·하비·파레 등의 의학은 중세 의학과는 비교가 안 될 만큼 높은 수준이었기 때문에 문화의 낙차에 의하여 일본으로 유입되었던 것이라고 한다. 이 새로운 의학설이 일본에 정확하게 전하여진 것은 아니었다. 그러나 해부학에서는 처음에 혈관과 신경에 관한 내용이 전하여졌는데 이는 중국 의학에 없는 것이었다. 순환계의 기재라든가, 동맥혈과 정맥혈의 구별은 되어 있어도 매우 부정확했고 순환·호흡·소화 등 생리와 같은 기초의학도 역시 부정확하여 이해가 안 되었다. 그러나 임상의학, 특히 외과는 수술을 실지로 보면 되었기에 가장 일찍 이식되었다. 아란타류의 외과를 카스파르류라고 하였는데, 이것은 1649년에 일본에 온 네덜란드 사절 중에 카스파르 삼베르겐이란 의사가 1650년까지 머무르며 외과술을 가르친 데서 유래한 것이다. 자락법도 전하여졌으나 일본에서는 그다지 쓰이지 않았다. 이때 일본에 전하여진 유럽 외과서의 근원은 앙브루아즈 파레의 저서였다고 한다. 나라바야시 진상(1648~1711)은 이것을 정독하여『홍의외과종전』(1706)을 저술하였다. 나라바야시 진상은 9세부터 화란어를 배워 19세에 아란타 소통사가 되었고 39세에 아란타 대통사가 되었으며, 1698년 51세 때에 홍모인에 가담하여 불측한 일을 하였다는 이유로 파직되었다. 그 뒤부터 의업을 하였는데, 그의 외과는 나라바야시류라 하였고 이름을 크게 떨쳤다고 한다.

한편으로는 일본 의학의 종주였던 중국 의학이 전하여 들어왔는데 이 중국 의학은 수·당대부터 크게 변화한 것이다. 당 다음인 송대의 의학은 그 당시의 철학인 성리학의 영향을 크게 받았으며 음양오행으로 인체의 제 현상을 설명하려 하였고, 여기에 오행상생과 오행상극 등의 설이 덧붙었다. 시대가 조금 내려와서는 오행이 운동하는 모양과 초·이·삼·사·오·종이라는 서열의 육기와의 조합으로 병이 발생한다는 원인설, 그리고 그 원인에 따른 치병방법을 설명하는 오운육기설이 나오면서 송의 의학은 사변적이 되었다. 금대의 유하간과 장자화, 원대의 이동원과 주단계는 소위 금·원 의학의 4대가이다. 이 설이 일본에 전하여진 것은 무로마치 시대, 즉 아시가가 정권하의 전란시대였다.

당시 일본의 주요한 의가들을 살펴보면 다음과 같다.

다시 로산기(1507~1594)는 무사시, 가와고시의 사람이며 1489년 21세 때에 명나라에 유학하여 이·주 의학을 배웠다. 그후 귀국하여 처음으로 이·주 의학을 전하였다. 귀국 후 처음에는 가마쿠라에 살았으나 시모노의 아시가가로 옮겨 살면서 크게 의술을 떨쳤다고 하며, 그의 조상들도 의술을 업으로 삼았다고 한다.

마나세 도상(1507~1594)은 교토 야나기바라에서 출생하였는데, 조실부모하고 백모가 양육하였다고 한다. 10세에 천광사, 13세에 상국사에 들어가 승려가 되었고 불경과 경서에 능통하였다. 또 그는 한문학에 깊은 관심을 가져, 23세에 비후인肥後人·서우구西友鷗와 관토에 가서 시모노의 아시가가 학교에 입학하여 경사와 제자백가 등을 배워 중국 철학에 능통하였다. 그때 로산기는 도도연사導道練師라 하여 이·주의 의학설을 부르짖고 있었다. 그는 1531년에 로산기를 만나 10년간 그 밑에서 배운 뒤에 속인으로 돌아와 의사가 되었다. 그의 의원은 고관대작들의 신뢰를 받아 문전성시를 이루었다. 마나세 도상의 의술은 『계적집啓迪集』에 집대성되어 있다. 또 그는 사재를 내어 학사(계적원)를 짓고 의학 교육을 하였으며 이·주 의학에 정통한 자로서 천재성을 드러내었다고 한다.

나가다 독홍(1528~1630)의 출신은 불명이다. 평생을 유랑하면서 보냈다는데, 가히에 있을 때가 많아서 가히의 독홍이라 하였다. 도상의 의학이 주류가 됨에 따라 반주류가 생기게 되었는데, 그것이 곧 독홍의 의학이었다. 독홍은 처음에 이·주 의학을 배웠으나 뒤에 가서 장중경의 『상한론』에 머물게 되었다. 『상한론』의 이론으로 귀결되는 독홍의 치료법은 이·주의 의학과는 근본적으로 대립되었다. 독홍은 극약을 쓰기 좋아하였기에, 주로 비위를 보하고 온화한 약제를 사용하는 이·주 의학을 신봉한 도상의 의학과 대립하지 않을 수 없었다. 독홍은 자기의 주거를 모암이라 하고 외출 시는 약낭을 목에 건 소를 타고 다녔으며, 유유자적하여 권문에 아첨하지 않았고 빈천을 얕보지 않았다. 때로는 가히의 독홍, 1복服 16문文이라고 외치면서 시약을 하기도 하였다고 한다. 독홍에 의하여 앙양된 상한론의 정신은 도상의 의학과 대립하면서 일본 의학을 발전시키는 자극제가 되었다.

제6절 한국 의학: 조선 전기 의학

조선 전기는 편의상 태조 이성계의 개국(1392)부터 선조 41년(1608)까지로 본다. 태조는 국호를 조선이라 하고 도읍을 한양으로 정하면서 유교를 치국의 근본으로 삼았다. 조선은 몇 차례에 걸친 정변 끝에 왕권을 확립하고 제도를 정비하게 되었다.

조선 전기의 의학은 고려 의학을 계승한 것이었는데, 따라서 고려로부터 전해 내려온 수·당·송·금·원의 의서와 방서 및 명의 의방서에 의존하게 되었다. 의료 제도를 살펴보면 태조 원년(1392)에 전의감·혜민국·동서대비원을 문반(동반)에 두었고 동 6년(1392)에는 제생원을 신설하였으며, 태종 5년(1405)에는 의정부의 6조(이·호·예·병·형·공) 중 예조에 전의감·혜민국·동서대비원·제생원 등을 두었다. 지방에는 태조 2년(1393)에 계수관界首官마다 의원 하나씩을 두었고 태종 6년(1406)에는 의녀 제도를 만들어 제생원에 의녀를 두었다.

세종 25년(1443)에는 내약방을 내의원이라 개칭하였고, 세조 2년(1456)에는 습독청에 의학습독관을 새로 두었으며 동 6년(1460)에는 제생원을 혜민국에 합쳤다. 성종 16년(1485)에 경국대전이 반포되었고 동 23년(1492)에 대전속록이 완성되었는데, 이에 의거하여 의사 제도를 살펴보면 내의원·전의감·의학습독청·제생원·혜민서·활인서를 두고 그 외에 이조·예조·병조 등 중앙의 각 관서에 의무관을 배치하였으며 지방에는 심약(경기·황해·강원도에 각 1명, 충청·평안도에 각 2명, 경상·전라·함길도에 각 3명)을 두었다. 함흥부에는 의학승을, 경원부에는 사의국승을, 영북진에는 장의국승을, 평양부에는 의학원 부사와 직장을 함경부에는 의학원 녹사를 두었고 각 군·현에는 의생들을 두었다.

조선 전기의 의학 교육은 처음에 고려 시대와 크게 다르지 않았으나 세종 3년(1421)에 의인을 임용할 때 의·방서의 습독 외에 병의 치료 실적도 보게 하였고, 의서를 궁궐 내에서 다른 경서와 같이 읽게 하였다. 또 동 5년(1423)에는 삼의사(전의감·혜민국·제생원)와 동서대비원에 실안제조 외에 의학제조를 두어 의생 교육을 강화하였다. 동 7년(1425)에는 삼의사에 의생방을 두어 의약출신의 학생들에 대한 교육을 강화하여 의과 과거에 응시케 하였으며, 동 9년(1427)에는 지방의 각 관에 통보하여 의학원생들 중에 재질이 우수한 자를 뽑아 전의감과 혜민국에 보내도록 하였다. 동 16년(1434)에는 효율을 높이기 위해 문관으로서 의학에 능통한 사람을 골라 뽑아 혜민국과 제생원에 겸임케 하고 의서의 방문方文을 요약케 하였으며, 의료 및 의학 교육에 효율을 기하였다. 동 22년(1440)에는 삼의사에 3품관 의원 외에 문관의 교수를 두어 의생 교육을 더욱 강화하였고, 동 28년(1446)에는 겸임된 문관을 해임하고 삼의사의 제거별좌 또는 문관들 중에서 뽑아 이들로 하여금 의생 교육에 전력을 기울이게 하였다. 단종 3년(1455)에는 문과에 학과를 볼 때 자원자를 받아 의과를 겸하게 하였으며 의서와 경서의 강의를 동률로 시행케 하였다. 세조 때는 매월 삭망에 다른 경서처럼 의원이 의서를 친강케 하였는데, 세조

2년(1456)에는 습독청에 의서습독관을 두어 의방서의 정독을 장려하였다. 세조 4년에는 의방서를 각 과로 나누어 맡겨 정독케 하였으며 동 5년에는 내의와 의서습독관을 어사정전에 불러 의방 정독을 강습케 하였고, 동 8년에는 세조 자신이 친히 『의약론』을 저술하여 의학 교육에 힘을 기울였다. 성종 3년(1472)에는 의학 장려 10조를 정하여 의학 교육의 수준 향상에 진력하였다.

조선 전기에 간행된 주요 의서는 다음과 같다.

『향약제생집성방』 30권은 태조 6년(1397)에 제생원을 설립하면서 동시에 편집케 하였고 정종 원년(1399)에 완성을 보았다고 하나 현존하지 않는다. 다만 세종 때 간행된 『향약집성방』에서 이것을 인용하고 있어 그 내용을 약간 짐작할 뿐이다.

『향약채취월령』 1권은 유효통·노중례·박윤덕에 의하여 세종 10년(1428)에 편집되어 동 13년에 간행되었는데, 원본은 현존치 않고 사본이 전한다. 내용은 향약의 채취에 중점을 두었으며 약초 채취에 적합한 시기 즉, 월령을 들었다. 또 그 향약의 향명을 개별적으로 붙였다.

『향약집성방』 85권은 세종 13년(1431)에 유효통·노중례·박윤덕에 명하여 제생원에서 이미 발간한 『향약제생집성방』을 기본으로 하고 향약과 모든 의방서의 제방을 첨가하여 편술케 한 것이다. 세종 15년에 간행되었다고 한다. 이 책은 병을 57강문綱門으로 나누고 다시 959조의 소목으로 분류하여, 각 강문과 조목條目에 해당되는 병론과 방약을 출전과 함께 개별적으로 논술하였다. 권두에는 권찬의 서문이 있고 다음에 『자생경』으로부터 가져온 침구 목록이 있으며, 권말에는 향약본초의 총론과 각론이 붙어 있다.

『의방유취醫方類聚』 266권은 세종이 김례몽·유성원·민보화 등에게 명하여 모든 의방서를 수집·분류·편집케 한 것이며, 그 뒤에 다시 김문·신석조·이예·김수온에게 명하여 전순의·김윤·김유 등을 모아 편찬케 하고 이용·김사철·이사순·노중례 등이 감수케 하여 세종 27년에 완성하였다. 세종이 책명을 지어 『의방유취』라고 하였다. 착수한 이래 3년이나 걸려 365권을 편수하였다고 하나 간행된 권수는 266권 264책으로 축소되었다.

『산서産書』는 어느 때 누구에 의하여 만들어졌는지 알 길이 없으나, 당시 의원과 의녀들에게는 반드시 읽어야만 하였던 의서이다.

『태산요록胎産要錄』 2권은 세종 16년(1434)에 노중례에게 명하여 편술케 하였으며, 주자(금속 글자)로 간행하였다. 상권은 태산의 교양을 논한 태산문이고 하권은 영아의 보호를 논한 영아보호문으로 되어 있다.

『침구택일편집』 1권은 전순의와 김의손이 편집하였는데, 세종 29년에 많은 침구서를 인용하여 만들었고 침구를 하는 날의 길흉을 알아보는 것이다.

『검시상식檢屍狀式』은 세종 21년(1439)에 한성부에 명하여 간행케 하였다. 내용은 『무원록』에 있는 시체 검증에 필요한 양식을 초록한 것이다.

『의약론』은 세조 9년(1463)에 세조가 친히 편술하고 임원준을 시켜 주석을 붙여 간행하여 반포케 한 것이다.

『창진집瘡疹集』은 임원준의 찬이며, 어느 때 만든 것인지는 확실치 않고 강의 또는 취재取才 시 의서로 많이 사용되었다.

『구급방』은 세종 때 만들어진 것이며 세조 12년(1466)에 8도에 각 2부씩 배포하였다.

『의문정요』는 허종의 찬이라고만 되어 있고 어느 때 편술되었는지는 알 수 없다.

『신찬구급간이방』 9권은 성종 20년(1489)에 윤호·임원준·허종이 편술하여 진상하였는데, 이를 8도의 감사에게 다시 간행케 하여 여러 읍에 배포하였다고 한다.

『의방요록』 3권은 성종 24년(1493) 허저의 찬이고 보기가 매우 편리하다고 하며, 뒤에 또 내의원에서 교정하여 간행하였다고 한다.

『신선태을자금단방』 1권은 연산군 3년(1497)에 이종준이 『태을자금단방』의 약효를 증험하고 그 약방을 칭찬하는 뜻에서 신선이라는 글자를 넣었다고 하며, 그 방문을 한글로 풀이하여 읽기 편하도록 만들어 간행하였다.

『구급이해방』 1권은 연산군 4년(1498) 윤필상·홍귀달·정군수·김흥수의 공저로 간행되었다. 흔한 질병의 구급방법을 한글로 풀이하여 알기 쉽게 만들었고, 그다음 해 교서관으로 하여금 출판하여 널리 퍼뜨렸다고 한다. 산촌의 시골집에서 많이 이용되었다.

『임신최요방』 1권은 연산군 9년(1502)에 내사內賜한 을해자乙亥字 인본이 전하는데, 임신 시에 먹어야 할 음식과 먹어서는 안 되는 음식을 적은 놓은 책이라고 한다.

『언해벽온방』과 『언해창진방』은 어느 때 저술인지 알 수 없다. 김안국이 중종 13년(1518)에 이를 언해한 것을 찬집청에서 같은 해에 발간하였고 팔도에 나누어주어 널리 퍼뜨렸다고 한다.

『간이벽온방』(속벽온방) 1권은 중종 20년(1523)에 김순몽·박세거·유영정이 함께 편술하여 출판한 것이며 현존하는 책이다. 중종 19년 가을에 평안도에 역질(천연두)이 크게 유행하였으므로 이에 대비하기 위하여 김순몽 등에게 명하여 저술케 하였고, 방언으로 번역 출판하여 널리 펴내도록 하였다.

『분문온역이해방』 1권은 중종 37년(1540)에 김안국이 제방서 중에서 하기 쉬운 방문과 구하기 쉬운 약을 골라 찬한 것이며, 모두 한글로 출판되었다.

『촌가구급방』 1권은 중종 33년(1536)에 나온 김정국의 저술이며, 전라도 남원에서 간행되었다. 의방과 약서 중에서 민간인이 쉽게 얻을 수 있는 약방과 향촌의 노인들이 견문한 약방을 수집하여 만들었다. 내용은 본초부·대방과大方科·부인문·소아문으로 나뉘었고 권말에는 물에 빠진 자·목을 맨 자·중독된 자 등의 구급치료법이 있다.

『경험방』과 『활인방』은 박영의 저술로 되어 있는데, 중종 35년(1538)에 사람을 많이 고쳤다는 약방문을 모아 엮은 것이다.

『치종지남』 2권은 어느 때 누구의 저서인지 알 수 없다. 상·하 2권으로 되어 있는데, 상권은 수술 도형과 해설을 붙인 것이고 하권은 각종 종기의 증치법을 기술한 것이다. 국내에는 없고 일본 교토 대학 도서관에 소장되어 있다.

『침경요결』은 선조 33년(1600)에 유성룡이 『의학입문』의 침구편에 있는 경혈을 도표로 분류하여 알기 쉽게 만든 것이다.

『의학변증지남』 2책은 유성룡의 저서라 하며, 현존치 않아 내용은 알 수 없다.

『언해구급방』 2권은 세조 초에 만든 『구급방』을 선조 40년(1607)에 허준이 다시 언해하여 알기 쉽게 만든 것이며, 중풍中風·중한中寒·중서中暑·파상풍·음양기陰陽器·속방약·학질약 등 일상 구급에 필요한 70여 가지가 기록되었다.

『언해두창집요』 2권은 선조 34년(1601)에 허준이 저술하여 선조 41년(1608)에 내의원에서 간행하였는데, 임원준의 『창언집』을 개정하여 언해한 것이다.

『언해태산집요』는 선조 41년에 허준의 찬으로 내의원에서 간행한 것이며, 현재 서울대학교 도서관에 보존되어 있다. 노중례의 『태산요록』을 개정하여 언해한 책이다.

그 외 『신생록』·『위생방』·『구황절요』·『황달학질치료방』(명종 5년, 1554)·『달학이해방』·『황달학방』이 발간되었고 『치종비방』(명종 14년)·『구급양방』 1권·『의림촬요』 13권 등이 있었다.

조선 전기 의학에 이름을 남긴 주요 인물을 살펴보면 다음과 같다. 주로 의약관리가 대부분이고 그 밖에 의학 지식이 많은 유학자와 일반 관리가 있었다. 소위 순수한 의학자라고 할 만한 인물이 과연 얼마나 있었던가 하는 의문도 없지 않다.

고려 말에서 태조 때까지는 방사량·이민도·평원해·고려·정세룡·노승진·김지수·허응·양홍달·오경우·김지연·장익·양홍적 등이 있었으며 이들은 모두 전의감 소속 의무관이거나 시의·어의였다. 이 중에서 장사량은 『향약집성방』의 편찬에 참여하였고 양홍달은 태조·태종의 시의로 총애를 받은 명의였다. 정종부터 태종 때까지는 양홍도·김옥겸·장유신·허기·허도·장지·조청·정어·원학·김토·이헌·김조·박윤덕·유순도·박거·이주·이분·김익정·한용진·정종하 등이 있었다. 이 중에서 허도는 의녀 제도를 건의하여 창설하였고 박윤덕은 노중례·유효통과 함께 향약채취월령과 향약집성방을 편술하였으며, 노중례는 박윤덕·유효통과 함께 전기의 양서를 편찬하였다. 세종부터 성종 때까지는 양홍수·황자후·황순·김인귀·배상문·김사지·서하·최자운·김여생·평순·원지·전순의·김지·최자타·조경지·최윤·김유지·변한산·임원준·조홍주·김조·최읍·김길호·정차량·송담·김맹헌·양희·문환·김상진·김의강·차맹강 등이 있었다. 황자후는 『향약집성방』 중에 경험한 양방을 골라 뽑았고 향약명과 약독의 유무를 해설하였으며, 동인을 만들어 경혈의 법에 따라 시재試才하는 방법을 진술하였다. 김사지는 임영대군의 처가인 남씨 집안의 가정의였고 서하와 최자운은 세종 때 식의였으며 전순의는 최윤·김유지 등과 함께 『의방유취』 편술에 참여하였다. 최자타도 세종 때 식의였으며 임원준은 세조의 의약론에 주석을 하고 『의방유취』 30질을 진어進御하였다. 세조부터 연산군 때까지는 이길보·최자빈·한계희·정홍지·권찬·이계산·차득·송험·김원근·이유분·민정·서중성·신보종·권섭·성숙명·오경륜·이유괴·조지경·이순지·이도·정량효·장덕·정효종·김홍수·허저·허종·이맹손·조지서·유원로·전명춘·설의손·박시·김공저·하종원·고세보·유영정·김괴·신경종·박계선 등이 있었다. 한계희는 임원준·권찬 등과 함께 『의방유취』 30질을 인진印進하였고 차득조는 『신찬간이방』을 편집하였으며 송험은 『신찬구급간이방』을 편집하였다. 김홍수는 윤필상 등과 함께 『구급이해방』 1권을 편술하여 언해를 붙였고 허저는 『의방요록』 2권을 찬집하였으며 허종은 윤호·임원준 등과 함께 『신찬구급간이방』을 진상하였다. 조지서는 의관이 아니라 경상도 진주의 의원이며, 유원로는 문과 출신의 유의儒醫였다. 전명춘도 의관이 아닌 의원이었다. 중종부터 명종 때까지는 신희호·오한명·박효선·김순몽·안찬·안현·박영·박세거·노한명·홍심·유지번·김안국·배천령·박자영·정겸·문세련·이척·정추·홍세하·윤진·이증영·정학년·조성·노익겸·김윤은·양례수·손사구·김세우·임언국·정수담·양인수 등이 있었다. 박영은 중종 때 사람으로 호는 송당이며 경상도 선산 사람이다. 소시적 무과에 급제하였고 유학서적에 능통하였으며 천문·지리·의학·복무卜巫 등 통달하지 않은 것이 없었고, 벼슬이 병조참판 및 경상좌도 병마절도사에 이르렀으며 의서인 『경험방』과 『활인방』을 저술하였다. 박세거는 중종 23년(1528)에 김순몽과 함께 간이벽온방을, 동 37년에는 김안국·홍심 등과 함께 『분문온역이해방』을 편술하였다. 유지번은 김윤은과 함께 명종 때 『황달학질치료방』을 편찬하였다. 김안국은 경상도 의성 사람이며 연산군 때 문과에 급제하여 벼슬이 이조판서와 병조판서에 이르렀다. 학문이 해박하여 산경山經·지지地誌·음양·의술에 통달하였으며 박세거 등과 함께 『분문온역이해방』을 편집하였다. 정겸은 사마가 되었는데 천문·지리·의서·복서卜筮에 다 통하였으며 『정북창방』을 저술하였다. 조성은 평양 사람이며 생원으로 군사직책을 받았는데, 의·율·산에 능하고 성리학에도 밝았다. 양례수는 『의림촬요』 13권을 저술하였으며 의술이 비범하였다. 임언국은 전라도 정읍 사람이며 의관이 아니라 의원이었으며, 관혈(피를 흘리는) 수술방법을 응용한 『치종비방』 1권을 저술하였다. 선조 때는 안광익·허준·이인상·안덕수·이봉정·오행·김윤헌·이공기·남응명·오원종·이영록·박춘무·유성룡·정희생·김응탁·정례남·심발·이이·김충의·유민·양지수·박인전·정작·성협·유계룡·이명원·남영·정인남·조홍남·박지지·최순립·이영남·민사인·조영선·김언종 등이 있었다. 허준은 선조 25년(1592) 임진왜란 때 선조를 모시고 다녔고 선조 29년(1596) 명을 받아 유의 정작·태의 양례수·김응탁·이명원·정례남 등과 함께 『동의보감』의 편찬을 시작하였다. 동 34년에는 세조의 명으로 편찬한 『구급방』을 언해하여 간행하였으며 같은 해에 『언해두창집요』를 편찬하였고, 동 41년에 『언해태산요집』을 개편하였다. 광해군 2년(1610)에 『동의보감』을 완성하였으며 동 5년(1613)에 『신찬벽온집』을 찬하였고, 동 7년 졸하였다. 오원종은 용인에서 생장하여 서울에 와서 침술로 생계를 삼은 침의이며, 침술이 훌륭하였다. 유성룡의 호는 서애이고 명종 때 등과하여 선조 24년(1591)에는 벼슬이 우의정에 이르렀으며 동 25년 임진왜란이 일어나자 영의정이 되었다. 선조가 난을 피하여 서행하였을 때는 관서도체찰사를 겸하였다. 일찍이 의학에, 특히 침술에 통하였으며 『의학입문』의 침구편(명나라 이정의 저)에 기술된 경혈을 표로 알기 쉽게 분류한 『침경요결』 1권을 저술하였다. 심발은 선조 때 내의이며 침의였고, 의관 양지수는 내의 양예수의 동생이었는데 임란 때 적에게 잡히자 강에 투신하여 자결하였다고 한다.

여의女醫로는 세종 때 소비·백이가 있었고 성종 때는 귀금·장덕·분이·영로·사랑 등이 있었으며, 연산군 때는 개금·덕금·고온지·조방·강금 등이 있었다. 또 중종 때는 장금·신비·은비·대장금·계금·열이·세금·장이·의정 등이 있었고 명종 때는 서시·선복 등이 있었으며 선조 때는 애종·수련 등이 있었다.

조선 전기의 의학은 『소문』·『난경』·『상한론』·『천금방』 등 한·당의 고전과 『화제방』·『제생방』·『성제총록』·『부인대전양방』·『동인경』·『직접방』·『어약원방』·『득효방』 등 송·원대의 중요 방서에 의존하였다. 국내에서 편술한 것으로는 『향약제생집성방』 30권, 『향약집성방』 80권, 『향약유취』 26권이 있는데 이것은 의학의 근본적인 이론에 관하여 논술한 것이 아니고 임상적으로 병의 증상에 따른 치료방법 및 투약방법을 분류하고 정리하여 집성한 것에 불과하다.

전염병의 유행은 세종 2년(1420)에 경외京外, 동 9년과 14년에 한성부, 동 17년에 함경도, 동 26년에 황해도와 평안도, 동 28년에 황해도, 동 29년에 경성(2회), 동 30년에 황해도와 경기·원평·교하·풍덕에서 있었다고 한다. 역질·질역·악역·대역·역려·창진 등으로 표시되어 있어 그 병이 정확히 어떤 병인지는 알 수 없으며, 표현이 흥행·대작·성행으로 되어 있고 사망자가 많다고 한 것으로 보아 급성전염병으로 생각된다. 문종 원년(1451) 4월 25일에는 제주도에 나환자가 100여 명이나 발생하였으며, 고삼원을 먹이고 바닷물에 목욕을 시켰더니 태반이 차유差癒라 하였다. 동년에 경기 원평·교하·개성부·황해도에, 동 2년에는 충청도·황해도에 악질 및 대악질이 대성하여 사망자가 많았다고 한다. 단종 때는 원년(1452)에 황해도 제읍에 악병과 여질이, 동 2년에는 강원도와 황해도에 역질이 발생하여 많은 사망자를 내었다. 세조 7년(1461)에 평안도와 황해도에 역려가 성행하였고 동 11년에는 황해도에 해병咳病이, 충청도에 악질이 흥행하여 태반이 사망하였다. 성종 2년(1471)과 3년에 황해도 거의 전역에 대역과 악질이 퍼졌다는데, 증상은 전신불수·요하 습·골증·종창·퇴산癩疝·청맹·해소·천만이라고 하였고 남자가 여자보다 더 많이 걸려 죽었다고 한다. 동 5년에는 한성부와 경성 내외 및 황해도, 동 12년에는 평안도, 동 13년에는 황해도, 동 19년에는 경상도와 황해도에 퍼졌다. 경상도에 퍼진 것은 후종喉腫이 심하여, 열 명 중 여덟아홉 명이 죽었다 한다. 연산군 2년(1496)에 '삼수·갑산에 여역이 대작이라, 또한 사망자가 많았다'고 하였다.

중종 19년(1524)에는 평안도, 동 20년에는 평안도 거의 전역, 동 21년에는 충청도·함경도·경기도·전라도·경상도·강원도와 멀리 제주도까지 전국적으로 여역이 휩쓸었다. 동 22년에는 강원도·함경도·충청도·경상도, 동 30년에는 강원도, 동 33년에는 평안도, 동 35년에는 전라도, 동 36년에는 충청도와 평안도, 동 37년에는 함경도·강원도·경상도, 동 39년에는 강화지역에 온역이 돌고 경상도, 충청도에 여역이 퍼졌다. 인종 원년(1545)에는 충청도에, 명종 때는 그 원년에 함경도·경기도·경상도·충청도·전라도에, 동 2년에는 충청도·강원도·평안도·전라도·경내에, 동 3년에는 한성부·충청도·황해도·경상도·전라도·한성·강원도·평안도·경기도에, 동 4년에는 경기도·강원도·충청도·전라도에, 동 5년에 평안도에, 동 6년에는 경기도에, 동 9년에는 경상도·충청도·강원도·전라도에, 동 12년에는 경기도·함경도에, 동 15년에는 함경도에, 동 17년에는 충청도와 강원도에, 동 18년에는 충청도에 여역이 심히 퍼져 많은 사망자를 내었다고 한다.

선조 때는 20년(1587)에 황해도, 동 21년에 평안도·황해도, 동 22년에는 8도 전역에, 동 26년에는 경상도에, 동 27년에는 왜적과 대적 중인 진중에, 동 28년에도 진중에 여역이 심히 번져 많은 사람이 사망하였고 어떤 지역에서는 전멸된 경우도 있었다고 한다. 이때에 와서 여역은 고개를 숙였으나, 그 대신 학질이 전국에 심히 번져 노인과 아이들이 많이 죽었다고 한다. 선조 29년 영남에 학질이 대유행했다고 한다. 동 36년에는 전라도에 2월에는 여기가 대발하였다 하였고, 동 37년에도 역시 전라도에서 같은 병으로 사망자가 크게 발생하였다 한다. 우리나라에 남만 상선이 온 것은 선조 30년 5월 11일이었다. 이항복이 말하기를 남만인들은 우리와는 통하나 일본과는 통하지 않는다고 하였다는데(1597년 5월 15일), 그들은 이미 그 이전에 일본과 통상하였으며 총과 의학 등 서양문물을 일본에 가져다주었다. 이때라도 그들과 친교를 맺어 서양문물을 받아들였다면 하는 안타까운 마음을 금할 수 없다. 임진왜란의 여러 가지 패전 원인 중에 하나가 전염병의 대유행이라고 할 수 있으리라 생각된다. 중종 이후부터 인종과 명종 때까지 약 20여 년에 걸쳐 전염병이 대유행했고, 선조 20년에서 22년 동안 전국에 걸쳐 전염병이 대유행했으며 동년 27년과 28년에 군대 내에서 전염병이 대유행했음을 생각하여 보면 전력에 막심한 손실이 있었음은 짐작할 수 있기 때문이다.

이러한 전염병에 대하여 당시 의학은 거의 속수무책이었고, 여신제나 온신제를 지내는 것 말고는 아무런 대책이 없었다.

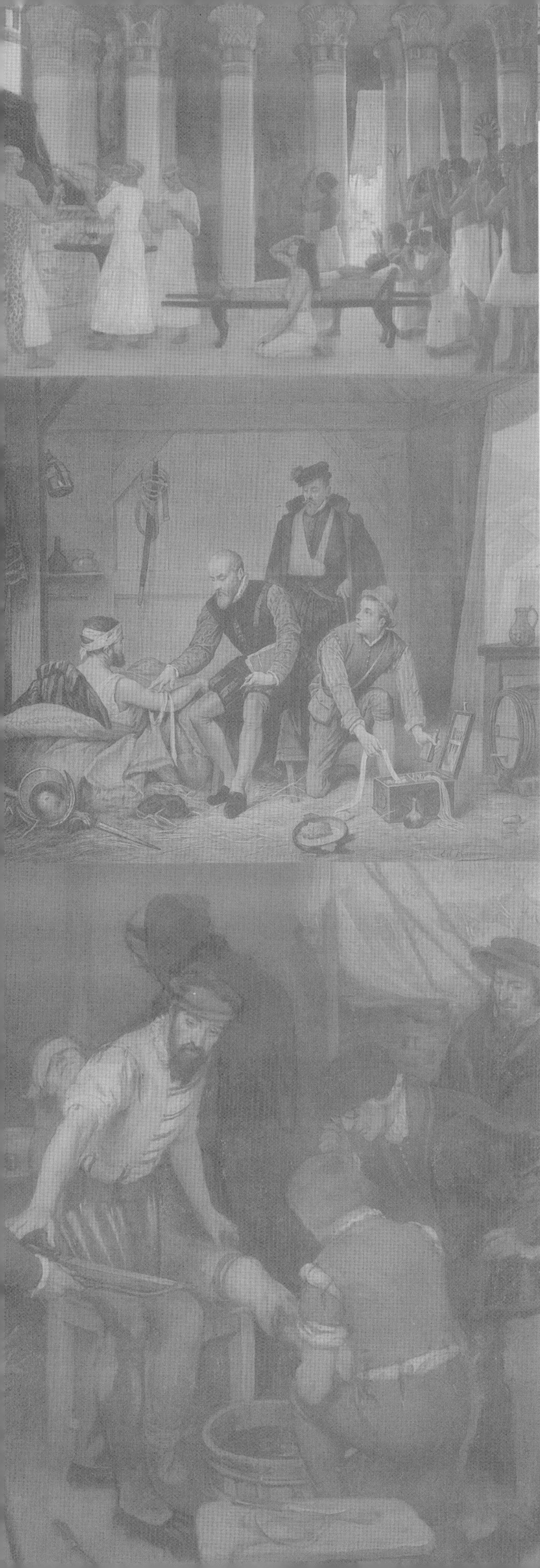

제4장

17세기 의학

의리학파 / 의화학파 / 불가시 세계로의 출발 /
새롭게 발족한 과학으로서의 임상의학

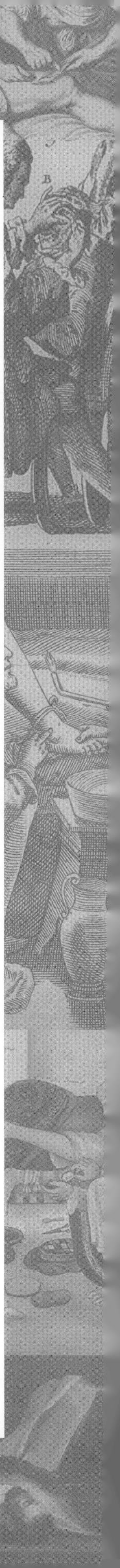

제4장 17세기 의학

시대적 배경

17세기는 각 학문 분야의 진력시대였으며 셰익스피어와 밀턴, 벨라스케스와 렘브란트, 바흐와 퍼셀, 세르반테스와 몰리에르, 뉴턴과 라이프니츠, 베이컨과 데카르트 그리고 스피노자와 로크의 시대이기도 하였다. 또 강력한 개인주의의 세기였으며 격렬한 지적·영적인 세대가 나타나기도 하였다. 공교롭게도 때마침 세르베투스와 토마스 모어, 부르노와 돌레, 스피노자와 유리엘 아코스타, 갈릴레이와 코페르니쿠스와 같은 사람들이 등장하여 가톨릭이건 신교이건 또는 유대교이건 간에 전문적인 신학자의 지배력을 축소시켰던 것이다.

또 17세기는 근대 물리학을 확립한 세기였다. 근대 물리학은 갈릴레이의 실험과 계수에 의하여 이루어졌다. 의학에 있어서 자연을 직관하는 르네상스의 정신은 베살리우스의 해부학에 유감없이 나타나 있었지만, 오묘한 자연의 조화를 관조하기 위하여 물리학의 방법을 빌려야 했다. 그래서 하비는 근대적 물리학 탐구 방법론을 이용해 혈액순환의 원리를 탐구하였던 것이다. 즉 자연과학은 의학을 이끌어 나가는 원동력이었다. 자연과학과 의학을 하나로 연결해 놓은 것은 무엇보다도 프란시스 베이컨의 방법론이었다. 유대 관계를 맺은 자연과학과 의학은 서로 영향력을 주고받으면서 함께 발전하게 되었다. 자연과학이 우위에서 의학을 이끌어 준 것은 다행한 일이기도 하였으나, 의학으로 하여금 본연의 과제인 사람을 잊어버리는 과오도 범하게 만들었다. 자연과학을 갖지 못한 동양의학은 언제나 병든 사람을 의술의 대상으로 보았다. 그런데 자연과학에 정신없이 이끌려 간 서양의학은 종종 사람을 잊어버리고, 병 자체만을 보는 오류를 범하게 되었다. 이러한 풍조 속에서 의리학파와 의화학파라는 두 유파가 활동하게 되었다.

제1절 의리학파

프란시스 베이컨과 르네 데카르트에 의해 근대과학의 방법론이 명시되었고, 이에 따라 철학체계는 사물을 수리적인 방법으로 고찰해야 한다고 가르쳤다. 실험을 기초로 한 귀납법을 강조한 베이컨과, 이성을 올바르게 이끌어 과학의 진리를 탐구하기 위한 방법론을 주장하고 그 방법으로 수리과학을 제시한 데카르트는 의학으로 하여금 사유와 고전을 완전히 버리고 실험과 관찰에서 일체의 이론과 학설을 이끌어 내게 하였다. 이렇게 하여 자연과학적 연구방법은 엄밀히 말하여 물리적 방법과 화학적 방법뿐이라는 것이 널리 알려지게 되었다. 물리적 방법은 갈릴레이에 의하여, 화학적 방법은 파라셀수스에 의하여 확립되었다.

의리학파The Jatrophysical School는 물리학적 세계관을 가지고 생명현상을 이해하려는 의학파이다. 따라서 이 학파의 치료법은 주로 물리학적인 방법이었다. 하비는 혈액순환의 원리를 발견하고 뉴마라는 신비적 개념을 없애 버렸으며, 자신의 논문을 모두 물리학적 용어로 기술하였다. 이런 점에서 하비는 의리학파의 제1인자라고 할 수 있다. 그러나 의사학상으로 이 의리학파의 원조는 이탈리아의 산토리오 산토리오(1561~1636)로 되어 있고 이 학파에 속하여 크게 활약한 사람은 이탈리아의 알폰소 보렐리(1608~1679)와 조르조 바그리비(1668~1707), 영국의 프란시스 그리슨(1597~1677)과 토마스 윌리스(1622~1675) 등이다. 이탈리아와 영국에서 이 학파의 활동이 왕성하였던 것은 분명히 하비와 갈릴레이로부터 영향을 받았기 때문이었다.

르네 데카르트(1596~1650)는 프랑스 태생이며 1629년에서부터 약 20년간 네덜란드에서 은거생활을 할 때 학문에 몰두하였다. 1649년 스웨덴 여왕의 초청으로 스웨덴에 갔으며 다음해에 그곳에서 사망하였다. 그는 의사가 아니었지만, 의리학파의 한사람으로서 그의 강한 사색력을 추모하지 않을 수 없다. 데카르트 철학의 출발점은 "나는 생각한다. 고로 내가 있다Cogito ergo sum."라는 것이었다. 그는 스콜라 철학 대신에 수학을 전개하였고, 해석기하학 분야에는 지금까지도 통용되는 데카르트 기하학이라는 이름을 남겼다. 데카르트의 사색은 인체에까지 미쳐, 그는 세계에서 최초로 하비의 혈액 순환 원리를 긍정하고 자신의 저서에서 널리 하비의 설을 소개하였다. 데카르트는 신경·근육·감각기관에 관해 정밀하게 연구하여 궁극적으로 인체는 하나의 기계이며 물리적인 법칙에 따라 운동을 하게 된다는 결론을 내렸는데, 이것이 바로 데카르트의 인체기계론이다. 그는 인간에게는 다른 동물과 달리 이성이라는 것이 있고 이성은 송과선에 존재하며 인간기계를 운전한다고 하였다. 즉 인체는 이성과 기계의 상호대립관계로 이루어져 있다는 것으로, 사상사에서 데카르트가 2원론자라고 불리는 것은 바로 이 때문이다. 20세기에 와서 논의되는 인간공학이라는 말은 17세기에 이미 데카르트에 의하여 시작되었던 것이다.

산토리오 산토리오는 카포디스트리아의 의사였으며, 두뇌가 명석하고 독창성이 풍부하였다. 이 시대의 자연과학은 새로운 연구 기기를 도입하면서 발전하게 되었는데, 갈릴레이에게는 망원경이 있었고 현미경도 있었다. 말피기는 현미경으로 모세관을 발견하고 혈액순환의 원리를 완성할 수 있었으며, 갈릴레이는 온도계를 발명하여 온도를 측정하였고 의학계에서는 곧 온도계를 도입하게 되었다. 인체에 열이 있으면 분명히 병의 징후이며, 의사는 병자의 피부에 손을 대어 판단하였다. 갈릴레이에 의해 온도가 물리적인 개념으로 정의되고 숫자로 표시 가능하게 되었다. 이것을 의학에 응용하여 인체의 체온을 측정하는 데 편리한 기구를 만들어 낸 사람이 바로 산토리오였다. 산토리오는 히포크라테스의 문헌에도 정통하였으며, 정밀 자연과학의 방법도 터득하고 있었다고 한다. 1582년에 파도바 대학의 추천으로 폴란드의 궁정의로 들어가 유명한 임상가가 되었다. 1611년에 귀향하여 파도바 대학의 교수가 되었다가 1624년에 교수직을 사퇴하고 베니스에서 개업하면서 연구에 전력을 기울였다.

1614년에 그가 발표한 『불감증발에 관한 연구』는 획기적인 의의를 갖고 있다. 불감증발이란 것은 인체의 피부와 폐를 통한 수분의 증발현상을 말한다. 이와 관련하여 일찍이 갈레노스도 폐 이외에 피부로부터 어떤 물질이 배출된다고 하였다. 산토리오는 큰 천칭에 올라타서 자기의 체중을 측정한 다음, 음식물이나 기타 배출물의 중량을 뺀 값보다도 체중이 더 가벼워짐을 발견하여 이것을 불감증발이라고 하였다. 그는 이 때문에 30년이나 천칭 위에서 생활하였으며, 의자나 책상까지도 천칭에 올려놓고 천칭 생활을 계속하면서 끊임없이 자기의 체중 변화를 측정하였다. 그리하여 공기·물·식물·음료·최면·각성 등의 영향을 탐구하였고, 나아가 운동과 안정·성행위·정서 변화 등에 대한 영향까지도 연구하였으며, 결론적으로 하루에 수 파운드의 물이 피부와 폐 등에서 증발하여 소실된다고 하였다. 이것이 바로 불감증발의 발견이었다. 그리고 그는 이 물의 증발 정도가 여러 가지의 지표가 된다고 생각하였다.

또 산토리오는 한쪽 끝이 유리구로 된, 뱀처럼 구부러진 유리관에 눈금을 그려 넣고 다른 끝이 물을 담은 용기에 들어가도록 만든 원시적인 체온계를 발명하였다. 유리구 부분을 입에 넣으면 체온에 의해 유리관 내의 공기가 팽창하여 유리관의 다른 쪽 끝에서 들어온 물을 밀어내게 되는데, 이렇게 하여 밀려 나간 수량으로써 체온을 양적으로 표시하려 하였다. 맥박의 경우도 마찬가지다. 정량적으로 측정할 필요를 느낀 것은 옛날부터였으나 종래에는 검맥의 성질을 기록할 뿐이었다. 맥박의 수를 알 필요가 있어도 당시의 시계로는 초나 분을 측정할 수 없었다. 그래서 산토리오는 측맥기라는 기구를 만들었다. 그것은 실에 납으로 된 공을 단 진자로, 실의 길이를 길게 또는 짧게 조절하여 맥과 진자가 동조되게 한 것이다. 이렇게 하여 정해진 실의 길이로 맥박 수를 객관적으로 표시하였다. 그는 이 밖에도 공기의 습도를 측정하는 측습기를 발명하였고, 외과용의 기관 절개기와 방광결석적출기를 발명하였다.

산토리오는 생명현상을 모두 기계적으로 설명 가능하다고 하였다. 소화는 위에서 작게 분쇄되고 수축되는 장관의 압력에 의하여 유미가 되어 흡수되는 것이며, 호흡은 흉곽의 기계적 운동이고 체온은 혈액 속에 있는 물질의 분자가 서로 마찰하여 나는 열이라 하였다. 그는 자신이 만든 체온계와 측맥기 등을 이용하여 실험을 하였다. 산토리오는 하비보다 17세 연장자였으나 두 사람의 길은 같았으며, 갈릴레이의 물리학을 의학에 도입하여 물리학적 방법으로 인체의 작용을 이해하려 했던 전형적인 의리학파였다.

알폰소 보렐리는 플로렌스 사람이며 피사 대학에서 물리학을 배워 갈릴레이의 학문에 몰두하였는데, 하비가 추구한 의학과 물리학의 완전한 연결은 보렐리에 의하여 완성되었다. 그는 메시나 대학 교수로 있었으나, 시실리 섬의 반란에 가담하였기 때문에 스웨덴으로 피신하여 그곳에서 가난 속에 일생을 마쳤다. 보렐리의 위대한 업적은 동물운동의 역학적 해석이다. 그는 근육운동의 물리적 설명에서부터 출발하여 보행·질주·도약 등 여러 운동의 형태를 수학적으로 설명하였다. 보렐리의 정확한 수법을 따를 사람은 그 당시 아무도 없었다고 한다. 보렐리는 근육의 운동이 일어나는 원인을 근육의 길이가 짧아져 그 용적이 커졌기 때문이라고 생각하였다. 이 용적의 증가 부분은 후세에 정정되었으나, 그는 골격근에서 심근의 수축까지 연구하여 근육의 작업량을 계산하였다. 또 호흡운동을 연구하여, 흉곽은 늑간근의 수축에 의하여 능동적으로 확대되고 이 운동으로써 폐가 수동적으로 확대되며 이로 인하여 공기가 폐로 들어간다고 하였다. 호기운동은 늑간근의 수축이 멎고 흉곽이 자체의 중량으로 인해 아래로 내려와서 내강이 적어지게 됨에 따라 수동적으로 일어난다고 하였는데, 이것은 거의 현대 생리학의 지견과 일치하는 것이었다. 산토리오는 소화에 관한 연구도 논급하면서 소화도 물리적 과정이며 음식물이 소화관의 운동으로써 분쇄된다고 하였고, 분비는 혈압으로 압출되는 액체로서 음식물이 미세한 입자가 되도록 돕는다고 하였다. 이렇게 하여 보렐리는 인체의 모든 생리적 현상을 역학적으로 설명하였으며, 한 걸음 더 나아가 병도 이 방법으로 설명했다. 그는 발열과 동통, 견인, 기타 등등이 신경의 장애에 기인한다고 보았다. 데카르트는 신경이 속이 빈 관으로 되어 있고 이 관에 흐르는 액이 충격을 전달한다고 생각하였는데, 보렐리도 이 견해에 따라 신경관의 출구가 막혀 액의 흐름이 멎으면 병을 유발한다고 하였다. 또 발열은 혈관으로 흐르는 혈액이 혈관벽을 지나치게 마찰함으로써 일어나는 것이며, 염증에 따르는 증상으로 발열이 일어나기도 한다고 생각하였다.

조르조 바그리비는 이탈리아 사람으로 시실리 섬의 라구사에서 출생하였다. 그는 나폴리 대학을 나와 뇌일혈로 고생하던 노쇠한 말피기의 주치의가 되었다. 1696년에 로마 대학의 해부학 교수가 되었고 1701년에는 내과 교수가 되었다. 그는 28세 때 『임상의학에 관하여』라는 저서를 내어 일세에 명성을 떨쳤으나 38세의 아까운 나이로 일생을 마쳤다. 그의 이론은 의리학파의 발전이 최고조에 이르게 하였다. 인체를 기계로 보면서 이는 가위로, 위는 병으로, 흉곽은 풀무로, 심장은 펌프로, 내장과 선은 체로 대응시켰고 일체의 생명 현상을 모두 역학적 운동으로 설명했다. 그러나 그도 실험실에서는 갈릴레이를 따랐고 진찰실에서는 히포크라테스에 절대 복종하였는데, 이것이 그로 하여금 자신의 이론과 실제를 진료와 연결짓게 하였던 것이다.

제2절 의화학파

연금술에서 벗어난 화학은 파라셀수스에 의하여 점차 의약 제조라는 방향으로 가게 되었고, 인체의 구성 물질이라든가 질병의 본체를 화학적으로 해명하려는 의화학파 Jatrochemical School가 생기게 되었다. 의리학파가 갈릴레이를 이상으로, 산토리오를 원조로 하였고 이탈리아를 중심으로 남부에 그 세력이 퍼졌던 데 비하여 의화학파는 파라셀수스를 원조로 하여 북유럽에 세력을 뻗쳤다. 이 학파에서 유명한 사람은 벨기에의 요한 밥티스트 반 헬몬트(1577~1644), 네덜란드의 프란츠 데 레 보에(1614~1672), 영국의 존 메이오(1643~1679) 등이 있다. 의화학파가 반드시 의리학파를 배척한 것이 아니라, 의리학파의 극단적인 학설의 결함을 화학적 이론으로써 합리화하려고 하였기 때문에 의리학파와 명백하게 구별하기 어려운 점이 있다.

밥티스트 반 헬몬트는 벨기에 브뤼셀의 귀족 출신이다. 뢰벤 대학에 들어가 이 학부에서 저 학부로 전전하던 중 식물학부에서 약초를 연구하였고, 나중에 의사가 되기로 결심하여 뢰벤 대학 의학부에 다시 들어갔다. 그러나 그가 배운 의학이 그의 이상과는 거리가 멀어 실망하고 스위스·이탈리아·프랑스·영국을 여행하면서 연금술을 배웠다. 이집트 시대부터 있었던 연금술은 과학과 미신의 혼합물로서 닿기만 하면 무엇이든 금이 되어 버린다는 철학자의 돌을 만들고자 하는 것이었다. 연금술은 이 꿈을 실현하기 위하여 여러 가지 화학적 조작 방법을 만들어 내고 발전시켰다. 초산과 염산을 혼합하여 왕수를 만드는 법도 여기서 발명되었다. 파라셀수스도 연금술을 배워 화학의 세계에 눈을 돌렸고, 헬몬트도 연금술을 배웠다. 그리고 화학을 배우면서 화학은 제약방법임을 알게 된 그는 다시 의학을 파고들었다. 고향으로 돌아와 고독 속에서 연구하였고, 또 고독 속에서 일생을 끝마쳤다고 한다.

헬몬트의 사상은 파라셀수스의 사상에서 출발하였다. 파라셀수스는 물질에 내재하며 화학변화를 일으키는 힘을 아르케우스라 하였는데, 헬몬트는 아르케우스를 믿기는 하였지만 이것이 직접 화학 반응에 참여하는 것이 아니라 먼저 페르멘트Ferment라는 미세한 입자를 만들어 이로써 화학반응을 진행시킨다고 하였다. 현재 생화학에서 말하는 효소의 개념은 이처럼 헬몬트에 의하여 처음으로 제시되었다. 또 그는 파라셀수스의 아르케우스 개념을 확장하여 전신의 각 기관에도 아르케우스가 있다고 하며, 각 기관 특유의 기능을 하는 아르케우스 인시투스insitus와 모든 아르케우스 인시투스를 통할하여 신체 내의 효소 작용을 지배·관리하는 아르케우스 인프루스influus를 구별하였다. 또 뉴마의 개념을 완전히 배제하고 그것은 혈장의 작용이라고 하였다. 헬몬트의 아르케우스는 파라셀수스의 억설을 화학적으로 변형시킨 것으로서, 그는 소위 생기론의 선구자가 되었다. 그는 또 아르케우스의 기능으로 인하여 정자로부터 인체가 만들어지고 기관도 생겨난다고 하였다. 기관에는 아르케우스 인시투스와 아르케우스 인프루스가 있어 각각 페르멘트를 만들고, 각 기관의 물질교대가 이루어지게 한다는 것이다. 또 병이 생기는 것은 어떤 병인체가 인체 내부에 있는 아르케우스에 작용하기 때문이며, 이 작용으로 인해 병정病精이 생겨 체내의 아르케우스에 작용하고 이로써 페르멘트에 변화가 일어나, 기관의 기능을 혼란케 한다고 하였다. 즉 병은 기관의 국소적 병변인 침체에 의하여 일어난다는 것이다. 그는 이 밖에 다른 병인으로 죄에 의한 발병도 긍정하였다. 그래서 치료는 전신적인 것이 아니고 병정을 제거하는 약제를 사용하였다. 여기에서 약제는 화학적인 것이라는 개념과 파라셀수스의 특효약Arcana Paracelsi이라는 개념이 부활하였다. 헬몬트의 의학체계는 자연과학적 고찰과 관념적 유령론이 혼합된 것이며, 『의학이 가는 곳』(1648)은 그의 학설의 전모를 볼 수 있는 이색적인 저서이다. 그는 순수화학에 있어서도 많은 공적을 남겼다. 기체물질에 주목하였고 처음으로 가스라는 말을 만들었으며, 일반 가스와 수증기를 구별하였다. 이산화탄소도 그가 발견한 것이다.

의학자에게는 두 가지 유형이 있다고 하는데, 하나는 베살리우스라든가 하비나 산토리오 또는 말피기처럼 특정분야의 한 길을 추구하여 위대하게 된 사람들이고 다른 하나는 파라셀수스라든가 헬몬트 같은 유형의 사람들이다. 후자에 속하는 의학자들의 사색은 전 우주를 덮고도 남으며 그들의 목표는 종종 시대를 초월하는데, 시대를 초월하는 길은 지극히 고독하다고 한다. 전자에 속하는 의학자들은 세상 사람들로부터 후한 상과 칭찬을 받게 되나, 후자의 형에 속하는 의학자들은 세상 사람들이 몰라준다는 것이다. 그들의 인생은 곤궁하기 마련이다. 그러나 이 두 가지 유형의 의학자가 다 있어야만 진정한 학문의 발전이 있다.

프란츠 데 레 보에는 라틴 이름으로 프랑시스쿠스 실비우스라 한다. 프랑스인이며 독일에서 태어났다. 1637년 바젤 대학을 나와 네덜란드 레이덴 대학의 교수가 되었고 식물학과 해부학을 강의하였다. 그는 본래 의리학파의 입장을 취하였으며 하비의 혈액순환에 관한 이론 등을 크게 소개하였으나, 임상 교수가 된 뒤에는 의화학파의 입장을 취하였다. 그의 제자로는 빌리스·데 그라프·스텐센·슈밤메르담 등이 있었다. 그의 의설은 음식물의 성분이 선 분비물인 효소의 작용으로 혈액이 되며 체내 물질교대의 종말산물은 산성 또는 알칼리성의 물질이라는 것이다. 이것들이 적당량 체내에 있으면 건강이 유지되나 만약 체내의 화학과정에 이상이 발생하면 격하게 작용하는 물질Acrimonia이 생겨서 병을 일으킨다고 하였다. 이 격하게 작용하는 물질의 본체는 산과 알칼리이고 이것을 체외로 배출하는 일이 병을 치료하는 근본이라는 것이 레 보에의 임상의학이었다. 그는 젊은 시절에 해부학에 정열을 쏟아 흉부의 실비우스 와fossa를 발견하기도 하였다.

존 메이오는 영국인이며 생애가 짧았지만 호흡생리에 관한 그의 연구는 의화학파의 큰 공적이다. 많은 사람들에 의하여 폐로부터 나오는 혈액이 선홍색임은 이미 확인되었지만 그 원인에 대한 견해는 각기 달랐다. 의리학파는 폐에서 세분된 혈액의 기계적 작용이라고 하였으나 의화학파에서는 그런 것이 아니라 공중에 있는 특수 물질에 의한다고 하였다. 이 생각은 메이오의 발견에 큰 힌트를 주었다. 메이오는 격동 시에 호흡수가 많아지는 것은 발효하기 쉬운 산소Spiritus nitroaereus라는 물질이 더 많이 요구되기 때문이며, 이 물질은 근육의 운동에도 큰 역할을 한다고 하였다. 뿐만 아니라 이 산소는 생명현상의 기본 물질이고 뉴마를 대신하는 물질이며, 초석(질산칼륨)에도 많이 함유되어 있기 때문에 화약의 연소를 지배한다고 하였다. 이것이야말로 틀림없이 산소의 발견이다. 그러나 그 당시에는 이 사실이 공인되지 못하였고, 약 100년 뒤 라부아지에에 의하여 산소가 확인되어 연소 이론이 화학적으로 밝혀질 때까지 완전히 잊히고 말았다.

제3절 불가시 세계로의 출발

물리학의 진보가 수많은 기계의 발명과 장치의 개량을 가져옴으로써 이전까지는 상상도 할 수 없었던, 육안으로는 볼 수 없는 불가시 세계invisible world가 눈에 들어오게 되었다. 망원경과 현미경이 발명되고 개량되었기 때문이다. 다시 말하자면, 인류는 17세기에 들어와서 드디어 저 멀리 아득히 떨어져 있는 천체 및 지극히 미세한 불가시의 세계를 볼 수 있게 되었다. 그 전까지 정밀한 관찰과 명확한 인식은 어디까지나 육안의 범위에서 벗어나지 못하였다. 돋보기는 이미 옛날부터 사용되어 왔지만, 극미의 불가시 세계의 문은 그대로 굳게 닫혀 있었다. 제조 기술자도 적지 않았으므로 현미경이나 망원경을 발명한 사람이 누구라고 말하기는 어렵다. 대체로 복식현미경이 제작된 것은 1590년경 네덜란드의 안경 제조 기술자인 얀센 부자에 의해서라고 하며, 처음에는 10배가량 확대되었으나 점점 개량되어 17세기 중엽에는 200배가량 확대되었다고 한다. 네덜란드에서 발명된 현미경이 로마에 전해진 것은 1624년이라고 한다. 본래 네덜란드와 이탈리아의 유리 및 안경 제조 기술이 우수하였기 때문에 현미경과 망원경은 주로 이 두 나라에서 많이 만들어졌고, 따라서 17세기에 이루어진 현미경을 응용한 연구에는 이 두 나라의 학자들이 많이 참여하였다.

미세한 불가시의 세계를 들여다보고 연구하는 학자를 현미경학자라고 하였다. 그들 중에서 주요한 인물로는 아타나시우스 키르허(1602~1680)와 앞에서 말한 말피기, 네덜란드의 레벤후크(1632~1723)와 슈밤메르담(1637~1680) 그리고 영국의 로버트 후크(1635~1703) 등을 들 수 있다.

아타나시우스 키르허는 이탈리아 풀다 출신이다. 예수회 수도사였고 수학자·물리학자·동양학자이자 음악가·안경상·미술의 대가인 동시에 의사였으며 최초의 현미경학자였다. 그는 최초로 사인을 탐구하는 데 현미경을 이용한 사람이다. 1658년에 로마에서 출판된 저서 『페스트 환자의 검표』에서 그는 부패의 성질에 관하여 7건의 경험 사례를 일일이 기술하였고 부패물 안에서 구더기와 기타 생물이 어떻게 나타나는지 가르쳤으며, 페스트 환자의 혈액 안에 수많은 벌레가 가득 들어 있음을 볼 수 있었다고 하였다. 또 그런 것은 모든 부패물 속에서 육안으로는 볼 수 없고 오직 현미경을 통하여서만 볼 수 있다고 하였다. 키르허가 보았다는 벌레가 무엇인지는 알 수 없으나, 당시의 현미경으로는 세균을 볼 수 없었을 것이기 때문에 화농 세포 또는 혈구의 연전현상rouleaux을 보았으리라 추측된다. 그러나 전염성 질환의 원인이 생물체에 의한 오염이라는 설을 명백히 하였다는 점에서는 최초였다. 또 『키르허 생리학』에 의하면 동물에 대하여 자극으로 일으킨 강직증이라든가 최면술 실험을 기록한 것도 그가 처음이었다.

슈밤메르담은 자연사에 흥미를 가지고 있었는데, 이는 그의 아버지가 암스테르담에서 약종상을 경영하고 있었던 데서 비롯되었다. 그 점포에는 외국 동물이 가장 많이 수집되어 있었으며, 슈밤메르담은 의학을 배우기 오래전부터 이 동물들의 해부학적 연구와 현미경 조사를 해 와서 이미 이 방면의 대가가 되어 있었다. 동물학을 연구하면서 문헌과 더불어 살았으며, 결코 임상가는 아니었다. 그는 자신의 짧은 일생을 현미경적 해부학 및 발생학을 연구하는 데 다 바쳤다. 그는 "거짓은 보지 않고, 불태워 버린다."라는 주의로 평생을 보낸 과학의 정열가였다. 그의 최상의 업적은 1669년 우트렉에서 출판된 대저서 『자연의 성서 또는 곤충역사』에 들어 있다. 이 책에는 정확한 생활사와 53개의 기록이 있는 그림이 있으며, 꿀벌·하루살이·달팽이·조개·오징어·개구리의 해부학이 훌륭하게 기록되어 있다. 또 슈밤메르담은 1658년에 적혈구를 인식하여 기재하였고 1664년에 림프관의 판막을 발견하였으며, 1667년에는 임종 때의 폐가 호흡한 뒤에 부상하게 된다는 법의학적 사실을 발견하였고 1667년에는 왁스를 혈관 내로 주입하는 방법을 고안하였다. 이 방법은 뒤에 라위스에 의하여 필요성을 인정받았다. 그는 현대의 방식과 거의 같은 혈류변화 기록기에 의하여 심장과 폐 근육의 운동을 연구한 실험학자이기도 하였다. 슈밤메르담의 연구는 의학 외에 곤충에 대한 훌륭한 현미경적 연구도 많다. 레벤후크보다도 먼저 연구한 것이 많았으나 발표는 대체로 그보다 늦었다. 슈밤메르담은 생활이 곤궁하였으며 나중에는 심한 신경쇠약에 걸려 귀중한 연구업적이 기록된 원고를 불태워 버리고, 43세의 아까운 나이로 일생을 마쳤다. 그가 작고한 뒤 유고를 모아, 1737년에 부르하베에 의하여 간행된 것이 『자연의 성서』이다. 이는 가우프에 의하여 라틴어로 번역되었으며 부르하베가 서문을 서술되었다.

안토니 판 레벤후크(1632~1723)는 매우 위대한 현미경학자 중 한 사람이었으며 네덜란드의 델프트 출신이었다. 그는 포목상을 하였고 시민회관의 수위도 하였는데, 자연사를 연구하는 것이 개인적인 취미였다. 그는 247대의 현미경과 419개의 렌즈를 갖고 있었다는데, 렌즈의 대다수는 자기 자신이 갈아서 만든 것이었다. 26대의 현미경을 런던에 있는 왕립학회에 선물로 보냈으며 1680년에는 그 왕립학회의 회원이 되었다. 그는 놀라울 만큼 근면한 사람이었다. 평생 동안 왕립학회에 보낸 연구논문이 375편이나 되었고, 프랑스의 과학 아카데미에 보낸 논문이 27편이었다고 한다. 1696년에 라이덴에서 출판된 그의 저서 *Ontledengen en ontdekkingen*에는 극미동물과 식물조직학에 관한 광대한 연구 업적과 함께 의학에 관한 매우 중요한 발견들이 들어 있다. 그는 1674년에 처음으로 정자에 대해 기재하였다(하멘이라는 학생이 1674년에 처음 보고 그에게 말하였다고 한다). 같은 해에 적혈구를 완전히 계산하였으며 수의근 횡문의 특징, 즉 근초(횡문근 섬유를 둘러싸고 있는 섬세한 막상조직)를 발견했고 수정체도 발견하였다. 1675년에는 현미경하에서 원충동물을 보았다고 처음으로 기재하였으며 치아에서 처음으로 미생물을 발견하였고, 1683년 9월 17일에는 개개의 나선균과 간균뿐만 아니라 세균의 연쇄상태와 군집상태를 정확히 도시하였으며, 또 말피기가 1660년 이미 발견한 모세관과 관련하여 동맥과 정맥 사이에 이루어진 모세관 문합을 증명하였다. 레벤후크는 정규 교육도 받지 않았고 대학에 가지도 못하였지만 천재적이며 정열적이었으며, 놀라운 근면성에 의하여 현미경으로 발견한 업적이 수없이 많았다. 의학에 중요한 발견도 많이 하였고, 생물과학의 진보에 기여한 공적도 매우 크다.

로버트 후크는 의학자가 아니기 때문에 그의 연구업적에는 의학에 관계되는 것이 거의 없으나, 그는 현미경을 실제로 이용하는 것이 매우 중요하다는 사실을 강조한 사람들 중 제일인자였다. 후크는 현미경의 배율을 크게 하고, 색수차를 적게 하기 위하여 대물렌즈와 접안렌즈 사이에 2개의 렌즈를 삽입하여 조립하는 방법을 고안하였고 특수한 집광장치를 만들어 내었다. 그는 자신이 개량한 새 현미경이 시야를 크게 확대한다는 사실을 알리기 위하여 1665년에 왕립학회에서 『현미경도, 미생물체의 자연학적 기술 *Micrographia, Philosophical description of minute bodies*』을 출판하였는데, 이 저서에서 세포라는 말을 처음으로 기재하였다. 관찰 18이라는 조항에서 현미경으로 코르크를 보았더니 무수히 많은 방이 나타났기에 그 방을 세포라고 명명하였다는 것이다.

이처럼 현미경에 의한 불가시의 세계로 새롭게 출발하게 된 현미경학자들의 발자취는 위대하였다. 18세기 의학의 눈부신 발전은 17세기에 불가시의 극미 세계를 탐구한 성과에 힘입은 바가 매우 컸다. 현재에 와서도 현미경은 생물과학에 있어 생명의 비밀을 찾기 위한 중요한 무기의 하나이다.

17세기에 현미경으로 거두어들인 의학상의 주요 연구업적을 간추려 보면 다음과 같다.

1610년 갈릴레이(이탈리아)는 현미경을 개량하여, 미생물을 관찰함

1624년 로마에 현미경이 수입됨

1625년 스텔루티(이탈리아)는 연구에 처음으로 현미경을 사용하여, 꿀벌을 관찰함

1637년 데카르트(프랑스)는 현미경에 의한 2개의 확대도를 그려 공표함

1646년 키르허(이탈리아)는 미세생물을 확실히 기재함

1648년 말피기(이탈리아)는 혈액 중의 이물(뒤에 가서 혈구로 판명)을 관찰함

1658년 슈밤메르담(네덜란드)은 개구리의 혈액에서 혈구를 발견함

1660년 말피기는 폐포를 발견함

1661년 말피기는 폐의 구조를 간행하여, 현미경해부학의 기초를 만듦

1662년 벨리니(이탈리아)는 요세관을 발견하여, 신의 구조와 기능을 기재함

1664년 슈밤메르담은 림프관의 판막을 발견함

1665년 말피기는 선의 구조를 관찰하여 말피기선이라 명명하였고, 혈구를 관찰하여 지방구로 오인함

1665년 로버트 후크(영국)는 코르크를 관찰하여 방을 발견함

1667년 로버트 후크는 현미경도를 출판하고, 세포라는 말을 처음으로 기재함

1667년 슈밤메르담은 미세혈관주입법을 시도함

1669년 말피기는 누에의 미세구조를 관찰함

1670년 말피기는 신장에서 소체를 발견하여 말피기 소체라고 명명함

1672년 브루너(스위스)는 십이지장선을 발견하여, 브루너선이라 명명함

1672년 그라프(네덜란드)는 난소 여포를 발견하여 그라프의 난포라 함

1673년 그류(영국)는 식물의 미세구조를 기재함

1673년 레벤후크(네덜란드)는 적혈구를 확인함

1674년 하멘(독일)은 정자를 발견함

1675년 레벤후크는 원충을 발견함

1677년 페이어(스위스)는 소장의 림프여포를 기재함

1679년 레벤후크는 횡문근을 발견함

1680년 레벤후크는 효모의 세포를 발견함

1683년 레벤후크는 세균을 발견함

1686년 레벤후크는 모세 동맥과 정맥의 문합을 확인함

육안에 의한 관찰과 관념론을 통해 이끌어 낸 이론은 현미경학자들에 의하여 올바른 기초 위에서 재정비 및 확립되었다. 하비가 예언한 "모든 동물은 난ovum으로부터 나온다."라는 명제는 네덜란드의 그라프에 의하여 사람의 난이 발견됨으로써 비로소 확인되었다. 이어 레이덴 대학의 학생이었던 하멘이 정충을 발견함으로써 발생학의 발전이 약속되었고, 그 뒤 학계에서는 동물의 발생에 있어 정충이 주인가Animalculist 난이 주인가Ovist, 자연발생인가 전개인가 등의 논쟁이 시끄럽게 벌어졌다.

제4절 새롭게 발족한 과학으로서의 임상의학

의리학파와 의화학파는 외견상 과학적으로 보이는 방법과 이론을 바탕으로 매우 독단적이고 편협한 학설을 만들어, 생명현상까지도 물질적으로 또는 기계적으로 생각하는 지나친 경향을 빚었다. 또 성급하게 서둘러 경솔하고 불충분한 고찰로써 생명 현상을 해결하려고 하였다. 더욱이 두 학파의 학설은 사변을 중심으로 맴돌기만 하는 이론이었을 뿐 실제의 임상의학에는 그리 유용한 것이 못 되었다. 다시 말하면 의리학파와 의화학파는 실제의 의학과는 너무 거리가 멀었다. 이처럼 이론과 사변의 미로에 빠져 버린 의학을 다시 본래의 의학, 즉 병과 병자와 그 치료에 관하여 사색하는 방향으로 돌리려는 기운이 무르익어 갔다. 이 과학에 의한 임상의학의 수립자로 영국의 토마스 시드넘과 네덜란드의 헤르만 부르하베(1668~1738)를 들 수 있다.

토마스 시드넘(1624~1689)은 영국 도싯에서 대지주의 아들로 태어났으며, 옥스퍼드 대학에 들어가 혁명전쟁을 마주했다. 청교도였던 그는 의회군으로 종군하여 찰스 1세의 국왕군과 싸웠다. 1645년에 의회군이 승리하고 찰스 1세가 처형당한 뒤, 시드넘은 대학으로 돌아갔다. 전쟁이 다시 일어나자 시드넘은 의회군의 크롬웰 휘하에서 아일랜드를 공략하는 데 참가하였다. 찰스 2세가 마침내 항복하고 1653년에 크롬웰이 집정관이 되면서 시드넘도 정치에 관여하게 되었다. 그러다가 1655년 런던에서 개원하였는데, 당시 그의 나이는 32세였다. 그는 1663년에 의사가 되어 의사로서의 명성을 크게 떨쳤으나 1689년 52세의 나이에 신결석으로 사망하였다.

시드넘은 식물학과 약물학을 배웠으며 화학도 공부했다. 또 의리학파의 의학과 의화학파의 의학을 모조리 배우고, 몽펠리에 대학에 유학하여 임상의학을 배웠다. 그리하여 런던에서 평생을 임상의학에 바쳤으며 교직이나 공직을 가져 본 적이 없었다. 학자로 행세하지도 않았고 오직 임상가의 입장을 취하였다. 진단과 치료는 히포크라테스 의학에 따랐으며, 자연치유능력(피시스)을 믿고 이 피시스를 조장·증진하는 것이 의사의 임무라고 생각하였다. 그는 피시스는 병의 종류에 따라 마땅히 달라야 하기 때문에 피시스를 조장·증진시키기 위하여 병의 종류를 구별하여야 하며, 하나하나의 병을 엄밀하게 관찰해야 한다고 하였다. 생물학자가 동물과 식물의 종류를 구별하는 것처럼 의사는 병의 종류를 판별해야 한다는 것이다. 병의 종류가 같다면 병자가 달라도 병의 경과는 같아야 하기에, 병을 병자로부터 따로 떼어 내 병 그 자체의 경과를 파악해야 된다고 하였다. 이처럼 시드넘은 병의 개념을 구체적으로 확립하였고, 이 점은 의사학상으로 중요한 의의를 갖는다. 히포크라테스에 의하면 병은 조화의 파탄이며, 병의 상태는 경우에 따라 또는 사람에 따라 다르다고 하였다. 그런데 시드넘은 히포크라테스의 병의 개념과 달리 독립 고정된 병의 종류를 설정하였다. 이것은 의학의 진보를 가져왔다. 시드넘에 따르면 무수하게 많은 증후 속에는 굳게 연결된 증후군이 있고, 하나의 증후군은 다른 증후군과 구별된다. 하나의 증후군을 일으키는 병은 다른 증후군을 일으키지 않으며, 물론 병의 종류에 따라서 공통의 증후가 있지만 이것도 감별할 수 있다고 하였다.

이상의 내용은 그가 저술한 『의의 관찰*Observationes medicae*』에 수록된 것이다. 이 저서는 1666년에 영어로 출판되었고 뒤에 라틴어로 번역되었다. 이 저서는 명저로 알려져 있으며 의사가 집필한 명문으로도 유명하다. 시드넘은 항간의 평범한 개원의였을 뿐 새로운 학설을 낸 것도 아니고 대발견이나 대발명을 한 것도 아니지만, 그가 영국의 히포크라테스로 추앙받게 된 것은 임상의학이 마땅히 걸어가야 할 길을 정립하였기 때문이다. 시드넘에게 있어 임상에 유용하지 않은 이론과 의서는 무용지물이었고, 그는 살아 있는 병자 자체를 파악하여 이해하고 과학적으로 귀납하는 것이 임상의학의 근본이라고 하였다. 그의 위대한 점은 순전히 객관적 관찰과 주요 증상의 비판적 고찰에 의하여 이루어진 병증기록을 진단과 치료에 응용하였다는 것이다. 그는 카타르성 폐렴·무도병·뇌막염·단독·류머티즘 등 개개의 병의 논문 및 단행본을 적었다. 많은 의사들도 그에게 배운 그대로 하여 뇌졸중·폐결핵·구루병 등의 논문이 만들어졌다.

헤르만 부르하베는 네덜란드의 레이덴 근방에 있는 부르우트 시에서 출생하였고 레이덴 대학에 입학하였다. 의학을 배우면서 수학·화학·식물학도 배웠으며 졸업 후에는 레이덴에서 개원했다가 모교로 돌아가 식물학 교수가 되었다. 그는 대학에 식물원을 만들어 두고 아침 7시에 원내를 산책하면서 수천 가지 식물의 학명을 암기하였다고 한다. 겨울에는 화학을 강의하였는데, 로버트 보일의 설을 소개하는 정도였고 별로 신통한 강의는 아니었다고 한다. 그는 1714년에 임상 교수가 되면서부터 비로소 진가를 드러내게 되었다. 그의 첫 강의는 병상 옆에서의 임상 강의였는데 첫 강의부터 명성을 떨쳤다. 그에게 주어진 2개의 큰 병실에는 6개의 침상이 놓여 있었으며 하나는 남자의 병실, 다른 하나는 여자의 병실이었다. 그의 진단은 정확하였고 치료는 주효하여 환자들은 그를 믿고 따랐으며, 임상강의를 들으려고 모이는 전 유럽의 우수한 의사들은 두터운 존경심을 갖고 그를 숭앙하였다. 부르하베는 환자와 접하게 되면 먼저 병력을 기록한 다음 현재 상태를 기록하였다. 그때 기관의 해부학적 상태만이 검사되는 것이 아니라 병 자체가 검출되는 것이었다. 이렇게 하여 진단이 내려지고 예후를 알게 되며 치료법이 결정되었다. 이런 방식의 임상 강의는 그 뒤로 유럽 전역의 대학에 널리 보급되었고, 병을 진단하는 순서도 부르하베의 방식을 따르게 되었다. 또 부르하베는 환자가 죽게 되면 시체를 해부하여 생전의 소견과 부검 소견을 비교하였다. 그는 근대병리해부의 선구적 역할을 하였고 히포크라테스와 시드넘 등을 사숙하였다. 병을 고형부와 액체부의 두 가지로 나누었는데, 고형부의 병은 조직내 섬유의 긴장·이완·조직의 결손·위치의 이상·혈관 협착 등에 의하여 온다고 하였고 액체부의 병은 성질의 변화Acrimonia와 분량의 증감 등에 의하여 온다고 하였다. 그리고 이런 병들은 피시스에 의하여 치유된다고 믿었는데, 이것이 히포크라테스의 치료 원칙을 따르는 이유였다. 부르하베는 위대한 의사로서 사람들로부터 존경받았고 그의 밑에서 많은 학자가 배출되었다.

17세기에는 의리학과 의화학이 자연과학의 입장에서 의학을 확립하려고 하였으나, 결과적으로는 의학에서 멀어지고 말았다. 이에 대한 반동으로 의사가 병을 직접 관찰하고 의학의 본래의 사명으로 되돌아가게 되었다.

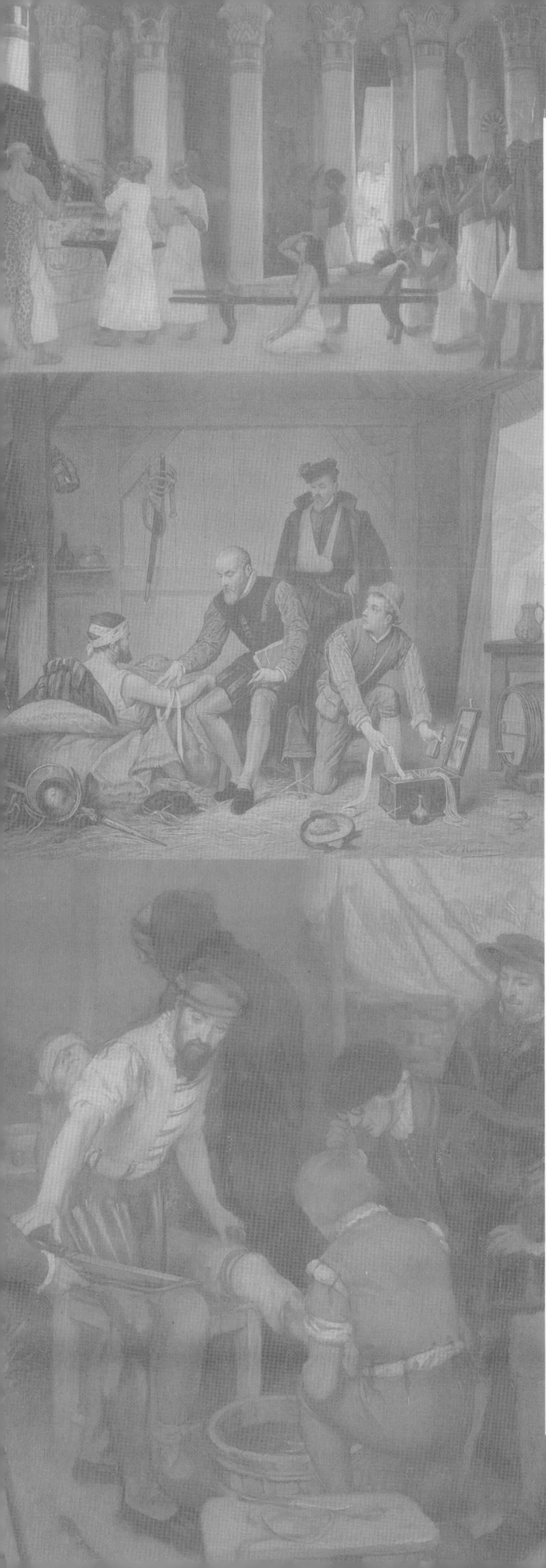

제5장

18세기 의학

생리학의 근대적 수립 / 병리학의 근대적 발전 / 임상의학의 발달과 종두법 / 일본 의학: 에도 시대 의학 / 중국 의학: 청대 의학 / 한국 의학: 조선 후기 의학

제5장

18세기 의학

시대적 배경

17세기 서양 의학은 의학을 성급하게 과학화하고자 하면서, 그 방법을 의리학파와 의화학파에서 구하였으나 뜻을 이루지 못하였다. 그 당시 물리학과 화학의 수준이 유치하여, 복잡한 인체 구조와 기능을 분석하고 이해하기에는 너무나 무력하였기 때문이다. 결국 17세기 의리학파와 의화학파의 방향 자체가 잘못된 것이 아니라, 그 방법의 시행이 시기상조였던 것이다.

18세기는 철학의 세기라고 하며, 이성의 세기 또는 상업의 세기라고도 한다. 철학에서의 비판과 사색은 임마누엘 칸트(1724~1804)의 『순수이성비판』(1781)으로 대표되며, 제조공업 시기를 지나면서 성장한 산업기술의 진보는 마침내 산업혁명으로 번졌고 근대 자본주의는 고도 자본주의로 옮겨가려는 움직임을 보이게 되었다. 그리고 경제에 있어 산업혁명, 정치에 있어 민주혁명이 프랑스에서 일어난 계몽주의의 철학적 지주에 힘입어 봉건제를 완전히 벗어 버리고 새로운 단계로 접어들었다. 인류에게 화려한 물질문명의 시대가 왔고, 유물론에 이어 공산주의가 일어났다. 이에 대항하여 낭만주의와 인도주의가 일어나 서로 크게 맞서면서 각각 의학에 많은 영향을 끼쳤다. 이렇게 하여 생물과학으로서의 의학은 18세기에 완전히 확립되었으며, 현대를 바라보는 기초공사를 매듭지었던 것이다.

제1절 생리학의 근대적 수립

18세기의 의학은 생명의 본질과 질병현상의 본체를 추구하였다. 이러한 움직임은 기초의학, 특히 생리학과 병리학의 제 체계에 의하여 움직이게 되었다고 볼 수 있으며 이 속에서 근대적인 생리학이 수립되었다. 생리학의 근대적 수립을 도모한 중심인물은 독일의 할러(1708~1777)였다. 이 할러를 중심으로, 그 전후에 일어난 생리학의 흐름을 살펴보기로 한다.

프란시스 그리슨(1597~1677)은 영국인이며, 하비의 문인이었다. 그는 캠브리지 대학을 나와 모교의 물리학 교수로 14년간 재직하였으며 왕립학회의 창립자 중 한 사람이었고 왕립 의대의 학장(1667~1669)으로 있기도 하였다. 또 해부학자, 생리학자 및 병리학자로서 할러와 피르호로부터 존경과 칭찬을 받았다고 한다. 그가 더욱 유명해지게 된 것은 첫째, 1650년에 발로 병(일명 소아 괴혈병)에 관한 기록과 함께 소아 구루병(영국병 또는 곱사병)을 최초로 기술하였고, 둘째, 1654년에 문맥을 둘러싸고 있는 협막(그리슨 협막)과 그 혈류를 처음으로 정확하게 기술하였으며, 셋째, 1660년에 척추이상에 현수를 응용하였고, 넷째, 1667년에 할러에 앞서 사람의 모든 조직에는 특수한 성질이 있다고 함으로써 피자극성의 개념을 들었다는 것 등 4가지의 중요한 업적 때문이다.

그는 인체의 모든 조직의 특질로 피자극성irritability을 들면서, 이것은 생체가 갖는 감각·욕망·운동의 근원이며, 이 중에서 운동이 피자극성의 가장 순수한 표현이라고 하였다. 그에 따르면 운동을 일으키는 것은 섬유이며, 이 섬유는 가늘기는 하여도 쉽게 끊어지거나 찢어지지는 않고 근육·신경·건·장·피부 등에는 있으나 골·혈액·지방조직에는 없으며 내외의 자극에 감응한다. 또 외적인 자극에 대하여, 섬유는 그곳에 국한되는 흥분이 일어나는 경우도 있고 신경을 거쳐 뇌에 흥분이 전달되는 경우도 있다. 전자의 경우에 일어나는 운동은 무의식적이고 후자의 경우 일어나는 운동은 의식적이다. 내부에서 내적으로 일어나는 자극은 공상이라든가 내부 감각 등으로부터 유래하며 여기에도 무의식적인 것과 의식적인 것이 있다.

그리슨이 말한 섬유란 실재의 섬유를 말하는 것은 물론 아니고, 로마의 방법학파들이 말하던 가는 관 같은 것으로 생각하여야 한다. 그의 이러한 생각은 바그리비와 부르하베 등에 전하여졌고, 그들은 이 섬유의 긴장도를 가지고 생명현상을 설명하려고 하였다. 또 호프만은 이 섬유의 장력을 병적 상태를 판정하는 자료로 생각하였다.

조르조 바그리비(1668~1706)는 이탈리아 사람으로 말피기의 제자였고, 이탈리아에서 의리학설이 극단적인 위치에 오르게 하였다. 그는 클레멘트 11세에 의하여 델라 사피엔자 대학의 의학이론 주임교수로 임명되었고, 근육생리에 관한 연구를 하였으며 1700년에 처음으로 평활근과 횡문근을 구별하였다. 또 인체의 기계론적인 비유를 인간기계에 담아 인체는 무수히 많고 작은 부품으로 나누어져 있다는 데까지 확장하여 치아는 가위에, 흉부는 풀무에, 위는 플라스크에, 내장과 선은 체에, 심장과 맥관은 급수시설에 대응시켰다. 그는 훌륭한 의사였고, 임상가로서는 충실한 히포크라테스 신봉자였으나 과로 때문에 일찍이 사망하였다.

프리드리히 호프만(1660~1742)은 부르하베의 제자로서 그의 의학을 계승하였다. 그는 슈탈의 정신설이 지나치게 관념적이라고 보았고, 이것을 수학적인 연역법으로 전개하여 보완하려고 하였다. 그는 생명이 운동이라 하였다. 생명현상은 신체 내에 있는 섬유의 운동 상태와 운동 능력이라는 것이다. 그는 그 운동에 있어서 긴장도의 합목적성과 협조성을 지배하는 힘을 에테르Aether라고 하였다. 우주에 있는 우주에테르가 호흡에 의하여 체내에 들어와서 혈액과 혼합되어 혈액순환을 타고 뇌에 이르면 분리되어 신경에테르가 되며, 이 신경에테르는 전신의 신경계에 흘러 전신 조직 내의 섬유에 긴장을 주는 것이라 하였다. 따라서 병은 긴장과 이완으로 설명 가능하고, 치료 방침은 에테르가 변화한 신경액의 이상을 정상화시키는 것이며, 약제로써 긴장을 풀기 위하여 진경제·진정제·진통제 및 강장제를 투여한다는 것이었다. 호프만은 의리학파의 사상을 취했으나 그 근저는 라이프니츠[17]의 단자론에 뿌리박고 있었다.

---

17 고트프리트 빌헬름 라이프니츠(Gottfried Wilhelm Leibniz, 1646~1716)는 라이프치히 태생의 철학자이다. 자연과학과 법학 등에 해박한 지식을 가졌으며, 자연과학과 그리스도교의 신을 연결하여 독일 철학의 기반을 만들었다. 그는 처음에 원자설을 취하였으나 원자만으로는 사람의 의식이나 생명현상을 설명할 수가 없었다. 그는 현미경으로 물을 비춰 보았을 때 물속에 우연히 존재하는 원생동물을 보고, 생명은 어디든지 있는 것이라고 확신하게 되었다. 그래서 생명의 본질은 원자처럼 죽어 있는 물질적·기계적인 것이 아니라 이데아의 단위 입자라고 하며, 이것을 단자라고 불렀다. 이 단자는 목적성을 가지고 있어서 여러 가지 단자의 종류와 상·하 계급으로 나뉜다. 단자의 종류는 사람이나 동·식물 개체의 종류를 결정하고, 계급은 사람·동식물·무생물의 차이를 만든다. 사람의 영혼은 의식을 갖는 단자로, 동물의 생명은 의식은 없으나 지각은 할 수 있는 단자로, 식물의 생명은 지각 능력도 없는 단자로 되어 있다. 또 사람이나 동·식물의 생명은 단자의 의지에 의한 운동이며, 그 단자 개개의 관계는 상호반응이 아니라 우주에 존재하는 조화로서 신에 의하여 지배되고 있다. 이러한 설이 단자론이다.

한편 피자극성과는 관계가 없으나, 벽에 부딪친 의리학파와 의화학파의 방향이 잘못이라고 생각한 색다른 학자가 있었다. 그는 곧 슈탈이었다.

게오르그 에르네스트 슈탈(1660~1737)은 생체도 죽게 되면 부패되고 분해되는데 생존하고 있을 때는 같은 물질계이면서도 분해되지 않으며, 이것은 육체라는 물질계 속에 아니마Anima(영혼)라는 초물질적인 것이 내재하기 때문이라고 생각하였다. 이 아니마는 히포크라테스의 피시스, 즉 자연치유능과 공통적인 개념내용을 가지며 데카르트가 말한 이성, 즉 인간이라는 기계를 운전하는 것과도 공통성을 가지고 있다. 아니마라는 개념에 의하여 생명은 무생물과 구별되고 특징지어지는 것이라 하였다. 이 사상체계는 물활론Animism으로, 당시의 의학계에서 큰 세력을 가졌던 유물론에 대항하여 유기체의 개념을 강하게 주장한 것이었다. 또 아니마를 모든 생명현상의 근원으로 보았으며 실체의 내재활동력을 인정하고 유기체의 작용을 아니마의 힘으로 보았다. 이것은 라이프니츠 철학의 영향이 강하게 반영된 것이다. 슈탈의 질병관에 의하면 외부에서 가하여진 유해한 요소에 대한 아니마의 반응이 병이고, 이 힘을 보존하여 주는 것이 치료방침이다.

모든 생체의 운동은 종래 이론상의 어떤 힘에 의하여 이루어지는 것이라 하였다. 히포크라테스의 피시스, 갈레노스의 뉴마, 파라켈수스의 아르케우스, 실비우스의 스피리투스, 슈탈의 아니마가 모두 이런 종류의 것이었다. 1677년에 영국의 그리슨은 많은 실험결과를 통해, 동물의 일반적인 특성상 환경에 의하여 반응이 일어난다는 것을 알고 이것을 피자극성이라고 명명하였다. 그러나 그리슨의 이 설은 막연한 것이었다. 이것을 더욱 명확하게 만든 학자가 있었는데 그가 곧 할러였다.

할러는 당시 가장 뛰어난 생리학자였다. 부르하베가 레이덴 대학의 교수로 있을 때 그로부터 교육을 받은 후, 스승보다도 더 위대한 의학자가 되었다. 그는 스위스의 베른 출신이고 어렸을 때 신동이라 불리었다고 한다. 9세에 그리스어와 히브리어에 능통하였고, 15세 때는 시와 비극을 지었다 한다. 15세 때 투빙 대학에 입학하여 해부학과 식물학을 배웠고 레이덴 대학으로 옮겨 부르하베에게 배웠으며, 19세에 의사가 되어 런던과 파리에 유학하였다. 베른에 돌아온 것은 21세 때였고, 그 뒤에 괴팅겐 대학의 교수가 되어 명성을 떨쳤으며 많은 학도들이 그 문하에 운집하였다. 1753년에 교수직을 버리고 스위스로 돌아갔다. 할러는 아리스토텔레스나 괴테처럼 가는 곳마다 천재적인 재질을 나타내었으며, 도처에서 불후의 업적을 남겼다. 시인으로서는 독일 국민문학의 융성기를 연

선구자였고, 식물학에서는 린네 다음가는 위치를 차지하였으며, 생리학에서는 그야말로 획기적인 대업적을 남겼다. 또 문헌적 작업에 있어서 학술사상 유례 없는 지위를 차지하였다.

그리슨의 막연한 피자극성을 더욱 명확하게 밝힌 할러는 생리학에 관한 두 권의 저서를 남겼는데, 하나는 1747년에 저술한 『생리학입문』이고 다른 하나는 1757년에 저술한 『인체생리학제요』이다. 이들 저서에 서술된 가장 중요한 생리학 이론은 피자극성 이론이었다.

신경과 근육이 해부학적으로 구별된 것은 상당히 오래전부터였으며, 근육은 수축기관이고 신경은 이에 관여하고 있다는 것도 알려져 왔다. 그러나 신경 자체의 기구와 근육의 기구에 대하여서는 사변적 이론만이 뒤따라 많이 나왔을 뿐이었다. 의리학파의 데카르트는 일찍이 신경의 내부는 비어 있고 그 속에 신경액이 흐른다고 하였다. 이것을 통하여 충격의 전달이 일어난다고 하였는데, 이러한 생각이 상당히 오랫동안 지속되었다. 호프만은 이 신경액이 신경에테르라 하였고, 외부에서의 어떤 인자가 신경에테르에 작용하면 신경내부에 있는 어떤 가상의 섬유의 긴장도에 변화를 일으킨다고 생각하였다.

할러는 이런 억측에 따르지 않고 많은 실험을 통해 실증적인 방식으로 이 문제와 대면하여, 실험 결과를 1752년 4월 23일 괴팅겐의 학회에서 제자인 짐머만과 함께 발표하였다. 생체에 기계적 작용이나 온열에 의한 작용 등의 물리적 자극이나 알코올·초산은·암모니아·황산 등의 화학적 자극을 주게 되면, 동물체는 이러한 자극에 대해 감각과 운동을 일으키게 된다. 할러는 감각을 일으키는 것은 신경이며, 이 신경에는 감각을 일으키는 성질인 감각성이 있다고 생각하였다. 또 자극에 응하여 운동이 일어나는 것은 근육의 작용이며, 이 근육이 자극에 응하는 성질인 피자극성을 가지고 있다고 하였다. 또 근육은 수축하는 성질, 즉 수축성을 가지고 있기 때문에 피자극성을 가지는 것이라고 덧붙였다. 신경의 감각성과 근육의 피자극성은 생명의 특질이며 생명의 근본현상이라고 밝혔다. 할러는 실험에 의하여 구체적으로 파악할 수 있는 생체의 특질을 밝혔으며, 슈탈 등이 말하는 아니마처럼 실증할 수 없는 것은 거론하지도 않았다. 신경에 감각성이 있다고 한 할러의 생각은 물론 잘못되었지만, 이는 대뇌생리가 발전하지 않았던 그 시대에는 어쩔 수 없는 일이었다. 감각은 대뇌피질의 특정한 부위에서 발생하는 것이며, 신경 자체에 감각성이 있는 것은 물론 아니다. 신경도 자극에 응하니까 근육과 마찬가지로 피자극성이 있을 것으로 보았을지도 모른다. 또 근육은 자극에 대하여 적극적으로 수축하므로 그 수축성을 일반적으로 흥분성excitability이라는 개념 내용에 넣을 수 있었을 것이다. 이러한 내용들이 엄밀하게 확립되기까지는 아주 긴 역사의 흐름을 기다려야 하였다.

할러는 또 의식적 운동과 무의식적 운동을 구별하여, 의식적 운동은 뇌와 관계가 있으나 무의식적 운동은 뇌와는 관계가 없다고 하였다. 동물체에서 근육을 잘라내어도 수축성은 있기 때문에 뇌와 무관하고, 근육은 체외로 잘라 내도 전체성을 잃어버리지 않는다는 것이다. 의식은 피자극성·수축성과는 관계가 없으며, 이러한 성질은 근육 자체에 부수되어 있는 성질이라고 생각하였다. 그리고 그는 신경 내에서의 자극의 전도는 신경 섬유 내의 세관에 의하여 이루어지며, 이 관 안으로 극히 미세한 생명정신을 함유한 신경액이 순환한다고 보았다. 또 이러한 감각성이나 피자극성 또는 수축성을 갖는 근육이나 신경의 실체는 기름과 물로 된 교질(고등동물은 흙·공기·쇠가 더 들어 있다고 함)이며, 이것은 생물체를 구성하는 기본이라고 하였다. 이것은 어쩌면 원형질의 개념이 싹튼 것일지도 모르나, 비실증적이라는 면에서 약점도 되었다. 할러의 피자극성 이론은 유럽의 학계에 큰 파문을 일으켰는데, 많은 찬성론뿐만 아니라 유력한 반대설도 적지 않았다. 그러나 일부의 반대설에도 불구하고 할러의 이론은 근대생리학의 기초를 확립케 하였고, 그의 많은 제자들에 의하여 유럽 전역으로 퍼지고 발전하게 되었다.

할러의 영향에 의하여 생리학은 놀라울 만큼 발전하게 되었고, 그의 학설은 후계자들에 의하여 다시 몇 가지로 나뉘게 되었다. 기계론과 정신론에 접근치 않고 사실을 있는 그대로 인식하며 종합한 할러의 학설은, 슈탈 또는 호프만의 학설과 절충·융합되어 새로운 체계로 수립되었다. 이 체계 수립의 주역은 보르듀(1772~1776), 윌리암 컬렌(1710~1790), 존 브라운(1735~1788) 등이었다.

보르듀는 프랑스인이고, 생기론을 주장하였다. 그는 할러 학설의 피자극성과 감각성은 어떤 원동력에 의하여 지배되는 것이라고 하였다. 또 신체의 각부에는 고유의 생명이라는 것이 있는데, 이것은 자연력이 주는 힘이라 하였다. 그의 학파에서는 추상적인 생명원리라는 개념을 지상의 힘으로 보게 되었고, 이를 생기론이라 하였다.

윌리엄 컬렌은 영국인이며, 처음에 슈탈의 정신론을 연구한 끝에 아니마는 확실하지 않은 것이라 생각하고 할러의 피자극성 이론을 받아들였다. 당시 할러의 피자극성 이론은 이미 생물학과 철학 및 임상의학의 분야에까지 강한 영향력을 미치고 있었는데, 특히 에든버러 대학을 중심으로 한 영국 의학계에서 그러했다. 에든버러 대학에서는 레이덴 대학에서 부르하베에게 교육받은 알렉산드로 먼로가 해부학을 강의하였고, 그는 부인과 의사와 외과의사로서도 활약하면서 이미 할러의 학설을 받아들였다. 먼로와 함께 에든버러 대학을 이끌어 나간 컬렌 역시 마찬가지였다. 컬렌은 생체에서 자극을 받아들이는 주역은 신경이 하게 된다고 하였다. 그는 피자극성에 있어서 가장 중요한 조직은 신경이며, 병은 생체의 자극에 대한 반응이고, 치료는 약품에 대한 생체의 반응이라고 하였다. 따라서 일체의 병은 신경을 거쳐 생겨나고 치료도 신경을 통하여 해야 한다고 하였는데, 이것이 컬렌의 신경병리설이었다.

신경이 정상적으로 작용할 때는 그 신경 자체도 정상적인 긴장을 유지하고 운동도 정상적으로 하게 되는데, 만약 그 자극으로써 신경의 작용이 비정상적으로 강하거나 약해진다면 긴장상태는 변하여 경련이 일어나든가 무력화된다. 발열은 말초 혈관의 경련에 의하여 일어나고, 염증은 국소 모세관의 경련에 의하여 일어난다. 그래서 치료법은 식사요법 이외에 긴장제로서 술·키니네 껍질·장뇌 등을 사용하고 진통제로서 아편 등을 사용한다는 것이다.

존 브라운은 스코틀랜드 사람이며, 컬렌의 제자였는데 컬렌의 설을 더욱 발전시켜 브라운 학설을 세웠다. 할러는 피자극성·감각성·수축성 등 몇 가지의 기본 개념을 들어 말하였는데, 컬렌은 이것을 피자극성이라는 하나의 개념으로 통일하려고 하였다. 그러나 그것은 용이한 일이 아니었다. 컬렌의 설은 할러의 기본 개념을 피자극성이라는 하나의 개념으로 묶어 체계화한 것이었으나, 완전하다고 볼 수 없었다. 그래서 브라운은 새로 흥분성이라는 개념을 내놓아 종래에 있었던 개념들을 통일하려고 하였다. 흥분성은 생체의 특성으로서 물질에 의한 것도 아니고 단순한 힘도 아니며, 수량으로 만들 수도 없으며 열·빛·전기 등과 같다고 하였다. 이 흥분성이 분명하게 보이는 것은 신경과 근육이고, 흥분성을 나타나게 하는 유인은 자극이라고 하였다. 온(따뜻함)·열·식품·공기 등은 외래의 자극이고 혈액·체액·정신 작용·정욕 등은 내부의 자극이며, 이 자극에 대한 흥분성의 발현이 생명현상이라는 것이다. 즉 생명은 자극에 의하여 유발되는 상태이며, 자극이 없으면 생명유지는 불가능하다고 하였다.

또 브라운은 흥분이라는 것은 생체 내에 있는 흥분성과 자극의 상승곱에 의하여 정하여진다 하였다. 적당한 흥분에 대하여 적당한 강도의 자극이 가하여지면 적당히 알맞은 흥분이 일어나서 건강이 유지되며, 병은 부적당한 흥분에 대한 부적당한 자극이 가하여졌을 때 일어나고, 지나치게 강하거나 또는 약한 흥분도 병을 일으킨다고 하였다. 지나치게 강한 자극은 항진상태를 일으키고 반대로 지나치게 약한 자극은 직접 무력상태를 일으킨다는 것이다. 또 적당한 자극이라도 너무 장기간 지속되면 흥분성이 저하되어 흥분이 약화되는데 이것을 간접 무력상태라 하였다. 이상적으로 약한 흥분을 일으키는 자극은 고열·독물·접촉전염병·충혈·정신감동 등이고 흥분을 약하게 하는 것은 한랭·출혈·하제 등이라 하였다. 브라운은 이렇게 하여 병을 흥분성의 입장에서 해석하였으며, 흥분의 양에 의하여 약제의 사용을 결정하였다. 항진상태의 병에는 흥분을 내리기 위하여 사혈·구토제·하제·엄한 식사요법과 냉각법 등을 행하였고, 무력상태에서는 흥분을 높이기 위하여 술·장뇌·에테르·암모니아 등을 사용한다는 것이었다.

브라운 설은 지나치게 조작적인 추론이며, 그의 치료법은 로마 방법학파의 것을 부활시킨 것으로 매우 무력하였다. 다만 생리학과 병리학에 있어서 자극의 개념을 보급시킨 의의는 크다. 그리고 전술한 이외에도 생리학 분야에는 많은 학자들이 나타났다.

가우프(1704~1780)는 보르듀와 같은 파의 생기론을 주장했다. 그는 할러의 피자극성과 감각성의 상위에 자신이 생명현상의 원동력이라고 생각한 생명력을 두고 이것이 모든 것을 지배·관리한다고 하였다. 또 병은 섬유의 딱딱함과 부드러움과 체액의 Acrimonia의 표현이며 병인에는 내·외인이 있다고 하였다.

헤일즈(1731~1733)는 영국인이다. 할러 이후 18세기 생리학에서 주요하고 획기적인 사건은 헤일즈의 저서 『정적시론*Statical Essays*』의 출간이다. 그는 목사였고 발명의 천재였는데, 1743년에 인공 환기를 창시하였다. 『정적시론』의 제1부에는 식물의 액즙의 유동에 관한 연구업적이 실려 있고, 제2부에는 혈류역학(1733)이라는 제목으로 생리학에 있어서 최초의 실체적 발전을 기록한 가장 중요한 업적들이 수록되어 있다. 여기에는 처음으로 혈압을 측정한 기록, 그리고 동맥과 정맥 및 모세관 내의 혈류 속도, 모세관의 수축성과 심박동의 조절 등에 관한 연구업적이 기술되어 있다. 하비 이후의 순환생리학은 헤일즈에 의해 거의 근대생리학에 가까운 비약적 발전을 보게 되었다.

레무어(1683~1757)는 애완용 솔개를 이용한 실험을 통해 소화생리학에 대한 이해를 실질적으로 발전시켰다. 그는 1752년에 솔개에서 위액을 분리하는 데 성공하였으며, 이 위액 분리 실험의 결과를 가지고 식품을 소화시키는 소화액의 존재에 대하여 처음으로 공표하였다.

라차로 스팔란차니(1729~1799)는 이탈리아 스칸디아노 출신이다. 그는 레무어의 소화생리를 더욱 발전시켜 타액의 소화능력을 발견하였다. 또 위액의 소화작용을 체외에서도 나타내었고, 그것이 부패도 방지하며 위 내에서 생산되고 우유를 응고시킨다는 사실을 알게 되었다. 그러나 산의 특성이라든가 염산의 존재에 대해서는 알지 못하였다.

루이지 갈바니(1737~1798)는 이탈리아 볼로냐 출신이다. 1792년에 근신경 조직편에 관한 획기적인 실험에서 기원을 갖게 된 전기생리학을 요약하였다. 이에 앞서 존 헌터는 1773년에 전기뱀장어를 통해 동물전기를 연구하였고, 이 전기뱀장어가 로마인들에 의하여 이미 치료에 이용되었음을 알았다. 갈바니는 1784년에 대뇌피질에 관한 전기자극을 실험하였다. 절제 분리하여 낸 조직에서의 전기 자극을 발견한 갈바니의 연구업적은 근대 전기생리학의 시발이 되었나. 1784년 9월 20일, 갈바니는 구리 바늘을 꽂아 철제 난간에 달아 놓은 개구리의 하지에서 일어나는 근육수축을 보았다. 철물과 근육이 우연히 접촉됨으로써 일어나는 전위의 차이는 근육이 손상된 부위에서 노출된 신경과 철물이 일시적으로 연결됨으로써 다시 일어나는 것이었다. 이렇게 발생하는 전위의 차이로 인해 수축이 일어남을 알게 되었다.

18세기 생리학 분야에서 또 하나의 훌륭한 업적은 근대 호흡설의 완성이다.

블랙(1728~1799)은 영국인이다. 그는 1757년에 석회를 가열할 때 나오는 기포가 고정 공기, 즉 현재의 탄산가스라는 것을 공표하였다. 캐번디시(1731~1810)는 1766년에 수소를, 러더퍼드(1749~1819)는 1772년에 질소 가스를 각각 발표하였고 앙투안 라부아지에(1743~1794)는 1775년에 동물을 밀폐된 그릇 내에 넣어두면 호흡에 의하여 물과 탄산가스가 생기는데 이것이 산화 때문임을 발표하였다. 프리스틀리(1733~1804)는 1771년에 정맥혈을 동맥혈로 만들거나, 식물이 공기를 청정하게 하는 것 등이 플로지스톤에 의해 일어나는 일이라고 설명하였다.

제2절 병리학의 근대적 발전

18세기 전반기 의학은 생명현상의 본질과 병의 본체를 추구함에 있어, 모든 생명현상과 병의 상태는 선험적 직관에 의하여 유추한 결론을 전제로 개개의 생명현상과 질환현상의 해석을 귀납적으로 도출하고 이것을 개괄하여 하나로 만들고자 하였다. 그렇기에 논리적으로는 완전에 가까웠으나 독단과 편견을 면치 못하였으며, 과학이라기보다는 오히려 철학과 흡사한 체계가 되었다. 그리하여 여러 가지의 학설이 쏟아져 나와 부침을 겪었다. 이 전반기의 고도기에 나타난 학파가 슈탈과 호프만 및 부르하베 등을 주축으로 하는 체계학파systematist이다. 18세기 후반기에 들어와서는 근대적인 생리학과 병리학이 나타남에 따라 생명현상과 병의 상태에 대한 여러 가지의 학설이 점차 일단락되어 근대적인 생리학이 수립되었고, 병리학도 과학으로서의 발전 기초를 굳히게 되었다.

인체의 구조와 기능이 18세기 해부학자와 생리학자의 노력에 의하여 밝혀짐으로써, 병에 걸리게 된 인체가 정상인체에 비하여 어떤 변화를 보이는가에 대한 관심이 높아졌다. 이에 선구적인 역할을 한 사람은 유명한 부르하베였다. 그는 병사한 시체를 해부하여 병변을 조사하였고, 또 이런 해부의 중요성을 역설하였지만 체계화를 이루지 못하였다. 병리해부학이 형태를 갖추고 학적인 체계로 확립되도록 한 사람은 모르가니(1682~1771)였다.

모르가니는 이탈리아 포를리 출신으로 볼로냐 대학을 나와 29세 때 파도바 대학의 교수로 초빙되었다. 파도바 대학은 한때 르네상스 이래 해부학을 중심으로 한 의학의 대본산이었으나 1700년 이래로 매우 심하게 침체되었고, 학생들은 모조리 레이덴 대학으로 가 버렸다. 그래서 파도바 대학 당국은 재건과 중흥을 위하여 모르가니를 초빙하였던 것이다. 모르가니는 학생들에게 강의를 하면서 꾸준히 정력적인 해부를 계속하였고 그 소견에 대해 각처의 교수들과 서신으로 논의하였다. 그 당시에는 아직 학술 잡지가 없었기 때문에 자신이 새로운 사실을 발견하였다는 생각이 들면, 같은 학문의 인사들에게 그것을 보고하여 그들의 비판을 구하는 길뿐이었다. 이렇게 하여 모인 서신이 동일한 전공 학자들의 모임에서 공개되고 토론되기도 하였으며, 정부를 가리기 위한 추시도 이루어지게 되었다. 그리하여 그 새로운 개념이 완성되면 비로소 인쇄되었다. 18세기의 과학을 연구하는 데 있어서 최고의 자료가 되는 것은 그러한 학자들 사이에 왕래한 서신과 그 서신의 인쇄본이었다. 모르가니는 몹시 신중하고 정확한 사람이었기 때문에 자기의 연구 성과를 잘 발표하지도 않았고 오히려 침묵을 지키는 편이었다. 이렇게 하여 집적된 그의 업적은 약 반세기가 지난 뒤, 그의 나이가 80세 되던 1761년에 『병의 부위와 원인』

으로 출판되었다. 전질 5권으로 된 이 책은 병의 원인과 그 병의 병리해부에 대해 서술된 것이다. 현재의 교과서와 같은 체재는 아니고, 각 장은 모두 자유로운 형식으로서 각 의사에게 보내는 서신으로 되어 있었다. 임상적 견지에서 생시에 관찰된 증후·증후군·병력을 기록하고 이것을 사후의 시체해부에서 발견된 병적 변화와 대조하여 기술하였다. 이 책과 같이 병리 전반에 걸쳐 기술된 서적은 그 이전에 없었다. 병리학에 해부학의 소견을 집어넣어 병리변화와 임상의학을 연결함으로써 근대적인 병리해부학의 방법을 확립한 이 저서는 의사학상 막중한 지위를 차지하게 되었다. 그러나 그가 이 연구법의 창시자는 아니었다.

18세기가 되어서부터 이런 종류의 관찰은 점차 증가하게 되었다. 만투아의 엘리샤 발렛은 폐의 병변을 기술하였고 투린의 판토니는 심장·비장·경뇌막의 병변을, 모르가니의 스승이었던 발살바는 정상 청기(귀로 듣는 기구) 이외에 병적 청기의 병변을 연구하여 기록하였다. 모르가니는 이 방향의 연구도 포괄적으로 진행시켰다. 그는 선인들의 업적에 통달하였으며, 특히 찰스 보넷의 연구에 존경을 바쳤다. 그는 서신을 통해 이러한 지식들을 알았으며, 무비판적으로 취하는 것이 아니라 예리한 자기 관찰을 통해 비판적으로 받아들였다. 이렇게 하여 단편적인 지식을 종합하고 체계화한 것이 그의 업적이다. 베살리우스가 새로운 해부학을 확립하였던 것과 마찬가지로, 모르가니는 병리해부학을 확립하였던 것이다. 그의 저서 『병의 부위와 원인』의 내용은 다음과 같다.

제1권: 두부질환과 뇌일혈·뇌염·우울증·섬망·전간·경련·마비·흉수종·공수병·기타 귀나 치아의 질환

제2권: 심장 및 호흡기 질환

제3권: 기아·연하곤란·위통·구토·하리·변비·치질·탈장·늑부의 종양과 동통·황달·담석·복수·복부팽만

제4권: 복부종양·요통·배뇨장애·탈장·임질·생식기이상·음위·불임증·병적 월경·냉·유산

제5권: 발열·종양·창상·궤양·골절·탈구·관절염·매독

제6권: 보유

모르가니의 뒤를 이은 학자 중에는 동물 실험에 의하여 염증의 병리를 연구하여 실험병리학을 창설한 영국의 존 헌터(1728~1793)가 있다.

존 헌터는 스코틀랜드 지주의 아들로 태어났다. 소년 시절은 공상 속에 보내었고 20세가 되던 해인 1748년, 열 살 위인 맏형 윌리엄 헌터를 따라 런던으로 갔다. 그의 형 윌리엄(1718~1783)은 당시 이미 우수한 해부학자였으며, 외과의사와 산과의사를 겸하고 있었다. 존 헌터는 형의 조수로서 교육받았다. 1753년에는 옥스퍼드 대학에 들어갔으나 다시 형에게로 돌아왔으며, 특히 해부학을 배워 이에 정통하였고 외과도 많이 배웠다. 그는 그 뒤에 영국 해군의 군의관으로서 스페인 전쟁에 참전하여 실제 경험을 쌓았고, 1763년에 런던에서 외과의사로서 개원하였다. 1768년에는 성 조지 병원의 의사가 되었다. 존 헌터는 정력가로서 해부학에서는 비교해부학을, 병리학에서는 병리지식을 닦아 외과학의 발전에 공헌함이 컸다. 또 그가 모았던 표본은 그의 사후 영국정부가 사들여 왕립외과학교에 전시하였다.

존 헌터의 주요 저서는 『혈액, 염증 및 총상에 관하여』(1792)인데, 이 책에는 그가 정성스럽게 쌓아 올린 외과학에 생리와 병리를 관련시켜 기술 이론의 체계를 완성하려는 평생의 소망이 담겨 있다. 모르가니의 병리학은 환자의 생전 임상소견과 사후의 병변과를 대조·비교하여 본 위대한 업적이다. 그러나 이것은 어떤 병상이 인체의 어떤 부위에서 어떤 해부학적 병변을 가져왔는가 하는 것, 즉 임상 지견과 해부학적 변화의 연결을 밝히는 데 불과하였고 어떻게 병변이 일어나게 되었는지는 밝힐 수가 없었다. 어떻게 하여 병변이 일어나는지 알기 위해서는 동물을 대상으로 여러 가지 방법을 사용하여 인체에서 볼 수 있는 것과 같은 병변을 일으켜 보아야 한다고 생각한 존 헌터는, 엄격한 자연과학적 방법에 의하여 동물실험을 행하였다. 그리하여 염증·색전 형성·창상 치유·재생·화농 및 기타 문제를 탐구하였던 것이다. 이 중에서 특히 우수한 것이 염증에 관한 연구였는데, 헌터는 염증이 하나의 생체반응이며 개개의 염증의 형태와 경과는 원인이나 체질 및 환부의 특성에 의하여 다르다고 하였다. 또 그는 퇴행성 염증과 분비성 염증 등을 구별하여 화농을 일으키는 염증은 아마 그의 물질적 회복을 목적으로 하는 한 과정일 것이라고 생각하였고, 따라서 이러한 경우 염증을 인위적으로 소실시켜서는 안 된다고 하였다. 결론적으로 존 헌터는 실험병리학의 원조인 동시에 외과학에 과학적 뿌리를 심어준 위대한 의사였다.

종래의 병리학, 즉 모르가니의 병리학이나 존 헌터의 실험병리학의 우수성은 말할 필요가 없으나 그들은 아무래도 장기병리학 또는 기관병리학의 범위에서 벗어나지는 못하였다. 여기에 반드시 현미경학적 조직이란 의미는 아닐지라도, 병리학에 새로이 조직이라는 개념을 도입하고 기술해부학을 창시하여 프랑스 의학이 우월해지게 한 사람이 바로 비샤이다. 그는 후세에까지도 커다란 영향을 미쳤다.

마리 프랑수아 자비에 비샤(1771~1802)는 프랑스에서 의사의 아들로 태어나 외과의사 드소(1744~1795)의 조수가 되어 밑에서 배우면서 총애를 많이 받았다. 한때 군의관이 되어 프랑스 혁명 전쟁에 참전하였으며 학생시절에는 되는 대로 한다는 주의로 쾌활하게 생활하였다. 뒤에 가서는 외과의 대가로서 명성을 날렸다. 아깝게도 32세의 젊은 나이로 일생을 끝마쳤기 때문에, 그 자신이 하나의 완결된 체계를 만들지는 못하였다. 1799년에서 1800년 사이에 출판된 그의 저서 『점막의 특성』과 1801년에서 1803년 사이에 출판된 『기술해부학』 5권에 담긴 그의 사상은 19세기에 이르러 프랑스 의학에 막대한 영향을 미치게 되었다. 또 생리학과 의학에 활용된 그의 일반해부학에 관한 업적은 해부학자들에게 완전히 새로운 지평을 열어주게 되었다. 그는 건강과 질병에 있어서 신체의 부분과 조직에 대하여 세밀하게 기술하였고 이것을 그들에게 보여 주었다. 이 때문에 그를 기술해부학의 창시자라고 한다. 비샤는 조직학자이기도 했는데, 현미경을 사용하지는 않고 조직을 화학의 원소처럼 육안으로 볼 수 있는 21종의 부분으로 나누었다. 그리고 그 개개의 조직은 그 개개의 특유한 감각성과 수축성(이것을 그는 고유생명이라 하였음)을 갖는다 하였다. 이런 병리를 처음으로 연구하였다는 점에서 그는 조직병리학의 창시자이다.

비샤의 병리학적 지견을 요약하여 보면 다음과 같다.

1. 신체의 제 기관은 각각 분리되지 않는 전체가 아니라, 몇 가지의 분리되는 조직으로 되어 있다.
2. 개개의 조직은 각각 단독으로 병에 걸리게 된다.
3. 일정한 조직이 병들어 그것으로 인하여 일어나는 변화는 그 조직을 가지고 있는 모든 기관에 있어서 본질적으로 같은 것이다.
4. 본래의 질병 부위는 조직이며, 증후는 그 병든 조직의 변화로 인하여 생긴다. 이

> 때문에 질병체계를 해부학적으로 결정할 때는 병든 기관의 위치보다도 어떤 조직이 침범되어 있는가 하는 것에 중점을 두어야 한다.

비샤는 존 헌터처럼 보르듀의 영향을 크게 받았으며, 병이라는 것은 생명의 속성 또는 생명의 원리의 변경이라고 보았다. 그의 오류는 개개의 조직에 어떤 특유한 생명의 속성을 설정하였다는 것인데, 이것은 관점을 달리한 하나의 생기론이었다. 또 그가 현미경을 사용하지 않았다는 것도 큰 결점이었다. 그러나 조직학을 확립하고 병리학에 신천지를 열었으며, 조직병리학의 개념을 피르호의 세포병리학에 근접하도록 만든 그의 업적은 높이 평가할 만한 것이다(비샤는 6장 1절에 다시 상술된다).

제3절 임상의학의 발달과 종두법

18세기에 이르러 생리학·해부학·병리학 등의 기초의학은 이론적인 방면에서 매우 발전하였으나, 임상의학은 이에 비하여 그다지 발전하지 못하였다. 그 이유로는 학자들이 지나치게 이론에 편중되어 학설을 세우는 데만 급급하여 임상의학을 돌보지 않았던 점과 학설의 계통이 때때로 많이 변하여 임상의학의 방향이 정하여지지 않았다는 점, 그리고 사회적으로 의료정신 전반의 저하와 민중의 의료이용도 감소 등을 들 수 있다.

18세기 후반기에 접어들면서 임상의학은 사후부검, 새롭고 세밀한 진단방법, 예방접종 등을 도입함으로써 점차로 발전했고 현저하게 변모하였다. 실용적인 면에 있어서 변혁을 가져온 업적은 타진법의 발명이었고, 그다음이 청진법의 발명에 의한 이학적 진단법의 발달이었다. 모르가니의 병리학은 구 비엔나 학파로 옮겨져, 비엔나의 임상가들에 의하여 임상의학의 전개에 활용되면서 더욱 발전하였다.

레이덴 대학 내 부르하베의 임상교실에는 많은 의학도들이 있었는데 그중에 슈비텐(1700~1772)이라는 임상가가 있었다. 그는 네덜란드 출신이었으며, 우연히 오스트리아 여왕인 마리아 테레지아의 총애를 받게 되어 여왕의 초청으로 비엔나 대학 교수로 가게 되었다. 비엔나 대학에 간 슈비텐은 의학부의 개혁 및 오스트리아 의학의 발전을 위하여 전력을 기울였다. 레이덴 대학을 모범으로 하여 식물원과 화학 실험실을 설치하고 해부학 교실을 확장하였으며, 시체해부의 횟수를 늘리고 외과학 교실을 해부학 교실에서 분리하여 독립시켰다. 이렇게 하여 비엔나 대학의 의학부가 충실하여졌다. 또 한편으로 우수한 학자를 유럽의 각지에서 초빙하여 교수로 모셨다. 그리하여 비엔나 대학은 유럽에서 유명한 대학이 되었고, 비엔나의 임상의학은 명성을 떨치게 되었다.

이 비엔나 대학에서 배운 의사인 요셉 레오폴드 아우엔브루거(1772~1809)는 타진법을 발명하여 의학에 커다란 공헌을 하였다. 아우엔브루거는 오스트리아 그라츠에서 여관업자의 아들로 태어났으며, 비엔나 대학에 들어가 슈비텐으로부터 의학을 배웠다. 졸업 후에는 비엔나의 병원에 근무하면서 타진법을 발명하였다.

모르가니의 병리학은 병이란 것이 어떤 기관에 자리를 잡고 있다는 사실을 병리해부학적으로 증명하였다. 이 사실에 대하여 아우엔브루거는, 시체가 아니더라도 살아 있을 때 어떤 기관의 병변을 정확하게 알 수만 있다면 의사로서는 병을 진단하기가 매우 편리하리라고 생각하게 되었다. 시체를 부검한 뒤에 병변을 명백히 알았다 하더라도 죽은 다음에는 그 환자에게는 아무런 소용이 없다. 그는 증후를 알고 그 증후의 원인이 되는 병변을 안다는 것이 의사로서 첫째로 중요하다고 생각하였다. 맥박이나 호흡이 진단의 지표가 되는 것은 물론이나, 체내에 보이지 않는 깊은 곳에 들어 있는 정보를 직접 얻어 낼 수 있다면 그것이 더욱 중요하리라는 그의 생각은 포도주 술통에까지 미치게 되었다. 포도주 술통에 술이 들어 있는가 없는가 하는 것은 그 통을 두드려 보면 알 수 있다. 그는 이 방법을 사람의 흉부에 시험하여 보았다. 정상의 폐에는 공기가 들어 있으나 어떤 병에 걸리어 있는 폐에는 분비물이 차게 된다. 아우엔브루거는 흉부를 두드려 보면 흉부의 상태에 따라서 소리가 달라짐을 알게 되었고, 병원에서 이 방법을 환자에게 적용하기 시작하였다. 왼손을 펴서 환자의 흉부에 닿게 하고, 오른손 손가락 끝으로 왼손 손가락 위를 두드리는 방법을 이용하였던 것이다. 그리하여 들리는 소리를, 건강한 경우에 나오는 자연음을 비롯하여 고음·탁음 및 근육음 4가지로 나누었다. 자연음을 내야 할 부위에 자연음 이외의 다른 소리가 난다는 것은 병적이고, 그 소리의 고저로 병변부가 퍼진 정도와 범위를 알 수 있다고 하였다. 아우엔브루거는 부자연스러운 음이 생기는 원인을 흉부 내에 있는 공기량의 변화와 삼출액의 유무라고 생각하고 실지로 사자의 흉부에 액체를 주입하여 이 사실을 확인하였다. 또 그는 부자연음을 내는 환자의 사후에 부검을 하여 폐의 경화·유착·심낭의 농성질환·심장의 비대 등을 발견하였다. 아우엔브루거는 1761

년에 그의 연구를 『흉부타진에 의한 은닉 흉부질환의 발견에 대한 신발명』이라는 저서로 출판하였다. 그러나 이 타진법은 당시의 의학자들에게는 아무런 관심거리도 되지 못하였으며, 그의 스승인 슈비텐까지도 묵살하여 버렸다. 이 타진법의 진가를 알아 준 의학자는 할러였다. 할러는 매우 주목할 만한 신발견이라고 높이 평가하였다. 또 루트비히 교수는 라이프치히에서 아우엔브루거의 타진법을 평하여 흉부질환을 가린 구름을 벗겨 주는 빛이라고 하였다. 이 타진법을 임상진료와 임상강의에 처음 응용한 사람은 비엔나의 슈톨이었다. 그러나 그 뒤 약 50년간 이 타진법은 의학계에서 완전히 잊히고 말았다.

아우엔브루거의 타진법은 프랑스의 명의 코르비자르(1775~1821)에 의하여 다시 부활하여 실용화되었다. 코르비자르는 언제나 의사는 자기의 모든 감각 기관을 총동원하여 환자의 병의 진단에 임하여야 한다고 주장하여 왔는데, 비엔나에서 사용되었다는 타진법을 전하여 듣고 깊은 관심을 갖게 되었다. 아우엔브루거의 저서는 1770년 이후 프랑스어 번역판으로 나와 있었으나 오역이 많아 보기 어려웠기 때문에, 코르비자르가 1808년에 다시 번역하였다. 이 프랑스어 번역판은 유럽 전역에 널리 보급되었고, 오스트리아로 역수출되었다. 코르비자르는 1778년 이후부터 아우엔브루거의 타진법을 완전히 구사하였고, 병자가 죽게 되면 반드시 부검하여 진단과 기관의 변화를 대비하여 판단하였다. 이렇게 하여 이탈리아의 모르가니에서 시작된 병리해부학이 프랑스 파리에 오게 되었고, 코르비자르에 의하여 기술적 병리해부학은 임상적 병리해부학으로 바뀌어 발전하게 되었다. 1807년 코르비자르는 나폴레옹의 시의가 되었다. 나폴레옹은 까다로운 환자였고, "나는 의학은 안 믿어도, 코르비자르는 믿는다."라고 하였다고 한다. 코르비자르는 당시 파리 제일의 임상의학 교수였으며, 모르가니의 학설을 따라 병리해부학파를 창설하였다. 그는 질병부위와 원인을 타진법 등에 의한 이학적 진단으로 판단하였으며 모르가니가 한 것처럼 임상소견과 병리해부학적 소견을 비교 검토하였다. 그리하여 프랑스의 병리학을 왕성하게 만든 일역을 담당하였던 것이다. 타진법은 점차로 유럽 전역에 보급되기 시작하였고, 병의 진단에 있어 중요한 발전이 이루어지게 되었다.

진단기술로서 타진법 이외에 청진법이 발명되었는데 이는 코르비자르의 제자인 라에네크(1781~1826)가 해낸 일이다. 그는 언제나 환자의 가슴에 가슴에 귀를 대고 심음과 호흡음을 들었다. 1814년까지도 이처럼 하여 왔으나, 중대한 어려움에 부딪치게 되었다. 환자들 중에서 이것을 싫어하는 사람이 있고, 부녀자에게는 거의 불가능한 경우도 있었다. 더욱이 심장병을 앓고 있는 부녀자의 가슴에 귀를 대고 심음을 듣는 것은 곤란한 일이었다. 그는 병원에서 집으로 돌아가는 길에 루브르 궁전의 모퉁이에서 아이들이 나무 막대기의 한 끝을 귀에 대고, 다른 한 끝을 철사로 문질러 그 소리를 들으면서 놀고 있는 것을 보고 곧 이 방법으로 심음을 들어보려고 하였다. 그리하여 두터운 종이를 원통 모양으로 말아 부인 환자의 가슴에 대고 소리를 들어보았다. 이것이 세계 최초의 청진기였다. 이것은 처음에 목제로 개량되었고, 그 뒤 점차로 더 개량되어 오늘날의 청진기가 되었다. 라에네크는 청취음의 종류를 나누었으며 그 의의를 밝히기 위하여 환자의 사후 부검을 하였고, 병변부를 확인하여 청취음과의 관계를 규명하였다. 1819년에 『심장 및 폐 질환과 청진법』을 저술하여 출판하였다.

타진법은 음향을 통해 흉곽 내의 해부학적 변화를 탐지하는 방법이다. 즉, 사람의 청각을 빌려 흉곽 내부에 있는 병변을 찾는 것이다. 그러나 흉곽 내에는 인위적으로 소리를 내지 않더라도 자연히 나는 소리가 있다. 기관지염에 걸리게 되면 호흡에 따라 심한 잡음이 생기며, 이것은 귀를 가슴에 대고 들으면 더 똑똑하게 들린다. 히포크라테스는 흉곽의 병으로 특별한 음이 나온다는 것을 이미 기술하였다. 그런데 이와 같은 올바른 관찰도 해부학적 고찰이 시작되기 이전까지는 아무런 관심을 받지 못했다. 18세기 말에 이르러, 인체 내부에 일어난 병적 변화를 살아 있을 때 어떤 방법으로든지 통찰하려는 노력이 이루어졌다. 그리하여 흉부의 자연음은 중요한 의미를 갖게 되었고, 마침내 라에네크가 귀를 환자의 흉벽에 대면 폐의 호흡음 외에 심장음도 들을 수 있으며 심음은 여러 가지의 병의 경우에 따라 변화된다는 것을 알게 되었던 것이었다.

결국 라에네크에 의하여 호흡기 병변과 순환기 병변의 지식을 쉽게 얻어 진단에 활용할 수 있게 되었다. 이렇게 하여 타진법과 더불어 청진법이 완성되었고, 그 뒤 이 두 방법은 스코다(1805~1881)에 의하여 대성되어 진단방법이 더욱 정밀해졌다.

18세기 외과학은 병리학·해부학과 함께 장족의 진보를 하였다. 병리학자·해부학자 겸 외과의 대가였던 부르하베가 그러하였고, 존 헌터도 그러하였다. 외과의사로서 가장 유명한 사람은 영국의 존 헌터였으며, 그의 형인 윌리엄 헌터도 유명한 외과의사였다. 그는 모체와 태아의 순환이 다르다는 것을 처음 발표하였다. 18세기 초에 외과의는 이발사를 겸하였으나, 중기 이후부터 점차 개혁이 이루어져 영국에서는 1800년에 왕립외과학회가 창립되었다. 이때 외과는 비로소 내과와 완전히 분리되었다. 산과학이 진정한 의학의 한 분과로서 확립된 것도 바로 18세기부터였다. 그리고 분만 겸자를 이용함으로써 매우 좋은 성적을 올리게 되었다. 난산 시에 특수한 기계를 사용하는 방법을 영국과 네덜란드에서는 이미 17세기 말에 일부 행하였는데, 사용자들은 그것을 비장하고 공개하지 않았다. 이것이 현재의 분만 겸자의 전신이다. 이것을 개량하여 사용하기에 편리하도록 만들고 일반에 공개하여 보급한 의사는 장 팔핀(1650~1730)이었다.

장 팔핀은 외과의사 겸 이발사의 아들로 태어났으며, 정규의 대학교육은 받지 못하였으나 해부학·외과학·산과학에 능통하였고 해부학서를 저술하기도 하였다. 그가 종래의 유치한 겸자를 개량하여 전혀 다른 새 기계로 고안한 것은 1721년이었고, 1723년에는 이것을 크게 보급시켰다. 그리하여 각국에서 산과의사가 이 분만 겸자를 이용하게 되었다. 이에 의하여 분만의 기전 등이 판명되었으며, 이를 단서로 산과학이 독립하게 되었다.

18세기의 임상의학에 있어서 잊을 수 없는 것은 에드워드 제너(1749~1823)에 의한 우두접종법cowpox inoculation의 완성이다. 제너의 공적은 임상의학에 있어서 미증유의 대혁신이었으며, 17세기에 하비에 의한 혈액순환 원리의 발견과 비할 수 있는 큰 업적이라고도 한다.

18세기에 들어와서 천연두가 크게 유행하였다. 이것을 예방하기 위하여 중국에서는 명·청 시대에 천연두 환자의 피부에 생긴 두진 속에 있는 농을 건강인에게 접종하여 면역을 얻는 방법을 시행하였다. 이 방법 외에 천연두 환자가 입었던 옷을 미감아에게 입히는 의묘법, 고름을 솜에 적시어 콧구멍에 점적하는 장묘법, 두진을 떼어 내어 부수고 이에 물을 가하여 작은 알약으로 만들어 비공에 넣어 두는 수묘법, 두진의 분말을 비공내에 불어넣어 주는 한묘법 등이 있었다고 한다. 천연두를 앓게 되면 회복 후에는 곰보가 되기 때문에, 옛날 조지아 지방에서는 여자의 용모를 보호하기 위하여 인두접종을 하였다고 한다. 천연두 두진의 고름을 바늘에 묻혀 이마와 두 뺨, 인중에 찌르는 방법을 행하였다. 이 방법은 테살리아를 거쳐 17세기에는 콘스탄티노플에 전하여졌고, 거기서 다시 그리스인에게 퍼져 그리스식 방법이 되었다. 1717년 콘스탄티노플에 주재하던 영국 공사의 부인 월스리 몬터규 여사는 6세의 남아에 인두를 접종하여 그 효력을 확인하였고, 1721년에 런던에 돌아와 자신의 딸에게도 접종하여 천연두를 면하게 하였다고 한다. 이렇게 하여 인두접종은 유럽에 전하여지게 되었다. 그리하여 순식간에 독일·네덜란드·이탈리아·프랑스에 보급되었고, 인두접종이 천연두 예방에 절대적인 효과를 갖게 되었다는 것은 이론의 여지가 없다. 수학자인 달랑베르는 예방접종을 한 사람들의 경우 병으로 인한 사망률이 심히 저하하였다는 것을 통계적으로 명시하기도 하였다. 그러나 이 예방접종으로써 다른 병, 예를 들면 매독 등이 피접종자에 감염되는 위험도 있었다. 이러한 결점을 제거한 것이 우두접종법이다.

에드워드 제너는 영국 글로스터 백작의 영지인 버클리에서 출생하였다. 의사 다니엘 러들로로부터 의학을 배웠으며, 1770년에 런던에 나와 존 헌터와 사귀었다. 1773년 23세 때 고향으로 돌아가 그곳에서 개원하여 신망을 많이 얻었다고 한다. 그가 우두접종을 생각하게 된 것은 러들로로부터 의학을 배우던 때부터였다. 한 번 우두에 감염된 사람은 인두에도 면역이 생긴다는 사실은 옛날부터 알려져 있었다. 1774년 영국의 빈농 벤자민 제스티는 처자식에게 우두를 접종하였고, 독일 스타르켄도르프의 교사 플렛은 많은 아동들에게 우두를 접종하였다. 이처럼 민간에서는 천연두를 예방하는 일이 조금씩 이루어지고 있었으나 이것을 철저히 연구한 의사는 없었다. 제너는 그의 고향에서 민간에 전하여 내려오는 속담에, 우유를 짜는 아가씨들은 우두에 걸리게 되면 어떠한 천연두가 맹위를 떨쳐도 해를 입지 않는다는 말을 귀담아 듣고 관심과 흥미를 가졌다. 그는 이 사실을 검토하여 예방법에 응용하려고 생각하였다. 제너의 이 착상을 격려하며, "사색보다도 실험, 끈기 있게 견디면서, 정확하게Don't think, try; be patient, be accurate."라는 방침을 말하여 준 친구가 바로 존 헌터였다. 제너는 마침내 이 연구를 시작하였다. 글로스터의 농장에서 암소의 유방에 있는 우두의 농포를 보았고, 이것이 우유를 짜는 아가씨의 손에 옮아 같은 농포가 그 아가씨의 손에도 생기는 것을 보았다. 제너는 이 사실을 1778년에 런던의 유력한 몇몇 의사에게 보고하였으나 아무도 믿어 주지 않았다. 그는 버클리의 집으로 돌아와 자신의 연구결과를 모으기 시작하였고, 그 뒤로 20여 년간 연구를 계속하였다. 1796년 5월 14일, 우유 짜는 아가씨의 손에 생긴 우두를 8세의 남아 제임스 필립스에 접종하였다. 그리고 같은 해 7월 이 아이에게 천연두의 농을 실험적으로 접종하였으나, 그 아이는 감염되지 않았다. 그 결과는 대성공이었다. 실험은 더욱 계속되었다. 그리하여 그 실험결과를 런던의 왕립학회에 제출하였으나 받아주지 않았다. 제너는 이에 굴하지 않고 실험을 거듭하여 23개의 예를 얻었고 1798년에 『우두의 원인 및 효과에 관한 연구*An inquiry into the causes and effect of the Vaiolae Vaccinae*』를 발표하였다. 이 연구논문은 겨우 75쪽밖에 안 되는 작은 책자였다. 그 뒤 수기의 개량에 대한 5부의 저서를 내었다. 제너의 이 혁명적인 방법 때문에 세론은 끓어올랐고, 반대자들은 신의 조화의 묘리에 배반된다는 감정론까지 들고 나섰다. 그는 1800년에 6000건 이상을 접종하였고 많은 의사로 하여금 효과를 확인케 하여 확실한 사실로 인정받았다. 1802년에 제너의 방법은 마침내 인정되었다. 영국의회는 제너의 공적을 찬양하고 상금 1만 파운드를 주었으며 그 업적을 보급하는 데 힘을 기울였다.

제너의 종두법을 유럽 대륙에 전한 것은 비엔나 의사 카로(1770~1857)였다. 그는 먼저 자기 자식들에게 우두를 접종하고 그 결과를 확인하였다. 영국에서는 알렉산더 피어슨과 윌리엄 우드빌에 의하여, 독일에서는 게오르그 프리드리히 발호른에 의하여 제너의 종두법이 점차로 유럽 전역에 보급되었다. 종두법은 또한 미 대륙에도 파급되었으며, 10년 후에는 중국에까지 전하여졌다. 제너의 업적은 지방의 민간전승을 소홀히 하지 않고 과학적 기반 위에서 실험적으로 그 방법을 개량하여, 완전하고 유효하며 확실한 천연두 예방법으로 만들었다는 것이다. 또 그의 논문에는 아나필락시스, 앨러지에 대한 훌륭한 견해가 있었다는 것도 중요한 점이다.

아우엔브루거의 타진법, 라에네크의 청진법, 그리고 제너의 종두법처럼 빛나는 임상의학의 업적은 18세기의 서양의학에 또 하나의 커다란 수확이었다.

한편 17세기부터 유럽 의학계에 알려진 약물이 적지 않았으며, 그중에서도 페루에서 수입된 키니네 껍질이나 브라질에서 전하여 온 토근colomba 등은 임상의학에 새로운 위력을 더하게 되었다. 종래의 민간 약품으로서 학문적으로 관심을 받지 못했던 행인, 디기탈리스fox glove 등은 18세기에 이르러 새로이 각광받게 되었다. 특히 이 중에서 디기탈리스의 사용은 매우 중요한 것이었다. 당시까지도 디기탈리스는 독초였으며, 꽃이 아름다워 원예용으로 관상되고 민간약으로 조금씩 쓰였다. 영국의 윌리엄 위더링(1741~1799)이 실험한 결과, 디기탈리스를 적당하게 사용하면 부종에 탁효가 있고 순환기에 좋은 영향을 준다는 사실이 밝혀졌다. 위더링은 이후 수십 년간 더욱 깊이 연구하여 이뇨제로서 좋은 약물이라는 것도 확인하였다. 1785년에 그는 『디기탈리스의 의학적 용법*An account of fox glove and some of its medical uses*』을 저술하여 출판하였다.

제4절 일본 의학: 에도 시대 의학

18세기의 일본 의학은 에도江戶 시대를 중심으로 하였으며, 한방의가 독자적인 전개를 보였으나 한편으로 서양 의학의 영향을 점차 많이 받게 되어 실증의학이 일어나게 되었다.

한방의

마나세 도상의 도오산류 의학은 마나세 겐사쿠(1548~1613)에 의하여 계승되었고, 겐사쿠의 문인인 아에바 도오안(1614~1673)은 금의 유·장 의학을 배워 오운육기설을 주장하였다. 데라시마 료오안은 역리를 통하여 천·지·인 합일설을 주장하였다. 이처럼 송의 철학이 의학체계에 들어갔는데, 이에 대하여 철학에 의하여서는 병이 고쳐지지 않는다며 이론을 배제하고 경험에 의한 처방을 운용해야 한다는 고오게츠口訣 파가 나오게 되었다. 이 일파에서 오카모도 겐지, 가스기 규우산, 스다 겐센 등의 명의가 나왔다. 이러한 사람들을 고세이보오後世方 파라고 하였다. 그런데 점차 학과 술의 분리가 심하여져, 여기에 대한 비판이 일었고 의학이 『상한론』으로 돌아가야 한다고 주장하는 일파와 대립하게 되었다.

고의방古醫方 파의 주장을 처음으로 강하게 내세운 사람은 나고야 겡이(1629~1696)였는데, 그의 이론은 그다지 정연한 것은 못 되었다. 이 이론을 구체화시킨 사람은 고도오 공산(1659~1773)이었다. 고도오 공산은 교토 사람으로 독학으로 의학을 배워 대성하였으며, 나고야 겡이의 의설을 보완하고 고의방 파의 주장을 확립하였다. 그의 설을 일기유체설一氣留滯說이라 한다. 일기는 천지간의 만물을 생하게 하는 근원의 기, 즉 원기를 말하는 것이며 이 기가 체내를 운행하여 열이 나거나 춥거나 마르지 않으면 건강을 유지하게 된다는 것이다. 열이 일어나는 경우는 풍한風寒에 의하여 그 기가 체하기도 하고 음식과 감정에 의하여서도 체하는 수가 있으며, 체류는 경우에 따라 다르나 체하는 것은 일기一氣이며 경로에 체하는 것과 피부에 체하는 것이 모두 최후에는 복부 가운데에 떨어지게 된다고 하였다. 체를 없애는 것이 치료법의 원리이며, 이를 조기調氣라고 하였다. 그 방법으로 온천·뜸·웅담·고추 등을 권하였다. 또 그의 제자인 가가와 슈우앙(1683~1755)은 본초에 관한 고래의 설을 배척하고 실지의 경험에 의하여 실효가 밝혀진 것만을 모아 『일본당약선』(1729)을 저술하였다. 요시마츠 도오도오(1702~1773)는 히로시마 사람이었으며, 그는 "천하의 병을 고치지 못하는 의술은 비록 의술이라고 할지라도 병을 고치는 공은 적으며, 편벽한 곳은 지사가 있을 곳이 못 된다."라고 하며 교토로 나왔으나 생활은 곤궁하였다. 우연한 기회에 고의방파의 명의 야마와키 도오요오에게 의술을 보이어, 그의 후원에 의하여 의가로 출세하였다. 그는 상한론 의학에 따라 증상에 의하여 약을 주었고 병인에 구애되지 않았다. 그는, "만병은 한 가지 독으로 일어나는 것이며, 그 독이 어떻게 만들어졌던가, 또 어떤 원인으로 작용하던가는 문제가 안 된다. 오직 독이 있는 곳을 밝혀 치료를 하면 된다. 병인은 관계없으나 억지로 말한다면 두 가지가 있는데, 그 하나는 음식이다. 식품이 입에 들어가 만약 체하게 되면 독이 된다. 백 가지 모든 병은 이 독에 관계되어 있다. 모든 독은 나타나는 곳에 반드시 와서, 변화무쌍하기 때문에 형용할 수 없다."라고 하였다. 외사가 내습하더라도 체내에 독이 없으면 발병하지 않고, 천행의 역기疫氣가 작용하더라도 때로는 병들지 않을 때가 있다. 이것은 독이 없기 때문이며 독이 없으면 병이 낫게 된다. 약도 독이기 때문에 독으로 독을 쳐서 독이 없어지면 병이 낫는 것이 그의 만병일독론이다. 그는 또한 "생사는 천명이며, 의술이 알 바 아니다. 의술은 병을 고치면 족하다."라고 단언하였다. 또 독이 체류하는 곳이 복부일 때가 많다 하여 배를 만져 병을 보는 방법을 세웠고, 진맥은 경시했다. 요시마츠 도오도오는 고의방을 중시하고 고세이보오를 배척하였으며, 견증見證을 치료의 근본으로 하였으며 병인은 논하지 않았고 병독이 있는 곳을 밝혀 약방을 행하였다. 이것은 중국에도 일본에도 없는 파격적인 방법이었다. 그의 만병일독론은 그의 후계자 요시마츠 난가이(1750~1813)에 의하여 보완되어 후세에 오래 전하여졌다.

이처럼 고세이보오 파와 고의방 파의 대립이 심한 것에 대하여 모두 지나치게 한쪽으로 편중되었다며 중용의 입장을 취하는 의사들이 나타났는데, 이 일파를 셋추우(절충)파라고 하였다. 모치스기 록구몽은 "경經은 진나라, 한나라에 거슬러 올라가며 방方은 당나라, 송나라에 배우고, 경은 고금 관통의 뜻이나 방은 천변만화한다. 고방은 믿기 어렵고, 신방은 불가용이다."라고 하였다. 다기 겐코오는 이 셋추우파의 학파를 대성시킨 사람이다. 이렇게 고세이보오, 고의방, 셋추우 등 한방의의 대립이 일어나 있는 사이, 네덜란드 의학은 일본 의학 속에 깊숙이 뻗어나가고 있었다.

고의방파의 야마와키 도오요오는 1754년에 일본에서 처음으로 인체 해부를 하여, 관념적인 중국 의학의 폐단을 타파하였다. 그의 해부 기록은 『장지藏志』 2권에 수록되어 있고, 그 책에는 방광을 눌러 요가 나오는 모양이 묘사되어 있다. 그는 이미 네덜란드의 의서인 요한 베스링의 『인체 해부학』의 번역서를 읽었으며, 네덜란드어는 몰랐지만 그 해부도의 정확함에 놀랐고 해부의 결과가 네덜란드 의서의 그림과 일치함을 확인하였다. 당시 의사들의 비난도 많이 샀으나 굴하지 않았고, 1758년에 기모와케腑分를 하였다. 그의 노력은 일본의 해부학이 비로소 과학적인 형태를 갖추도록 만들어 놓았다. 이것이 일본 해부학의 수립이었다. 동시에 유럽 의학이 일본에 급속하게 이식되었다. 당시 막부의 쇼군 도쿠가와 이에미츠는 그리스도교를 탄압하였으며 일본인의 출국 및 네덜란드를 제외한 외국인의 입국을 금지하였고, 만서의 수입도 금하였기 때문에 의서가 수입되지 않았다. 의사들은 부족한 어학 능력으로 네덜란드 의사들이 말하는 것을 필기하여 서양 의학의 대의를 이해하는 정도였기에, 오류와 불확실성을 피할 수 없었다. 그러나 외과 기술은 눈으로 보고 하는 것이기 때문에 모방하기 쉬웠다. 그래서 네덜란드 의학 중에서 일본에 뿌리를 빨리 내리게 된 것은 외과학이었다. 만서 수입금지 조치에도 불구하고, 1695년에 『아란타외과지남』이 출판되었고, 아라시야마 호앙은 『홍모외과종전』 6권을 저술하였다. 의서 수입은 안 되었으나 네덜란드를 거쳐 서양 의학이 밀물처럼 흘러들어왔다. 1720년, 막부 쇼군 도쿠가와 요시무네가 시대의 요구에 따라 만서의 수입을 허락해 줌으로써 네덜란드의 학문이 일본에 쏟아져 들어왔으며, 네덜란드 학문은 일본에서 갑자기 성하게 되었다.

마에노 료오다쿠(1723~1803)는 풍전豊前·중진中津 번藩(제후가 다스리는 행정구역) 의사였으며, 아오기 곤요오(1698~1769)가 네덜란드어에 능통함을 알고 47세의 나이로 그의 문하에 들어갔다. 아오기 곤요오는 막부의 서적을 취급하는 행정관리였으며, 명을 받아 노로 겐죠오와 함께 나가사키에 가서 네덜란드어를 배웠다. 스기다 겐파쿠(1733~1817)도 와까사의 번 의사였으며, 그의 부친 스기다 호센은 네덜란드류 외과의였다. 겐파쿠는 17세에 막부의 의관 니시 겐데츠로부터 외과학을 배웠고 22세 때 고의방파를 수립하였으며, 교토에서 활약하고 있는 야마와키 도오요오와 요시마츠 도오도오를 알게 되었다. 그리하여 종래의 일본의학은 개혁되어야 할 때가 왔다고 생각하였고, 마에노 료오다쿠 등 네덜란드 의학에 뜻을 둔 청년 의사들과 교우를 맺게 되었다.

당시 에도에는 참수형이 존재하였는데, 참수한 시체는 도검의 시참용 또는 의사의 해부용으로 제공되었다. 1771년 3월 4일 지스미 고즈카하라의 형장에서 몇 명의 아기를 연달아 죽인 청다파靑茶婆라는 노파가 참수형을 당했다. 그 시체의 기모와케를 비인(참수인)이 하였는데, 현장에는 마에노 료오다쿠, 스기다 겐파쿠, 나카가와 쥰안이 입회하였다. 이때 스기다와 마에노는 요한 쿨무스가 저술한 해부도설인 『타불라 아나토미카』(1731)를 내어 보였다. 비인들은 의사들에게 보이기 위하여 기모와케를 반복하였고, 의사들은 오장육부설에 의해서는 이해할 수 없는 인체의 내경을 비로소 접하게 되었다. 기모와케를 많이 하여 익숙하여진 비인들은 사람의 내경이 모두 동일하다는 것을 이미 알고 있었다. 그러나 의사들은 오장육부설의 내경과 실제의 기모와케에서 본 사람의 내경에 차이가 있는 까닭은, 그 사람에게 병이 있었기 때문이라고 잘못 알고 있었다. 오장육부설의 내경에 맹종하였던 것이다. 그러나 그날 형장에서 기모와케를 지켜본 세 사람의 의견은 비인들의 의견과 같이 사람의 내경은 동일하다는 것이었다. 『타불라 아나토미카』에 있는 내장의 그림과 비인의 칼로 전개되는 내장의 모양 및 배치가 완전히 일치하였기 때문이다. 그리하여 중국 의학은 그 근본에 있어서 잘못되었음을 직감하게 되었고, 그들 세 사람은 다음 날 철포주鐵砲州에 있는 마에노의 집에 모여 불충분한 네덜란드어 지식을 가지고 『타불라 아나토미카』의 번역을 시작하였다. 이해할 수 있는 단어는 600 내지 700개였고, 그림과 설명문을 맞추어 가는 암중모색 과정에서 한 줄을 읽는 데 10여 차례의 회합이 필요하기도 하였다. 이렇게 하여 4년이나 걸려 비로소 번역을 완성하였다. 이 일에 참여한 사람은 위의 셋 이외에 가스라가와 호슈우, 미네 슌타이, 이시가와 겐쇼, 기리야마 세이데스 등이었고 총책임자는 마에노 료오다쿠였다. 이렇게 하여 조금씩 된 번역을 스기다 겐파쿠가 모아 기록하고 정리하였으며, 1774년 중추에 마침내 『해체신서解體新書』라는 이름으로 출판하였다. 이 출판으로 인하여 서양에는 중국이나 일본에 비해 월등히 훌륭한 의술과 학술이 있음을 모든 사람들이 알게 되었고, 마에노 료오다쿠와 스기다 겐파쿠 각각의 문하에 문하생들이 운집하게 되었다. 그리하여 일본에 들어온 서양의학은 임상의학으로는 외과학이, 기초의학로는 해부학이 먼저 들어왔다. 해체신서는 주로 요한 쿨무스의 『타불라 아나토미카』를 바탕으로 하여 카스파리우스 발토라누스, 브란카르트 베스팅즈, 앙브루아즈 파레 등의 해부학 서적을 참고하였다. 스기다 겐파쿠는 해체신서를 완성하고 나서 몇 년 후, 고즈카하라 형장의 추상이라든가, 네덜란드학의 발흥 등을 회상하며 『난학사시蘭學事始』라는 수필집을 출판하였다. 마에노 료오다쿠와 스기다 겐파쿠의 후계자는 오오츠기 반스이(1756~1828)였다. 그는 13세에 의학을 배웠으며 네덜란드어에 능통하였고 뒤에 『난학계정』 2권을 저술, 출판하여 네덜란드학을 배우기 쉽게 하였다. 또 스기다의 명을 받아 해체신서를 개정하여 『중정重訂해체신서』 13권을 출판하였다. 그리하여 일본 해부학의 정확한 방향을 설정하였던 것이다. 유스기 다이증은 1797년에 『해체쇄언解體瑣言』을 저술하였는데, 여기에는 해부의 술식과 해부용구 등이 상세하게 기록되어 있다. 스기다 겐파쿠의 『해체신서』의 경우, 네덜란드 의학의 술어 중에 중국 의학에 없는 것이 많고 이것을 나타내는 적당한 역어를 찾기가 어려운 데서 오는 어려움이 많았다. 유스기 다이증의 『중정해체신서』에서는 신경·구개·홍채·섭호선(전립선)·질 등 새말로 된 역어를 사용하였으며, 이런 역어에는 다시 개별적인 설명을 붙였다. 예를 들면 신경은 중국인이 말하지 않아서 이름을 붙일 수가 없었으나 신령·정精·원기 등의 작용이 이로부터 온다고 하였으며, 이의 형질이 무엇인지 알 수가 없으나 이것을 신경이라고 번역하였다는 것이다. 또 질에 대하여서는 Vagina의 원래 뜻이 초鞘라는 뜻이기 때문에 고기肉로 된 집室으로 비유하여 질膣이라 하였다. 이런 것을 볼 때 번역 당시의 고통을 가히 짐작하고도 남음이 있다. 우다가와 진세이(1769~1834)는 위슬로우 등 제가의 해부학을 번역하여, 『원서의범遠西醫範』 30권을 저술하였고 그 뒤에 이의 발췌본으로서 해부도를 넣은 『의범제망醫範提綱』을 1819년에 출판하였다. 이 책은 간편하여 널리 읽혀졌으며, pancreas를 처음으로 췌, bandtendon를 인대, gland를 선이라고 번역하였다. 또 해체신서에 충장虫腸·축장縮腸·장망腸網이라 번역된 것을 각각 충양수·결장·망막으로 고쳤다.

노로 덴넨은 1813년에 『생상관生像觀』 12권과 『생상약어』 1권을 저술하여 출판하였는데, 생상이란 살아 있는 구조라는 뜻이다. 유럽에서 말하는 아나토미아라는 것은 인체의 정상기능을 밝히기 위하여 인체나 동물을 해체하고, 죽은 구조 즉 사상으로부터 살아 있는 구조인 생상을 추정하려는 것이었다. 그렇기 때문에 시체를 그냥 가르는 것과는 다르다. 그래서 아나토미아라는 말을 생상이라고 번역하였다. 이렇게 하여 해부학의 일본 술어가 나오게 되었다.

서양류의 해부학이 발전함과 동시에, 종래의 한방의 해부학적인 이해와 관련지을 필요가 있게 되었다. 미다니 우츠는 사형수의 사체해부를 통해 크게 깨닫고 『장부진사해체발전臟腑眞寫解體發展』 5권을 저술하여, 서양류의 해부의 사고에 소문·영추 등의 사고를 가하여 양자의 접촉을 시도하였다. 또 오데 군토쿠, 이시사카 슈우데스 등도 한방의 입장에서 서양류의 해부학을 이해하려고 하였다.

일본에서 중국 의학의 고세이보오 파와 후세방 파의 대립과 항쟁이 일어나는 중에 네덜란드 의학이 들어왔으며, 이 삼자가 서로 절충 및 지향됨으로써 일본 의학이 발전하였다. 지향의 방법은 실증이며, 경험과 실험에 비추어 봄으로써 사실이 진실이 되는 것이다. 여기에 독자적인 방법의 안출이 있게 마련이며, 이렇게 발전된 것이 일본의 외과계 의학이었다. 그 대표자로서 가가와 겐에츠(1700~1777)와 하나오카 세이슈우(1764~1835) 두 사람을 들 수 있다. 가가와 겐에츠는 언근彦根의 번사藩士 삼포장부三浦長富의 아들로 태어났으며, 7세 때 외갓집에서 양육되면서 가가와라는 성으로 바꾸었다. 집은 몹시 가난하였으나 재간은 특출하였다. 교토에 나와 고철을 팔아 생계를 이으면서 처음에는 침구와 안마를 배웠고, 다음에는 고의방을 배웠다. 그는 역산에 초롱손잡이의 철구를 가지고 손이 먼저 나오는 태아를 내어 빈사의 산모를 구출하였다. 또 그는 산과에 있어 약효보다 수술의 실기가 더 중요하다고 생각하여 구호술을 고안하였으며, 1766년에는 체득한 산과기술을 기록으로 남겼는데, 그것이 곧 『산론産論』 4권이었다. 이 책은 매우 진보적이고 독창적인 조산학서이다. 이렇게 하여 가가와 겐에츠는 일본의 산과학을 확립하게 되었다. 종래의 산과학에서는 자궁 내에서 태아의 머리가 위쪽에 있는데, 이 태아의 두위는 임신 10개월이 되어 곧 출산할 때가 되어야 아래로 간다고 하였다. 이에 대하여 가가와는, 태아는 대체로 5개월째에 태아의 머리 크기는 오이 정도이고 모체의 등을 향하여 머리가 아래쪽으로 위치하고 있으며, 두정은 모체의 골반 상부에 있고 모체의 심와의 하부가 태아의 엉덩이를 덮는다고 하였다. 이처럼 옛날 학설을 반론하고, 태아의 두부는 연해서 출산 시에는 눌리어져서 산문을 나왔다가 다시 원형으로 복구된다 하였다. 산위産位에 대하여서도 정산·역산·횡산橫産·족산足産·좌산坐産에 관해 논술하였고, 이에 대한 구호술도 기술하였다. 이 중에서 회생술이 가장 중요한데, 회생술은 횡산에서 손이 나오고 팔꿈치가 나와 산모의 생명이 위험할 때 하는 수술법으로 태아를 절단하여 내는 방법이었다. 가가와 겐에츠의 뒤를 이어 가가와 겐덱기가 나왔고, 그 뒤에는 가가와 겐오가 나와 가가와류流의 산과학은 점점 발전하였다. 이 가가와류파의 가다오카 게이료오는 1793년에 『산과발몽』을 저술하였는데, 이 책은 20년 동안의 가가와류의 지식에, 네덜란드학자 미네 슌타이로 하여금 데벤테르의 산과서와 기타를 번역시켜 얻은 지식을 더한 것이다. 그리고 태아의 자궁 내 위치 등에 대하여 가가와 겐에츠의 저서의 오류를 지적하였고, 영국의 산과서를 참조하여 겸자를 이용함이 좋다는 것도 기록하였다. 또 가가와 문하의 오쿠 렛세이는 정전법定戰法(산후 오한의 치방)과 발제법(산아의 인공호흡법)을 첨가하고 가가와류 회생수술의 결점을 개량하였으며, 도뇨관을 사용하여 산후 요로폐쇄의 치료 등 좋은 기술을 개척하였다. 오쿠 렛세이의 제자인 미스하라 산세츠는 1849년에 『산육産育』 12권을 저술하였다. 이렇게 하여 가가와류의 산과는 크게 진전되었다.

하나오카 세이슈우는 선조 대대로 하내河內의 하나오카에서 살았으며 그 뒤에 기주紀州의 방하군邦賀郡으로 이주하였는데, 조부 대부터 의업을 하였다. 그는 17세 때인 1781년에 교토로 나와 요시마츠 도오도오의 아들 요시마츠 난가이로부터 고의방을 배웠다. 그리하여 내외합일과 활물궁리活物窮理의 설을 주장하였고, 외과의 수술에 자유자재의 방법을 세워 일본 외과학의 기초를 확립하였다. 내외합일이란, 일본의 방법이나 외국의 방법이나 이치는 하나라는 것이다. 고금의방의 법이 통한다면 한방이건 네덜란드 의방이건 이치가 통하는 것은 모두 취한다는 원리였다. 이렇게 하여 그는 고금 의방과 한방, 네덜란드 의방을 절충한 신의방을 만들어냈는데, 이것이 하나오카류 외과라는 것이다. 하나오카 세이슈우는 많은 신수술법을 안출하였고 새로 명명한 병명도 적지 않았다. 쇄항(항문이 막힘), 쇄음 등은 그가 명명한 병명이고 그 수술법도 기술하였으며, 석림·유암·탈저·치루 등은 네덜란드 방법을 가미한 수술법을 기재하였고 토순의 수술요법도 기술하였다. 그의 저서로는 『양신서瘍神書』·『양과쇄언瘍科瑣言』·『금창구수金創口授』·『외과적요外科摘要』·『정창명疔瘡名』·『유암판乳岩辦』·『고법편람膏法便覽』 등이 있으나 모두 그 자신이 집필한 것이 아니고, 그의 제자들이 스승의 구술을 필기하여 출판한 것이다. 이 저서들을 통하여 하나오카류 외과의 대요를 알 수 있다. 하나오카 세이슈우의 외과에서 일찍이 마취법을 사용하였다는 점은 특기할 만한데, 그가 사용한 마취제는 마비탕이라 하여 맨드레이크 8분과 초오두·백지·당귀·산궁궁 각 2분(혹은 남성초 1분을 가함)을 세절하여 열탕에 넣고 잘 저어 끓인 다음 걸러내고 따뜻하게 복용하면 한두 시간 안에 혼수가 나타난다는 것이다. 이 혼수를 틈타 수술하는데, 수술이 끝난 뒤 달인 차에 소금을 가하여 내복시키고 혼수에서 깨면 삼조영탕(당귀·천궁·작약 등)을 준다. 유럽 의학에서는 보스턴의 의사 존 콜린 워렌(1778~1856)이 1846년에 에테르 마취하에 경부의 종양적출수술을 하였다는데 이것과는 전연 다른 방법이었으며, 또 그보다도 하나오카류 외과가 더 앞섰다.

하나오카류 외과는 카스파르류 외과에 바탕을 둔 것이나 하나오카 자신의 천재적인 능력에 의하여 대성하였다. 하나오카 외과를 계승한 것은 미도의 의사 혼마 소오켄(1799~1868)이다. 그는 17세에 의술을 배우기 시작하였으며 나가사키에 가서 네덜란드인 지볼트 밑에서 배웠고 뒤에 하나오카 세이슈우의 문하인이 되었다. 그 뒤에 미도 장관의 개인 의사가 되었는데 내과에도 능통하였으며, 하나오카류 외과의 결점을 보완하여 더욱 발전시켰다. 1856년에는 심한 탈저증에 걸린 환자 2명의 하지를 절단하는 수술을 하였는데 하나는 무릎 위에서, 하나는 정강이의 중간 부위에서 절단하였다. 혼마 소오켄은 탈저병의 하지절단을 처음 한 사람이라고 한다.

제5절 중국 의학: 청대 의학

명나라 마지막 왕인 영명왕이 1661년 만주에서 일어난 청에게 잡혀 명이 멸망했다. 이로부터 250년간, 즉 1911년에 손문이 혁명을 일으켜 황제 체제를 엎어뜨리고 공화제의 중화민국을 선포할 때까지가 청대이다. 이미 세계정세가 근대문화로 대전환을 일으키고 있었음에도 불구하고, 청나라는 아직 유교적 세계관 아래 긴 잠에서 깨어나지 못하였다. 의학 또한 마찬가지로 전통에만 의지하여 종래의 유교적 관념 속에서 그 명맥을 유지하는 데 지나지 않았다. 명의 의학이 질적으로는 금·원의 연장이었고 학설상으로 별로 볼 만한 것이 없었다고 한다면, 청의 의학도 명의 계승이며 옛것을 숭상하고 형식적으로 미화한 것에 불과하였다고 할 수 있다. 당시 청에서는 고증학이 일어나 문헌적인 고증이 천하를 휩쓸었는데, 의학도 이 영향으로 고증파가 일어나 고전과의 비교검토가 성행하였으며 자구 뜻의 같고 다름, 의경서나 의방서 등의 맞고 틀림이 거론되었을 뿐이었다. 의학은 실용적인 면과는 매우 거리가 멀어져 갔다. 청은 역대로 학문과 문예를 좋아하여 칙명에 의한 백과전서의 편찬이 몇 번 있었다. 그중에 의학과 관계있는 것으로는 『어찬의종금감』과 『고금도서집성의부전록』이 있다. 『의종금감』은 청의 의학 전체의 요약으로서 전 90권으로 되었는데, 고종 건륭제의 칙명으로 대의원의 의관이 1749년에 편찬한 것이다. 이 책은 건륭 이후 청의 의학계에서 필독해야 하는 의서였으며, 현대에도 그 축소판이 많은 의가들에게 애독되고 있다. 이 책은 사실 오겸이라는 오직 한 사람의 의가에 의하여 저술되었고, 많은 의서의 초록을 부가하여 큰 책으로 만든 청의 대표적인 의서이다.

청의 의가 중에는 혁신적인 의가도 있었으며, 실증에 의하여 고전의 오류를 지적한 왕훈신(1768~1831)같은 의가도 있었다. 왕훈신은 인체의 내장을 직접 보고 고전에 대하여 의심을 품게 되었으며, 그래서 『의림개착』을 저술하여 고설의 오류를 바로잡았다. 그러나 병의 근원은 피 속에 있다고 하여 치료방침을 악혈을 쫓아내는 데 두었으며, 지나치게 재래의 약방을 옳다고 하여 결과적으로 고인의 의학에 빠져 들어갔다. 이것은 중국의학이 전통을 타파하려다가 성공하지 못한 예의 하나로, 중국 의학이 유교적 도덕관으로부터 떠나서는 존립할 수 없다는 관념 속에 단단히 갇혀 있었던 사실을 엿볼 수 있다.

근대 중국의 과학의 창시자로 불리는 사람은 이탈리아인인 마테오 리치(1552~1610)이다. 마테오 리치는 명말·청초의 과도기에 예수회 인사들과 함께 근대의 서양과학을 중국에 이식하였는데, 이것은 중국문화사상 획기적인 큰 사건이었다. 천문·역법·수학·지리학 등의 문헌과 저서가 한역되었고, 의학으로는 해부학과 생리학이 소개되었다. 이어서 서양의학의 내용이 전하여지게 되었는데 이것은 중국의 의사학상 큰 사건이었다.

장 테렌츠(1576~1630)는 1621년에 중국에 들어와 항주에 있을 때 해부와 생리를 구술하였는데, 이것을 엮어 『태서인신개설』 2권을 저술하였다. 아담 샬은 측근들과 협력하여 장 테렌츠가 저술한 『태서인신개설』을 개정, 1640년에 북경에서 출판하였다. 이것이 한문으로 된 최고의 서양의학서였다. 그 뒤에 잭 로의 『인신도설』 2권(1650, 출판되지 않음), 페르디난트 페르비스트의 『목사도설』 등 기초의학서가 출판되었고, 또 미카엘 보이만이나 도미니코 파레낭 등의 임상의학서가 소개됨으로써 서양 의학이 점점 퍼지게 되었다.

서양의 과학을 이해하고 이것을 장려한 강희제는 마침내 선교사를 궁정에 불러 의료에 관여케 하였는데, 그러한 선교사로는 1699년에 온 버나드 로드와 1715년에 온 장 요셉 카스타 등이 있었다. 강희 32년에 강희제가 말라리아를 앓아 명의의 진료를 받아도 전혀 효험이 없었는데, 북경에 있는 프랑스 선교사인 홍약과 유응 등을 불러 인체 실험 중이던 키니네 껍질을 복용하자 완전히 치유되었다. 이 뒤부터 점점 서양 의학을 믿게 되었고, 강희제는 선교사들에게 버니의 도서를 가지고 해부 및 생리의 대요를 강의케 하였다. 이렇게 하여 시작된 서양의 해부학 및 생리학 강의는 1697년에 중지되었으나, 기초의학의 필요성을 통감한 강희제는 칙명으로 패런닌에게 디오비스의 『바르토린 해부서』를 번역케 하였다. 만주어로 번역된 이 책은 『흠정격체전록』이라 하며, 정밀하게 묘사된 그림이 들어 있다. 뒤에 3부를 등사하여 비밀서고에 넣고, 특별한 경우 외에는 일반인이 열람하는 것을 금지하였다. 이 책으로 인해 전통을 지키는 중국의학에 너무나 큰 영향이 일어날 염려가 있었기 때문에 그처럼 비장하였으리라 생각된다. 이 책은 코펜하겐과 만주의대, 일본에 각 1부씩 흩어져 있다. 옹정제가 1723년에 즉위하면서 그리스도교가 금지되었고 이에 따라 서양문물의 수입도 한때 중지되었다. 그 뒤에 다시 해금되어 신교도 전하여졌으며 각국의 선교사가 와서 의학방면의 회동은 오히려 전보다도 더 활발하여졌다. 1805년 영국 동인도회사의 의관 알렉산더 피어슨이 처음으로 종두법을 전하였고, 저서를 내어 이의 보급에 힘썼다. 1835년에 미국인 피터 파커는 광주에 그리스도교 병원을 설립하고 의학 교육을 시작하였다. 이렇게 하여 중국에 서양 의학이 보급되었던 것이다.

제6절 한국 의학: 조선 후기 의학

조선 후기 의학이라 함은 편의상 광해군 원년(1608)에서 철종 14년(1863)까지 255년 동안의 의학을 말하는 것으로 한다. 자연과학의 기초인 현대물리학은, 서양에서는 17세기에 갈릴레오 갈릴레이의 실험과 계량에 의하여 확립되었다. 하비의 혈액순환 원리 연구는 이에 따라 진행되었으며, 프란시스 베이컨의 방법론에서 자연과학과 의학의 양 분야는 하나로 연결되어 진행되었다. 18세기 서양 의학은 근대 생리학과 병리학을 발전시켰으며 임상의학, 즉 외과학·타진법·청진법·종두법 등의 눈부신 발전과 발명을 이루게 하였다. 일본 의학은 이 세기에 중국 의학의 독자적인 전개 및 서양 의학의 강한 영향력 속에서 실증의학의 착실한 건설을 시작했고 이는 네덜란드학의 발흥, 근대적인 일본의 해부학과 외과학의 정립이라는 결과로 나타났다. 중국에는 관념적인 전통의 굳은 껍질 위로 서양문물이 들어왔고, 이와 함께 서양 의학의 씨앗도 떨어졌으나 그 영향력이 일본에서처럼 크지는 않았다.

조선 후기는 정치·사회·경제적으로 조선 전기에 겪은 커다란 난국의 여파를 물려받았는데, 그중에서도 심각한 것은 선조 25년(1592) 4월에서부터 7년에 걸쳐 일어난 왜란이었다. 여기에 더해 병자호란(1631)까지 일어나면서 사회는 극도로 피폐해졌고 국가재정 역시 극도로 궁핍해졌으며, 정권을 둘러싼 정치인들이 분열과 파쟁을 일으켜 상황은 악화일로로 치닫고 있었다. 이 속에서도 약간의 제도적 개혁과 경제적 성장이 있기는 하였고, 문화의 혁신적인 기운 또한 없었던 것은 아니었다. 그러나 이러한 개혁과 성장 그리고 혁신의 기운을 뒷받침해 줄 국력은 없었다. 이 무렵 일본과 중국은 이미 서양과 교섭하고 서양문물을 수입하여 세계의 추세를 따라가고 있었다. 그 당시 조선이 중국이나 일본과의 교섭하지 않은 것도 아니었고, 우연히 조선을 찾아온 서구인들도 있었기에 뜻만 있었다면 서양 문물을 수입할 기회가 있었다. 그러나 끝내 그 기회를 잡지는 못했다. 조선은 국제 정세에 어두웠고 정치적·사회적 불안에서 기인한 그릇된 판단으로 쇄국정책을 입안하였다. 의식이 확대되고, 현실적으로 사회에 기여할 수 있는 경세치용·이용후생의 실학사상이 발전하고 국학이 향상되는 가운데 유형원·이익·정약용·홍만선·서유구·유수원·박지원 등의 인물이 배출되었고 서민문학과 새로운 경향의 미술이 나오게 되었다. 그러나 세도정치 및 삼정의 부패와 문란으로 탐관오리의 발호와 가렴주구는 날로 심하여져 갔으며, 여기에 맞서는 민중의 반발이 더해지면서 겨우 발전하려던 사상과 학문, 그리고 등장하려던 인물이 잠시 반짝이다가 사라져 버렸다.

『동의보감』을 비롯하여 전술한 의방서들은 모두 각자의 입장에서 편의에 따라 많은 중국의서 중에서 발췌·찬집한 것이 대부분이었으며, 실학사상이 발전한 이후에는 실용적인 면에 치중하여 발췌·찬집하고 편찬자의 개인적인 경험을 더하여 편술하였다. 그렇기 때문에 어떤 의가가 자기의 학설을 내어 체계화하고 조직화한 저술은 볼 수 없다. 따라서 학파 간의 대립도 없었다. 많은 의가들 중에 자기 의설을 주장한 의가들도 없지는 않았지만 후계자가 없어 아깝게도 당대에 끊겨 버렸다. 이런 것은 오직 의학에 국한된 현상만도 아니었고 유학 및 성리학에서도, 그리고 국학에서도 마찬가지였다. 실학사상이 모처럼 움터서 발생하였으나 경학·지리·농학·자연과학 등의 분야를 이을 후계자가 없었다. 홍만선의 학문도, 서유구의 학문도 아깝게 당대로 끝나고 말았다. 실학은 있었으나, 서구에서 볼 수 있었던 자연과학은 끝내 볼 수 없었다. 국력이 있어야 학문이 있다. 학문이 있어야 의학이 있다. 정치의 발전이 있어야 그 문화의 발전이 있는 법이다. 그 문화 속에 학문과 함께 의학이 있고, 교육과 함께 의학이 있고, 종교와 사상과 철학과 함께 의학이 있는 것이다. 이러한 사실을 명백히 증언하는 것이 곧 의사학이다. 이것은 미래에 있어서도 마찬가지일 것이다. 어지러웠던 조선 후기에 국력과 학력, 그리고 정치의 발전이 있을 리가 없으니 이 불모의 시대에 의학이 있을 리는 더욱 없는 것이다,

조선 후기 의학은 한 마디로 조선 전기 의학의 답습이었고 그로부터 더 침체하였다. 별다른 학설을 내세운 사람도, 의학의 학파를 세운 사람도 없었다. 다만 의방서의 저술이라든가 서구의학의 간접적인 접촉 및 단편적 도입의 흔적 등을 볼 수 있을 뿐이다.

1. 의방서의 편찬

『동의보감』은 허준이 선조의 명을 받아 선조 29년(1596)에 찬집을 시작하여 광해군 2년(1608)에 완성하였는데, 25권 25책으로 되어 있는 호대한 전집이었다. 인용하고 있는 책의 목록은 고대 중국 의학에서부터 한·진·주·수·당·송·금·원·명에 이르는 중국 의서를 총망라하였다. 내용은 내경內景·외형·잡병·탕액·침구의 대강으로 나뉘었으며, 각 강綱은 다시 항項으로 나누고 항은 다시 목目으로 나누었다. 각 항목 밑에는 그 항에 해당되는 병론과 방약을 기술하였다. 또 출전이 일일이 밝혀져 있으며, 때로는 속방俗方이나 자기의 경험방을 기술하기도 하였다. 각 병증病證의 항목은 주로 증상을 중심으로 열거되었다. 병항病項에 따르는 치방治方을 찾을 때 그 출전과 함께 고금의 의방을 손쉽게 볼 수 있도록 편찬되었으며, 학문적 가치도 매우 컸다.

『침구경험방』 1권과 『보사법補瀉法』은 선조 39년(1598)까지 침의로 입시入侍한 하양 사람 허인이 인조 22년(1644)에 자기가 평상시에 경험한 침구술을 종합하여 저술한 것이다. 그의 보사법은 침구술에 있어서 경험을 토대로 독자적인 분야를 개척한 방법이었다.

『두창경험방』은 박진희가 효종·현종 때 저술한 것으로 짐작된다. 중국 전래의 두창에 대한 방약이 별로 효과가 없기에 10여 년간의 실제 경험을 토대로 저술한 것이라 한다.

『용산료두편』은 이번이 현종 13년(1672)에 저술한 것이며, 다른 두창방서의 두방痘方과 자신의 두진 진료의 경험을 종합하여 편술한 것이다.

『사의경험방』은 이석간·채득기·박렴·허인 4명의 의사들의 경험방과 『본초』, 『동의견문방』 등을 참조하여 편술된 것이나 편자는 알려지지 않았다. 내용은 약물명을 13부로

나누어 각부에 해당되는 약물 300여 종을 들고 그 밑에 우리말 약명을 붙였으며, 각 병증후에 해당되는 증목症目을 분류·열거하였다. 이 책의 특징은 들어 놓은 병목病目이 모두 일상생활에 흔히 볼 수 있는 병명을 중심으로 하였고, 실용되는 약물을 들었다는 것이다.

『산림경제』 4권은 홍만선이 찬한 것이며, 치약治藥·선택·잡방의 3대강으로 나누어 기술하였다. 치병에 필요한 약품 176종 이외에 방약과 그 조제법 및 용법을 들고 있는데, 주로 실용적인 향약을 중심으로 한 의험방문醫驗方文으로 되어 있다. 실용의학에 손쉽게 이용될 수 있는 내용으로 편찬한 것이다.

『의문보감』 8권은 주명신이 경종 4년(1724)에 편찬한 것이며, 병증을 중심으로 각 병문病門을 들고 그 병문에 해당되는 병원과 병인을 들어 설명하였다. 그다음에 치법治法과 용약用藥을 들었으며, 그 밑에 고금 명의의 설과 자기의 경험 예를 서술하였다.

『급유방』 13권은 영조 25년(1749)에 조정준이 편술한 소아 전문의서이다. 『의문입학』과 『전을제방』을 바탕으로 하였고 미비한 점은 자기의 의견으로 보충하였으며, 평소의 경험을 각 병문病門아래에 저자의 설명으로 약부略付하여 채록하였다. 신생아의 목욕법, 수유법, 소아 특유의 진역疹疫, 전간, 경기 소아들이 걸리기 쉬운 일반병증, 약치, 식치食治 등에 대하여 기술하였다. 소아병 치료에 실용적인 전문서이다.

『임신진역방』은 임성봉이 편술한 것인데, 현존치 않아 내용을 알 수 없다. 임신년은 영조 28년(1752)에 해당하며 이 해에 홍진이 매우 유행되었다는 기록에 비추어 볼 때, 홍진치료의 방서라고 추측된다.

『마진방』은 이헌길이 저술한 것이다. 현재 원본은 없고, 사본이라 하여 전하여진 『몽수마진방』이 있다.

『마과회통』 6권은 정조 22년(1798)에 다산 정약용이 편술한 것이며, 내용은 몽수 이헌길의 마진방을 토대로 하고 당시 중국의 마진전문서를 뽑아 정리하여 엮은 것이다.

『마진휘성』은 이원풍이 정조 22년(1798)에 편찬한 것이며, 일종의 마진방서로서 고서에서 마진방을 널리 찾아내어 근세에 경험된 것을 집성한 것이다.

『종두심법요지』는 다산 정약용이 정조 24년(1800)에 편술하여 『마과회통』 권말에 부록으로 첨가한 것이다. 『의종금감』에 기재되어 있는 유과종두심법요지와 정망신의 『정심종두방』을 합하여 만든 것이다.

다산은 일찍이 『강희자전』에서 두즙을 직접 인체에 접종하는 종두법이 있음을 이미 알았고 이 방법이 국내에 전하여지지 않음을 통탄하여 오던 중, 때마침 중국의 연경에서 구하여 왔다는 『종두방』을 얻게 되었다. 이 『종두방』은 작은 책자였으나, 『강희자전』에 적혀있는 그대로 두가피痘痂皮를 세말細末로 하여 환(알약)을 만들어 코 안에 넣는 수묘법을 기록하고 있었다. 이 수묘법이 곧 정망신의 정심종두법이다. 다산은 정조 24년(1800)에 박제가에게 그 종두방을 보였는데, 그러자 박제가가 자기도 내각장서에서 초록한 그 같은 방서를 가졌다고 하였다. 이것이 바로 『의종금감』에 있는 「유과종두심법요지」를 편술하였던 것이다.

『시종통섭』은 이종인이 『의종금감』·『난대궤범』·『종두신서』·『두진종론』을 보고 종두법과 치두법治痘法을 합하여 편찬한 것이다.

초창결·삼리결·원기치법 및 운기연론은 합하여 『운기론』이라 하고 윤동리의 저술이라 하는데, 현존하는 것은 『운기론』의 초본뿐이다. 이 초본을 보면 송의 오운육기설을 답습한 것이라고 생각된다. 오운육기의 운기설은 고려 이후, 조선 전·후기 시대를 통하여 많은 의가들에 의하여 신봉되고 전하여 내려왔지만 이에 관한 저서는 이것이 처음이었다.

『증수무원록』은 구택규가 영조 24년(1748)에 간행한 것이며, 세종 때의 『신주무원록』을 개정 증보한 것이다.

『증수무원록대전』 2권은 구택규의 아들 구윤명이 아버지의 『증수무원록』에 있는 문자와 방언에 대한 주해를 붙인 것에 불과하다. 정조 20년(1796)에 초간되었고 철종 10년(1859)에 경상·전라·평안 3도에서 재간되었으며, 당시 형률관刑律官들의 유일한 교과서로 널리 쓰였다. 이 책의 한글판은 원문의 간행 전인 정조 14년(1790)에 이미 출판되어 널리 쓰였다.

『개수고사촬요』는 정조 19년(1795)에 5권으로 다시 만들었고, 권말의 「잡용속방雜用俗方」이라는 제하에 「두창경험방」·「벽온잡방」·「상한잡방」·「상서傷暑잡방」 등을 비롯하여 「잡병경험방」 및 「일용제반속방」 등을 일괄하였다.

『고사촬요』는 명종 9년(1554)에 야족당 어숙권이 조관 대부로부터 속거 향사에 이르기까지 일상생활에서 알아두어야 하는 것을 기술한 것이다. 이 책은 발간된 뒤 몇 번 개정되었는데, 광해군 5년(1613)에 개정된 것은 상·하 2권의 인본으로 되어 있고 권하卷下의 잡방 아래에 있는 식균법·복약기服藥忌·식제과기食諸果忌·식어기食魚忌·식조수기食鳥獸忌 등에서 각종 주류의 제조법 및 소와 말의 목양법牧養法을 볼 수 있다. 또 생약매일양본

국가치의 제하에는 사향·호박·물소 뿔·백사향白蛇香·침향·단사·부자·바다거북·천웅·안식향 등 140여 종의 당재唐材 약품이 기술되어 있다. 개수본은 내용의 배열을 알기 쉽게 하였다는 것 외에는 구본과 별로 차이가 없다.

『고사신서』 15권은 영조 47년(1771)에 서명응이 편술하였는데, 『고사촬요』의 증보판이라 볼 수 있다.

『증보산림경제』 15권은 유중림이 영조 52년(1776)에 홍만선의 『산림경제』를 증보한 것이다.

『임원경제지』의 부록인 『인제지』 16지志는 총 권수 113권이고 사본으로 되었으며, 서명응의 손자인 서유구가 편술하였다고 하는데 연대는 미상이다. 이 책은 산림과 임원 경영의 지식에 관한 백과전서 격이다. 또 16지 중에 의학에 관계되는 것은 『보양지』(권 52~59), 『인제지』(권 60~87)에 수록되어 있는데, 『보양지』는 총서總叙·정기신精氣神·기거 음식·수진修眞·복식·수친양로壽親養老·구사육영求嗣育嬰·양생 월령표 등으로 나누어 기술되었고 『인제지』는 내인·외인·내외겸인·부인과·소아과·외과·비급·부여附餘 등으로 나누어져 있는데, 전원생활에 필요한 약물 및 본초학의 지식을 망라한 큰 전서이다.

『광제비급』 4권은 정조 14년(1790)에 이경화가 편술한 것이다. 1권에서는 제중諸中·제궐諸厥·오절五絶·칠규七竅·오발五發·옹저癰疽·제상諸傷·인후를 기술하였고 2권에서는 잡병을, 3권에서는 부인문·잉부잡병·산후제병·잡병·소아문·두진을, 4권에서는 인삼 치험·당귀·황백·대두·소두·마치현(쇠비름)·향부자·대황 등의 40여 종의 약품의 단방 치료경험을 기술하였다.

『제중신편』 8권은 정조 23년(1799)에 강명길이 왕명을 받들어 편술한 관찬의방서이다. 『동의보감』 중에서 상용한 의방들을 발췌하여 풍한風寒·서습暑濕·조화燥火로부터 내상·허로·신형·정·기·신·혈·몽·음성·언어·진액·염음 등 70여 목에 걸쳐 기술하였다. 각 목에는 먼저 맥법脈法을 들고 그다음에 그 목에 해당되는 병증을 분류하였으며, 각 병설의 아래에는 주로 『동의보감』에서 상용된 방문을 기술하였다. 경우에 따라서 내의원의 상용약방들을 내국內局이라는 이름으로 기입하였다. 그리고 끝에는 양로편과 약성가편藥性歌篇을 각 한 편씩 넣어 증보하였다. 이 책을 편찬한 의도가 『동의보감』의 번잡과 중복을 피하고 긴요한 곳을 발췌하는 데 있었던 만큼, 일반 의가들에게는 널리 사용되었으나 의방서의 학술적 가치로서는 『동의보감』에 미치지 못한다고 할 수 있다.

2. 유럽 의학의 전래

유럽에 관한 지식과 문화는 주로 중국을 통하여 간접적·단편적으로 전하여졌다. 선조 36년(1603)에 명에 사신으로 갔던 이광정이 유럽의 지도를 가져온 것이, 유럽에 대한 정확한 지식을 갖게 된 최초의 일이었다고 한다. 이어 북경 주재 이탈리아 선교사 마테오 리치가 저술한 『천주실의』가 전래되어 식자들의 관심을 끌었다는 사실이 이수광의 『지봉유설』에 소개되어 있다. 인조 8년(1630)에는 명에 사신으로 갔던 정두원이 귀국하는 길에 화포·천리경·자명종·만국지도·천문 서적·서양풍속기·천주교 서적 등을 가져왔다. 또 인조의 장자인 소현세자가 청의 인질로 끌려가 북경에 체류하던 때 그곳에 와 있던 독일인 선교사 아담 샬과 사귀어, 인조 23년(1645) 귀국하면서 천주교 서적과 과학 서적을 가져왔다고 한다. 이렇게 하여 인조 때 유럽을 알게 되면서 그 사상이나 과학에 관심을 가지게 되었다는 것이다. 효종 5년(1654)에 김육의 노력으로 시헌력(신 역법)이 시행된 것도 이 때문이라고 한다. 이처럼 중국에 와 있던 선교사들과의 직·간접적인 접촉을 통하여 유럽에 대해 인식하게 되었고, 그들의 과학사상과 과학기기 등이 조선으로 전래되었다. 한편 유럽인의 우연한 표착이 있어 직접 접촉하게 된 일도 몇 번 있었으나, 끝내 일본이 하였던 것과 같이 좋은 기회로 만들지는 못하였다.

선조 15년(1582)에 서양인 마리가 표착하자 이를 체포하여 곧 명으로 압송하였으며, 임란 중에는 일본에 체류하던 선교사 세스페데스가 잠시 다녀간 일도 있었다. 인조 6년(1628)에 홀란드 배가 제주도에 표류하였는데, 그 선원 중 벨테브레(박연) 외에 2명을 체포하여 한성으로 호송하였다. 뒤에 이들 중 두 사람은 화포제조기술자로 훈련도감에서 일을 하였는데 병자호란 때 전사하고, 박연만이 살아남아 여생을 이 땅에서 보냈다고 한다. 효종 4년(1653)에 일본으로 가던 네덜란드 배가 풍랑으로 제주도에 표류하여 36명의 선원이 체포·억류되었으며, 그로부터 10년 뒤 하멜 외 7인은 탈출하여 자기 나라로 돌아갔다. 하멜은 귀국 후에 표류기를 저술하였는데, 이 기록은 유럽인에게 조선을 최초로 소개한 것이다. 이렇게 하여 유럽에 대한 견문이 커지면서 동양, 특히 중국을 세계 전체로만 알았던 그 당시 사람들의 사고와 의식구조에 변화가 일어났다. 그러나 전통적인 가치관과 규범의 굳은 껍질로부터 완전히 벗어나게 할 수는 없었고, 이 단단한 껍질을 탈피하는 데는 너무 오랜 시간이 필요하였다. 포르투갈 상선이 일본에 표착한 것은

1453년이었고, 이때 일본은 어지러운 전란시대였다. 서양인들이 처음으로 일본인에게 전하여 준 것은 총이었다. 우리는 임진왜란 때 그 총으로 심한 곤욕을 겪었다. 그다음부터 일본과 서양 간 무역이 이루어지면서 서양문물과 서양의학이 들어왔으며 문화적 교섭이 잦아졌고, 선교사들과 상인들도 일본을 왕래하게 되었다. 1555년에 큰 부자 상인인 알메이다가 일본에 와서 병원과 육아원을 설립하고 의사를 양성하였다. 1602년에는 네덜란드인이 처음으로 일본에 건너왔다. 1608년에는 네덜란드인만이 나가사키에 거류를 허락받았다. 그리하여 네덜란드학과 서양의 문물이 점차로 일본에 퍼졌고, 네덜란드학을 통하여 일본이 눈을 뜨게 되었다. 일본은 유럽을 알게 되었고 그들의 문화를 알게 되었으며, 유럽 의학을 알게 되었다. 일본은 이때 그들의 동양적인 긴 잠에서 깨어났고 탐욕스럽고 바쁘게 이 모든 것을 받아들였던 것이다. 이와 반대로 조선 후기에 전래된 서양의학의 경우, 문헌적인 근거를 들어 자세하게 밝힐 수도 없기 때문에 몇 권의 저서와 그 저자들을 통해 편린을 찾아보는 수밖에 없으므로, 저서와 저자들을 함께 살펴보기로 한다.

아담 샬의 『주제군징』이 조선에 들어온 연대는 확실히 알 수 없으나, 아마 인질로 청에 끌려갔던 소현세자가 귀국할 때인 인조 23년(1645)으로 추측된다. 이 추측은 소현세자와 아담 샬이 청나라 북경에서 친하게 사귀었다는 점, 『주제군징』이 아담 샬의 저서라는 점, 그리고 세자가 귀국 시에 아담 샬이 자기가 기술한 천주교서와 과학서적을 세자에게 주었다는 점 등을 근거로 한다. 『주제군징』은 천주교 교리서의 하나인데, 그 내용은 천주교의 교리는 물론 아리스토텔레스의 철학과 갈레노스의 인체생리학을 간략하게 소개하고 설명한 것이라 한다. 이것은 아마 우리나라에 처음으로 들어온 최초의 유럽 의학이었을지도 모른다. 이익의 저서 『성호사설』 5권의 「서국의」라는 제하에 『주제군징』이 인용·소개되고 있다. 『성호사설』에는 이익의 전 영역에 걸친 식견과 포부가 수록되어 있고, 사회 현실의 각 부문에 대한 비판과 개혁의 필요성에 대한 주장이 실려 있다. 이익은 숙종 9년(1683)에 출생하여 영조 39년(1763), 81세 때에 졸하였는데 호를 성호라 하였다. 그는 실학의 거두인 유형원(1622~1673)의 뒤를 이어 학풍을 발전시킨 중심인물이며, 유형원의 중농주의적 제도개편론에 뿌리박은 전제개혁론자였다. 또 그는 역사에 대해 실증주의적이고 비판론적인 사론史論을 가졌던 당시 실학의 거두였다. 『성호사설』 권5 서국의에 소개되고 인용된 『주제군징』의 내용은 전술한 바와 같으나 인체생리학이란 것은 주로 르네상스 이전까지 서구 의학을 지배하여 오던 갈레노스의 생리설이었다.

『열하일기』는 연암 박지원이 저술한 것인데, 권38에 『금료소초』라는 것이 있다. 이것은 연암이 중국 한북漢北에 체류하던 때 『하란소아방』과 『서양수로방』이 있음을 듣고 그것을 구하였으나 얻지 못하였고, 『향조필기』를 우연히 읽다가 인용되어 있는 서적인 『금릉쇄사』와 『요주만록』을 알게 되어 이를 얻은 것이다. 두 서적 모두 의방서는 아니나 의방을 소개하고 있다. 그래서 두 책의 내용을 가져와 총 10편의 의서로 수록하고, 또 『지기誌記』와 『고방잡록古方雜錄』에서도 의방을 초록하여 『금료소초록』이라 하였는데, 이 책을 통하여 서양의방에 대한 지식이 간접적으로 들어왔을 것이라고 본다.

제너의 우두종두법이 조선 후기 어느 때부터 시행되었는지는 알 수 없으나, 이 접종법이 기록상으로 처음 소개된 것은 다산의 『마과회통』 권말에 부록된 종두기법이다. 이것은 청의 구희가 저술한 『인두략』(1817)에 의한 것이 아니고, 1828년에 북경 규광제에서 중간된 신증종두법상실에 의하여 저술된 것이라 한다. 다산은 천주교 신자였으므로, 적어도 헌종 원년(1835)에는 북경 방면에 남모르게 왕래하면서 우두방서를 입수하고 우두종을 얻어와 실시하였을 공산이 크다는 것이다. 우두접종은 다산과는 별도로 당시 중국의 봉천성을 중심으로 한 근처 현의 각지에 성행되었으므로, 봉천에서 의주를 거쳐 점차 남하하였을 가능성도 크다. 이처럼 우두접종법은 서학과 천주교의 관계에 의해 다산 등의 일파에 의하여 북경 방면에서 남모르게 들어왔고, 또 봉천 방면에서도 들어와 특정 지역에 한하여 실시되어 오다가 서학의 탄압으로 중단되었다고도 한다.

『인체내외총상변증설』은 이규경이 저술한 『오주연문장전산고』 권19에 기록되어 있다. 여기에서 이규경은 이미 서양 의설인 갈레노스의학의 생리설을 기술하였다. 그는 각종 장기들의 생리학 작용에 관하여 종래 중국 의학의 설과는 판이하게 다르다고 하였으며, 특히 뇌와 척수 등과 신경의 분포관계, 심장을 중심으로 한 간·폐와 그 혈맥 등의 관계에 대한 새로운 지식을 기술하고 서양의설을 인식하지 않으면 안 된다는 사실을 역설하여 크게 자극을 주었다.

서양의서의 한역본이 본격적으로 수입된 것은 동강 최한기에 의하여 이루어졌다. 최한기는 순조 3년(1803)에 출생하여 고종 9년(1872) 70세에 졸하였는데, 일찍부터 관직에 뜻을 두지 않고 오직 학문과 저술에만 힘을 기울였다고 하며 특히 유럽 학설의 한역본을 많이 읽고 이를 널리 소개하였다. 그가 수집한 명남루문집 일천 권 중에는 『신기통』·『추측론』 등의 서양 철학서, 『성기운화』 등의 천문서, 『지구전요』 등의 지리서, 『신기천험身機踐驗』 등의 생리학서 등 유럽학 관계서적이 많이 있다. 특히 유럽 의학에 관계되는 한역본으로는 상해 인제의보에서 철종 2년(1851)에 발간한 『전체신론』, 1857년에 발간한 『서의약론』, 1858년에 발간한 『내과신론』·『부영신설』·『박물신편』 등이 모두 명남루문집에 전재되어 있다. 이 5 종의 한역본은 영국의사 햅슨의 저서를 역술한 것이다. 『전체신론』은 해부학서로 전신골격도 및 주신혈맥총관도週身血脈總管圖 등 그림 271도가 들어 있고, 『서의약론은』 상·중·하 3권 1책으로 된 외과학서로서 의학총론·중서의학론·심증론審證論·약물론 및 골절·탈골·농흔膿痕·눈·귀·코·흉부·위장 등의 외상에 관해 기술하였다. 『내과신론』과 『부영신론』은 각각 내과학서와 산부인과학서 및 소아과학서이며, 『박물신편』은 물리·화학 및 생물학을 기술하였다. 이런 유럽의서들이 어느 때 누구에 의하여 수입되었는지는 전혀 알 수 없고, 당시의 의학에 얼마나 영향을 미치었는지도 전혀 알 수 없다. 그러나 뜻있는 의인들로 하여금 유럽의학에 대한 흥미와 관심을 갖게 하였다는 것만은 명백하다.

유럽 의학이 유입된 경로 중 또 하나는 천주교의 의료사업이다. 순조 32년(1831)에 영국 동인도회사의 무역선이 홍주에 와서 서양 유리 제품이나 천리경 등으로써 무역을 청하였으나 거절당하였다고. 그 무역선에는 독일인 칼 구츠라프가 동승하였는데, 그는 홀란드 선교회의 보호 하에 자비로 건너왔고 같은 해 충청도 연안에서 약 한 달 동안 머물렀다고 한다. 그는 한문에 능통하고 의약에 관한 지식이 풍부하였는데, 체류 중 연안 도서와 본토의 일부에 때때로 상륙하여 한역 복음서를 나누어주면서 전도를 하는 한편 감자의 재배법도 가르쳤다. 또 지방 관서에 찾아가 유리기·나사·시계 등에 신·구약성서를 첨부하여 국왕에게 전달하여 줄 것을 요청하였으나 끝내 뜻을 이루지 못하였다. 그는 민중들의 비참한 생활 상태를 보고 복음전도의 필요를 더욱 느꼈으나, 하는 수 없이 유구로 떠났다.

순조 원년(1801)에 노론의 벽파가 대왕대비 김씨와 내통하여 남인의 시파를 타도하기 위한 구실을 천주교에 붙임으로써, 천주교도는 큰 박해를 받게 되었다. 이승훈·이가환·정약종 등의 남인 재사와 청의 신부 주문모가 화를 입어, 주문모 등은 사형당했고 정약용과 정약전 등은 유배당하였으며 그 밖에 처형·옥사한 자는 300여 명이었다. 이것을 신유사옥이라 한다. 천주교에 대한 박해는 계속되었으나 순조 5년(1805) 이후 안동 김씨가 세도를 얻으면서부터는 천주교에 대한 탄압이 심하지 않았다. 김조순이 남인 시파였기 때문이다. 이 사이에 정하상 등이 중심이 되어 다시 신부 영입운동을 전개하였고 이 운동으로써 순조 31년(1831)에 중국의 북경 교구에서 분리되어 독립된 조선교구가 생겼고, 헌종 2년(1836)에 프랑스 신부인 모방이 유럽인으로서는 최초로 입국하였다. 그 뒤를 이어 샤스탕 신부와 앵베르 신부가 들어와 활동하면서 교세가 커졌다. 헌종 5년(1839)에 풍양 조씨 및 노론 벽파에 의하여 천주교도에 대한 일대 탄압이 또 다시 이루어졌는데, 이것이 기해사옥이다. 프랑스인 선교사 모방·샤스탕·앵베르는 이때 순교하였고, 그해 10월에는 전국적으로 천주교도를 색출 및 처단하였다. 마카오에서 신학교를 졸업하고 조선인으로서 최초의 신부가 된 김대건은 1845년(헌종 11년)에 페롤 사교司教, 다블뤼 신부와 함께 국내에 잠입하여 선교를 하다가 1846년에 잡혀 순교하였다. 철종 때에 안동 김씨가 다시 세도를 잡으면서 천주교의 박해는 점차 누그러졌으며, 프랑스인 선교사의 입국활동이 계속되어 메스뜨르 신부를 비롯하여 베르뇌 신부가 잠입·활동하면서 교세는 날마다 번창하였다. 그러나 성당을 세울 수 있는 처지도 못 되었고 고아원도 세울 수도 없었다. 그래서 고아를 각 지방 교우들의 가정에 맡겨 기르게 하면서 유럽의 고아원 규정에 따른 규칙을 정하고, 한양에서는 월 8량의 월급을 주어 유모를 모집하여 고아를 구제케 하였다. 이 사이에 서양의 문물과 유럽 의학의 의료가 천주교를 통하여 부지불식간에 서서히 전래되었다. 철종 10년(1805) 이후에는 큰 읍·면에 유럽식 약국을 두어 교인은 물론이고 일반인이나 고아의 구료활동을 은밀히 하였는데, 이것이 조선에 서양의약품이 들어오게 된 시초였다.

중국이나 일본에서는 선교사들에 의하여 서양의 문화가 소개되고 자연과학과 의학이 들어왔다. 선교사들은 교회를 세우고 이어 병원과 고아원을 세웠으며, 구료사업을 벌이고 의학교육을 실시하여 의사를 양성하였다. 이러한 일들을 후기 조선에서는 거의 볼 수 없었다. 오곡의 씨앗이 땅에 떨어져 싹을 틔우려고 하여도 싹이 트고 자랄 수 있는 여건이 갖추어져야 하는 것처럼, 서양문물을 접하고 서양문화를 소개받아도 그것을 받아 기를 수 있는 여건이 반드시 갖추어져야 한다. 그러나 중국이나 일본에 비하면, 조선은 이미 너무나 쇠약해져서 이러한 여건을 갖추지 못하였다. 그렇기 때문에 모처럼 밀려들어온 서양문화의 물결도 타지 못하였다.

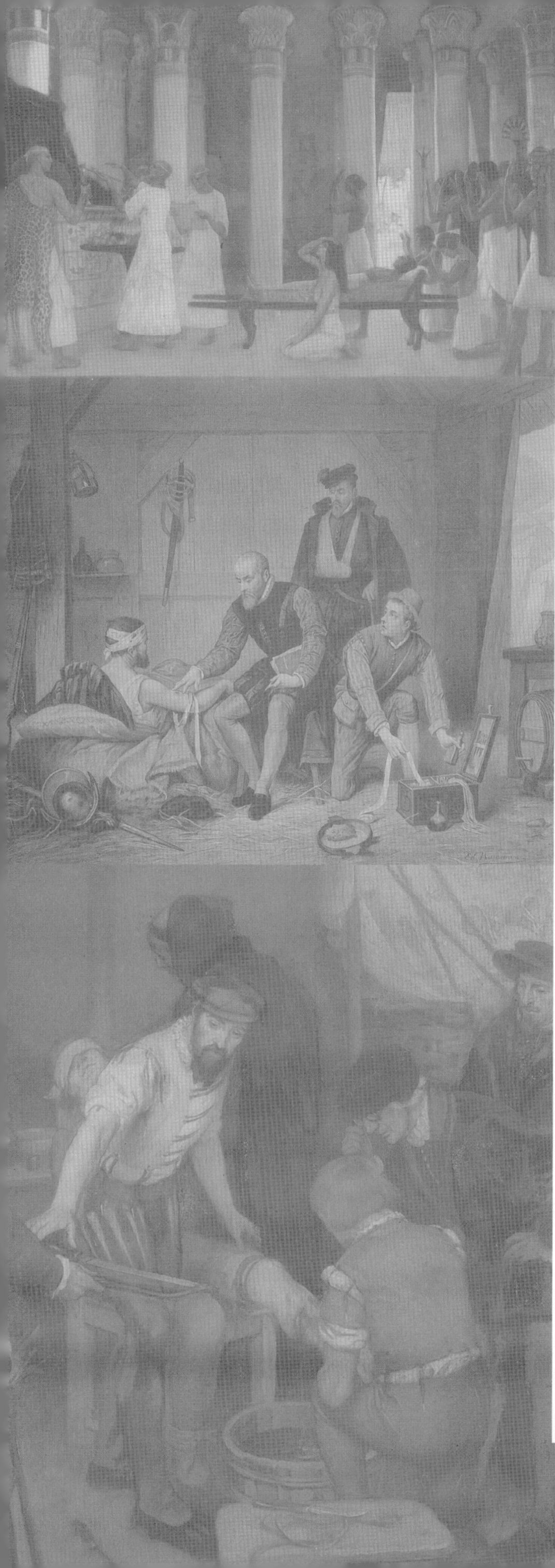

제6장

19세기 의학

프랑스 의학 / 독일 의학 / 세포병리학의 수립 / 미생물학의 발전 / 예방의학의 발달 / 임상의학 분야의 진보 / 러시아 의학과 미국 의학 / 중국 의학: 중화민국 시대 의학 / 일본 의학: 에도 말기에서 메이지 중기 의학 / 한국 의학: 조선 말기와 일제하의 의학

제6장

19세기 의학

시대적 배경

19세기는 과학의 체계적 발전이 이루어지기 시작한 세기라고 한다. 순수과학과 마찬가지로 근대의학도 발전했는데, 근대의학 발전의 계기로는 다음의 세 가지를 들 수 있다. 첫째는 문화인의 위대한 생산적 또는 사회민주주의적 활동이다. 이것은 미국과 프랑스에 정치적 혁명을 불러일으켰고 지적·도덕적 자유에 대한 감각을 강렬하게 만들었다. 그리고 나폴레옹의 유명한 제명 기기장치에 "기계는 그를 만질 재간이 있는 사람에게 속하는 것이다."라고 예시된 것처럼, 모든 종류의 인간 노동이 영예롭고 중요하다는 생각이 더욱 강화되었다. 그리하여 당시까지 직업적·사고적인 면에서 억압받고 있었던 재능 있는 여성들이 해방되었다. 둘째는 헬름홀츠의 『에너지 보존』(1847), 찰스 다윈(1809~1882)의 『종의 기원』(1859)과 같은 서적의 출판이다. 이로 인하여, 저승설이나 염라대왕 이야기 등 과거에 의학의 발전을 방해하였던 기상천외한 상상의 영향력은 불식되었다. 셋째는 물리학·화학 및 생물학이 실험실 과학으로 등장하였고, 이로 인하여 일반적인 인간의 선입관이 배제되었다는 것이다.

정치·사회적으로 19세기는 나폴레옹의 전성기와 함께 시작되었다. 증기기관에 의한 교통 및 수송의 발달과 유선 전신의 발명 등에 의하여 문명사회의 기반이 완성되었으며, 산업혁명 이래로 발달한 자본주의는 고도 자본주의 사회를 만들게 되었다. 이에 따르는 당연한 결과로 수차에 걸친 순환성 경제공황이 덮쳐 왔다. 그리하여 칼 마르크스(1813~1883)와 프리드리히 엥겔스(1821~1896)에 의한 「공산당 선언」(1848)은 새로운 사상체계를 만들었고 자연주의 문학이 융성하였으며, 세기말의 퇴폐주의 사상이 유행하면서 19세기가 막을 내리게 된다. 과학에 있어서는 후반에 야금술의 진보에 따른 중공업의 번성과, 많은 신발명에 의한 전기공업의 발달도 빼 놓을 수 없다. 또 19세기는 자연과학이 철학으로부터 떨어져 나간 세기였다. 철학은 이미 자연과학을 지배하는 위치에 있지 않았다. 철학은 오히려 자연과학에 맞추어 세계관을 펴 나가야만 했다. 그리하여 유물론이 일어났고, 이 유물론의 영향으로 유기체를 하나의 기계로 보고 자연과학이라는 것은 유기체의 기계적 현상을 설명하는 것이라고 생각하게 되었다. 오귀스트 콩트(1798~1857)의 실증철학이 발흥하였고 이것이 진전하여 사회학을 만들었다. 허버트 스펜서(1820~1903)의 진화론은 찰스 다윈을 통하여 발전했다. 이처럼 기계론이나 감각적 경험론이 나와 있는 한편 과학의 진보에 따라 자연의 놀라운 복잡성과 합목적성 또는 돌연변이 등이 있다는 사실이 밝혀지면서, 신생기론Neovitalism 즉 생체는 합목적성을 가지고 반응하는 힘을 갖는다는 생각을 인정하게 되었다. 의학도 이 풍조에 따라 철학의 범주를 벗어나 기계론적 또는 신생기론적으로 생각하게 되었다.

자연과학적인 면에 있어서는 로베르트 마이어(1814~1878)가 주장한 에너지 보존 법칙이 나왔고, 다윈이 『자연도태에 의한 종의 기원, 생존경쟁에 있어서 우월한 종의 보존 *On the origin of species by the means of natural selection or the preservation of favoured races in the struggle of life*』(1859)에서 발표한 진화론이 확장되어 모든 분야에 변혁이 일어나게 되었다.

19세기 의학의 진보는 크게 간추려 세 가지 현상으로 요약할 수 있다. 첫째는 기초의학의 근대적 발전이다. 이것은 19세기 의학에 있어 가장 큰 지주였다. 독일과 프랑스 및 영국의 의학자들에 의한 생명현상의 탐구에는 생리학·생화학·조직학 등의 기초의학과 생물학의 위대한 업적이 크게 공헌하였다. 둘째는 피르호의 세포병리학설이다. 다윈의 진화론을 전후하여 나온 세포병리학설은 임상의학을 근대화하는 원동력이 되었다. 이것은 현미경의 발달에 의하여 지난 세기부터 꾸준히 쌓아 올린 조직학과 세포학의 발전, 그리고 진단학의 진보를 배경으로 이루어진 것으로서 19세기 의학이 얻은 큰 성과였다. 셋째로 미생물학이 19세기 후반에 발흥함에 따라 면역학과 예방의학의 기초를 만들게 된 것 또한 큰 수확이었다.

19세기 전반에는 프랑스 혁명과 나폴레옹 시대에 전성기를 맞은 프랑스 문화가 전 유럽을 지배하면서 프랑스가 의학의 주도권을 잡게 되었다. 그러나 19세기 후반에 이르러 독일 의학이 프랑스 의학을 능가하게 되어 근대 의학[18]의 주도권은 독일로 다시 옮겨갔다.

---

18 근대의학에 공헌한 당시의 과학을 보면 물리학에서는 헤르츠의 전자파 이론의 완성(1888), 뢴트겐의 X-선

제1절 프랑스 의학

프랑스에 대혁명이 일어나던 1789년 6월 14일에 바스티유 감옥이 파괴되었고 8월 27일에는 인권 선언이 발표되었다. 혁명은 급진적으로 이루어져 국왕은 도망쳤고, 혁명정부는 오스트리아에 선전포고를 하여 전쟁을 시작하였다. 프랑스는 공화국이 되었고 루이 16세는 단두대에서 처형되었다. 1792년에는 의과대학 폐쇄 명령이 내렸으며 국민의회는 정부가 지불하던 모든 단체에의 보조금을 일절 중단하였다. 이 때문에 내과학회·외과학회 및 전국의 의과대학이 모두 문을 닫게 되었다. 혁명 중의 의학은 여러 가지 면에서 혼란스러워졌다. 의학 교육이 중지되고 의학계를 통제하는 질서가 없어졌으며, 의료가 현저히 부족하게 되었다. 특히 군의관의 부족은 한결 더 심하였다. 당시 프랑스는 유럽 전체의 절반 정도 되는 나라들을 상대로 전쟁을 하였고, 600여 명의 의사가 전사하여 의사의 보충이 불가피해졌다. 국민의회는 의원이면서 의사였던 푸르크르와에게 의사 양성 기관을 서둘러 만들 것을 명령하였다. 그리하여 파리와 몽펠리에 및 슈트라스부르크에 위생학교Ecole de Sante를 설립하여 내·외과의 구별 없이 의사 양성에 주력하게 되었다. 내과의가 되려는 사람이라도 외과학을 배워야 하였고, 외과의가 되려는 자도 마찬가지로 내과학을 배워야 하였다. 여기에서 의학의 양대 산맥이 되는 내·외과를 통일적 견해 하에서 교육해야 한다는 주장이 비로소 실현되었다. 위생학교에는 의학생의 교육 목적으로 3종류의 부속병원을 부설하였다. 그것은 각각 외과를 가르치기 위한 병원, 내과를 가르치기 위한 병원, 그리고 복잡한 병을 가르치기 위한 특수한 병원이었다. 교수는 12명이고 실험실이 붙어 있었으며, 교육과정의 용어는 근대적인 프랑스어를 사용하였다. 이처럼 프랑스 혁명은 옛 학풍을 모조리 버리고 새로운 교육과 연구를 하게 만들었으며, 의사의 정신까지 개조하게 하여 구습에 구애되지 않고 미래를 바라보게 만들었다. 파리 위생학교의 학생 수는 처음에 600여 명이었는데 뒤에는 1500명으로 불어났고, 의학을 지망하는 전국의 수재들이 모여들었다. 이렇게 하여 프랑스는 19세기 초에 이미 임상의

의 발견(1895), A. Beclere의 방사능의 발견(1896), 퀴리에 의한 라듐의 발견(1898), 플랑크의 양자론(1900) 등을 들 수 있다. 또 화학에서는 아르곤·헬륨·네온 등이 발견되었으며, 수학에서는 추상수학(metaphysical mathematics)이 공리화되었고 피어슨에 의한 기술통계학이 창시(1898)되었으며, 응용과학 면에서는 오실로그라프(1892)·활동사진(영화)(1893)·브라운관(1897) 등이 발명되었다.

학의 굳은 기반을 완성할 수 있게 되었다. 프랑스 혁명이 일어나기 전에 피에르 요셉 드소(1738~1795)라는 외과 의사가 있었는데, 그는 그 당시 프랑스는 물론 유럽 전체에서 제일인자였다. 그는 파리 시립병원Hotel Dieu의 외과의였고 교육도 하였는데, 위생학교가 설립되자 그곳의 교수가 되어 외과학을 가르쳤다. 그리고 내과학 교수는 타진법을 보급시킨 것으로 유명한 코르비자르였다.

드소는 강의할 때마다, 학생들에게 전 시간의 강의 내용을 요약하여 말로 발표하게 하는 버릇이 있었다. 어느 날 발표를 맡은 학생이 결석하여 다른 학생이 대신 나와 발표하게 되었다. 자진하여 나온 학생이 발표를 하였는데, 그 발표는 대소와 경중을 잘 가렸고 정연한 체계를 갖추었으며 어조가 분명하고 유창하여서 듣고 있던 교수와 학생들이 매우 감탄하였다. 이 학생의 이름은 바로 비샤였고, 이로 인해 드소는 비샤에게 두터운 신망을 가지게 되었다.

비샤(1771~1802)는 시골 의사의 아들로 태어나 몽펠리에와 리용에서 낡은 의학을 교육받았고 1793년 이후에는 파리로 나와 드소에게 배웠다. 드소는 비샤를 자기 집으로 불러 그가 주관하던 외과학 잡지의 편집을 맡기기도 했다. 1795년에 드소가 별세하고 옛날에 있던 외과학회가 없어져 버렸다. 그래서 새로운 외과학회의 재건이 무엇보다도 긴요하였던 1796년, 스승 드소가 별세하고 1년이 지난 후 비샤는 파리에서 파리의학회를 창립하였다. 그리하여 젊은 의학자들이 모였고, 모든 의학 문제에 관하여 활발한 논의가 이루어졌다. 1800년에 비샤는 파리 시립병원의 의사가 되었는데, 해부학과 생리학 강좌를 얻으려고 하였으나 다른 의사에게 빼앗겼다. 그래서 비샤는 사립연구소를 만들어 강의하였고, 연구도 열심히 하였으며 밤낮없이 해부도를 움직여서 해부도 많이 하였다고 한다. 어느 겨울에는 하루 만에 600구의 시체를 해부하였다고 한다. 그러던 중에 비샤는 30세의 젊은 나이로 요절하였다. 그가 짧은 생애 동안 완성한 연구저서 『생리학과 의학에 응용되는 일반해부학*Anatomie general, applique a la physiologie et a la medicine*』이 1801년에 출판되었고, 『기술해부학*Traite a anatomie descriptive*』이 1819년에, 『조직학*Traite des memaranes en general et diverses membranes en particulier*』이 1800년에 각각 출판되었다. 이러한 저서들은 의학에 중요한 영향을 끼쳤다.

비샤는 근대조직학의 문을 열었다. 그러나 그는 현미경을 이용하지 않았다. 이 때문에 요하네스 뮐러의 제자인 피르호를 따를 수는 없었으나, 조직의 육안적 연구는 무척 자세하고 또 정밀하였다. 조직을 직물에 비유하여 조직tissue이라 명명한 것도 비샤였다. 그는 인체의 조직을 21종으로 나누어 모든 기관에 있는 결합조직·신경·혈관·림프 등 7종, 특수기관에만 있는 골수·연골·근육·점막·장액막·선·진피·상피·모발·각질 등 14종으로 보았다.

그는 병에 대하여 다음과 같은 세 가지의 견해를 가지고 있었다. 첫째는 신체의 모든 기관은 각각 불가분의 전체가 아니고 수많은 조직으로 되어 있으며, 이 개개의 조직은 각각 단독으로 병변을 일으킬 수가 있다는 것이다. 둘째는 일정한 조직에 병이 생겨 일어나는 병변은 이 조직을 갖는 모든 기관에 있어서 본질적으로 동일하다는 것이다. 셋째는 본래의 질병부위가 조직이고, 신체기관의 질병에 의한 증후는 그 침범된 조직의 변화에 기인한다는 것이다. 그렇기 때문에 병형을 해부학적으로 결정함에 있어 병변을 일으킨 기관이 두부나 흉부 또는 복강에 있는 것보다는 오히려 장액막이나 점막 또는 피부의 어느 조직이 침범되어 있는가를 더욱 중시해야 한다고 하였다.

비샤의 업적이 근대 의사학상에 빛나게 된 것은 병을 해부학적으로 추구하여 병변의 부위를 조직에서 찾았기 때문이다. 한때 모르가니는 이 병변의 부위를 기관에서 찾았고 그것은 병리학의 대 진전이었는데, 비샤가 이를 조직에서 찾았다는 것은 기관에서 조직으로의 일대 진전이었다. 비샤는 할러가 창시한 실험생리학과 존 헌터가 일으킨 실험병리학을 함께 발전시켜, 이것을 조직과 구조에 연결하여 의학의 기초를 만들었다. 의사학자 하저는 "근대 의학이 그 면목을 일신하게 된 모든 원인 중에서 가장 중요한 것은 비샤의 해부학이며, 그것은 하비의 혈액순환 원리의 발견 이후 최고의 것이다."라고 말하였다.

19세기 초부터 40년간, 프랑스 의학이 유럽에서 선도적 역할을 하게 된 것은 적확성과 신속성, 그리고 정확성을 가지고 과학적 의학의 진료를 명시한 비샤의 천재와 그 사상에 힘입은 바 크다. 한편 병리학에는 마장디(1783~1855)가 있었고, 생리학에는 끌로드 베나(1813~1878)가 있었다.

마장디는 프랑스 보르도 출신이며, 그 당시 급격하게 발전한 물리학과 화학의 연구수기를 생체 연구에 응용하여 실험병리학의 방법을 확립하였다. 존 헌터의 실험병리학은 마장디보다 더 앞서 있었으나, 물리학과 화학의 연구수기를 이용하지는 못하였다. 마장디는 가설을 믿지 않았다. 생리 현상을 물리학과 화학의 법칙에 의하여 설명하려고 하였으며, 신비적인 생명력의 존재 같은 것은 전혀 생각도 하지 않았다. 당시 오귀스트 콩트의 실용주의 철학이 의학에도 적지 않은 영향을 끼치고 있었다. 마장디는 병리란 병자의 생리라 하였으며, 생리학의 입장에서 병리학을 탐구하였다.

또 그보다 앞서, 영국의 찰스 벨(1774~1842)이 연구하던 척수의 전근과 후근의 기능에 대해서도 연구하였다. 벨은 에딘버러 대학을 나와 런던 대학의 교수가 되었다가 1836년에 모교로 돌아가 교수가 되었고, 1811년에 「대뇌의 새로운 해부학 개념」이라는 논문을 발표하였다. 이 논문은, 척수의 전근은 근육에 운동성 자극을 전달하고 후근은 외계로부터 지각성 충격을 전달한다는 내용이었다. 벨보다 조금 뒤에 영국의 마샬 홀(1790~1855)도, 뇌에는 지각자극을 전달하는 구심신경 이외에 지각을 일으키지 않으나 근육의 반응을 유도·야기하는 또 하나의 구심신경이 있다는 것을 밝혀 반사 기구를 해명했다. 마장디는 이러한 영국 학파의 연구에 영향을 받으면서 독자적인 연구 분야를 개척하였다. 척수의 전근은 운동성이고, 후근은 지각성이라는 사실이 벨과 마장디에 의하여 확립되었고, 그래서 이것을 벨-마장디 법칙이라 하였다. 마장디는 이 법칙에도 예외가 있다는 것을 알아내었다. 온혈동물의 전근에는 지각성 섬유가 함유되어 있어, 이 자극에 의하여 통각을 일으킨다는 것이다. 그는 이것을 재귀감각이라 하였다. 그는 이 외에 연하 swallow 구토의 설명 및 소장의 절제실험 등 생리학 분야에서도 크게 활약하였다. 이런 연구를 하는 동안, 그는 파리 시립병원의 의사였다가 콜레주 드 프랑스의 교수가 되었다.

플루랑스(1794~1867)는 마장디의 제자이며 연수의 능형와에 호흡중추가 있다는 것을 발견하였다. 이처럼 연구가 이루어지면서, 19세기에 중추신경계의 기능이 점차로 백일하에 드러나게 되었다

끌로드 베냐는 소화기계와 혈관운동신경계의 생리에 관한 지식을 많이 발전시켰다. 그는 근대 프랑스에서 가장 위대한 의학자였다. 그는 프랑스 생 줄리앙의 론 마을에서 태어났으며, 그의 아버지는 넓은 포도원을 가지고 양조업을 하고 있었다. 젊은 베냐는 빌프랑슈에 있는 예수회 대학의 학생이었고 성가대의 대원이기도 하였는데, 가정 형편상 약사의 조수가 되어야 하였기 때문에 학교를 나와서는 곧 리옹으로 가야만 하였다. 리옹에서의 젊은 시절은 낭만적이었다. 그는 뜻을 바꾸어 문학을 하기로 하고 처음에 노래와 춤이 섞인 경극 작품인 「론에서 온 장미」를 창작하여 약간의 성공을 거두었고, 다음에 「브르타뉴에서 온 아서」라는 5막의 비극을 창작하여 나중에 출판하였다. 베냐는 이 작품을 가지고 문학평론가인 지라르딘을 찾아 파리로 갔다. 지라르딘은 베냐의 작품

을 보고 극적인 시로서 작품의 진가를 인정하여 주었지만, 생계를 유지하는 확실한 수단으로 의학을 배우는 것이 더 좋다고 말하면서 의학 공부를 강하게 권하였다. 지라르딘의 권고는 마침내 베냐의 뜻을 움직이게 만들고 마장디와 밀접한 접촉을 갖는 계기를 만들었다. 이렇게 하여 베냐는 마장디의 제자가 되었고 또 마장디는 그의 고유의 방법으로 베냐의 천재적인 소질을 개발하여 주었던 것이다. 마장디는 베냐의 화려한 재간으로 이루어진 3·4회의 실험성적을 보고 "너는 나보다 훌륭한 사람이다."라고 하였다. 베냐와 마장디를 비교하여 보면, 마장디는 종종 암중모색을 하는 것처럼 우연 속에서 실험과 연구를 하는데 베냐는 조직과 체계 속에서 철저한 실험과 연구를 하였다. 또 과학탐구에 임하는 베냐의 태도는 과학처럼 엄정하였다. 그는 실험실에 들어갈 때는 언제나 외투를 벗어버리는 것처럼 모든 선입견을 꺼내 던지고 들어가 실험을 통한 과학적 연구에만 몰두하였다. 이처럼 선입견을 배제하고 실험을 중요시하는 그의 연구 태도는 근대생리학의 하나의 특색이 되었다. 베냐는 콜레주 드 프랑스의 지하에 있는 습기 찬 실험실에서 손수 만든 실험기구로 실험을 하였으며, 때로는 실험 자료로 개를 이용하였다. 당시 개를 실험 자료로 사용할 수 없는데도 불구하고 이를 어겨 경찰에 구속되는 등의 에피소드도 있었다고 한다.

그는 1865년에 『실험의학서설*Introductional etude de la medicine experimentale*』을 저술하여 출판하였다. 이것은 그의 불후의 명저로서, 현재도 많은 독자들이 애독하고 있다. 베냐의 연구는 위액과 그 작용을 밝히는 것에서 시작하였으며 계속하여 타액·췌액 등 다른 소화액에 관해 연구하였고 췌액의 지방 소화 작용도 밝혀냈다. 그중에서 탄수화물에 관한 그의 연구는 특히 유명하다. 당은 간 또는 근육에 글리코겐으로 저장되고 혈액 중에도 나타나며 요에도 나타난다는 것이다. 베냐는 또한 인위적으로 당뇨병을 만드는 데도 성공하였다. 그는 연수의 어떤 부분을 침으로 자극함으로써 당뇨가 생기게 되는 것과, 교감신경을 자극함으로써도 당뇨가 일어남을 알았다. 또 그는 교감신경이 혈관에 미치는 영향을 연구하였다.

베냐의 강의는 언제나 "생리학의 목적은 오직 하나, 즉 정상 기능과 병적 기능을 함께 해명하는 것이다."라는 말로 시작되었다. 사실 그가 병적 기능을 취급하는 것은 흡사 정상 기능을 취급하는 것처럼 보였다. 그는 인도의 화살독인 쿠라레를 연구하여, 이 독이 운동신경의 말단에 작용하여 신경과 근육 사이의 연락을 끊기 때문에 근육의 마비가 일어난다는 것을 밝혔다. 또 이런 독물은 체내의 특수한 곳에서만 작용하고 전신에 작용하는 것은 아니라는 사실도 밝혔다. 그리고 일산화탄소의 중독은 일산화탄소가 적혈구와 결합하여 산소와의 결합능력이 없어짐으로써 일어난다는 것도 실험적으로 입증하였다. 그는 이처럼 독물을 연구하여 독물의 작용을 밝힘과 동시에 약품의 작용도 독물과 같은 형식으로 일어날 것이라고 생각하였다. 그래서 독물과 마찬가지로 약물이 작용하는 부위를 알게 된다면 치료는 경험적으로 하는 것이 아니라 과학이 될 수 있다고 하였으며, 마침내 그의 노력에 의하여 약리학이 실험과학의 위치까지 오르게 되었다. 이로부터 약품은 동물 실험에 의하여 생체의 기능이 어떻게 변화하는지 확인할 수 있게 되었다. 먼저 약품의 건강에 대한 작용이 연구되었고, 다음에는 병변을 일으킨 생체에 대한 작용이 탐구되었다. 이렇게 하여 베냐에 의해 생리학은 약리학과 접하게 되었고, 또 병리학에도 접근해 갔다. 오늘날 현대의학의 특질이 되어 있는 실험방법은 이렇게 하여 확립되었다.

베냐의 업적은 매우 많으나 그중에서도 간 기능의 해명(글리코겐 합성의 발견, 1848), 소화작용의 연구(췌액의 작용과 지질 및 당질에 관한 연구, 1946년 전후), 혈관 운동신경의 연구(확장신경과 수축신경의 지배 및 조절의 기전, 1851년 이후) 등이 대표적이고 다년간의 경험과 견해를 모아 저술한 『실험의학서설』은 그의 실험태도와 사상을 살펴보는 데 좋은 명저이다. 그는 또 생명에 대한 새로운 개념을 명백히 하였는데 뀌베얼·비샤·마장디를 지나 베냐에게 전해진 생리학적 생명관은 그에 의해 통합과 합목적의 관찰로 결집되었다. 즉 생체의 특색은 외계의 변화에 대하여 신체의 내적 조건을 일정하게 유지하려고 하며, 생명의 모든 기구는 그것이 어떠한 형태든 간에 내적 환경에 있어서 생명의 조건을 항상성Homeostasis으로 하려는 목적으로 되어 있다는 것이다. 그리고 베냐는 이 내적 환경을 혈액으로 보았다.

베냐의 관점은 브라운 세커드(1818~1894)에 의하여 계승되었다. 브라운 세커드는 미국인 에드워드 브라운을 아버지로, 프랑스인 세커드를 어머니로 하여 미국의 필라델피아에서 출생하였다. 그는 파리에 가서 의학을 배웠고, 1878년에 콜레주 드 프랑스의 교수가 되어 척추절단에 의한 전도로의 연구를 하였으며 1856년 부신 적출 실험을 하여 발표하였다. 이 부신 적출 실험은 부신피질의 기능이 또는 고환 호르몬에 관한 연구였다. 이로써 내분비생리학과 장기요법의 기초가 확립이 되었다는 점에서 부신 적출 실험은 매우 유명하다.

제2절 독일 의학

당시 독일은 각지에 군웅이 할거하여 작은 나라를 만든 상태로 국토가 아직 통일되지 않았으며, 프러시아와 오스트리아의 투쟁이 계속되고 있었다. 더욱이 프러시아는 나폴레옹에 정복되어 혼란과 침체 및 곤궁이 독일 전역을 뒤덮고 있었다. 이런 상황에서 독일인의 정신적 지주가 되어 준 것은 그들의 이상주의였다. 1810년에 베를린 대학이 설립되었고 당시 유명한 철학자였던 피히테가 총장으로 취임하였다. 르네상스 이래 놀랍게 발전한 과학과 물질 문명을 보급하기 위하여 계몽 운동이 일어났으며, 이 운동은 처음에 프랑스에서 시작되어 유럽 전역에 퍼지게 되었다. 이 계몽 운동은 마침내 유물론을 만들기에 이르렀고 기계적 자연관에 반항하면서 낭만주의 철학을 동경하게 되었다. 프랑스의 계몽학파와 백과전서학파들에 의하여 총결집된 거대한 인류의 모든 지식도, 광대한 미지의 세계에 비하면 극히 국한된 일부분의 지식일 뿐임을 알게 된 사람들은 기계적 자연관에 반항하게 되었다. 그리하여 낭만주의 철학을 동경하기에 이르렀다. 이상주의와 낭만주의 사조는 결국 계몽주의의 반동으로 일어나게 된 것이다. 이러한 사조는 18세기 말에서부터 19세기 초에 걸쳐 전 유럽을 휩쓸었고, 나폴레옹 시대의 전개는 곧 낭만주의의 전개였다. 낭만주의 사조는 처음에 독일에서 일어났다. 괴테 등의 문학에서 발단이 되어 비엔나의 거리에서 싹이 텄으며, 푸른 꽃의 시인들에 의하여 이루어진 낭만주의 문학 운동 및 피히테·셸링·헤겔 등 낭만파 철학과 모차르트·슈베르트 등 낭만파 음악 그리고 신인문주의 교육사조 등이 일어났다. 이것은 모두 먼 미지의 세계에 대한 호기심을 불러일으켰으며, 기계론적 관념으로 지나치게 기울어져 버린 사회에 대한 반동으로 사색에 의한 진리 탐구로 돌아가려 하는 거센 사조가 되었다. 이처럼 독일 전국이 낭만주의의 사조로 가득 찼고, 이러한 사조는 자연철학을 형성하게 만들었다. 자연철학의 거두는 셸링(1775~1854)이었다.

셸링은 튀빙겐 대학 신학과를 나와 화학에서의 산화 이론이라든가 갈바니 또는 볼타의 전기학, 존 브라운의 흥분설 등을 배운 다음 자연에 대한 사색에 빠졌다. 그 뒤에 칸트와 피히테의 영향을 받아 마침내 독자적인 자연철학을 만들었다. 1799년에 출판된 『자연과학 제1초안』은 그의 대표작이다.

셸링은 정신과 물질, 그리고 주관과 객관이라는 대립을 초월하는 절대자가 존재의 본원이 되는 것이라 하였다. 자연의 법칙은 의식 속에서 그 의식의 법칙으로써 스스로 증명되고, 의식의 법칙은 자연 속에서 그 자연의 법칙으로써 설명되어야 한다고 하였다. 또 무의식적 정신인 자연이 진화하면 의식적 정신에 도달하는 것이 자연물의 단계적인 발달이고, 그 발달의 정도는 주관과 객관의 양적 차이에 의한다고 하였다. 그리고 자연물은 객관적인 요소가 많고 의식에서는 이와 정반대가 된다고 하면서 이와 같은 분극성은 만유에 공통되는 성질로서 전기의 음극·양극이나 자기력의 N극·S극과 같고, 모두 이와 같이 표현된다고 하였다. 셸링의 주장을 요약하면 다음과 같다. 주관과 객관은 무차별이며 자연계에서는 객관이, 정신계에는 주관이 각각 우위이다. 분극성은 만유의 공통원리이고 무의식적 정신의 자연은 진화됨에 따라 의식적 정신에 접근하게 되며, 고도로 발달한 모든 것은 필연적으로 저급의 모든 것을 포괄한다. 셸링은 모든 자연의 법칙을 완전히 정신화하여 직관과 사고의 법칙으로 봄으로써 자연과학이 최고로 완성된다고 하였다. 이는 칸트나 피히테 또는 괴테 등의 철학과 공통성을 가지며, 그 철학을 통속화시킨 셸링 철학은 자연과학자와 의학자로부터 열렬한 공감을 얻게 되었다.

셸링의 자연철학은 먼저 생물학에 큰 영향을 미치게 되었다. 튀빙겐 대학의 칼 프리드리히 킬마이어(1765~1844) 교수는, 동물에는 공통의 원형이 있는데 이것이 개개의 사정에 의하여 여러 가지로 변형되어 여러 종류의 동물이 되었다고 주장하였다. 괴테의 원동물原動物이나 원식물原植物 등과 공통적인 개념이었다.

킬마이어가 한때 슈투트가르트에 있는 칼 학교의 교사로 있을 무렵 가르친 학생 중에 퀴비에(1769~1832)가 있었다. 퀴비에는 바젤에 가까운 몽벨리아르에서 출생하였으며, 뒤에 콜레주 드 프랑스의 교수가 되어 비교해부학 분야에서 활약하였다. 또 성 하일레와 진화론에 관한 논쟁을 하였고 성 하일레의 진화 이론을 논파한 것으로 유명하다.

로렌츠 오켄(1779~1851)은 충실한 셸링파의 생물학자였다. 그는 각종 동물의 개개의 형태는 이상적 전체의 한 마디 한 마디라고 생각하였고, 생체는 소포로 되어 있다고 하였다. 생체가 소포로 되어 있다는 생각은 뒤에 세포학설의 싹이 되기도 하였다.

셸링의 사상은 생물학에 대하여 좋은 결과를 많이 가져왔으나 의학에 대하여서는 오히려 좋지 않은 영향이 더 많았다. 셸링의 영향을 받은 것이 바로 그 당시에 형성된 낭만주의 생물학, 낭만주의 의학이다.

로베르트 볼즈(1908~1882)는 셸링의 철학을 신봉하던 낭만파 의학에 속하는 사람이었는데, 병이란 인체가 부분적으로 하등동물의 상태로 퇴화·변성되는 것이고 이것이 고등의 인체 내에 기생하는 상태로 있기 때문에 병이 일어난다고 하였다.

칼 리카르드 호프만(1797~1877)은 낭만파 의학에 속하는 사람들 중에서도 한결 더 심한 사람이었다. 그는 나역瘰癧은 인체의 일부가 곤충화하여 번데기가 되기 때문에 생긴다고 하였으며, 구루병은 인체가 양서류로 퇴화한 것이고 단독은 동물에서 보는 탈피작용이 인체에 일어나는 것이라는 등 극단적인 생각을 가졌다. 이처럼 셀링의 철학은 그 당시 의학을 다시는 돌아 나올 수 없는 암흑의 미로 속으로 끌어넣었던 것이다.

19세기 초 독일 의학사에 과도기적 기현상이 또 일어났다. 하나는 동물자기설 또는 메스메리즘이라는 것을 내놓은 메스메르(1734~1814)가 나타난 것이고, 다른 하나는 동류요법을 내놓은 하네만(1755~1843)이 나타났다는 것이다. 이 기인들이 당시의 학계를 횡행하였다.

메스메르는 스위스에서 빈농의 아들로 출생하였으나, 운이 좋아 비엔나 대학에 들어가 반 스비텐과 하멘 등의 교수 밑에서 의학을 배워 의사가 되었다. 그는 자기에 치료효과가 있음을 처음으로 알아내어 1755년에 『자기요법에 관한 기술』을 저술하였고, 또 뮌헨의 궁정에 초청되어 크게 활약함으로써 세인의 이목을 많이 끌었으나, 대학으로부터는 인정받지 못하였다. 뒤에 그의 손이 병자의 몸에 닿기만 하여도 인체에 있는 동물자기가 병자에 전달되어 치료 효과가 나타난다는 것을 발표하였는데, 이것이 동물자기설 또는 메스메리즘이다. 이것은 민간요법으로 유행하였는데, 일종의 최면술 같은 암시요법이었다. 메스메르의 소위 메스메리즘에 대하여, 낭만파의 영향을 많이 받았고 생기론과 융합한 것이라는 견해와 셀링의 철학과는 관계가 없고 슈탈의 흐름을 받은 정신론의 일파에서 나온 것이라는 견해의 두 가지 설이 있다. 이 두 가지 설의 절충으로 보는 편이 타당할 것이다.

하네만은 1779년에 에를랑겐 대학에서 학위를 받았다. 그가 창시한 동류요법은 옛날 파라셀수스의 기호설의 부활이며, 또한 생기론에 의거한 것이기도 하였다. 낭만주의 의학의 경향에 영합했기 때문에 갑자기 대유행하였다 한다. 그는 어떤 종류의 약물을 대량 투여하면 어떤 병의 주요 증상과 유사한 작용이 나타나는 것을 우연한 기회에 발견하고, 이와 같은 약물을 극소량 투여함으로써 치료가 될 수 있다고 생각하였다. 그리하여 그는 "유사한 것이 유사한 것을 치료한다."라는 원칙을 세우고 이것을 치료의 지상의 원리로 삼았다. 그는 사람의 생명은 영적인 힘에 의하여 유지되기 때문에 이것이 변화하면 병이 생긴다는 생각을 갖게 되었으며, 이러한 가변성의 원인을 직접 파악할 수는 없으므로 겉으로 나타나는 증후를 잡는 수밖에는 도리가 없다고 하였다. 따라서 지상 원리인 증후에 유사한 작용을 나타내는 약물을 가지고 치료하는데, 이 약물은 무미이며 가급적 전신에 넓게 퍼지게 하기 위하여 극도로 희석하여야 한다는 것이었다. 극단적으로 희석된 약물은 영적으로 변화하여 신경과 접촉함으로써 약작용, 즉 효과를 나타낸다. 투약에 의하여 일어날 수 있는 인공적 증후는 앙양된 영적 생명력에 의하여 원래의 증후보다 쉽게 고칠 수가 있기 때문에 원래의 질병이 치유된다는 것이다. 1810년에 완성된 이 동류요법은 처음에는 비교적 합리적인 견지에서 출발하였으나 그 뒤에 왜곡되어 의사가 아닌 사람의 손으로 넘어갔다. 특히 신대륙에 건너가 많은 호응을 얻었고, 현재도 미국에서는 은연중에 큰 세력으로 민간에 퍼져 있으면서 의사가 아닌 사람에 의하여 행하여지고 있다 한다.

그러나 어느 날 독일에서는 자연철학으로부터 자연과학으로, 관념론으로부터 유물론으로 커다란 급선회의 바람이 불었다. 이 대전환에 있어 의사로서 선두에 나선 사람은 임상가인 쉔라인(1793~1864)과 기초의학자인 뮐러(1801~1858) 두 사람이었다.

쉔라인은 함부르크에서 태어나 1811년에 자연철학의 본거지라고도 할 수 있는 란트슈트 대학에 들어갔다. 이 대학은 셸링이 명예 박사학위를 받은 곳이며 쉔라인 자신도 여기서 자연철학의 영향을 많이 받았다. 1805년 이후부터 이 대학의 해부학 교실에는 티데만이라는 교수가 있었는데, 그는 자연철학과는 완전히 담을 쌓은 사람으로 도대체 자연철학이란 무엇이냐고 대들 만큼 의연했다. 쉔라인은 이 교수의 태도로부터 많은 영향을 받았다고 한다. 1813년에 쉔라인은 부르츠부르크 대학으로 옮겼다. 이 대학의 해부생리학 교수는 될링거였는데, 그 또한 당시의 풍조와는 관계 없는 사람이었다. 그리고 될링거 교수의 제자 중에는 유명한 발생학자인 판더, 발생학자이며 사람의 난자를 발견한 칼 폰 베어 등이 있었다. 쉔라인은 졸업논문 「뇌의 병태」를 내어 부르츠부르크 대학을 졸업한 뒤 모교의 강사로 있었으며 1824년에 병리학 및 치료학 정교수가 되었다. 쉔라인의 업적은 역사적인 의의가 있는데, 그것은 대학의 임상의학을 확립하였다는 점이다. 학생은 여기에서 타진법과 청진법을 배웠고, 환자가 사망하면 부검하여 진단과 대조하여 보았다. 쉔라인은 자유주의자였고, 소위 자연사학파의 본거지인 자연철학파의 허무맹랑한 말을 처음 깨뜨린 사람이 바로 그였다. 7월 혁명 후 1832년, 그는 정치적인 이유로 교수직에서 파면되어 파사우 시의 고문 의사로 있게 되었으나 이것을 사퇴하고 체포의 위험을 피하여 프랑크푸르트로 갔다. 그곳에서 취리히 대학에 초청되어 그곳에서 명성을 크게 떨쳤다. 그는 처음에 셸링파, 즉 낭만파의 사조에 잠기어 병인기생론의 입장을 취한 일도 있었으나, 병리학 연구가 진보됨에 따라 자연철학적·낭만파적 사고에서 벗어나 자연과학의 입장을 취하게 되었다. 여기에서 그는 자연과학적인 치료학의 확립을 위하여 힘을 기울였다. 1839년 왕의 초청을 받고 다시 베를린으로 나와 시의 겸 베를린 대학의 교수가 되었다. 그는 타고난 풍부한 재간과 질서정연한 자연과학의 교양 및 실지경험에 의하여, 병을 물리화학적·현미경학적으로 연구하여 병리학을 기초로 하나의 새로운 양상을 갖는 치료법을 개척하였다. 이것은 의학을 황당하고 맹랑하던 쉘링 철학 또는 낭만파로부터 벗어나게 만든 중요한 하나의 계기가 되었다.

쇤라인과 나란히 당시 독일 의학의 선구자적 역할을 한 사람은 요하네스 뮐러이다. 당시 독일에서 해부학과 생리학의 발전상은 정말 눈부실 정도였다. 뮐러는 위대한 의사나 연구가라기보다는 오히려 위대한 교사였다. 쇤라인이 우수한 의사이자 연구자로서 자연스럽게 독일 의학의 선두에 서게 되었다면, 뮐러는 독일 의학의 총수로서 독일 의학의 발전을 위하여 총지휘를 하였다고 말할 수 있다. 뮐러는 프랑스에 점령된 라인 지방의 코블렌츠 시에서 양화점 주인의 아들로 태어나, 오랫동안 목사가 될 것인가 의사가 될 것인가 방황하였다고 한다. 그가 괴테의 작품을 많이 읽고 의사가 되기로 결심한 것은 1819년이었으며, 이 해부터 본 의과대학에 들어가 의학을 배우기 시작하였다. 그는 순수한 학자이면서 과학적인 인간이었으며 정치에는 흥미를 갖지 않았다. 그는 해부학에 몰두하였고 수술칼로 끊어지지 않는 것은 없다고까지 말하였다. 본에서도 자연과학은 대단하였으며, 폰 에젠벡은 그 방면의 훌륭한 대표자였다. 뮐러는 제자들에게 강한 감화력을 심어주었는데, 그의 언어와 행동은 신부나 목사처럼 성심과 성력으로 가득 차 있었다. 제자들은 스승 뮐러를 신에 가까운 사람으로 대하면서 존경과 경애를 보였다고 한다. 이 뮐러가 자연의 제단 앞에 서서 전통의 쇠사슬을 자기의 힘으로 끊어 버리고 인간의 독립을 만천하에 보여 주었던 것이다. 뮐러는 놀라울 만큼 많은 논문을 써내었다. 그의 업적은 동물학·비교해부학·화석학·발생학·병리학 등 많은 분야에 걸쳤으며, 어느 분야가 더 못하고 어느 분야를 더 많이 하였다는 것도 없이 그 많은 분야에 대한 논문을 각각 골고루 다 썼다고 하니 그의 절륜한 정력을 상상하고도 남음이 있다. 어떤 분야에서도 근본적인 대 발견을 한 일은 없었으나 그 대신 그가 손을 대는 분야는 깊이 파헤쳐졌다. 그가 움직인 분야는 주로 순수 자연과학에 속하였는데도 그는 위대한 의사의 지위를 보전하였다. 그것은 그가 생리학자였기 때문이 아니라, 과학적인 의학의 전 분야에서 전 독일에 지대한 영향을 미쳤기 때문이었다. 그의 공적은 독일의 의학과 모든 의사들을 과학적인 고찰로 이끌어 갔다. 그의 연구소에서 시작한 방법은 빛나는 독일 의학의 출발점이 되었다. 그의 연구실에서부터 독일의 의학자들이 쏟아져 나와 의학을 찬란하게 만들었다. 그의 연구실에서 동물세포학의 창시자인 슈반이 나왔다. 당시 독일의 가장 위대한 조직학자이자 해부학자였던 헨레는 이 연구실에서 결정적인 영향을 받았고, 뮐러의 물리학적인 방향은 그의 제자 헬름홀츠가 계승하게 되었다. 또 보이스-레이몬트와 브루케 등은 생리학의 훌륭한 후계자가 되었고 병리학은 트라우베와 피르호에게 계승되었으며, 이들에 의하여 독일 의학의 황금시대가 오게 되었다.

뮐러는 쉘링의 사상을 사랑하면서, 아리스토텔레스의 철학을 배웠고, 해부학은 동요하는 그의 정신을 꽉 잡아 단단히 묶었다. 1823년 뮐러는 태아의 호흡에 관한 현상논문에 당선되었다. 그는 대학을 졸업하고 베를린에 가서 국가시험을 쳤고, 또 베를린 대학의 루돌피 교수 밑에서 생리학을 배웠다. 루돌피 교수는 젊은 뮐러에게 강한 영향을 미쳤다. 루돌피 교수는 회의론자였고 자연철학에는 아무런 관심이 없었으며, 오직 언제나 의학의 기초를 해부학에서 구하였을 뿐이었다. 밀러는 본으로 돌아와 1828년에 강사가 되었고 1830년에는 정교수가 되었으며, 3년 후에 루돌피의 후임으로 베를린 대학에 가서 해부학과 생리학 및 병리학을 강의하였다. 베를린대학에서 해부학·생리학·병리학의 세 분야의 강좌를 혼자 맡아 하였다. 그러다가 그의 사후 이 강좌는 세 분야로 다시 갈라졌다고 한다. 그는 이미 본에서 신경계와 감각기의 생리의 연구에 종사하였고, 베를린 대학에 와서는 시각의 비교생리학적 연구와 환각적 시각현상의 연구를 연속적으로 하였으며, 또 감각기구와 심적 활동의 상관관계를 연구하였다. 골수의 전근은 운동성이고 후근은 지각성이라는 벨-마장디 법칙을 추시하여 승인하였고 반사기능을 더욱 연구하였으며, 또 선의 구조와 그 발생을 연구하였다. 그의 발생학 연구는 그의 업적 중에서 비교적 많은 부분을 차지하였는데, 생식기관의 발생 같은 것은 고전으로서 빛나고 있다.

뮐러는 할러 이후의 새 지견을 총망라하여 『생리학제요』를 저술하였다. 할러의 『인체생리학제요』와의 사이에는 해부학·물리학·화학이 모두 크게 진보했고 산소도 발견되었으며, 또 프랑스의 라부아지에는 산화작용의 의미를 밝혔다. 뮐러는 이러한 지식들을 모두 『생리학제요』에 집어넣었다. 그래서 이 책에 의하여 독일 의학은 자연철학과 영원히 갈라지게 되었다. 비샤는 동물조직의 연구에 현미경을 이용하지 않았다. 뮐러는 종양연구에 현미경이라는 무기를 사용하여 연골종양 및 골종양을 기재하였다. 이 연구는 뒤에 그의 제자인 피르호에 의하여 계승되었다. 뮐러는 베를린 시대에 후두에서의 음향 발생기구를 밝혀냈고, 만년에는 비교해부학과 동물학의 연구에 주력하였다.

뮐러의 생애에는 두 가지의 어두운 사건이 있었는데, 하나는 파리에서 일어난 1848년 2월 혁명 때의 일이었다. 뮐러는 당시 베를린 대학의 총장이었다. 이 혁명운동은 베를린 대학의 학생들에게도 파급되었다. 뮐러는 본래 보수적이고, 정치적으로는 그야말로 완전 백지였다. 그런데 학생들은 그에게 정치활동에 가담하도록 협박하고 강요하였다. 그는 끝내 거절하여 제자들과 반목하게 되었는데, 이 사실이 그의 정신과 육체를 심히 괴롭혔다고 한다. 또 하나는 연구목적으로 1855년 노르웨이에 갔다 오는 도중의 일이었다. 해상에서 폭풍을 만나 파선이 되었는데, 밀러 자신은 어떻게 하여 구조되었으나 그의 젊은 조수는 사망하게 되었다. 이 사건은 그의 심신에 참을 수 없는 고통을 주었다. 그래서 그는 정신적·육체적으로 점점 쇠약하여 수년 뒤에 사망하게 되었다고 한다.

보이스-레이몬트(1818~1896)는 베를린 태생이었으나 양친은 프랑스계의 프러시아 사람이었으며 아버지는 시계공이었다. 그는 뮐러의 제자였으며, 뮐러 사후에는 그의 생리학 강좌를 이어 받았다. 그가 젊은 시절, 스승에게 받은 연구제목으로 「동물전기의 연구」라는 것이 있었다. 이미 이탈리아의 볼로냐 대학에서 갈바니(1737~1798)가 개구리의 근육에서 전기를 발생한다는 것을 증명하였고, 마테우치가 그에 관한 연구를 계속하고 있었다. 그러나 그 연구는 유치하였다. 물리학에서는 아직도 전기에 관한 연구는 진전되지 않았고 동물전기는 물활론 등의 미신과 결부되어 있었다. 보이스-레이몬트는 이런 문제를 해결하기 위하여 먼저 전기학 자체의 연구부터 시작하여, 전류라든가 전기량의 측정법 또는 생체의 전기자극방법 등을 안출하여 신경이 흥분을 일으키게 되면 음(-)의 전위가 발생함을 밝혔다. 이 음 전위야말로 현재 생리학에서 말하는 활동전위라는 것이다. 이렇게 전인미답의 분야를 헤치고 들어간 그는 『동물전기의 연구』라는 한 권의 책에 자신의 연구 업적을 묶어내었다. 20세기에 들어와서 생리학의 주류로 활약한 전기생리학의 기초는 진정 이 보이스-레이몬트에 의하여 이루어졌다. 그는 생리학자이면서 철학자이기도 하였는데, 1871년의 「자연인식의 한계에 대하여」라는 강연은 아직도 유명하다고 한다. 그는 물질과 의식의 본질은 알 수가 없다고 하면서 이것은 과학자라도 모르고, 먼 미래에도 누구도 영원히 모르는 것이라고 하는 불가지론을 주장하였다.

헬름홀츠(1821~1894)는 포츠담에서 출생하였고, 아버지는 초등학교 교사였다. 그는 수학에 천재적인 소질이 있었으며 물리학을 좋아하였다. 그는 소년시절의 꿈대로 베를린 대학의 물리학 교수가 되었다. 그는 또한 뮐러의 우수한 제자였다. 그런데 헬름홀츠가 물리학으로 가는 길은 험하였고 그로 하여금 멀리 돌아가게 만들었다. 그는 집이 가난했기에, 대학교육을 받기 위하여 군의관이 된다는 조건하에서 학자금 없이 교육시켜주는 베를린의 왕립의학교에 들어가 의학을 배웠다. 의학을 먼저 배우고 그 뒤에 물리학의 세계에 들어가게 되었던 것이다. 그는 1842년에 무척추동물의 신경계통의 구조에 관한 논문으로 의사학위를 받았다. 그리하여 샤리테 병원의 의사가 되었다가 뒤에 포츠담에서 군의관이 되었다. 이 사이에 그의 이론물리학적 연구는 결실을 보게 되어, 1847년에 「에너지 보존에 대하여」를 발표하였다. 이 연구는 열역학 제1 법칙이라는 중대한 법칙을 다룬 것이며, 이 논문을 중심으로 하여 그 법칙이 확립되었다. 이보다 더 앞서 로버트 마이어는 같은 생각으로 연구하여 『리비히 화학 연보』에 이에 관한 논문을 발표하였으나 수학이 약하였던 마이어에게는 이 법칙의 엄밀한 수학적 표현은 불가능하였다. 1848년에는 헬름홀츠는 미술학교의 강사가 되었고 베를린 대학에서는 뮐러의 조수로 있었으며, 1849년에는 쾨니히베르크 대학의 생리학 교수, 1855년에는 본 대학의 해부생리학 교수, 1858년에는 하이델베르크 대학의 물리학 정교수가 되었다. 생리학 분야에서 그는 기하광학·청각이론·색채감각의 연구 등 감각생리학 방면에서 크게 활약하였고 신경의 전도속도를 처음으로 측정하였으며, 근육운동의 역학적 해석을 완성하였다. 이렇게 하여 물리학적인 생리학의 면목을 일신하는 한편 임상방면에도 중요한 연구를 완성하였는데, 그것은 안저검사법의 발명이었다. 사람의 망막은 직접 동공으로 들여다보아도 어두워서 아무것도 보이지 않는데, 이것은 외계로부터 눈으로 들어오는 광선이 망막에서 반사되어 밖으로 나와 다시 발광체에 모이기 때문이다. 헬름홀츠는 반사경과 렌즈를 사용하여 이 광선의 주행로 중간에 피검자의 눈을 두는 데 성공했고, 살아 있는 사람의 망막을 들여다 본 최초의 사람이 되었다. 타진법이나 청진법은 기관의 상태를 간접적으로 아는 방법이며, 안저검사법은 직접 기관의 상태를 들여다보는 것이므로 간접 진단법보다 더 진보된 진단방법이었다. 이 방법이 안과학의 진전을 가져오게 되었음은 물론이다. 이 안저검사법을 안과임상에 도입한 사람은 폰 그레페였다. 1854년에 네덜란드의 돈더스에 의하여 발간된 안과학잡지에 안저검사법에 의한 연구가 모아져 있다. 이처럼 살아 있는 사람의 안저검사법이 점차 확립되면서 다른 내장의 상태도 직접 보고 진단하는 방법, 즉 내시경법이 점차로 발명되어 현재는 위·대장·방광·수뇨관 등의 내부를 직접 보게 되었고 사진촬영도 가능하게 되었다. 이와 같은 진단법의 일대 진전이 임상가가 아니라 생리학자의 손에 의하여 완성되었다는 것은 더욱 신기한 일이었다.

시대가 지나 1895년 뢴트겐에 의한 X-선이 발견되면서 곧 골격의 진단에 이용하게 되었다. 물리학자의 발명은 여기에서도 의학의 발전에 큰 원동력이 되었다. 골격뿐만 아니라 장·위 등은 조영제를 이용함으로써 X-선의 투시도 가능하여졌다. 이런 내시법과 함께 X-선은 살아 있는 사람의 병리해부학, 나아가 진단에도 유용하게 되었다. 19세기에서 20세기에 걸쳐 순수물리학의 연구는 그대로 의학의 발전에 이용되었는데, 이것은 인류가 가진 생명에 대한 영원한 애착을 드러내는 것이기도 하였다.

헬름홀츠는 물리학에도 업적이 많았다. 그와 같이 우수한 수학과 물리학의 천재가 생애의 일부를 의학의 탐구에 돌리었다는 것은 인류를 위하여 다행한 일이었다. 끌로드 베냐가 화학적인 면에서 의학의 발전을 추진했던 것처럼, 헬름홀츠는 물리적인 면에서 그 발전을 추진시켰던 것이다.

뮐러의 문하에는 반드시 생리학자만이 모인 것은 아니었다. 헤켈(1834~1919)은 동물학에 탁월한 재능을 가진 사람이었고, 영국의 다윈의 생물진화론을 유럽에 도입하는데 큰 역할을 한 사람이기도 하였다. 분트(1832~1920)는 실험심리학의 기초를 쌓아 올린 사람이었으며, 자일러(1825~1875)는 혈액의 화학적 성질을 연구하여 옛날의 의화학파의 입장을 떠나 자연과학의 입장에서 생화학을 수립한 사람이었다. 또 생리학적 면에서는 브뤼크(1819~1849)라든가, 뮐러의 직접 제자는 아니나 내장신경자극에 의한 장운동의 억제(1857)와 극흥분의 법칙(1859)을 발견하고 혈액 가스를 정밀하게 측정(1819)한 프뤼거(1829~1910), 또 Chimographyton을 발명하여 매지묘사기법煤紙描寫記法을 창시(1847)한 루트비히(1816~1895), 그리고 전모운동顫毛運動을 기재(1819)하여 심내막하의 특수한 근섬유를 발견(1846)한 푸르킨제(1787~1869) 등 수많은 영재들이 나와 독일 의학을 빛나게 만들었다.

오스트리아의 수도 비엔나는 독일어를 사용하며 파리와도 가까운 거리에 있다. 이 비엔나를 거점으로 하는 구 비엔나 학파는 파리의 의학과 강한 영향을 서로 주고받았다. 그리고 파리에서 코르비자르나 라에네크 등이 한 역할을 비엔나에서 하고 있는 일파를 신 비엔나 학파라고 하였다. 새로운 의학 지식을 구하려는 의학도들과 병을 고치려는 환자들이 비엔나로 구름같이 모여들었다. 그리하여 구 비엔나 학파가 이어온 명맥에 새로운 빛과 힘이 나오게 만들어 주었다. 신 비엔나 학파를 이끌어 간 지도자는 두 사람의 보헤미안으로, 바로 로키탄스키(1804~1878)와 스코다(1805~1881)였다.

로키탄스키는 쾨니히그레츠 출생이었으며, 프라하 및 비엔나에서 의학을 배웠다. 1828년에 비엔나 대학에서 의사가 되어, 1844년 28세 때에 비엔나 대학의 병리학 교수가 되었다. 그는 체액병리설을 주장하였으며, 일정한 증상에는 일정한 해부학적 변화가 일어난다는 것을 밝혀 증후에 따른 질병분류와 해부학적 병형을 대립시켰다. 그가 저술한 『병리해부학서』(1845~1861) 3권은 학문적 적수인 피르호까지도 최고의 기술병리학서라고 격찬하였다. 1875년 그는 퇴직기념강연 중에서 말하기를 "본인은 시대의 절실한 요구에 응하여 오로지 임상의학을 풍성하게 만들려고 해부학적 연구에 힘을 써 왔고, 이렇게 하여 병리학을 고유의 기초로서 의학의 자연과학적 연구의 중핵으로 삼아왔다."라 하였다. 바로 이것이 그의 목적이자 공적이었다.

스코다는 필센 출신으로, 1831년에 비엔나 대학을 나와 의사가 되었으며, 수학과 물리학에 타고난 재질이 있었다고 한다. 인공적인 모델을 만들어 이를 이용하였으며, 음악적인 연구를 깊이 하여 인체 내에 음향발생의 이론을 확립하는 한편 프랑스학파의 타진·청진법의 문헌을 검토하여 타진법에 의한 음향과 해부학적 변화 및 병상과의 관계를 조사하였다.

로키탄스키는 해부대 위에서 병의 변화를 밝혔다. 스코다는 이렇게 밝혀 놓은 사실을 임상에 가져와 더욱 가치 있는 것으로 만들었다. 한 가지 목표를 위한 두 보헤미안의 학문적인 협력은 아름다운 것이었다. 1839년 스코다는 『청진법과 타진법』을 저술하여 심장과 폐장질환의 진단이 수학적인 정확성에 가깝도록 만들었다. 이 책은 의사학상으로도 훌륭한 명저이다.

분데르리히(1815~1877)는 술츠에서 출생하여, 1833년에 튀빙겐 대학에 들어가 의학을 배웠다. 이때 교수들은 너무 노쇠하였고 강의 내용은 너무 낡아 있었으며, 프랑스와 영국에서 유학하고 갓 돌아온 쉴만이 신선한 학풍을 불러 일으켰다. 분데르리히의 마음은 쉴에게 몹시 이끌려갔다. 분데르리히는 1837년에 졸업하여 파리와 비엔나에 유학하고 돌아와 모교의 임상주임교수가 되었다. 그는 유학 중에서 독일과 프랑스의 의학이 역사적으로 다르다는 것을 알게 되었다. 뒤에 모교를 떠나 라이프치히 대학의 교수로 갔다. 1868년에 그는 체온에 관한 논문인 「병의 고유열에 대하여」를 발표하였다.

체온계를 만든 사람은 산토리오였고 이따금씩 사용한 사람은 부르하베, 그리고 구 비엔나학파의 한 사람이었던 하멘이었다. 그러나 체온곡선을 만들어 이것을 보고 이해하는 방법을 알게 한 사람은 분데르리히였다. 그는 "열의 경과는 임의적인 것이 아니고, 병의 본질을 나타내는 것이다. 개개의 전염병 같은 것은 그 특질이 체온곡선에 잘 나타나는 것이다."라 하였다. 분데르리히에 의하여 체온계는 임상의의 필수적인 기구가 되었을 뿐만 아니라 일반인과 가정에까지 보급되었다. 이렇게 하여 분데르리히는 임상의학에 또 하나의 혁신을 가져왔던 것이다.

제3절 세포병리학의 수립

19세기 중엽 프랑스에서는 코르비자르가 주장한 병리해부학이 번성하였다. 또 그에 의하여 다시 채택되어 발전된 타진법, 그 제자인 라에네크 등에 의하여 얻은 새 지견들로 인해 프랑스의 병리학은 크게 발전하였다. 코르비자르에 접근한 신 비엔나 학파는 이 학풍을 다시 발전시켰고, 로키탄스키와 스코다에 의하여 체액병리설과 이학적 진단법이 완성되었다. 이때부터 병리학의 주류는 프랑스를 떠나 독일로 가게 되었다. 신 비엔나 학파는 병증과 병리해부를 연결하여 타진과 청진에 의한 정확한 진단법을 확립하였는데, 그 중심인물이 바로 로키탄스키였다. 그는 의학 체계를 정밀하게 전개하여 나갔으나 중요한 점에서 실수를 범하였다. 국소의 병변과 증상의 대응은 정확하게 하였으나 전신의 증상은 이에 대응할 만한 전신적 병변을 찾을 수는 없었다. 그래서 그는 전신병은 혈액의 변화라고 하기에 이르렀다. 혈액이야말로 전신의 어디든지 있는 조직이기 때문이었다. 이렇게 하여 그는 조직병리학의 입장에서 벗어나 낡은 체액병리설에 빠지게 되었다. 그래서 체액병리학적 견해와 해부학적 소견의 통일을 기하면서 화학기구를 고려에 넣어 군색한 체액병리설, 즉 체액부조화설을 내놓았던 것이다. 그는 "혈액은 피브린과 알부민을 함유하고 있다. 이의 변화로써 병적 상태가 일어나는데, 이것이 전신병이다. 그리고 이 변화는 주로 산화에 의하여 일어난다. 그러나 이것은 기관에 국한하는 경향이 있기도 하고, 또는 역으로 기관의 원시질병에서부터 전신병을 일으킬 가능성도 있다."라고 하였다. 엄정한 과학적 의학을 수립하여 가는 도중에 사변과 가설이라는 그릇된 길에 빠지게 되었다는 것은 돌이킬 수 없는 큰 실수였다. 그러나 그의 학설에 올바른 사상이 전혀 없는 것은 아니었다. 혈청학의 발단이 거기에 숨겨져 있기도 하였기 때문이다.

로키탄스키의 이 학설은 25세의 젊은 학자에게 형편없이 두들겨 맞았다. 이 백면서생 학자는 바로 뮐러 문하의 수재 중에서도 수재인 피르호(1821~1902)였다.

피르호는 로키탄스키와의 논쟁 뒤에 『병리해부학, 생리학 및 임상의학잡지』를 발간하였다. 이 잡지는 19세기의 의학에 커다란 영향을 주었다. 피르호가 이 잡지에 무엇을 주장하려고 하였던가는 그의 계획서에 명백히 기록되어 있다. 그는 "우리가 취하는 입장, 그리고 그것이 전진하여 이 제1권의 책이 나왔으나, 이 입장이라는 것은 간단하다. 자연과학적이라는 것뿐이다. 이론의 응용으로서 임상의학, 그리고 이론적 의학으로서 병태생리학이 이상적이다. 그렇기 때문에 우리는 이 두 가지의 학문에 전력을 다하고 있다. 병리해부학과 임상의학과는 각각 개개의 권한이 있고 독립성을 갖는다. 그러나 새로운 문제의 근원과 그 해결은 병태생리학이 해야 할 의무이다. 그렇지만 이 문제의 해결은 대부분 우선은 곤란하다. 그래서 포괄적인 생명현상의 상세한 연구에 의존하는 수밖에 없다. 그렇기 때문에 먼저 정밀하게, 의식적으로 해부학적·임상적인 경험을 발전시켜 나가는 것이 현재의 단계에 있어서 가장 급한 일이라고 생각된다. 이러한 경험에서부터 점차로 의학의 이론, 즉 병태생리학이 형성되는 것이다."라고 하였다. 이 말에 피르호의 주장이 완전히 나타나 있다. 그는 결코 병리해부학만 중요시하지는 않았다. 오히려 그 반대이었을지도 모른다. 생리학에 있어서 독일의학에 결정적인 주류의 지위를 준 것도 뮐러였지만, 1838년에 「병적 종양의 미세구조에 관한 연구」라는 논문을 발표하여 병리조직학에 새로운 방향을 준 것도 뮐러였다. 뮐러는 이것을 그의 제자인 피르호에게 넘겨주어 계승케 하였다. 그리하여 마침내 이것은 피르호에 의하여 세포병리학을 수립하는 터전이 되었던 것이다. 피르호의 새로운 착상에 의하여 병리학을 체계화하기까지 조직학과 세포학의 현저한 진보가 있었다.

18세기에 새 학문으로 시작되었던 세포학은 이후 장족의 발전을 하였다. 1838년에는 슐라이덴(1804~1881)에 의하여 세포설이 주장되었고, 1839년에는 슈반에 의하여 크게 성취되었다. 세포는 그 자체가 생명을 가지며 한 개체이자 전체로서 생명의 일부를 분담하고 있다는 것, 그리고 난자·정자도 하나의 세포이며 동물체의 모든 세포가 이에서 생긴다는 것 등 기초적 개념이 밝혀졌다. 1846년에는 몰(1805~1872)에 의하여 원형질이 확인되었고, 1861년에는 슐체(1825~1874)에 의하여 핵이 명명되어 "세포라는 것은 핵이 있는 원형질의 덩어리이다."라고 정의되었으며, 원형질은 생명의 물질적 기초임을 알게 되었다. 조직학이 이러한 세포학과 연결된 것은 당연한 일이었다. 뮐러의 문인인 쾨리크(1817~1905)에 의하여 발육의 과정은 세포분열의 결과라는 것이 증명되었고, 1852년에는 조직학 교과서가 나와 조직학이 한 분과학으로 독립되었다. 이러한 의학의 진보를 병리학에 집어넣어, 전인미답 상태였던 세포병리학의 체계를 완성한 피르호에 대하여 조금 더 자세히 알아보기로 한다.

피르호는 포메라니아의 쉬벨바인에서 출생하였다. 그는 작은 체격에 강인한 풍채를 가졌고, 검은 눈에 기민한 활동성, 전형적인 슬라브인 기질의 소유자였다. 1834년에 베를린 대학에 들어가 의학을 배우는 중에 뮐러와 쇤라인 두 교수의 영향을 많이 받았으며, 1843년에 졸업하고 샤리테 병원의 의사가 되었다. 샤리테 병원의 의사로 있을 때 해부학자인 로베르트 프로리프(1804~1861)에 사사하여 현미경 조작법과 화학에 숙달하였다. 1847년에 베를린 대학의 강사가 되었고 전술한 학술잡지도 발간하여, 자연과학적 입장을 강조하였다. 그가 당대의 사표였던 뮐러에 사사하여 그의 제자가 된 것은 정말 다행한 일이었다. 당시 뮐러의 연구실에서는 중대한 발견들이 꼬리를 물고 계속 이루어졌다. 이미 17세기에 식물의 세포는 밝혀져 있었다. 후크에 의하여 전술한 바와 같이 코르크의 박편으로부터 세포가 발견되어 있었던 것이다. 현미경의 개량과 함께 세포 내의 구조도 많이 알려졌다. 1883년에 브라운은 난초의 세포를 비추어 보던 중 그 속에 핵이 있음을 알아내었다. 이런 핵은 다른 식물의 세포에서도 보게 되었다. 슐라이덴은 식물체가 핵을 갖는 세포로 되어 있음을 밝혔다. 뮐러의 또 다른 제자인 슈반의 발견도 같은 유형의 것으로서, 결국 동물체도 식물체와 마찬가지로 핵을 갖는 세포로 되어 있음이 밝혀졌다. 이는 중대한 사실이었으며 결국 동·식물체는 세포로 만들어졌다는 것이 확인되었다. 세포가 생체구조의 한 단위라고 한다면 생체의 기능 추구는 세포의 기능에까지 추구되어야 하는 것이었다. 이것은 일반생물에 커다란 진전을 가져왔으며, 의학 또한 이 영향을 받지 않을 수 없었다.

비샤는 조직을 논하였으나 그것은 세포벽을 보았던 것이며, 세포로 되어 있다고는 생각도 않았고 그냥 막으로만 보았다. 로키탄스키의 특수한 병리해부는 그 지견이 중요하였다. 그러나 그는 병리해부학의 성과와 종래의 체액병리학을 융합하려다 실패하였다. 이미 사람들은 세포를 알게 되었다. 세포야말로 병이 자리 잡을 수 있는 궁극적인 부위였다. 그러나 그 당시 세포학의 내부에는 중대한 과오가 있었는데, 그것은 세포란 무엇에서부터 생겨났는가 하는 문제였다. 슈반은 세포가 무정형의 포상물에서 생긴다고 생각하였다. 예를 들면 조직액의 침출물 같은 것은 점진적으로 세포를 만들게 되는 능력을 갖는다고 생각하였던 것이다. 피르호는 이런 생각이 잘못된 것임을 알았고, 그리하여 세포는 세포에서 생겨남을 밝혔다. "모든 세포는 세포에서 생긴다Ommis Cellulae Cellula." 피르호의 이 말은 천고의 진리를 간직하게 되었다. 생체는 연속적인 세포분열에 의하여 형성되는 것이라는 말이었다.

피르호의 생애는 그야말로 파란만장했다. 1848년 피르호는 프러시아 정부의 명에 의하여 상上 실레지아의 직공들에게 전염된 유행성 티푸스 또는 기아열의 조사반의 일원으로 파견되었다. 여기에서 피르호는 그 전염병은 주민의 가난 때문에 오는 것이며 의학의 힘으로는 어떻게도 할 수 없는 일이라고 단정하였다. 이것이 동기가 되어 그는 완전하고 제한이 없는 민주주의와 자유를 내세우게 되었으며, 의학의 분야에서 혁명운동에 참가하게 되었다. 그리하여 그는 구속되지 않는 완전한 민주주의, 그리고 직공소녀들과 함께 자유와 안녕을 부르짖으며 다음 5개 항의 슬로건을 내걸고 싸웠다.

1. 위생부를 창설하라.
2. 의학교육을 쇄신하고, 교수 임명은 프랑스처럼 경쟁제로 하라.
3. 의학생의 학비는 국비로 지불하라.
4. 노동자의 가장 긴 취업시간을 규정하라.
5. 빈곤한 노동자의 병은 국비로 치료하라.

그리하여 시작된 전쟁으로 그는 샤리테 병원에서도 해임 당하였고, 베를린 대학에서도 쫓겨났다. 그는 1849년 5월 부르츠부르크 대학의 초청을 받고 그곳으로 떠났다. 그가 떠났기 때문에 의사 제도의 혁신은 정지되었으나 의학 자체의 혁신은 다른 새로운 힘에 의하여 맹렬히 촉진되었다. 부르츠부르크 대학에 와서부터 피르호는 불면불휴의 노력을 학문에 총집중하였다. 이 시기에 피르호는 막대한 자료를 모았고 그의 사상을 형성하였으며, 많은 정밀한 연구를 완성하였다. 1856년에 피르호는 다시 베를린 대학으로 돌아왔다. 그는 신설된 병리학교실의 주임교수가 되어 임상 의사들에게 강의를 하였다. 1858년 피르호는 그의 위대한 명저서 『생리적 및 병리적 조직학에 기초를 둔 세포병리학*Die Celluarpathologie in ihrer Begrundung und physiologische und pathologische Gewebelehre*』을 출판하였다.

모르가니는 병이 있는 자리가 기관이라고 하였고 비샤는 그 자리가 조직이라고 하였으나, 피르호는 그것이 세포라고 단정하였다.

자연철학에 물들어 병든 의학에서는, 병이라는 것은 병의 어떤 본체가 있고 이것이 체내에 들어와 기생함으로써 생기게 된다는 소위 병의 본체론을 주장하고 있었다. 피르호는 이런 유형의 본체론을 완전히 타파하여 버렸다. 그리고 그는 병도 또한 생명현상의 하나라고 말하였다. 다만 정상의 생명현상과는 다른 이상조건하에서의 생명현상이라는 것이었다. 병리학은 어떤 이상조건하에 있는 생명현상의 연구이며, 다른 의미에 있어서는 생리학이어야 한다는 것이었다. 그리고 병은 비정상적인 자극이 생체에 작용할 때 생기는 것이라고 하였다. 이 자극이 작용하는 상대는 세포이며 이 자극은 세포에 외상을 만들고 소란을 피우거나 마비도 일으키게 한다. 자극에 의하여 일어난 변동으로 세포가 자극상태로 되면 그 자극의 강도에 따라서 기능적·형태적인 변화가 일어나게 되고, 그 자극이 더욱 강하여지면 세포는 죽게 된다 하였다. 세포병리학은 르네상스 이래 의학의 최고봉이었다. 이렇게 하여 피르호는 병리학을 자연과학의 가장 단단한 기초 위에 올려놓았던 것이다. 세포병리학은 병을 세포에서 찾고, 그래서 병은 국소적이라 말해지고 있다. 피르호는 말하기를 "인체는 단순한 통일체가 아니라 세포의 복합체, 말하자면 세포의 사회적 배치로서 신체는 세포 국가이며 세포는 그 시민, 백혈구는 경찰관, 질병은 국내 전쟁인 것이다."라고 하였다. 피르호의 이 견해는 다소의 정정이 불가피하였으나, 인체를 전일체로 보는 방법은 필요하였다. 그는 또 세포와 세포 사이의 물질도 세포와 함께 생명현상에 관여하고 있다 하였다. 물론 그것은 세포와는 다른 의미에서였으나 정상생활에 관계하는 세포간 물질은 병에도 관계할 것이라고 하였다. 이러한 현상도 피르호의 이론에 모순되는 것은 아니었다. 세포병리학이 의학의 전 분야에 영향을 미치게 되었음은 물론이다. 끌로드 베냐는 약품의 작용점이 생체 내에 있다고 하였다. 그의 이 작용점이라는 것은 사실 세포를 말하는 것이었다. 특정 세포와 특정 약품 사이에는 강한 친화력이 있다. 약리학과 식품학도 세포병리학의 이 기본 개념 위에서 유도되어 가야 했다.

피르호의 또 하나의 업적은 그의 종양론이었다. 그는 세포의 생태병리학을 전제로 하여 종양이란 것은 세포의 병인에 대한 반응현상이며, 종양세포도 마찬가지로 그 근원이 되는 세포가 있다고 하였다. 이 설은 종양학에 있어서 처음으로 발생학적 기초를 수립한 것이었다. 피르호의 생명관은 소위 신생기설의 입장을 취하였으며, 생명현상을 단지 물질에 있는 자연력의 발현이라 보지 않고 생명 본래의 근원인 하나의 합목적성의 힘이라고 보면서 이 힘을 생명력이라 이름 붙였다. 그는 생리적 병리학의 구성을 기도하였으나 실험은 주로 형태학적 면을 연구하였기 때문에 생리학적 면의 연구에는 등한하였다. 또 그는 다윈의 진화론을 반대하였고, 당시의 임상가가 임상적·실험적 연구를 실지에 응용하여 약리학을 창설하려는 기도에도 반대하였다. 그리고 고대 의학을 존중하였으며, 신경이라든가 영양에 많은 관심을 나타내었다. 따라서 진단·예후·치료 등의 면에서는 별로 공적이 없었다. 그러나 피르호는 독일 근대 병리학의 지도적 위치에 서게 되었으며, 베를린 학파의 전성기를 장식하였다. 또 그는 한때 정치신문인 『의사개혁』(1848~1849)을 발간하기도 하였고, 정당의 당수자리에 앉기도 하였으며, 학문상으로는 병리학 이외에 의사학·인류학·인종학에서도 잊을 수 없는 존재였다.

제4절 미생물학의 발전

의학이 미생물학 시대로 들어간 것은 19세기 후반부터 20세기 초에 이르는 시기였다. 전염병과의 대결에서 전염병을 일으키는 미생물이 하나둘씩 점차 발견되었다. 의학은 국가의 정치적 행정력 등과 결탁하여 전염병으로부터 인간을 보호하는 대사업을 하게 되었다. 피르호의 이상은 시대의 흐름에 따라 서서히 실현되었다. 미생물학이 일어남에 따라 전염병은 짧은 기간 내에 감소하게 되었고, 전염병으로 인한 사망자의 수도 급속하고 현저하게 감소됨에 따라 평균수명이 연장되었다.

이전까지는 보통의 병은 원인 추정이 가능했다. 한냉이나 서열, 아니면 영양실조라는 것이었다. 그러나 전염병은 하늘이 내린 원인불명의 재해였으며, 속수무책의 재난이었다. 그것은 마치 하늘에서 비처럼 내려와 퍼져 많은 사람들을 죽여 버렸다. 그래서 사람들은 이 전염병의 원인을 흙이나 공기 또는 운석에서 찾게 되었으며, 특히 못과 늪을 더욱 겁내었다. 못과 늪에서 일어나 퍼지는 썩은 기체가 사람의 몸에 닿아 전염병을 일으킨다고 생각하였다. 이러한 기체를 유럽에서는 미아즈마miasma라 하였고, 중국에서는 장기瘴氣라 하였다. 말라리아는 이 미아즈마에 의하여 일어나는 대표적인 전염병이었다. B.C. 1세기 바로Varro는 습지에서 생기는 무서운 미아즈마는 눈에 보이지 않는 매우 작은 입자로서, 입이나 코로 체내에 들어가 병을 일으키는 것이라 하였다. 동양에서는 사람과 사람의 접촉에 의해 병이 전염된다는 생각을 오랜 옛날부터 하여 왔다. 부정한 사람에 닿게 되면 닿은 사람도 부정하게 된다는 것이었다. 이렇게 하여 부정하게 된 사람은 사회로부터 배제되었다. 다른 사람에게 전염이 되어 병이 될까 두려워서였다. 구약성서에 나와 있는 나병의 처리 같은 것도 이 원리에 의한 것이었다. 부정 또는 병은 이처럼 자연계에서 발생하여 사람과 사람 사이에 전파된다고 하였다. 또 오직 병자의 신체와의 접촉뿐만 아니라 의복·침구·그릇 등을 통한 접촉으로서도 병이 전염됨을 알게 되었다. 이는 페스트의 경우 더욱 그러하였다. 여기에서 병원이라는 것은 눈에 보이지 않는 작은 물질입자라는 생각이 떠오르게 되었고, 공기에 의하여 운반되리라는 생각도 하게 되었다. 전염병에 대한 투쟁방법은 병자와의 접촉을 막는 싸움이었으며, 건강한 사람들로부터 병자를 격리하는 방법이었다. 그리고 병자의 의복·침구·집기 등은 태워버리고 공기로 운반되는 미세한 병원체도 소멸시키는 도리밖에 없었다. 이러한 견해를 가졌던 사람이 지롤라모 프라카스토로였다. 가상의 미세한 물질입자라는 접촉병원체, 즉 가상물질의 개념은 매우 뜻 깊은 것이었고 마침내 풍성한 결실을 가져오게 되었다. 현미경은 이미 17세기에 발명되었고 네덜란드의 레벤후크는 1675년에 현미경으로 구강내의 원충을, 1687년에는 세균을 발견하였다. 그러나 이런 미세한 생물이 병과 관계가 있으리라고는 누구도 생각하지 못하였다. 예수회의 사제인 키르허는 17세기에 이미 페스트 환자의 혈액 내에서 소립자를 현미경으로 보고 그것이 페스트의 병원체라고 주장하였으나, 사실 그것은 적혈구였다. 그러나 미세한 생물의 접촉에 의하여 전염병이 생긴다는 그의 생각은 옳았다. 구 비엔나 학파의 플렌시츠(1705~1786)도 1762년에 미세한 생물과의 접촉으로 병이 생긴다고 하였다. 그의 생각을 자연과학적 사색의 길 위에 올려놓은 사람은 헨레(1809~1885)였다.

헨레는 당시 독일에서 가장 위대한 조직학자였고 또한 가장 위대한 해부학자 중의 한 사람이었으며, 세포설의 중요성을 자신의 연구를 통하여 직접 느낀 사람이었다. 그는 유태인을 양친으로 하여 뉘른베르크 근처의 푸르트에서 출생하였다. 베를린 시절에 그는 뮐러가 사랑했던 제자 중 한 사람이었으며, 또 뮐러의 조수 중 한 사람이기도 하였다. 1840년에 취리히 대학, 1844년 하이델베르크 대학, 1852년에 괴팅겐 대학의 해부학 교수를 역임하였다. 헨레의 연구는 효소에 관한 분야였다. 프랑스의 물리학자 투르는 효모의 작용으로써 알코올이 발효됨을 발표하였으며, 효모는 하등생물이고 포자를 형성하여 증식한다고 하였다. 수년 뒤에 세포학설로 유명한 슈반이 이 연구를 확인하였다. 이렇게 하여 보이지 않는 미미한 생물이 커다란 화학반응을 일으키고, 또 이 미생물은 유기물을 분해하여 자체의 영양으로 만들어 증식함을 알게 되었다. 헨레는 접촉에 의하여 전염병을 일으키는 입자가 혹시 효모 작용과 같은 작용을 하지 않을까 하고 생각하게 되었다. 그리하여 「미아즈마와 접촉전염, 미아즈마성 및 접촉전염 질환에 관하여」라는 논문을 발표하였다. 헨레는 이 논문에서, 미아즈마를 인체의 외부로부터 인체 내에 들어가 병을 일으키는 물질이라는 뜻으로 사용하였다. 말라리아는 전형적인 미아즈마성 병이며, 환경적 원인에 의하여 생기는 것이지 사람에서 사람으로 접촉전염에 의하여 생기는 것은 아니라고 하였다. 그는 접촉전염 질환의 대표는 매독이며, 이것은 환경적 요인이 아니라 사람과 사람의 접촉에 의하여 전파된다고 하였다. 또 그 밖의 전염병은 미아즈마성과 접촉전염의 양자를 겸하며, 외계의 영향도 있고 사람과 사람 간에 감염되기도 한다는 것이었다. 그러나 미아즈마와 접촉전염이 모두 병을 일으키기 때문에, 그 본성은 마찬가지일 것이라고 헨레는 제1의 결론을 내렸다. 그렇다면 전염병을 일으키는 물질이라는 것은 무엇일까? 그는 소량으로써 큰 화학변화를 일으키는 능력이 있고, 병자의 체내에서 발육·성장하며 스스로 물질을 동화하며 증식하는 물질이라고 생각하였다. 그렇다면 그것은 생물밖에 없을 것이다. 헨레는 접촉전염에는 접촉에 의하여 전염을 일으키는 미생물, 즉 활성 접촉감염원이 있을 것이고 전염병을 일으키는 것은 바로 이 미생물일 것이라고 생각하게 되었다. 이때 베를린 대학의 쇤라인 교수는 황선병의 병원균*Trichophyton schoenleini*을 발견하였다. 전염병의 경우에도 그러한 미생물이 있을 것이 틀림없었다. 생각이 여기까지 미치게 되어, 헨레는 병원미생물이 전염질환의 원인이라고 결론지었다.

헨레는 본래 조직학자이면서 해부학자였다. 신장에 요세관의 만곡부에는 아직도 그의 이름이 남겨져 있다. 헨레의 병원미생물에 대한 공헌은 오직 순수 이론적인 사색이었다. 임상적인 면에서 미생물학의 성립을 돕게 된 사람은 제멜바이스(1818~1865)였다.

제멜바이스는 스코다와 로키탄스키의 헝가리인 제자였으며, 1846년에 비엔나 일반병원의 제1산과 병동의 조수였다. 그가 비엔나 대학의 산과 조수였던 당시는 스코다가 교수로 있었던, 빛나는 신 비엔나 학파의 전성기였다. 제멜바이스는 평생 동안 산욕열과 싸웠다. 그의 마음은 늘 우울하였다고 하는데, 그것은 산욕열로 인한 산부의 사망이 엄청나게 많았기 때문이다. 1841년에서 1846년까지 학생 실습을 하였던 제1산과는 산욕열의 사망률이 9.92%에 이르렀는데, 조산원 교습용의 제2산과에서는 그 사망률이 겨우 3.3% 밖에 되지 않았다. 그 당시의 의사들은 산욕열을 전염병으로 보지 않았으며, 산욕열은 출산 후에 일어나는 패혈증 또는 혈액중독으로 알려져 있었다. 임산부의 사망은 비참하였고, 제멜바이스는 신부가 오고 종이 울리는 소리에 질렸다. 그는 1847년 정월에 베니스로 여행을 떠났다. 산과병원의 음울한 공기를 벗어나 고도의 예술의 향기에 마음을 씻어 볼 생각이었다. 베니스 여행에서 비엔나에 돌아와 곧 그의 친한 벗이었던 같은 대학의 법의학 교수 콜레치카의 부음을 들었다. 콜레치카 교수는 로키탄스키의 수제자 가운데 한 사람이었으며 스코다와 함께 심낭염에 관한 논문을 발표하였고, 또 신 비엔나 학파의 유망한 학자이기도 하였다. 그는 시체 해부를 하던 중 우연히 손끝에 상처를 입었는데, 이 상처로 병독이 들어가 패혈증에 걸려 죽었다. 제멜바이스는 콜레치카의 사인과 산욕열 임산부의 사인이 동일한 것이라고 직관하였다. 콜레치카는 손가락 끝에 입은 상처로부터 감염되었고, 그 병원체가 시체에 있었다고 믿었던 것이다. 비엔나 대학에서는 학생과 조수 그리고 교수들이 시체에 손을 댈 기회가 많았다. 제멜바이스 자신도 아침에는 버릇처럼 시체에 손을 대곤 하였다. 산욕열에 걸리는 것은 임산부의 체질에 의해서가 아니라 교수나 조수나 또는 학생들의 손에 의하여 병독이 감염되기 때문이었다. 그래서 제1산과에 산욕열이 더 많았고 제2산과에는 적었다. 여기까지 생각하게 된 제멜바이스는 자기 담당의 산과병동에서는 진료자의 손을 반드시 염화석회수로 소독하기로 하였고, 이것을 적극적으로 수행하였다. 그 결과 9.92%의 사망률을 3.8%로 낮추었고 1848년에는 다시 1.27%로 줄어들게 만들었다. 제멜바이스는 시체가 유독할 뿐만 아니라 여러 가지 부패성 유기물도 모두 다 전염성이며, 발열의 원인이 되는 것을 함유하고 있으리라고 생각하였다. 1861년에 출판된 「산욕열의 원인, 의의와 예방」이라는 논문은 위에서 말한 관찰과 이론을 내용으로 하고 있는 것이며, 절대적인 권위를 갖고 있는 책이 되었다.

헨레가 이론적으로 내린 결론은 제멜바이스에 의하여 임상적으로 그와 같은 결론을 또 다시 내리게 하였다. 이처럼 훌륭한 선구자들의 뒤를 이어 루이 파스퇴르(1822~1895)와 로베르트 코흐(1845~1910)가 나와 세균학을 확립하였다.

파스퇴르는 작은 마을 도울에서 출생하였고, 그의 아버지는 나폴레옹 때의 군인이었다. 집안이 넉넉하지 않았던 그는 파리로 나와 1843년에 사범학교에 입학하여, 1847년에 학교를 졸업하였다. 졸업 후 화학 교수 듀마의 조수가 되어, 1848년에는 주석산에 우선성과 좌선성 2가지의 광학이성체가 있다는 것을 발견하였다. 그리하여 1856년에 왕립학회로부터 럼포드 메달을 받았다. 이것은 분자식이 같은데 그 분자의 입체구조가 다르다는 것을 밝힌 것이며, 화학의 발전에 중요한 의의를 갖는 연구였다.

파스퇴르는 1848년 26세에 리세움과 디종의 고등학교의 물리학 교수가 되었고, 1852년에 슈트라스부르크 대학의 화학 교수가 되었다. 1854년에는 신설된 릴리 대학의 자연과학부장 겸 화학 주임교수가 되었으며, 1857년에는 파리로 나와 사범학교의 자연과학연구 책임교수가 되었고, 1863년에는 사범학교 심미예술과의 지질학과와 화학과 교수가 되었으며, 1867년에는 소르본 대학의 화학교수가 되었고, 1889년 파스퇴르 연구소의 소장이 되었다.

릴리 대학의 화학 교수 겸 자연과학부장이 되었을 때, 파스퇴르는 실제 문제를 들어 화학적으로 이를 해석하려는 경향이 생겼다고 한다. 릴리 지방은 프랑스 포도주 양조의 중심지였다. 생물학자 슈반은 알코올의 발효가 효모균에 의하여 이루어진다는 사실을 밝혔는데, 파스퇴르는 그것을 곰곰이 생각하였다. 포도주의 발효는 미세한 생물의 생활과정과 연결되어 있다고 생각하였고, 그 밖에 우유가 시어지며 버터가 변성하여 냄새가 나는 등의 발효 및 부패가 그와 동일한 기전으로 이루진다고 생각하였다. 파스퇴르는 이런 것에도 미세한 생물의 활동이 있으리라 생각했다. 당시 프랑스의 포도주 생산 규모는 5억 프랑의 막대한 금액이었는데, 포도주가 때때로 부패하여 업자들은 물론이고 국가적으로 큰 손해를 보았다. 파스퇴르는 부패의 원인이 미생물에 의한 것임을 직감하였고 미생물을 가열로써 죽일 수 있음을 얼마 뒤에 알게 되었다. 그의 실험은 시작되었다. 한 척의 배에 두 개의 포도주 통을 실어 바다에 띄워 보냈다. 한 통의 포도주는 한 번 가열한 것이고, 다른 한 통의 포도주는 가열하지 않은 것이었다. 10개월이 지난 뒤 포도주 통을 배에서 내려 열어 보았더니, 가열한 포도주는 변하지 않고 그대로였는데 가열하지 않은 포도주는 형편없이 부패해 있었다. 이렇게 하여 포도주의 소독법이 발명되었다. 1863년에서 1865년에 걸쳐, 그것은 섭씨 55도에서 60도까지의 온도로 가열하는 부분 가열멸균법, 즉 파스퇴르 소독법Pasteurization으로 세상에 널리 알려졌다. 이 방법은 프랑스 포도주 고유의 맛과 향기와 산도는 조금도 변하지 않게 하였다. 이렇게 하여 포도주가 부패하는 병은 그가 발견한 방법에 의하여 마침내 치료되었다. 알코올 발효에 필요한 효모균은 사람이 인위적으로 넣을 수가 있는 것이다. 우유나 포도주가 썩을 때 부패를 일으키게 하는 미생물은 도대체 어디서 오는 것일까? 이것은 '생물은 자연히 발생한다'는 자연발생설과 관련되는 문제였다. 자연발생설의 신봉자인 푸세는 파스퇴르에게 도전하였다. 푸세는 썩은 물질에 많은 미생물이 나타나는 것은 부패의 결과로 분해된 물질에 미생물이 생기는 것이며, 그것은 더러운 쓰레기 통 속에서 벌레가 생기는 것과 마찬가지라고 주장하였다. 그러나 파스퇴르는 미생물의 존재로 알코올의 발효가 일어나고 부패가 된다고 주장하였다. 미생물은 발효와 부패의 결과로 생기는 것이 아니라 바로 그 효모가 부패의 원인이며, 공기 중에 있던 미생물이 들어갔기 때문에 물질이 썩는다는 것이다. 파스퇴르는 이 방향으로 수년간 연구를 더 계속하였다. 그리하여 1859년에 생물의 자연발생설을 부정하는, 저 유명한 백조의 목이라는 플라스크를 이용한 실험에 의하여 생물 발생의 논쟁에 종지부를 찍었다. 부패하기 쉬운 물질을 넣고 가열한 뒤에 입구를 막은 플라스크에서는 부패가 일어나지 않았지만, 가열은 하였으나 플라스크의 입을 막지 않은 것은 완전히 부패하였다. 이 실험은 자연발생설을 부정했을 뿐만 아니라 공기·물·흙 등 사람이 사는 환경에는 어디든지 미생물이 무한정으로 존재한다는 사실도 아울러 밝혔다. 사람은 세균이나 곰팡이, 그 밖에 눈에 보이지 않는 무수히 많은 미생물에 둘러싸여 있다. 그리고 이런 미생물이 모두 다 인체에 해를 끼친다고는 할 수 없으며, 또 어떤 것은 인체 내에 들어와 어떤 유익한 작용을 할 가능성도 있다. 그렇다면 이런 미생물이야말로 옛날부터 접촉성감염원, 즉 접촉에 의하여 병을 일으키는 미세한 입자일지도 모른다는 생각에 잠긴 파스퇴르는 먼저 동물에 있는 두 가지 전염병을 연구하기 시작하였다. 하나는 닭 콜레라이고, 다른 하나는 탄저병anthrax이었다.

1849년 독일의 폴렌더(1800~1879)는 탄저병으로 죽은 동물의 혈액 내에서 세균의 존재를 발견하였고, 1856년에 브라벨(1803~1883)도 폴렌더와 관계없이 같은 것을 발견하였다. 또 프랑스의 다벤느(1811~1882)는 탄저병에 걸린 동물의 혈액을 건강한 동물체 내에 넣어 탄저병을 옮기는 실험에 성공하여 병원균과 병과의 관계를 일차적으로 우선 결정하였다. 파스퇴르는 닭 콜레라균을 배양하여 이것을 건강한 닭의 체내에 주사하였다. 그리하여 닭 콜레라의 실험적 감염시험이 성공하였다. 어느 날 파스퇴르는 실험실 한구석에 잊어버린 채 오래 방치하여 두었던 배양병에 들어 있는 오래된 닭 콜레라균을 닭에 주사하였다. 닭 콜레라가 발생하였으나 가볍게 앓다가 곧 회복되었다. 오랫동안 배양한 균은 독력이 약해진다는 사실을 여기에서 알게 되었다. 다음에는 회복된 그 닭에 강력한 독력균을 주사하였는데, 그 닭은 강독 균도 잘 견디어 냈다. 그래서 파스퇴르는 이 현상을 우두접종과 마찬가지 이치라고 생각하기에 이르렀다. 약독화한 병원체는 강한 면역을 만들게 될 것이다. 천연두에서도 그렇게 되었으니 일반 전염병에서도 마찬가지로 그렇게 될 것이라고 생각하였다. 이런 경우에 접종하는 자료를 현재는 백신이라 부른다. 이것은 파스퇴르가 처음에 접종용의 림프액에 붙인 이름이었는데, 그 이름이 일반화되어 현재까지 백신이라 하게 된 것이다. 이렇게 하여 닭 콜레라와 탄저병은 예방이 가능하여졌다. 다시 말하여 닭 콜레라의 실험에서 우연히 면역방법의 단서를 얻게 되었던 것serendipity이다. 또 프랑스 정부의 명령에 의하여 누에의 전염병 및 양의 탄저병의 구명을 시작하였다. 여기에서도 성공을 거두어, 프랑스의 비단 산업과 양모 산업을 파멸에서부터 건져 내었다.

파스퇴르는 광견병에도 도전하였다. 원리는 역시 닭 콜레라에서 알아 낸 면역요법이었다. 그러나 약독 병원체를 얻기까지에는 많은 어려움을 겪어야만 하였다. 그는 광견병에 걸린 개의 척수를 건조함으로써 마침내 약독병원체를 얻는 데 성공하여 백신을 만들었다. 그는 또 광견에 물린 사람은 광견병이 발생하기까지 긴 잠복기간이 있음을 알게 되었다. 파스퇴르는 이 기간 내에 백신을 접종하여 발병 전에 면역이 되게 하였다. 이렇게 하여 파스퇴르는 인류를 광견병으로부터 구제하게 되었다.

파스퇴르는 그의 천재와 직관과 인내로써 의학의 진로에 공헌한 바가 매우 크다. 그가 현미경을 사용하였다는 것은 매우 다행한 일이었다. 그것은 연구의 진척을 돕는 데 막대한 역할을 하였기 때문이다.

코흐는 하노버의 클라우스탈 출신이었으며, 고향에서 김나지움을 다녔다. 코흐는 파스퇴르보다 20세 연하인 후배였으며, 처음에는 괴팅겐 대학에서 수학을 배웠고 뒤에 조직학자인 헨레 교수의 가르침에 깊은 감명을 받아 의학을 공부하게 되었다. 그는 괴팅겐 대학에서 의학학위를 받아 의사가 되었다. 코흐는 헨레의 접촉전염병설(1840)에 깊은 흥미를 느껴 자기 일생을 이 방면의 연구에 바치기로 하고, 첫 출발을 시작하였다. 프랑스와 프러시아의 전쟁 때는 군의관으로 활약하였고, 종전 후 1872년에 볼스타인 지방에서 지방의사가 되었다. 조그마한 시골 도시에 처음으로 부임한 지방의사로서 코흐는 진료를 하기 위하여 부지런히 그 지역을 돌아다녀야 하였고, 자기 집에는 조그마한 연구실을 만들었다. 1876년 5월에 그가 처음 시작한 연구는 탄저병에 관한 것이었다. 탄저병에 관한 연구보고는 하나씩 둘씩 입수되었다. 가축이 죽는가 하면 사람도 죽었다. 탄저병에 걸린 동물의 혈액 내에서 병원균 같은 세균을 보았다는 폴렌더의 보고도 읽었고, 다벤느의 실험 감염보고도 읽었다. 폴렌더가 발견한 세균이 병원체라는 것은 거의 의심의 여지가 없었다. 그런데 이상한 것은 탄저병에 걸린 동물의 혈액 내에 균이 보이지 않는데도 그 혈액을 다른 동물에 주사하면 역시 탄저병을 일으키게 된다는 점이었다. 코흐는 이 현상의 원인을 밝히기 위하여 실험을 계속하였다. 그는 쥐를 계대 번식시켜 놓고, 이에 탄저병균을 계속 접종·감염시켜 혈액내 균의 형태를 현미경으로 관찰하였다. 막대모양의 균체가 세로로 끊겨 수가 증가하고 포자를 형성하는 것을 볼 수 있었다. 포자는 동물의 체외에서도 오랫동안 생존하였으며, 공기 중에 떠돌아다니다가 음식물에 붙어 동물체내에 다시 들어가 탄저병을 일으켰다. 이리하여 탄저병균의 생활환과 아포형성을 완전히 알아내게 됨으로써 문제가 한꺼번에 해결되었다.

약 1주일 후 브레슬라우 대학의 식물학 교수 페르디난트 콘은 코흐를 초청하였다. 장소는 브레슬라우 대학의 식물학 연구소였다. 그곳에는 콘을 비롯하여 칼 바이게르트, 레오폴드 아우어바흐, 트라우베, 율리우스 콘하임 등이 한 자리에 모여 있었다. 이 자리에서 코흐는 연속되는 3일에 걸쳐 그의 배양방법과 그 성적에 대한 발표를 하였다. 그 자리에 모인 콘 이하 전원은, 코흐의 연구가 가장 위대한 세균학적 대발견이라고 감탄하였다. 콘은 곧 자기가 주관하는 잡지 『식물생물학기고』에 코흐의 논문을 게재하였는데, 이것은 1876년의 일이었다. 논문 제목은 「탄저병의 생활환에 기저하는 탄저병의 원인론 Die Aetiologie der Milzbrandkrankheit, begrundet auf die Entwicklungsgeschichte des *Bacillus anthracis*」이었다. 코흐의 위대한 연구는 폴 베르트에 의하여 심한 반대에 부딪혔으나 이 반대는 파스퇴르의 추시로써 확인이 공표되자 곧 종식되었다. 이 논문이 공표 출판되자 당시의 놀라움은 매우 컸다. 이 논문이 세균학의 근본 원리를 확립하였기 때문이었다. 전염병의 원인이 세균임을 확인한 것도 이 논문이 최초였다. 그럼에도 불구하고 베를린 대학의 병리학 교수인 피르호만은 이 위대한 발견을 냉담하게 받아들였다.

미아즈마 또는 접촉감염원이라고 하는 것은 막연한 것이 아니라 명백히 미생물 즉 세균이나 곰팡이 같은 종류임이 이렇게 하여 백일하에 밝혀졌다. 병원세균의 생물학적 성질은 철저히 연구되었다. 이런 병원균을 어떻게 배양하는가, 어떻게 하여 죽일 수 있는가 등 병원세균 연구방법의 규범이 코흐에 의하여 완성되었다. 병원균을 죽여 없애버리고 인체를 이 병원세균으로부터 보호하는 것이 세균학 연구의 궁극적인 목표가 되었다. 또 탄저균은 탄저병에 특징적인 균이며, 이 균 외의 다른 세균이 탄저병을 일으키는 일은 절대로 없다는 것도 알게 되었다. 그래서 코흐는 전염병의 연구에 있어서 첫째는 병원체를 병에 걸린 동물로부터 분리해 내어, 둘째는 순수하게 배양하고, 셋째는 이렇게 순수 배양한 균을 건강한 동물에 다시 접종하여 전과 같은 전염병이 일어난다는 사실을 처음으로 확인해야 한다고 하였다. 이 세 가지의 원칙은 그의 스승인 헨레 교수로부터 물려받은 것이었다.

탄저병 연구 방법은 다른 전염병 연구에도 응용되었다. 코흐의 발견이 있기 3년 전인 1873년, 오버마이어는 재귀열의 병원체인 나선균을 발견하였다. 그러나 같은 해에 오버마이어가 콜레라에 감염되어 사망하였기 때문에 이후 그 연구는 진전되지 못하였다. 코흐의 논문이 발표되고 3년 뒤인 1879년에 나이서가 임질의 병원체인 임균을 발견하였으며, 1874년에 한센이 나균을 발견하였고, 1880년에 에베르트는 장티푸스 환자와 그 병으로 죽은 시체의 비장 및 장간막 림프절 등에서 장티푸스균을 발견하였고, 1884년에 가프키는 이 장티푸스균을 분리하였다. 또 1880년에 라브랑은 말라리아의 병원체를 발견하였는데 이것은 세균이 아니고 원충이었다.

코흐의 연구는 매우 확대되었으며, 그의 사설 연구실은 이에 비하여 너무나 좁았다. 1880년 독일 정부는 코흐의 건의를 받아들여 국립 연구소를 설립하였다. 이 연구소는 전염병 연구의 중심이 되었다. 여기에서 코흐는 소독·멸균의 방법을 확립하였다. 종래의 소독에는 화학적 방법, 특히 강산과 같은 것을 많이 사용하였다. 그런데 코흐는 이보다 훨씬 부드러우면서도 살균력에 있어서는 몇 배나 강한 수증기 이용방법을 발명하였다. 이 방법은 세균의 포자까지도 죽일 수 있는 강력한 방법이었다. 코흐는 이미 염색표본을 만들기 위한 표본 고정법과 염색방법을 고안 또는 개량하였으며, 고형배지나 순수배양법 등에 대하여서도 많은 독창성을 더하였다. 1881년에 「병원미생물의 검사에 대하여」라는 논문을 발표하여 세균 연구 방법의 지침을 확립하였고, 이것이 동기가 되어 그 뒤로 많은 병원균이 발견되었다. 코흐는 1882년 3월 24일 베를린 생리학연구소에서 결핵균의 발견을 보고하였다. 폐결핵은 결코 만성화한 영양실조가 아니라 만성전염병임을 여기에서 명백히 하였다. 그래서 1865년 필레민이 사람의 결핵균을 토끼에 감염시킨 연구가 빛나는 업적으로 각광받았다.

다음에 코흐는 콜레라의 연구에 손을 대었다. 당시 인도에서 발생한 콜레라가 이집트까지 침범하였고 유럽은 공포에 떨고 있을 바로 그 무렵이었다. 코흐는 콜레라의 전파와는 역으로 그 근원지를 찾아 여행을 하였다. 그리하여 1883년 마침내 그는 콜레라균을 발견하였다. 그는 쉼표 모양을 한 그 균이 물을 통하여, 즉 수인성으로 전염된다는 것을 밝히고 예방에 중요한 방법을 제시하였다.

여러 연구자에 의해 미생물 연구는 계속되어 1882년에 뢰플러는 마비저균*Actinobacillus mallei*을, 1877년에 오토 볼링거와 하르츠는 방선균증의 원인균인 방선균Actinomyces을, 1883년에 페르하이젠은 단독의 원인균인 연쇄구균을 발견하였다. 19세기에는 그 밖에도 많은 균이 발견되었다. 1878년에 코흐는 화농병소에서 포도구균을 처음으로 확인하였고 1880년에 로젠바흐는 이 균의 병원성을 상세히 연구하였으며, 1881년에 오그스톤은 Staphylokokkus라고 명명하였다. 1883년에 크렙스는 디프테리아균을, 1884년에는 니콜라이어는 파상풍균을, 1885년에는 에셰리히는 대장균을, 1886년에 프랑켈은 폐렴구균을, 1887년에 베첼바움은 뇌수막염균을, 1889년에 듀크레이는 연성하감균*Haemophilus ducreyi*을, 1892년에 파이퍼는 인플루엔자균을, 1894년에 예르신과 기다사도는 페스트균을, 1897년 시가는 이질균을, 1900년에 보르데와 장구는 백일해균을 각각 발견하였다.

1885년에 코흐는 베를린 대학의 위생학 교수가 되었으며, 1891년에는 국립 전염병연구소장이 되어 1910년 사망할 때까지 소장으로 있었다. 이렇게 인류를 페스트와 콜레라 그리고 기타 전염병의 재앙으로부터 보호해 주는 예방법이 코흐에 의해 확립되었다.

세균 외에 원충도 병원성을 가지고 있는 것이 많이 알려졌다. 1880년 프랑스의 라브랑(1845~1922)이 아프리카에서 말라리아 환자의 혈액 내에서 원충을 발견하였다고 전술한 바이다. 이탈리아의 골지(1844~1925)는 말라리아의 병형과 병원충의 생활환과의 관계를 밝혔고 1897년 로스는 이 원충이 모기로 전파된다는 것을 발견하였으며, 또 인체와 모기체내에 있어서 말라리아 원충의 생활환을 밝혔다. 1903년 샤우딘(1971~1906)은 병원성 아메바 즉 이질아메바를 발견하였고, 1902년 더턴은 수면병의 병원체인 *Trypanosoma gambiense*를 발견하였다. 이처럼 병원충 및 기생충병의 원인도 알게 되었다. 1905년에는 샤우딘과 호프만에 의하여 매독균이 발견되었고, 1908년에는 카사그란디에 의하여 천연두 바이러스가 발견되었다. 1903년에 파스퇴르 연구소에서 러시아인 메치니코프와 프랑스인 에밀 루(1853~1933)는 매독균을 발견하기도 전에 원숭이의 눈썹부에 매독의 병적 자료를 접종하여 그 이식에 성공하였다.

이처럼 병원세균학의 발흥으로써 예방의학이 필연적으로 장족의 발달을 이룬 것은 물론이고, 원충학과 기생충학 등이 모두 자극을 받아 제각기 이채로운 발전을 하게 되었다.

제5절 예방의학의 발달

근세에 의학의 최고 목표는 질병의 치료였으나, 근대 의학의 최고 목표는 질병의 예방으로 바뀌었다. 근대 의학의 양상이 19세기에 들어와 미생물학의 발흥과 발전에 의하여 바뀌었기 때문이다. 그때까지 원인을 알 수 없었던 무시무시한 병들의 병인체가 계속해서 구명됨에 따라 그에 대한 예방대책과 치료의 변혁이 일어난 것은 당연한 일이었다. 면역요법과 혈청요법의 실용화는 바로 그것을 뜻하였다. 예방의학이라든가 위생에 대한 생각은 일찍이 이집트나 그리스 등 고대 문화 속에서도 어느 정도 발달해 있었다. 그러나 민족·국가의 흥망성쇠의 수레바퀴 속에 상수도는 깨어지고 하수도는 파묻혀 고대 위생시설은 완전히 폐허가 되었다. 중세 초기의 사람들은 목욕도 잊어버렸고, 몸에 향유를 바르던 버릇이나 신체 단련도 다 잊어버렸다. 그들은 많이 있었던 고대의 개인 위생방법을 모조리 잊어버렸고, 오직 내면의 혼이나 정신만을 중시하게 되었다. 그러나 정신이 자리 잡는 곳은 역시 육체였다. 육체의 건강 없이 정신의 건강은 있을 수 없음을 점차 알게 되자, 중세 후기부터 위생에 대한 생각이 점차 부활하기 시작하였다. 사람들은 식이의 법을 지키게 되었고 목욕장을 열었다.

유럽 전역을 휩쓴 전염병의 대유행은 의사들로 하여금 그와 맞서 싸우게 하였다. 의사들은 힘을 모아 전염병으로부터 사회를 지키려고 안간힘을 썼다. 모두가 큰 시련을 겪었고, 수많은 사람들이 비참하게 죽어 가는 것을 보고 들었다. 건강상태가 악화되어 사망률, 특히 소아와 유아의 사망률은 높아져 갔다. 이 상태는 르네상스 이후 16·17세기가 지나도 마찬가지였다. 페스트·천연두·디프테리아·결핵·홍역·장티푸스·발진티푸스·콜레라·말라리아 등이 번갈아 발생하여 희생자 수는 헤아릴 수도 없었다. 17세기에 통계학이라는 것이 나왔고, 그것이 불완전하기는 하였으나 그 통계가 나타낸 사망자 수는 어마어마한 것이었다. 그래서 국가들은 인구의 위기를 느끼게 되었고, 어떻게든 대책을 강구하지 않을 수 없게 되었다.

의사들은 치료만을 문제 삼을 수 없음을 점차로 깨달았다. 병에 걸리지 않게 하는 일이 의사의 중요한 일로 등장하게 되었다. 그리하여 국가는 국민의 건강을 위한 의무를 져야 한다는 의사들의 여론이 비등하게 되었다. 국가는 의사들의 건의를 받아들였고 건강을 해치는 일체의 행위를 법으로 금하였으며, 건강을 촉진하기 위한 명령을 내렸다. 이렇게 함으로써 국민은 문화의 해독으로부터 벗어나 문화의 이익만을 향유할 수 있도록 하였다. 이러한 입장에서 프랭크(1745~1821)는 『완전한 의학경찰의 체계*Systems einer Vollstandigen medizinschen Polizey*』를 저술하여, 제1권을 1779년에 출판하였고 계속하여 1814년에 제6권을 출판하였던 것이다. 프랭크는 프랑스 문화와 독일 문화가 접촉하는 지역인 로달벤 주에서 출생하였다. 슈트라스부르크 대학과 하이델베르크 대학에서 의학을 배워 1766년에 의사가 되었고, 그 뒤부터 소위 의학경찰의 확립을 위하여 일생을 바쳤다. 그의 사상은 제1권의 서문에 명시되어 있다. "국가의 내면적 안전은 경찰과학의 일반적 과제에 있다. 이 과학 중에서 가장 중요한 부분은 그 사회에 생활하는 사람들과 그들의 생계를 유익하게 만들기 위하여 사육하는 동물의 건강을 어떤 근본적 원리에 따라 유지하고 쾌적한 마음으로 사회생활의 이익을 향유하도록 하는 것이며, 이것을 실추시키거나 변질시킴 없이 지속적으로 가지게 하여 인구가 증가하도록 힘을 기울이는 것이다. ……"라는 것이다. 그의 저서는 절대주의 국가의 예방의학적 기념비라고도 할 만하다. 그는 국민 계몽도 필요하다고 생각하였으나 확실한 길은 경찰방법이라고 하였다. 예방의학에 대하여 알릴 필요는 없고, 예방의학으로 오게 하는 방법이 최대의 효과를 발휘하는 것이라 생각하였다. 제1권에서는 생식·결혼·임신·산욕의 문제를 내걸었는데 모두 국가의 인구증가와 직결되는 것이었다. 낙태라든가 신부의 독신제까지 언급하였다. 제2권에서는 정상부부 이외의 성교, 특히 매음·성병과 아기를 버리는 일 등의 문제를 논급하였다. 당시 유럽에는 특히 매독이 크게 유행했다. 또 제2권에는 재해, 범죄 및 그 보호, 시체의 처리, 매장까지도 언급되어 있었다. 이처럼 프랑크는 의학이 단지 치료의학에 머물러 있을 것이 아니라 국가와 사회의 안녕을 지키는 예방의학이자 사회의학이 되어야 한다는 원리를 확립하였다.

예방의학 운동은 18세기에 시작되어 19세기에 이르기까지 연장되었다. 그러나 공장의 발전은 건강에 대한 새로운 하나의 위협으로 등장하였는데, 특히 영국에서 심각하였다. 사람들은 공장 주변의 원시적인 위생환경에서 생활하여야 했고, 그것은 전염병에 가장 좋은 조건이었다. 1830년에 유럽에서 콜레라가 크게 유행하였다. 공업이 가장 빨리 일어난 것도 영국이었지만, 필요에 따라 어쩔 수 없이 예방의학 내지 위생학이 빨리 발달한 것도 영국이었다. 1842년에 연구위원회가 설치되었고 1848년에 공중보건법이 제정되었다. 하수의 처리라든가 하수시설·급수시설 등이 법으로 정하여졌다. 그러나 예방의학은 단순한 경험의 축적만으로는 되지 않으며, 과학적인 근거가 있어야 되었다.

유럽에는 19세기에 콜레라의 반복적인 대유행으로 인하여 막대한 인명의 희생이 있었다. 그러나 어떤 면에서는 이것이 예방의학의 기초를 다지는 원인이 되기도 하였다. 1883년에 코흐는 이미 콜레라의 병원체를 발견하였고, 수인성으로 전염됨을 밝혔다. 그는 콜레라 환자의 대변으로부터 콜레라균이 땅속으로 스며들어가 지하수를 오염시키고, 또 하천에 흘러 이 물로 인하여 감염된다는 이론을 명쾌하게 밝혔다. 그러나 이 이론은 일반인들에게는 수긍되지 않았고, 이 이론에 정면으로 반대한 사람이 뮌헨 대학의 위생학 교수 페텐코퍼(1818~1901)였다.

페텐코퍼는 바바리아(바이에른 주) 출신이고, 리비히와 비숍의 제자였으며 실험위생학의 창시자였다. 소년시절에는 궁정약사이던 숙부 집에 살면서 화학에 몰두하였으나 숙부와의 불화로 그곳에서 나와, 레겐스부르크에서 무대 배우로서 많은 역을 맡아 상당한 능력을 인정받았다. 숙부의 딸과의 결혼으로 숙부와 화해하고 다시 공부를 시작하였다. 1843년에 뮌헨 대학을 나와 의사가 되었고 야당 정치에 가담하기도 하였으며, 1858

년에 모교에서 식품화학 교수가 되었고 1879년에 당시 신설된 위생학 연구소의 소장이 되었다. 페텐코퍼는 예술을 애호한 다재다능한 바바리아 사람이었으며, 당시의 짧은 시에는 권위자였다. 또 한편으로는 일반화학과 생리화학, 신진대사와 역학, 실험위생학을 구별하였다. 그의 친구 웰치는 그의 인품이 빅토르 위고와 닮았다고 하였다. 그는 74세의 고령에도 대담하게 자신의 생활을 실험에 던졌다. 83세에 아내와 자식을 모두 잃어버렸고, 쓸쓸하게 지내던 중에 1901년 2월 10일 한밤에 연발권총으로 스스로 목숨을 끊어 한 많은 인생을 마치었다.

페텐코퍼는 콜레라의 전염에 관하여 코흐와 의견이 전혀 달랐다. 바이에른에서 콜레라가 유행하였을 때 페텐코퍼의 확신은 더욱 굳어졌다. 물이 전파에 관계된다는 의견은 코흐와 같았다. 그러나 음료수가 아니라 지하수가 문제라는 것이었다. 그는 콜레라 유행에서 시간과 장소를 중요시했다. 콜레라 환자의 배설물에 의하여 토지와 지하수가 오염되고 이처럼 오염된 토지에 거주함으로써 콜레라에 걸린다는 것이었다. 그래서 그는 뮌헨 시내에 하수도를 완성하여 특히 장티푸스와 콜레라를 심히 감소시켰다.

이렇게 콜레라 전파에 대한 두 가지의 이론이 대립하였던 것이다. 코흐는 접촉전염론자로서 병원균에 의한 전파를 주장하였고, 페텐코퍼는 국소오염론자로서 토지와 물에 원인이 있다고 주장하여 서로 격하게 대립하였다. 접촉전염론자는 환자 대변의 소독, 환자의 격리, 음료수에 대한 주의를 콜레라 예방의 방법으로 한 데 비하여 국소오염론자는 소독이나 환자의 격리는 할 필요가 없고 환자는 전염의 시발점이 되지 않는다고 하였다. 병을 일으키는 것은 오염된 토지라는 것이 국소오염론자의 주장이었다. 따라서 콜레라의 예방에는 토지를 무독화하는 것이 제1의 상책이었으며, 콜레라의 위험이 있을 때는 그 특정 오염 지역으로부터 피하여 나가는 것이 가장 좋은 방법이었다. 코흐가 발견한 균이 진정 콜레라를 일으키는 균인가 아닌가 하는 것은 논쟁할 필요 없이 그 균을 먹어보면 될 일이다. 그래서 1892년 11월 12일, 페텐코퍼는 코흐가 육즙에서 배양한 콜레라균 1ml를 단숨에 마셔 버렸다. 이는 거의 1개 연대의 병사를 전멸시킬 수 있는 양의 콜레라균이었다. 콜레라균을 마신 후 페텐코퍼는 다음과 같이 말하였다. "비록 나의 잘못으로 이 실험이 위험하여 죽음이 목전에 있다 하더라도 이것은 경솔한 자살은 아니다. 나는 과학의 전사로서 명예롭게 전사하는 것이다. 생명은 지상에서 고귀한 보물이다. 그러나 사람에 따라서는 최고의 보물도 아니다. 동물보다도 높다고 자각하는 인간은 생명도 건강도 보다 높은 가치를 위해서 희생할 수 있지 않으면 안 된다." 그러나 어찌된 일인지 페텐코퍼는 죽지 않았다. 그에게 행운이 있었던 것이다. 균이 체내에 들어갔다고 하여 반드시 발병하는 것은 아니다. 신체의 상태가 병에 대한 방어력이 되는 것이다. 물론 접촉감염이 전염병의 중요한 원인이기는 하지만 이것만으로 전염병의 유행을 모두 다 설명할 수 없다. 페텐코퍼는 위생학에 손을 대기 전, 리비히와 비숍 밑에서 생화학을 연구하고 있었을 때 담즙산을 발견하였고 크레아틴과 마뇨산을 연구하여 적지 않은 업적을 내었다. 그 뒤에 칼 폰 볼트 밑에서는 영양학을 연구하였으며 나중에 위생학으로 옮겨갔다. 그에 의하여 위생학은 비로소 실험방법을 도입하여 실험위생학이 되었다. 그는 공기·수중의 이산화탄소의 정량, 주택의 환기 방법 등을 확립하였고, 대기·의류·주거·토지 등의 상관성을 밝혔으며, 더욱이 지하수·토지·건강의 관계를 추구하였고 근대 위생학의 기초를 만들어 현재의 예방의학이 사회의학으로서 도약하게 되는 발판을 만들었던 것이다.

제6절 임상의학 분야의 진보

기초의학의 눈부신 진보 발전에서 얻어진 중요한 업적들은 임상의학의 여러 분야에 곧 신속하게 응용되었고, 이에 임상의학의 진보는 화려하게 펼쳐지게 되었다. 19세기 임상의학의 업적은 거의 대부분 현대의학의 중핵을 만들었으며, 현재 우리가 하고 있는 의학은 모두 다 19세기 의학의 성과에서 그 근저를 찾을 수 있다.

1. 면역혈청학의 발달과 혈청요법

미생물학의 발흥과 급진전에 따라 미생물이 직접 인체에 미치는 영향, 즉 인체생리에 미치는 작용이 밝혀졌다. 그리하여 인체에는 본래부터 미생물의 침입에 저항하는 본성이 있음을 알게 되었고, 이는 혈액 내에 살균성 물질이 있기 때문이라 생각하였다. 이 살균성 물질을 처음으로 알렉신이라고 부른 사람은 부흐너(1850~1902)라는 독일인이었다. 러시아인 메치니코프(1845~1916)는 곧 부흐너의 알렉신에 반대하여 식세포설을 주장하였다. 메치니코프는 젊은 시절에 독일에 유학하여 괴팅겐 대학에서는 헨레 밑에서,

뮌헨 대학에서는 지볼트 밑에서 배웠고, 이탈리아에 유학할 때는 메시나 대학에서 해파리에 관한 연구를 하였다. 이 동물의 체내에 이물을 집어넣으면 유리세포가 이동하여 와서 이물을 둘러싸는 것을 현미경으로 보고, 여기에서 힌트를 얻어 인체 내에는 백혈구가 이동해 와서 세균을 둘러싸고 잡아먹는다는 식세포설을 확립하였다.

알렉신설과 식세포설은 모두 인체가 미생물에 대하여 선천적으로 가지고 있는 저항성, 즉 선천면역을 해명하기 위한 이론이다. 면역의 개념이 점점 확실해짐에 따라, 약독화 균이나 그 독성을 직접 주사하지 않더라도 소위 수동성 면역 또는 백신으로 소기의 목적을 달성할 수 있음을 알게 되었고, 항체도 확인하였다. 그리하여 면역혈청요법이 시작되었다. 이것은 동물을 면역하여 그 동물에서 얻은 혈청인 면역혈청을 사람의 전염병 치료에 이용하는 방법이었다. 이 면역혈청요법의 분야에 처음으로 큰 발자취를 남긴 사람이 독일의 베링(1859~1917)으로, 그는 코흐의 제자였다. 베링은 군의관이었고 베를린 위생연구소의 조수였다. 코흐와 함께 신설된 전염병연구소로 옮겼으며 그 뒤 1894년에 할레 대학의 위생학 교수, 1895년 마르부르크 대학의 교수를 역임하면서 혈청요법에 관한 위대한 발명을 하였다. 숙주 체내에 세균이나 기생충 등의 미생물이 침입하여 기생하면 그 미생물 중에서 어떤 균은 독소를 분비하게 된다. 이 독소는 화학적으로 일종의 단백질성 물질인데, 예를 들면 디프테리아균이 디프테리아균의 독소를 낸다는 것과 같다. 디프테리아균의 액체 배지 내에 그 독소가 나온다는 것이며, 많은 연구자들에 의하여 이러한 사실이 확인되었다. 베링은 독소를 동물 체내에 주사하면 독소에 대한 항체 즉 항독소가 형성되며, 항독소는 또 독소와 결합하여 그 독소를 무독화하고 아무런 해도 주지 않는다는 사실을 밝혀내었다. 디프테리아에 걸린 동물의 혈청에는 항독소가 들어 있으며, 이 항독소는 시험관 내에서도 동물체내와 마찬가지로 디프테리아 독소와 결합하여 그 독소를 무독화시켰다. 베링은 이런 방법이 디프테리아를 예방할 뿐만 아니라 이미 발병한 디프테리아의 치료에도 효력이 있음을 밝혔다. 세균이 감염된 인체 내에서도 항독소는 산생되지만 속도가 느리다. 그래서 베링은 이미 만들어진 항독소가 들어 있는 동물의 혈청을 환자에게 주사하여 세균독소와 대항케 하면 치료효과가 빠르게 나타난다는 것을 밝혔다. 이렇게 발명된 베링의 수동면역방법은 디프테리아뿐만 아니라 파상풍에도 응용되었다. 디프테리아 혈청요법의 효과는 대단하였다. 베를린 시내의 병원에서는 디프테리아에 의한 사망률이 48%에서 13%로 떨어졌다. 또 어떤 병원에서 디프테리아의 항독소혈청이 떨어져 주사를 못한 날에는 사망률이 20%에서 50%로 급상승하기도 하였다.

면역혈청요법, 즉 수동면역방법은 제너나 파스퇴르 등에 의하여 확립된 능동면역방법과 함께 전염병의 공포로부터 인류를 해방하는 데 큰 도움이 되었다.

2. 화학요법

면역혈청요법과 같은 개념에서 출발한 것이 바로 이 화학요법이었다. 인체에는 미생물에 저항하는 본래의 능력이 있으며, 이 능력은 증강시킬 수 있다. 자연은 미생물로부터 인체를 보호하기 위한 방법을 갖추고 있으며, 그 방법 중 하나는 화학적 물질을 작용시키는 것이다. 이 화학적 물질 가운데 어떤 것을 미생물에 주었을 때 유해하게 작용한다면 그것은 당연히 인체에도 유해할 것이다. 그런데 인체에는 해가 없고 미생물에만 유해하게 작용하는 화학적 물질을 찾은 사람이 있었는데, 그는 바로 에이를리히(1854~1915)였다. 이러한 화학물질이야말로 체내에 침입한 병원균을 죽일 수 있는 것이다.

에이를리히는 실레지아 출신이었으며, 의학생 시절에는 평범한 학생이었다. 그는 1878년에는 프라이흐스의 임상조수였고 1885년에는 게르하르트의 임상조수로 있었으며 1890년에는 베를린 대학의 교수가 되었고, 또 같은 해에 코흐 연구소의 조수가 되었다. 1896년에는 슈테글리츠에 신설된 혈청연구소의 관리직을 위임받았고, 1899년에는 프랑크푸르트에 설립된 실험치료연구소로 전출되었다. 그는 브레슬라우·슈트라스부르크·프라이부르크·라일치히 등의 대학을 전전하면서 의학을 배웠다. 처음에는 조직학과 화학을 공부하였고, 그 뒤부터 색소와 조직염색에 관한 실험에 열중하였다.

에이를리히는 우연히 미생물에 주목하게 되었다, 그는 화학이 형태의 배후에 있는 어떤 물질을 찾아내는 수단이라 생각하였고, 화학적 물질에는 체내의 물질과 연결되는 어떤 구조가 있다고 보았다. 이것은 색소를 이용하여 간단하게 실험할 수 있는 것이라고 생각하였다. 세포의 어떤 부분은 어떤 색소와 결합하여 염색이 되는데, 그 외의 다른 색소와는 결합하지 않고 이런 성질은 세포의 부분에 따라 다르다. 그렇다면 색소에 대한 친화성에 따라서 세포의 구조를 알아볼 수도 있을 것이다. 에이를리히는 그렇게 생각하였다. 19세기 중엽에 조직표본의 진단과 염색방법은 이미 확립되어 있었지만, 이용되는 색소의 종류와 그 수는 매우 적었다. 에이를리히는 여러 가지 아닐린 색소를 연구하였고, 그것을 혈구 연구에 이용하였다. 혈액에는 림프구와 보통의 백혈구, 두 가지 종류가 있다는 것이 피르호에 의하여 이미 알려져 있었다. 에이를리히는 혈액을 유리판 위에 얇게 발라 건조·고정(그가 개량한 혈액도말표본의 열에 의한 건조·고정법)하여 여러 가지 색소로 염색하여 보았다. 그 결과 염기성색소로 염색되는 것과 산성 또는 중성색소로 염색되는 것이 있어, 상상한 것보다 훨씬 복잡함을 보았다. 또 백혈구 종류도 2종만이 아니라 여러 가지가 있고 종류가 다른 개개의 백혈구는 색소에 대한 친화성도 각각 다르다는 사실을 알게 되었다. 이러한 각종 백혈구의 비율은 병의 종류에 따라 달라지는 사실도 알게 되었다. 이와 같은 소견은 임상적으로 중요한 의의를 가지며, 또한 진단의 보조 수단으로도 이용하게 되었다. 이제까지 에이를리히가 염색하여 관찰한 세포는 죽은 세포였는데, 그는 살아 있는 세포의 염색도 가능하리라 생각하였다. 그리하여 해가 없는 색소로 메틸렌블루를 택하였고, 실험 결과 세포는 아름다운 푸른 색깔로 염색이 되었다. 살아 있는 세포는 메틸렌블루를 섭취하는 것이었다. 그리고 그 세포가 산소를 취함으로써 메틸렌블루는 산화되어 배출되었다. 이 메틸렌블루의 갈색은 세포나 조직의 산화의 지표가 되었다. 그리하여 1885년 에이를리히는 「생체의 산소수요」라는 논문을 발표하기에 이르렀다. 이 방법이 바로 메틸렌블루 염색법이었다. 이렇게 하여 에이를리히는 살아 있는 세포와 조직에 대한 연구를 하였던 것이다.

에이를리히는 또 결핵에 관한 연구도 하였고, 면역에 대한 연구도 하였다. 세균은 독소를 내며 그 세균이 기생하고 있는 생체, 즉 숙주는 항독소라는 항체를 산생한다는 것은 이미 알려져 있었다. 그런데 세균의 독소뿐만 아니라 식물의 독소, 예를 들면 리신(피마자 기름) 같은 것도 생체에 대하여 독소와 같은 반응을 일으켜 독물의 작용 결과로 면역이 형성되었다. 에이를리히는 면역에 관한 실험을 반복하여 면역현상의 여러 면을 추구하였다. 그리하여 그는 디프테리아 면역혈청의 역가를 정량적으로 측정하였고, 능동면역과 수동면역의 본질을 밝혔으며, 그의 유명한 면역이론인 측쇄설(세포 표면에 독소와 특이적으로 결합하는 측쇄존재를 상정)을 주장하였던 것이다.

에이를리히의 연구업적은 프러시아 정부로 하여금 1896년에 혈청연구소를 만들게 하였으며, 그는 그 관리자로 임명되었다. 3년 뒤에는 프랑크푸르트에 실험치료연구소가 개설되었는데 그는 이것을 맡아 보게 되었고, 1906년에는 게오르그 슈파이어 하우제 화학요법 연구소에서 연구를 지도하게 되었다. 이곳에서 그의 연구는 새로운 분야로 향하였다. 그는 화학물질이 인체에 들어오게 되면 무엇인지는 몰라도 체내에서 어떤 작용점을 가질 것이라고 생각하였다. 이 생각은 색소를 혈액에 넣어 혈구의 분별 염색을 하여 임상진단의 보조 자료로 만들었을 때 시작되었으며, 면역혈청학의 연구에 손을 댄 뒤부터 일관된 것이었다. 그의 이 생각은 곧 치료 면에 큰 힘을 나타내게 되었다. 세균에 대하여서는 강한 친화력을 가지는 동시에 한편으로는 인체에 대하여 친화력이 약한 화학물질을 찾았다. 이런 물질을 약품으로 이용함으로써 인체에는 해가 없고 체내에서 세균만을 죽이려는 것이었다. 옛날 파라셀수스가 찾았던 특효약 아르카누룸을 에이를리히가 다시 찾게 되었다. 이 연구의 길잡이가 된 것은 물론 그의 면역학설인 측쇄설이었다. 에이를리히는 매독의 치료 문제에 관심을 가지게 되었다. 그리하여 비소를 함유하는 아톡실atoxyl을 만들었다. 이 아톡실은 이미 아프리카에서 수면병의 치료에 사용되고 있었다. 발달된 유기화학 기술은 아톡실의 분자구조를 여러 가지로 변화시킬 수 있었으며, 에이를리히는 이런 노력을 오랫동안 기울이게 되었다. 매독 나선균을 죽이고 인체에는 해가 없는 약품을 만들어 내려는 집념에서였다. 그리하여 1909년 8월에 아톡실의 분자구조가 606번째로 변화되었다. 그리하여 만들어진 약제의 이름은 살바르산이라 하였으며, 본격적인 제조는 1910년에 에이를리히와 베레트라임 및 벤드에 의하여 이루어졌다. 이것을 가지고 동물 실험을 하여 유효성을 확인한 사람은 일본인 하다였다. 살바르산에도 다소간의 독성은 남아있었고, 그래서 개량한 것이 네오살바르산이었다. 이렇게 하여 매독치료에 유효한 약제는 드디어 완성되었다. 인공적으로 합성한 화학적 물질에 의하여 체내에 있는 세균을 죽이는 방법, 이것이 바로 화학요법이었다. 빛나는 성과의 제1보는 에이를리히와 하다에 의하여 시작되었다. 학계에 큰 영향을 일으켰던 것은 물론이며 그 뒤부터 많은 화학요법제가 발견·발명되어 현재의 성황을 이루게 되었다.

3. 마취법과 소독법

르네상스 시대에 이르기까지 의학의 중심과제는 해부학이었는데, 18세기에 와서는 생리학이 그 왕좌를 차지하였고 19세기에 와서는 임상의학이 대두하였다. 임상의학 중에서는 해부학의 발전으로 외과학이 먼저 발달되었는데, 유명한 해부학자는 동시에 유명한 외과의였다. 당시 외과의 발달을 저해한 두 가지 요인이 있었는데, 하나는 수술할 때 환자가 받는 심한 동통이었고 다른 하나는 수술 뒤에 오는 수술상처의 감염이었다. 심한 동통은 긴 시간을 요하는 수술을 불가능하게 만들었고, 수술상처의 감염은 환자의 생명을 빼앗아가기도 하였던 것이다.

마취법

고대에는 마취를 흡입법으로 하였다. 고대 중국에서는 화타가 처음으로 마취라는 방법을 이용하였고, 서양에서도 수술 시에 동통을 덜어주기 위한 여러 가지 방법이 고안되어 있었다. 그 이후에 마취는 위험하다는 이유로 멀리하여 돌아보지 않다가, 19세기에 들어와서 다시 필요성을 간절하게 느끼게 되었다.

처음에 발견된 것이 웃음가스nitrous oxide 흡입에 의한 마취였다. 이 가스는 1800년에 영국의 화학자 험프리 데이비가 발견한 것이었으며, 수술에 처음 사용한 사람은 미국의 치과의사 호레이스 웰즈로 그는 1884년에 이 가스를 환자에게 흡입시켜 완전히 무통으로 발치에 성공하였다. 그러나 작용시간이 짧았고, 위험하기도 하여 실용적 가치는 적었다. 미국 보스턴의 의사인 찰스 잭슨(1805~1880)은 1846년에 화학실험을 하던 중 우연히 에데르 가스에 마취작용이 있음을 알게 되었으며, 1842년 3월에 미국의 개원의 롱(1815~1878)은 목 뒷부분에 발생한 작은 혹을 제거하는 수술에 이것을 처음으로 이용하였고 그다음에는 다른 수술에도 이용하였다. 또 미국의 치과의사 몰톤도 이를 이용하여 수술을 하였다. 이 방법은 유감스럽게도 오랫동안 공개적으로 발표되지는 않았다. 그러다가 결국은 이 방법을 알게 된 많은 의사들이 이용하게 되었다. 한편 에테르와 마찬가지로 클로르포름도 마취제로 사용되기 시작하였다. 이 클로르포름은 분만 때의 고통경감과 월경통 등을 완화시킬 목적으로 이용되었는데, 처음에 이용한 사람은 에딘버러 대학의 산과학 교수인 심슨(1811~1870)이었다.

이런 마취법은 모두 전신 마취였으며, 다소간의 생명의 위험도 있었다. 그래서 크지 않은 수술을 하기 위해서 국소 마취법이 고안되었다. 독일의 아돌프 니만은 남미에서 수입된 코카 잎으로부터 코카인을 추출하여 정제하였으며, 비엔나의 안과의 칼 콜러는 1884년에 코카인을 가지고 국소 감각을 소실시키는 국소마취제로 처음 사용하였다. 코카인 유도체 노보코카인이 1905년에 알프레드 아인호른에 의하여, 트로파코카인이 1891년에 기젤에 의하여 각각 만들어졌다. 이러한 마취제를 이용하여 슐라이흐

(1859~1902)는 1894년에서 1895년에 이르는 사이에 침윤마취를 발명하였다. 이에 앞서 안렙(1879~1884)과 콜러(1884)에 의한 코카인의 도입으로써, 홀스테드는 1885년 전달마취를 가능케 하였으며, 실지로 임상에 이용한 것은 크릴(1897~1900)과 하비 쿠싱(1900)에 의하여 이루어졌다. 또 아우구스트 비에르는 1884년에 요추 마취를 발명하였다. 약품을 혼합함으로써 마취의 효과를 높이는 방법도 고안되었는데, 코카인-아드레날린법이라든가 모르핀-스코폴라민법 등이 있었다.

이렇게 하여 수술 시에 동통을 덜어주는 방법은 마련되었으나 아직도 외과의 발전을 저해하는 것은 수술상처surgical wound, 즉 창상 감염이었다.

수술상처 감염(창상 감염)

수술상처에 감염을 일으키는 세균은 공기, 수술자의 손, 기구 등에 있던 것이었다. 육안으로는 볼 수 없는 이 세균과 대결하기 위해서는 역시 파스퇴르의 생각을 따라야 했다. 신 비엔나 학파가 활약하던 당시 헝가리의 제멜바이스는 산욕열의 원인이 의사나 조산자 등의 손, 또는 기구에 붙어 있는 세균 때문이라고 말한 바 있다. 이 산과의 문제를 그대로 외과에 옮겨 수술상처 감염 문제를 해결한 사람은 영국의 외과의 리스터(1827~1912)였다.

리스터는 영국 에식스의 업튼에 있는 퀘이커교도의 집에서 태어났으며 그의 아버지는 런던에서 주류상을 경영하였다. 그는 런던 대학을 나와 의사가 되어 런던에서 외과의로서 개원하고 생리학·병리학 연구를 하였으며, 1860년에는 글래스고 대학의 외과학 교수가 되었다. 그리고 이 대학에서 일생일대의 큰일을 하게 되었다. 그가 문제로 삼은 것은 화농이었다. 피부 면에 상처가 생기거나 골절이 되어 피부 면에까지 상처를 만드는 경우 화농이 되었다. 그러나 피부에 상처가 없는 골절의 경우에는 화농이 되지 않았다. 리스터는 이것이 무엇 때문인지 곰곰이 생각하였다. 파스퇴르는 이미 공기 중에 미생물이 있고 이것이 발효와 부패의 원인임을 알았다. 공기가 상처에 닿으면 화농이 일어나는 것이었다. 화농을 생체의 부패현상이라 보면, 공기 중에 있는 미생물에 의해 화농이 일어난다는 추측이 거의 확실하다고 생각한 리스터는 어떻게 하면 공기 중에 있는 미생물을 죽일 수 있을지 생각하였다. 그리하여 여기에서 고안한 것이 화학적 방법에 의한 소독법이었다. 그는 여러 가지의 약품을 사용하여 보았는데, 그중에서 석탄산(페놀)이 가장 좋다는 것을 알게 되었다. 그래서 상처에 석탄산수를 분무기로 뿜고, 석탄산수에 적신 붕대로 상처를 감았다. 그렇게 함으로써 화농은 되지 않았고 육아조직이 형성되어 깨끗이 나았다. 그의 병원에서는 단독이 끊어졌다. 그때 발을 절단한 40명의 환자 중에서 사망한 사람은 겨우 6명뿐이었다는 것이다. 리스터는 화학적 방부법, 즉 소독법에 성공을 거두게 되었다. 그리하여 그는 1867년에 「외과임상에 있어서 소독의 원리」라는 논문을 발표하게 되었다. 프랑스와 프러시아의 전쟁은 리스터의 창상처리법의 우수함을 증명하는 데 좋은 기회가 되었다. 그 우수성은 유감없이 증명되었고, 그의 소독법은 일반에 널리 알려지게 되었다.

열 등의 물리적 방법에 의한 소독법을 멸균법이라 한다. 이것은 화학적 방법보다도 더 강렬한 소독효과가 있으며 세균의 아포까지도 완전히 죽여 버리는 것이다. 제멜바이스는 상처부근의 공기에 있는 세균보다도 의사·간호사·조산원 등의 손이나 기구에 붙어 있는 세균을 더 중대하게 보았고, 이들의 소독에 더 큰 관심을 가졌다. 그래서 손의 소독과 상처에 닿게 되는 기구를 끓이거나, 수분이 없는 열에 의한 멸균을 강조하게 되었다. 이 방면의 진보에는 테릴론의 공적이 컸다. 또 증기를 멸균에 처음 이용한 사람은 시멜부슈(1886)였고, 의사의 손을 승홍수나 알코올로 소독하는 방법은 폴 퍼브링거에 의하여 고안되었으며, 외과기구의 소독에 승홍을 이용한 사람은 에라스트 베르그만(1887)이었다. 1907년에 안토니오 그로지히는 수술하는 부위의 피부 표면에 옥도정기를 발라 소독하는 방법을 시작하였으며, 그 뒤에 머큐로크롬 등이 사용되었다.

4. 기타

수혈은 17세기에 시도된 방법이었으나 그 이후부터는 잊혀졌다가, 1824년에 영국의 제이콥 브런델(1790~1878)이 수혈에 성공한 뒤부터 다시 부활하게 되었다. 1891년에 이르러 혈액형이 오스트리아의 란트슈타이너(1868~1943)에 의하여 수혈법에 응용되어 임상에 사용하게 되었고, 최근에 와서는 혈액은행까지 생겨났다. 주사기는 1853년 프랑스의 프라바츠(1791~1853)에 의하여 발명되었다. 이는 종래의 약물 사용법 즉 도포·내복·흡입 외에 또 하나의 투여방법, 즉 약제를 직접 체내에 투여하는 방법이었다. 주사기의 발명은 수혈을 더욱 발전시켰다. 약물의 경우 현재 약국방(약전)에 실려 사용되는 것의 약 30%는 그리스 시대에 이미 존재하였고 약 20%는 중세에 와서 증가했으며, 그 뒤부터 18세기까지는 새 약물이 거의 나오지 않았다. 19세기에 이르러 화학의 발달로 인하여 약물도 많이 나왔고, 약물에 대한 지식도 크게 발전하였다.

루돌프 부흐하임(1820~1879)이라든가 슈메데베르크(1838~1921)는 약물을 가지고 동물실험을 하여 약물에 대한 생체반응을 연구하였고, 영국의 쿠쉬니(1866~1926)는 심장에 대한 디기탈리스의 작용을 밝히었으며, 19세기 중엽에는 약리학이 성립되었다. 19세기에 발견된 유명한 약품의 예를 들어 보면, 살리실산은 1859년에 합성되어 1873년부터 의약에 사용되었고, 아스피린은 1899년부터 사용되었다. 19세기의 약물의 특징은 디기탈리스를 포함한 배당체계, 모르핀·스트리키닌 등의 알칼로이드계, 화학요법제, 비타민제, 호르몬제 등이 나왔다는 것이다.

호르몬은 처음에 갑상선과 관련하여 연구되었으며, 1856년에 생리학자인 쉬프(1823~1896)는 갑상선의 적출·이식 실험을 하였다. 그 후부터 내분비의 개념은 거의 다 밝혀졌다. 그는 1865년에 부신에 관한 실험도 하였다. 브라운 세커드는 1891년에 가토의 고환적출술을 자가 실험함으로써 작업능력을 향상하는 작용이 있음을 알아내어 호르몬을 추출하였고, 또 일본인 다카미네(1854~1922)는 1901년에 부신수질의 호르몬을 추출하여 아드레날린이라 명명하였다. 이로부터 호르몬의 추출과 이용이 많이 되었고, 현재에 이르러서는 유기화학의 진보로 인하여 호르몬의 합성이 가능해져 널리 사용하게 되었다. 또 호르몬제는 아니나 주입의 한 방법으로서 내분비선 매몰법이 행하여지게 되었는데, 이것을 장기요법이라고 하였다.

비타민에 관한 지식은 1880년에 번지Bunge 연구실에 있던 루민의 실험에 의하여 비타민 또는 부식 인자라는 것으로서 연구가 시작되었다. 그러나 비타민의 발견은 1910년 일본인 스즈키(1879~1943)에 의하여 이루어진 비타민 B, 즉 오리자닌의 발견이 최초였다. 또 그는 단백·지방·탄소화물·염류 이외에 또 다른 물질이 있다고 역설하였다. 폴란드의 펑크(1884~?)는 이 물질이 아민과 유사하며 생활에 필수적인 것이라 하여 비타민이라고 이름을 붙였다. 그 뒤로부터 비타민 A·B·C·D·E·K·I·P 등이 나왔고, 비타민 B 10여종, 비타민 D 3종이 발견되어 오늘의 성황을 이루었다.

알칼로이드의 추출은 19세기 약학에 있어서 큰 진보였다. 1805년 세르튀르너에 의하여 확인된 모르핀 추출에서 발단이 되었으며 생약의 중요한 유효 성분의 추출방법의 하나였다. 이 알칼로이드의 추출에 관한 연구는 현대의학의 치료 면에 있어서도 매우 중요한 위치를 차지하게 되었다.

19세기의 물리학의 진보를 나타내는 방사선과 방사능의 발견은 곧 의학에 이용되었다. 1895년 독일의 뢴트겐(1845~1922)은 X-선을 발견하였다. 그는 렌넵에서 독일인 아버지와 네덜란드인 어머니 사이에서 태어났으며 우트렉에서 교육을 받아 물리학 교수가 되어 슈트라스부르크 대학(1876)·기센 대학(1879)·뷔르츠부르크 대학(1888)·뮌헨 대학(1899)의 교수직을 역임한 바 있다. 1896년도부터 X-선은 곧 인체투시에 이용되었고, 그 이후부터 특수조영법이 완성되어 각종 질환의 진단과 치료에 널리 이용되었다. 1898년에는 퀴리 부처에 의하여 라듐이 발견되고 방사능의 생물에 대한 작용이 밝혀짐에 따라 악성종양 및 기타 난치병에 대한 치료의 가능성이 방사능 요법이라는 새로운 방법에 의하여 더욱 커졌다. 가시광선·자외선·적외선 등의 본질이 밝혀짐에 따라 광선요법도 19세기에 와서는 현저하게 발전하였다.

그 밖에도 여러 가지 요법이 새로이 등장하여 임상에 큰 진보를 가져왔고, 기초과학의 발달에 따른 진단법의 발전도 큰 역할을 하였다. 그중에서도 특히 전기생리학의 성과는 임상에 이용되는 각종의 활동전기곡선의 관찰 장치를 만들게 하였고, 이러한 장치들은 현대 의학의 총아로서 각광받게 되었다. 활동전류의 계측은 1820년에 슈바이거가 전류계를 만들어낸 뒤부터이었다. 노빌리는 1826년에 자신이 고안한 전류계를 이용하여 개구리 근육의 전기발생을 계측하였고, 마테우치는 1840년에 그것을 더 정밀하게 계측하였다. 1855년에 콜리커에 의하여 심장의 전기발생이 확인되었고, 1866년에 마레에 의하여 직접 유도법으로 기록하는 데 성공하였고, 1875년에 리프만에 의하여 모세관 전류계가 발명되면서 진보가 더욱 촉진되었다. 1876년에 헤르만에 의하여 활동전류의 개념이 밝혀졌고, 1889년에 월러는 심장 활동전류의 외부 유도에 의한 기록을 하는 데 성공하였다. 이렇게 하여 1895년에는 에인트호번이 모세관 전류계로 기록한 심전도를 해석함으로써 진단에의 이용 가능성을 알게 되었고, 1898년에 간접기록이 쉽게 됨에 따라서 널리 응용되기 시작하였다. 그 보급에 있어서 결정적 역할을 한 것은 에인트호번이 고안하여 낸 현전류계의 출현이었다.

이처럼 19세기 이래의 임상의학은 이전의 사람들이 상상도 못할 만큼의 여러 가지의 방법과 기계를 이용하게 되었다.

제7절 러시아 의학과 미국 의학

1. 러시아 의학

남부 이탈리아에서는 르네상스의 꽃이 피었고, 열매가 한창 영글고 있을 무렵 북쪽의 러시아는 아직도 긴 잠을 자고 있었다. 그러나 거인 표트르 왕(1672~1725)이 즉위하면서 러시아에도 문화의 꽃이 점차 피기 시작하였다. 그는 1.8m가 넘는 거구로서 체격 상으로도 거인이었다고 한다. 서쪽으로 창문을 연다고 하여 페테르부르크(레닌그라드)에 수도를 옮겼고, 영국·프랑스·독일에 유학하여 그 자신이 외과학을 배워 익혔다. 그리고 서유럽의 대학자들을 계속적으로 러시아에 초청하였다. 그리하여 1775년에는 러시아인 최초의 위대한 과학자 로모노소프(1711~1765)에 의하여 모스크바 대학이 설립되었고, 러시아인들 중에서 지도적인 학자와 의사들이 여기에서 배출되었다.

세체노프(1829~1905)는 볼가 강 중류의 가난한 집에서 태어나 한때 페테르부르크의 병기학교를 나와 군인이 되었으나, 뒤에 모스크바 대학에 들어가 의학을 배웠다. 그는 졸업 후 뮐러를 사숙하여 독일에 갔으나 그가 도착한 2년 뒤에 뮐러는 별세하였다. 그는 뮐러의 제자인 보이스-레이몬드에게 전기생리학을 배운 뒤에 호피-세플러 밑에 가서 혈액 가스에 관한 연구를 하였다. 그리하여 서유럽 제1 선두의 의학을 러시아에 수입하였던 것이다. 그는 그 무렵에 러시아의 유명한 화학자 멘델레예프(1834~1907)와 함께 독일에 유학하였다. 멘델레예프는 원소 주기율의 발견자였으며, 화학사상에 영원히 그의 이름을 남긴 유명한 대화학자였다. 세체노프는 한 번 더 서유럽에 유학하였는데, 두 번째에는 프랑스에 가서 끌로드 베냐 밑에서 배웠다. 그는 목을 자른 개구리를 매달아 놓고 발끝에 초산을 바르면 발을 올려드는 반사가 일어나는 것을 보았다. 이것은 전형적인 척추반응으로, 이 실험을 세계에서 가장 처음으로 해 본 사람이 세체노프였다. 그리고 이 실험은 현재 전 세계의 의대학생들이 생리학 실습에서 한 번쯤 해보게 되는 실습 주제이기도 하였다. 독일 생리학의 특색은 분석에 있었고 프랑스 생리학의 특색은 종합에 있었는데, 세체노프는 이 두 가지 특색을 다 배웠다. 그 당시 러시아의 의학자로서 메치니코프(1845~1916)라는 사람이 있었다. 메치니코프는 두 번이나 자살을 기도하였으나 두 번 다 실패하였고, 그 뒤로부터 낙천가가 되어 장수법을 연구하여 유산균이 수명을 연장시키는 작용을 한다고 하였다. 메치니코프가 식세포 현상의 발견자로 유명함은 이미 말한 바 있다. 또 그는 오데사 대학의 교수가 되었고, 세체노프와의 친교는 매우 두터웠다고 한다. 세체노프 이후에 러시아의 의학 수준을 높여 세계 수준 이상으로 끌어올린 사람은 세체노프의 강의를 들은 파블로프였다.

2. 미국 의학

아메리카 신대륙의 식민시대에 의사가 있었을 리는 없고, 또 의학에도 아무런 전통이 없었다. 의학이라면 뉴잉글랜드에 가톨릭 의학이 조금 있었을 뿐이었다. 가톨릭 신부는 민중의 지도자이자 정신적인 조언자였고, 육체의 고통을 경감시켜 주는 의사이기도 하였다. 그 당시 의서라고는 한 권도 없었다. 생활은 곤궁하였고, 낯선 자연환경의 시련이 겹쳤다. 원주민과의 싸움은 치열하였고 거기에 전염병까지 유행하였다. 그러나 신대륙에 건너온 이주자들은 현명하고 용감하였으며 모국에서 얻은 견문, 그중에서도 의학에 대한 관심이 특히 강하였다. 그래서 1721년에는 유럽보다 더 앞서 보스턴에서 종두가 이미 시행되었다. 그 당시의 의인이란 잡직의 공인과 마찬가지였으며, 의인 양성은 견습공이나 상인 양성처럼 하게 되었다. 진료는 왕진으로 하거나 의사의 자택에서 하였으며, 물론 병원은 없었다.

그러나 이런 기간은 짧았다. 의인들은 유럽에 유학하였고, 그들이 동경하던 에딘버러 대학에도 들어가 배우면서 유럽 의학을 계속 수입하는 데 모든 힘을 다 기울였다. 그리하여 배우고 돌아와서는 또 가르쳤다. 필라델피아는 신대륙의 정신적 중심지였다. 여기에는 유명한 벤자민 프랭클린이 거주하고 있었는데, 그는 의학에도 큰 관심을 가지고 있었다. 그리하여 1752년에는 병원이 설립되었고 의과대학이 만들어졌다. 1765년에 영국의 젊은 의사 존 모간이 교수로 초청되었다. 1768년에는 뉴욕에 의과대학이 생겼고, 1783년에는 하버드 대학이 설립되었다. 미국은 1766년 7월 4일 13주 연명으로 영국에 대하여 독립을 선언하였고, 이로써 미합중국이 성립하게 되었다.

19세기에 들어와 미국인은 서부를 정복하기 시작하였다. 원시림은 개척되었고, 광대한 원시의 평야는 차츰 밭으로 바뀌어 갔다. 그리하여 그들은 태평양에까지 이르게 되었으며, 생활권은 무한에 가까울 만큼 넓어졌다. 미합중국의 대 발전을 가져온 이면에는 두 가지의 큰 힘이 있었다. 하나는 개척정신이었고, 또 다른 하나는 미국 의학의 힘이었다. 그 많은 의사들 중에서 특히 드레이크(1785~1852)의 대사업은 더욱 유명하였다. 그는 미시시피 강 계곡의 지리와 의학의 관계를 조사 검토하였으며, 신대륙 의학의 횃불을 올렸다. 그는 신대륙의 새로운 사정에 적응하는 많은 의사를 신속하게 양성하여야 할 필요성을 절감하였고, 간이 의학교를 여러 곳에 많이 만들어 의사를 대량으로 양성하였다. 그러던 중 1861년 남북 전쟁이 일어나 미국은 위기에 처하게 되었다. 그러나 미국 의학은 그 어려웠던 시대에도 충분히 역할을 다 하여, 몇 가지 세계적인 공헌을 하였다. 켄터키의 개척의사 맥도웰(1771~1830)은 1809년에 난소종양 환자의 난소적출수술에 성공하였다. 서부의 군의관 보몬트(1785~1853)는 1883년에 프랑스의 끌로드 베냐의 업적에 앞서, 복벽에 위의 누공이 만들어진 환자의 누공으로부터 위액을 얻어 위액에 관한 연구를 완성하였다. 또 보스턴에서는 1843년에 홈스(1809~1894)가 제멜바이스에 앞서 산욕열은 감염으로 인하여 발병된다고 하였다. 그리고 1846년에는 유럽보다 앞서 에테르 마취에 성공하였다. 남북 전쟁 후 볼티모어에 세워진 존스 홉킨스 대학의 의과대학 설립은 이후 미국 의학의 발전에 중요한 역할을 하였다. 이 대학은 거부인 존스 홉킨스의 사재로 설립되었는데, 그 의과대학이 중대한 역할을 하게 된 것은 강의실이 아니라 병원과 실험실 그리고 이것을 이끌어갔던 임상의학 교수들의 위대한 능력에 힘입은 바 컸다. 이때 중대한 역할을 한 대표적인 인물은 바로 오슬러(1849~1919)였다.

오슬러는 켈트계의 캐나다인이었으며 아버지는 목사였다. 그도 목사가 되려고 하였으나 뒤에 의사가 되기로 뜻을 바꾸어, 몬트리올의 맥길 대학에 들어가 의학을 배워 1872년에 졸업하였다. 그 당시 미국 의학도들은 에딘버러 대학이나 파리 대학에 유학하는 것을 동경하였다. 그러나 유럽 의학의 주류는 이미 독일에 가 있었다. 오슬러는 곧 런던으로 건너가 그곳에서 5개월간 조직학과 생리학, 현미경의 사용법 등을 배운 뒤에 베를린과 비엔나에 갔다. 독일 의학, 독일의 임상의학과 실험실은 오슬러에게 많은 것을 가르쳐 주었다. 오슬러는 유명한 피르호의 병리학 강의도 들었으며, 샤리테 병원에서 수많은 임상가들과 만나 의견을 나누었고, 임상 예도 많이 보았다. 비엔나에서는 로키탄스키와 스코다가 아직 건재하였다. 오슬러는 1874년에 캐나다로 돌아와 모교 맥길 대학의 교수가 되었으며, 1884년에는 펜실베니아 대학의 교수로 초빙되었다. 1889년에는 볼티모어 존스 홉킨스 대학교의 의과대학이 그에 의하여 설치·개교되었다. 이 의과대학에는 루드비히라든가 콘하임에게 배운 웰치가 병리학 교수로 있었고, 히스라든가 루드비히에게 배운 몰은 해부학 교수로 있었으며, 그 밖에 외과학 교수로서는 홀스테드, 부인과 교수로는 켈리가 있어 존스 홉킨스 대학의 의과대학은 그야말로 미국 의학의 최고봉이었다. 그러나 전통은 없었고 교수들은 모두 젊었는데, 오슬러는 온후하고 광활한 그의 인격으로써 그 젊은 교수들을 원만하게 이끌어 나갔다. 진료는 왕진으로 하거나 의사의 자택에서 하였으며, 물론 병원은 없었다. 그의 업적이라면 혈소판의 발견이라는 정도였다. 그러나 그의 인품·인격의 감화는 존스 홉킨스 대학이나 볼티모어뿐만 아니라 전 미국의 의사에게 널리 미치게 되었다. 신대륙 아메리카에서 오슬러처럼 명성을 떨친 의사는 없었다. 흡사 레이덴 대학에서 부르하베가 유럽 의학에 차지한 위치처럼, 존스 홉킨스 대학에서 오슬러는 미국 의학에 불멸의 지위를 갖게 되었다. 오슬러가 엄밀한 자연과학적 방법을 임상과 실험실에 노입하였던 것은 사실이다. 그러나 어디까지나 과학일변도가 아니라 오슬러의 휴머니즘이 넘쳐흐르고 있었다. 1889년 오슬러는 미국의사회를 결성하였다. 이 미국의사회는 오늘날에도 활동하고 있다. 이처럼 미국 의학은 독일 의학을 모범으로 하여 발족하였지만 언제까지나 독일 의학을 고수한 것이 아니라 그 속에서 미국 의학을 만들고 발전시켜 세계 의학의 주류를 차지하였다는 데 그 위대함이 있다. 그리하여 의학의 세계적인 주류는 프랑스에서 독일로 옮겨갔다가 다시 미국으로 옮겨갔다.

제8절 중국 의학: 중화민국 시대 의학

1805년에 영국 동인도회사의 알렉산더 피어슨이 처음으로 중국에 종두법을 전하였고 1835년에 미국인 피터 파크가 병원을 개설하고 의학 교육을 시작하였다는 것은 이미 말한 바인데, 이들은 모두 그리스도교의 선교의사였다. 중국에서의 서양 의학은 선교의사에 의하여 시작되었고 보급되었으며 매우 활발하게 전개되었다. 이에 비하여 중국의 전통 의학은 심히 침체하였고 매우 위축되었다. 수많은 선교의사 중에서 1839년에 중국에 건너온 영국인 벤자민 홉슨이 가장 크게 공헌하였다고 한다. 홉슨의 의학은 그다지 새로운 것은 아니었지만 그의 저서인 『전체신론』·『박물신편』·『서의약론』·『부영신설』·『내과신론』 5권은 중국에서 서양 의학의 계몽 역할을 크게 담당하였던 주요 의서였다.

홉슨이 선교사였기 때문에 그리스도교의 관점에서 서양 의학을 해설하였다는 점이 마땅치 못하지만, 그의 저서가 중국에 근대 의학을 건설하는 데 막대한 공헌을 하였다는 사실만은 부정할 수 없다. 중국에는 전통 의학이 있었음에도 불구하고 서양 의학이 들어왔을 때 아무런 대결이나 마찰이 일어나지 않았다. 그리고 선교사에 의하여 설립된 각지의 의학 시설에서 새로운 의학을 배운 중국인들은, 비록 늦기는 하였지만 서양의 의학 수준을 따라가려고 힘을 기울였다.

돌아보면 고대 의학으로 성립된 중국 의학은 중세에 와서 형성되었고, 그것이 다시 계승되어 중국 의학이 되었다. 중국 의학은 수·당 때에 이르러 황금시대를 만들었으나, 신비적 색채가 농후하고 귀족적·특수적인 것이 되어 버렸다. 그러다가 송·금·원 시대에 이르러 유학의 발전에 의하여 사상적으로 다시 큰 변화를 일으켜, 심원한 학리를 갖게 된 반면 관념적이고 사변적인 공리공론에 빠지게 되었다. 중국 의학 전체를 통하여 볼 때 특수한 성격의 형성은 바로 이 시대에 이루어졌다고 보아야 할 것이다. 명·청의 의학은 앞 시대의 연장에 불과할 뿐이었고 중화민국의 의학은 그보다도 더 위축되었다. 세계사적 대전환에 의하여 중국에 서양 의학이 전하여지고 그것이 본격적으로 발전한 것은 적어도 19세기 이후의 일이다. 그리하여 서양 의학이 재래의 전통 의학과 병존하면서 근대에 이르게 되었는데, 청 말기에서부터 중화민국 초기에 이르는 사이에 중국 의학에는 그를 혼란케 하는 인자가 스며들게 되었다.

제9절 일본 의학: 에도 말기에서 메이지 중기 의학

편의상 대체로 에도 말기인 1800년에서부터 1897년까지를 19세기의 일본이라고 한다. 이 19세기는 서양 의학이 비약적으로 발전한 시대였으며 현대 의학의 모든 기반이 완전히 이루어진 때였다. 일본 의학은 서양 의학의 영향을 가장 일찍, 가장 많이 받았으며 서양 의학을 섭취하고 소화하는 데 전력을 다하였다. 그리하여 일본 의학은 스스로의 기초를 다지면서 역량을 길러 발전의 기틀을 구축하고 있었다. 정치적으로는 에도에 도쿠가와 막부의 봉건적 무단정치의 노쇠화가 점차 심해지다가 마침내 1867년 10월에는 완전히 붕괴되었고, 메이지 시대에 접어들면서 근대 자본주의 및 제국주의 사회 건설이 시작되었다. 그리하여 일본은 유럽의 사회체제와 거의 같은 수준까지 그 자신을 끌어 올렸다. 새 사회의 건설을 위하여서는 유럽 선진 문화의 이식은 불가피하였고, 또한 급선무였다. 일본은 특히 뒤떨어진 과학의 영역에 있어 한결 그의 필요성을 통감하여 선진국의 유능한 인사들을 많이 초빙하여 왔다. 그리하여 그들로부터 배워 익히는 한편 장래가 촉망되는 젊은이를 전국에서 뽑아 독일·프랑스·영국 등의 유럽 국가와 미국으로 보냈다. 그들이 돌아올 때의 수확은 컸다. 일본은 돌아온 이들에게는 유학하던 곳과 흡사한 연구 환경을 만들어 주었고, 연구비용도 우선적으로 할당하여 주었다. 그리하여 그들의 연구가 계속되도록 아낌없이 지원하고 격려하였던 것이다. 이것은 인문과학의 영역에서도 마찬가지였다. 이 속에서 일본 의학은 유럽 의학에서 영양소가 될 수 있는 것이라면 남김없이 빨아들였다. 그리하여 단시일 내에 유럽 의학 및 미국 의학을 모방하는 데 성공하였고, 한 걸음 더 나아가 서양 의학을 소화하게 되었다. 그리하여 일본화한 서양 의학이 수립되기에 이르렀고, 메이지 8년(1875)부터 메이지 30년(1897)까지 5명의 의학자들에 의하여 6건의 발견과 발명이 이루어졌다. 그것은 이시사카의 간디스토마 발견(1875), 나가이의 마황에서 에페드린 추출(1888), 기다사도의 파상풍균 순배양(1889)과 파상풍균 및 디프테리아균의 항독소발견(1891), 오가다의 인플루엔자균 확인과 그 전염경로의 규명(1896), 그리고 시가의 이질균 발견(1897)이었다. 일본에서 이러한 의학자들이 일찍이 배출되었고, 그들의 의학이 성공을 거두게 된 것은 무엇 때문이었을까?

우리나라의 의학과 문화가 일본에 건너갔다는 사실은 일본의 역사에 일본인의 손으로 뚜렷하게 적혀 있다. 그리고 더욱이 우리나라에도 왔던 홍모인이 탄 남만선이 일본에 갔고 같은 네덜란드인 선교사들이 일본에 갔는데도, 일본인은 우리나라보다도 또 중국보다도 먼저 동양적인 자기도취의 긴 잠에서 훨씬 일찍 깨어날 수 있었다. 그것이 무엇 때문이었는지는 지금이라도 알아 두어야 할 뜻 깊은 일이라 생각된다.[19]

---

19 저자는 이렇게 생각한다. 자연의 품속에서 직접 그 자연에 닿으며, 자연을 의식하고, 자연의 품을 떠나서는 자유로운 사색에 잠겨, 자연의 촉감, 자연의 관찰, 자연의 사색을 연결한 곳에 그리스의 위대한 문화가 건설되었으며, 자연의 품을 떠나 스스로 자유로운 사색을 포기하고 일률적인 테두리 안에서 할 일 없이 선인들의 권위에만 의지하며 전통의 굳은 껍질 속에서 안일을 탐내는 곳에는 문화의 몰락이 있는 법이다. 이의 좋은 예가 중세 문화이다. 그것은 그리스도교의 권위와 전통에 의지하여 스스로의 노력과 사색을 포기한 시대의 문화였다는 것이다. 그 문화는 몰락하였다. 이런 생각은 역사에 비추어 볼 때 어김이 없다. 그렇다면 우리의 역사 속에서도 이에 해당될 만한 시대는 없었을까? 있다고 해서 욕될 것도, 부끄러울 것도 없다. 우리는 알고

19세기의 일본 의학은 지볼트 시대, 번역의학 시대, 그리고 독일 의학의 수입 시대의 세 가지로 나누어 보기로 한다.

1. 지볼트 시대

네덜란드 의서의 번역서가 나오면서 네덜란드 의학에 대한 의가들의 동경과 열성은 대단하였다. 스기다 겐파쿠의 『해체신서』, 오오쓰기 겐타구의 『중정해체신서』 이외에 임상의서로는 우다가와 겐스이의 『서설내과선요』 또 그 밖에 『양의신서』·『화란국방』·『오액정요』·『내과선요』 등이 나왔고, 스기다 겐파쿠의 아들 스기다 겐코는 『안과신서』를 내어 서양 의학의 안과학을 수립하였다. 그러나 이러한 번역서의 출간을 너무 서둘러서, 여러 가지로 부족한 점도 있었다. 그러나 이러한 서적을 통해 일본 의사들은 서양의학을 접하였고, 또한 그것을 익히게 되었다. 그러나 그것은 실지로 임상의술에 이용될 만큼은 아니었다. 임상의술은 아직도 암중모색을 하는 형편이었다. 이처럼 목마른 때에 네덜란드의 의사 지볼트(1796~1866)가 일본에 건너왔다.

지볼트는 부르츠부르크 태생의 독일인이다. 그의 집안은 의사의 명문이었다. 조부는 부르츠부르크 대학의 초대 해부학 교수였고 외과의로도 유명하였으며, 아버지 역시 부르츠부르크 대학의 생리학 교수였으나 지볼트가 2살 때 작고하였다. 숙부는 유명한 산과의사였고 숙부의 아들은 유명한 동물학자이자 뮌헨 대학의 교수였다. 지볼트는 외가에서 자라 부르츠부르크 대학에 들어가 의학을 배웠고, 동물학과 식물학도 배웠다. 1820년에 대학을 졸업하고 의사가 되어 모교의 해부학 교수 돌링거에게 사숙하였다. 그 뒤 네덜란드로 이주하여 네덜란드령 인도에 근무하는 육군 군의관 소령으로 임관되어, 1822년 자바로 향하여 떠났다고 한다. 그는 일본 나가사키 상관商館의 의사가 되어 슈투틀러 총독을 따라 일본에 왔다. 그는 일본인을 가르치기 위하여 전기와 역학의 실험기구

넘어가야 하고, 알게 된 다음 앞으로의 역사는 그것을 되풀이하지 않게 하여야 한다는 교훈으로 삼으면 족하기 때문이다. 저자는 이런 뜻에서 중국 의사학과 일본 의사학을 우리나라의 의사학 앞 또는 뒤에 엮어 서로 비교케 하였다. 중국과 일본의 의사학은 19세기로서 그 끝을 맺게 된다. 이에 즈음하여 엄연하고 냉철한 역사적 사실 앞에 착잡하여지는 것은 비단 저자뿐만이 아닐 것이다. 여기에서 우리는 다시 가다듬고 정립하여 알뜰한 것으로 만들어, 후손에게 넘겨주어야 할 사명감 속에 우리의 손으로 역사를 만들어야 하는 것이다.

까지 준비하여 가지고 왔다고 한다. 나가사키의 데지마에 있는 네덜란드 상관에서 그는 요시오, 나라바야시 진상 등의 통역관의 집에 드나들면서 진료도 하였고 의학과 자연과학 강의도 하였다. 또 1824년 나가사키의 나루다키에 학숙을 열었다. 이때 많은 학생들이 모여들었는데, 그중에는 도스카 세이카이, 다카노 조에이, 고세이 산에이, 이토 게이스케 등 후일에 일본 의학의 지도자가 된 수재들도 있었다. 그의 제자인 비마 준소오, 오카 겐스케 등이 숙두(학숙의 책임자)가 되었다. 지볼트는 복수의 천자도 해 보였고, 종양수술이나 안과수술 등도 해 보이면서 가르쳤다. 1826년에는 상관장을 수행하여 에도에 가게 되어, 에도에 있던 네덜란드 학자 가스라가와 호슈우, 오스기 겐타쿠, 우다가와 요오앙 등을 만나 그들의 질의에 응하였고, 안과의인 하부 겐세키, 천문학자인 다카하시 사쿠자에몬, 탐험가인 모가미 도쿠나이 등과 두터운 친분을 맺게 되었다.

지볼트가 일본인 제자를 교육하는 방법은 특이하였다. 그는 제자들에게 여러 가지 테마를 주고 네덜란드어로 논문을 쓰게 하였다. 비마 준소오에게는 『가가와류의 산과학』을 초역케 하였고 타카 료세이에게는 『생리문답』과 『일본역병사』를, 다카노 조에이에게는 『차나무의 재배와 차의 제법』을 쓰게 하였다. 이렇게 하여 지볼트는 제자들을 가르치면서 제자들로부터 일본과 일본어를 배웠다. 지볼트는 저서를 읽어도 실물과 실기를 보지 못하면 안 된다고 말하면서 실물과 실기를 함께 보여주었다. 그의 박학다식은 일본인들에게 많은 것을 가르쳐 주었다. 그리하여 그는 일본 의학에 그의 거대한 발자취를 남기게 되었다. 그것은 물론 그의 의학에 의한 일이었으며, 더불어 기타 학문에 대한 해박한 지식과 인격 역시 작용하였다. 그런데 그에게는 또 빼놓을 수 없는 두 가지 요소가 있었다. 하나는 그 당시 일본의 젊은 의사들 사이에 요원의 불길처럼 일어났던 서양 의학에 대한 향학의 정열이었다. 그리고 다른 하나는 지볼트가 일본에 도착하기 반세기 이전에 이미 『해체신서』가 나왔고, 네덜란드어가 일본 각지에 상당히 보급되어 네덜란드어 지식을 가진 사람이 많이 있었기에 지볼트의 활동이 쉬웠다는 것이다. 1828년에 지볼트 사건이 일어났고 1830년에 그는 추방되었으나, 1859년에는 다시 일본에 돌아와 활약하였다. 이때 네덜란드 군의인 폼페(1829~1908)가 나가사키에 와 있었다.

폼페는 네덜란드의 2등 군의였는데, 에도 막부의 초청으로 1857년 8월에 나가사키에 와 있었다. 내외의 정세가 급박하여짐에 따라, 에도 막부가 해군의 훈련을 네덜란드에 의뢰하였기 때문에 폼페는 해군 소속의 군의로서 일본에 왔다. 그는 1857년 11월 12일부터 각 번에서 선발된 학생들에게 의학 강의를 시작하였다. 최초의 학생은 마쓰모도 료오중 이하 12명이었고, 학교는 나가사키 봉행소(행정관서)의 서역소西役所였다. 그는 해부·생리·병리·해부실습 그리고 임상지도까지 혼자 맡아 하였다. 당시 폼페의 나이는 28세였다. 체일 중 5년간이나 가르쳤고, 수료한 자에게는 수료증서를 주었다. 이 증서를 받은 사람은 133명에 이르렀고, 그중에는 오가다 이준·하시모도 셋세이·도스가 분카이·이케다 겐세이·사도오 쇼쥬우·나가요 센사이·이도오 겐파쿠 등 후일 일본 의학의 지도자들도 있었다. 그 당시의 학생들은 네덜란드어를 잘 몰랐고 통사(통역관)는 의학을 모르는 사람이었기 때문에 수업은 대단히 어려웠다. 하는 수 없이 실물 지시의 방법으로 가르치는 길밖에는 없었다. 1859년 8월에는 사형자의 시체를 해부하여 제1일에는 내장을, 제2일에는 신경과 혈관을, 제3일에는 뇌를 보이며 가르쳤다. 이러한 해부는 그 뒤에 두 번이나 더 하였다고 한다. 서역소의 의학 전습소傳習所는 그 뒤에 대촌정大村町으로 옮겨졌고, 폼페의 건의에 따라 소도향小島鄕에 연수용의 병원이 1861년에 설립되어 양생소養生所라 개칭하게 되었다. 이것이 일본에 있어서 서양식 병원의 최초였으며, 2층 목조 건물에 124개의 병상이 있었다 한다. 폼페는 많은 입원환자를 회진하였고, 학생은 교대로 붕대를 하여 주든가 처방을 쓰든가 또는 약품을 조제하든가 하였으며, 임상강의를 오후 3시부터 5시까지 하였다고 한다. 폼페가 본국으로 돌아간 뒤, 그 후임으로 바우드빈이 와서 양생소를 지도하였다. 이 양생소는 의학소로 개칭되었다가 다시 정득관精得舘으로 개칭되었으며, 1868년에는 나가사키 의학교가 되었는데 이것이 현재 나가사키 대학 의학부의 전신이다.

그 당시 일본에서는 물리학·화학·식물학 등의 자연과학 서적이 이미 출판되어 기초과학의 소지는 굳어 있었으며, 해부학에 이어 생리학이 등장하게 되었다. 다카노 조에이(1803~1950)의 『의원추요醫原樞要』가 바로 이것이었다.

다카노 조에이는 이와테 현 수택水澤 출신이었으며, 17세에 에도에 가서 요시다 쵸슈쿠 밑에서 네덜란드학을 배웠고, 다시 나가사키에 가서 지볼트 밑에서 네덜란드학을 많이 배웠다. 그 뒤에 에도에 가서 학문적인 활동을 벌이는 한편 『화란약사』와 『기기집성』 등을 저술하여 일본의 국방에 관심을 표시하였으며, 『몽물어夢物語』를 저술하여 양이론攘夷論이 불가하다고 곡박한 일로 막부의 분노를 사 투옥되었다. 옥살이를 하던 중에 옥에 불이 났다. 그때 탈옥하여 시코구로 피신하였으며, 그곳에서 병서의 번역을 계속하였다.

그 뒤 3년이 지나 다시 에도로 나와 사와 산바쿠라 개명하고 학문 활동을 하다가 막부 관리의 눈에 띄어 체포되기 직전에 자결하였다고 한다. 『의원추요』는 블루멘바흐와 로제 등의 생리학서를 그가 번역한 것이었다. 그는 생리학을 인체의 궁리라 하였고, "생리학의 목적은 인체의 형질, 제 기관의 주요한 작용을 상세히 설명하고, 그 활동이 영위되어 생명이 존속한다는 소이를 밝힌다."라고 하였다. 이것은 일본 최초의 생리학서였다.

다음으로 프랑스의 리슐랑의 생리학서를 역술한 것이 히로세 겐코의 『인신궁리』였다. 이 책은 생리학이 상당히 체계적으로 꾸며져 있었으며, 인체 제 기능을 다음과 같이 분류하고 있다.

형기形器기능: 음식소화, 양액養液흡수, 혈액순환, 폐장호흡, 제물諸物분비, 제기諸器영양

외식기능: 감각, 운동, 언어

파종기: 파종, 수태, 분만, 소아 흡유

히로세 겐코는 또 아돌프 에이페이의 생리학서를 번역하여 『화생역和生譯』이라고 이름하였다. 에이페이의 생리학서는 스위스 태생 독일인인 할러의 생리학을 기술한 것이었다. 화생역에서는 인체 기능을 다음과 같이 나누었다.

생활관능: 혈액순환, 폐장호흡 등

동물관능: 정신작용

자연관능: 음식소화, 유액 제조

파종관능: 생식작용

이 책이 나온 다음에 도오바야시 후상의 『생리진언』, 니이노미야 료오떼이의 『생리칙』 등이 출판되었고, 그 뒤부터 인신궁리를 생리학이라 부르게 되었다. 또 오가다 고오앙(1810~1863)은 『인신궁리소해小解』를, 시마무라 데이호는 『생리발몽生理發蒙』 14권을 저술하여 현대생리학에 연결하게 되었다.

병리학은 오가다 고오앙에 의하여 도입되었는데, 네덜란드학이 일본에 발을 붙이고 670년이 지난 1847년, 그는 *Allgemeine Pathologie*를 번역하여 『병리통론』이라는 제목

으로 출판하였다. 이 책은 처음에 우다가와 진세이가 저술에 착수하여 끝을 내지 못한 것을 그의 제자인 오가다 고오앙이 완성한 것이었다. 오가다 고오앙은 비중備中 족수足守 출신이었으며, 15세에 오사카에 나와 서양 의학을 배웠다. 22세 때에 에도에 가서 츠보이 세이겐, 우다가와 진세이 밑에서 네덜란드학을 배웠고, 다시 나가사끼에 가서 배워 오사카로 돌아와 개업을 하여 명성을 떨쳤다. 그가 만든 사숙인 적적숙適適塾에는 많은 제자들이 운집하였고, 이 사숙에서 허다한 영재들을 배출하였다. 나가요 센사이, 시마무라 데이호, 이케다 겐세이 등의 의가들 외에 병학자兵學者로서 유명한 오무라 마스지로, 외교관으로 활약하였던 모토노 모리미치, 요토리 게이스케, 경응의숙慶應義塾의 창립자인 후쿠자와 유키치와 등의 인재가 모두 이 적적숙 출신이었다.

1861년에 에도의 종두소는 서양의학소로 개칭되었고, 이도오 겐파쿠 등이 여기에 교수로 있었다. 1862년에 오가다 고오앙은 막부의 명에 의하여 에도로 나와 그 서양의학소의 소장이 되었다. 오가다 고오앙의 『병리통론』은 하르트만·리처란트·블루멘바흐·로제 등의 생리학서를 참고로 하였고, 후페란트·콘스브루흐·콘로디 등의 병리학을 찬집한 것이었다. 이 책의 내용은 생체가 자극을 받게 되면 저항을 나타나게 되고 모든 생활 기능은 전부 다 저항 그 자체이며, 역병이라는 것은 생체의 힘과 자극과의 사이에 상관관계로 일어나고 그 형태는 저항의 법칙에 따른다는 것이다.

이렇게 하여 일본에 기초의학이 이식되면서부터 그 기초가 다져졌고, 한편으로는 임상의학이 그 기초 위에서 점차 발전되어 나갔다.

2. 번역의학

내과학서로서 최초로 나온 것은 우다가와 기엥이 1747년 요하네스 데 고르테르의 내과서를 번역한 『서설내과선요』였다. 이 책에 논급된 것은 (1) 발생부위가 정하여 있지 않은 병, (2) 제 장기계질환, (3) 피부병이며, 열에는 Febrils라는 원어를 부기하여 페부리스라고 음독케 하고, 이 열은 계류열·간헐열·번체열 등으로 세분하였다. Cachexia를 갓겟기시아로 음독케 하였으며, 그 설명을 중국 의학 법식으로 하여 중국인의 소위 비위허손虛損·면색위황萎黃·사지태타怠惰·정신혼권昏捲·정의불료情意不了 등의 증이라 하였다. 또 Melancholia는 목구로고리아라 음독케 하였고, 담즙패흑敗黑이라 번역하였다. 이러한 역어는 매우 큰 어려움 속에 무리하게 이루어졌음을 추측케 한다. 그 후에 콘스브루흐, 아노톤 등의 내과서가 번역되었다. 콘스브루흐의 내과서는 고세키 산코가 기술한 것도 있었으며, 『태서내과집성』이라는 이름으로 출판되어 나왔다. 이렇게 하여 점차로 네덜란드류의 내과가 퍼지게 되었다.

내과의가 되자면 해부학·인신궁리학·만물궁리학(물리학)·본초학·사밀학(화학)·과독록급아(병리학) 등의 기초학을 배워야 하였다. 이도오 겐파쿠(1800~1871)는 나가사키에서 지볼트에게 배운 다음 에도에 돌아와 종두소 설립에 관여하는 한편, 비숍의 저서를 번역하여 『의료정시』라 하고 이를 1835년에 출판하였는데 앞에 나온 몇 가지 책보다는 더 정확하게 번역하였다고 한다. 1857년에 오가다 고앙은 후펠란트의 *Enchiridoion Medicum*(1836)을 번역하여 『부씨경험유훈』이라고 하고 이것을 출판하였다. 이런 번역으로써 거의 최고봉의 유럽 내과학서가 일본에 도입되었고 이로 인해 서양 의학이 급진적으로 보급되자, 한의들의 반대가 거세게 일어났다. 관의官醫로서 세력이 컸던 다키 게이상은 처음에는 서양 의학에 찬성하여 『내과선요』에는 서문까지 기고하였으나, 서양의 내과학이 점차로 우세해지자 질시하게 되었다. 그리하여 막부와 결탁하고, 1849년에는 네덜란드 내과의 금지령을 내리게 하였다. 1858년에 이 금령은 해제되었고 관의 마츠토모 준을 나가사키에 보내 폼페로부터 서양 의학을 배우게 하였으며, 1862년에는 이도오 겐파쿠와 하야시 겐카이가 네덜란드에 유학을 감으로써 서양류 내과는 점점 왕성하여져 갔다.

소아과학에 있어서는 로젠슈타인의 『소아과학』(1765)을 우다가와 진세이가 번역하였다. 이 책은 소아과학을 확립시켰으며 각국어로 많이 번역된 책이었다.

외과학에 있어서는 네덜란드류 외과학의 번역이 내과학보다 빨랐는데, 그 선구자는 나가사키의 통사 요시오 고오규오였다. 로렌츠 하이스터의 외과학서는 스기다 겐파쿠가 번역을 시작하였으나 완성을 보지 못하였다. 그리하여 오스기 겐타쿠가 번역을 완성하여, 1792년에 『양의신서』라는 제목으로 50권을 출판하였다. 이 책은 그의 제자인 사사기 주타구, 오스기 겐타쿠의 아들 오스기 겐강 등에 의하여 개정되었는데, 여기에는 수술기구의 도설이 증보되었다. 하나오카류의 치질수술 방법과 수술기구 등은 바로 이 책에 의거한 것이었다. 스기다 긴조오는 요셉 야콥 페닉의 외과학서를 번역하여 1829년에 『창과신선』이란 이름으로 출판하였는데, 이 책도 상당히 많이 보급되었다. 도스가 세이카이

(1799~1876)는 지볼트 밑에서 직접 외과를 배웠고, 이도오 겐파쿠·다카노 조에이 등과 더불어 당시에 유명한 네덜란드 학자였다. 그는 지볼트 사건에 연좌되어 다카노 초오에이와 함께 투옥되기도 하였으나 수개월 뒤에 사면되었고, 지볼트의 퇴거 후에는 네덜란드류 외과의 종가로서 많은 제자를 양성하였다.

사도오 다이냉(1804~1872)은 에도 태생이었으며, 아다치 쵸테이 문하에서 네덜란드 의학을 배웠다. 뒤에 다카노 조에이 밑에서 배우려 하였으나 여의치 않아 다시 나가사키에 가서 네덜란드에서 파견된 독일인 의사 아돌프 니만으로부터 외과를 배워, 좌창佐倉에 준텐도오를 열었다. 외과계에 속하는 안과학도 지볼트에 의하여 전하여졌는데, 안예安藝의 하부 겐세키(1768~1854), 아파阿波의 다카 료세이(1799~1846) 등이 지볼트에게 배워 안과의로서 그 이름을 남기었다.

스보이 세이겐은 1826년에 『진후대개』를 저술하였는데, 이것이 일본에 있어서 진단학의 최초였다. 이 책에는 시진·맥진·소변검사 등이 논급되어 있고 체온계로 온도를 측정한다는 것, 분비물의 화학적 검사를 한다는 것 등이 있었으나 흉부의 이학적 진단법에 대한 언급은 없었다.

아오기 슈우히스는 후펠란트의 저서를 번역하여 『찰병귀감』이라는 이름으로 출판하였는데, 이것도 진단학서였다. 1856년과 1857년에는 또한 후펠란트의 저서를 야마모도 지비가 번역하여 『부씨진단』이라는 이름으로 출판하였다. 이 책은 현대의 진단법과 거의 같은데 체질·유전·성별·연령 등 환자의 소질을 먼저 안 다음에 병의 진단에 들어간다는 것이었다. 병을 진단할 때 맥상·심계·호흡·혈액·소화기능 및 분비와 배출(간·요·타액), 정신과 신경 등을 검사한다는 것은 언급되었으나 현미경적 진단에 대한 언급은 빠져 있었다. 그런데 흉부의 이학적 진단방법도 간단하게나마 기술되었으며, 그 방법은 타진법과 청진법이었다. 후펠란트의 원저서가 나온 것은 1836년이고 라에네크가 청진법을 발명한 것은 1819년이므로, 그의 저서로 청진법과 타진법이 확실히 일본에 전하여졌다고는 말할 수 없다.

그러나 청진기는 1848년에 네덜란드 의사 모니케가 나가사키에 가져온 것을 통사 시나가와 바이조오가 모조하였고, 스기다 세이쿄오는 이것을 사용한 다음부터 1850년에 『청흉기용법개설』을 저술하였다. 따라서 소수의 의사들에 의해 이 청흉기가 사용되었을 것이라 추측할 수 있다. 라에네크가 청진기를 발명하고 29년이 지난 시점에는 유럽에서도 아직 보급이 되지 않았는데, 그것이 일본에서 사용되었다는 것은 서양 의학이 얼마나 빨리 일본에 이식되었는지 말해 준다.

중국에 종두법이 들어온 것은 1805년으로, 제너가 종두법을 발명한 10년 후의 일이다. 그 당시 중국에는 영국의 선교의가 1805년 6월에 『종두기법』을 저술하였고, 구희가 이 법을 더욱 열심히 연구하여, 1831년에 『인두략』을 저술하였다. 일본에 종두법이 도입된 것은 중국의 종두기법의 전래에서 시작되었다고 한다. 1841년에 이도오 게이스케는 이에 훈점訓點을 붙여 출판하였고 이후 몇 년이 지나 『인두략』이 수입되었으며, 1847년에는 이것이 재판되었고, 1849년에는 일어를 섞어서 『인두신법전서부록』으로 출판되었다. 이렇게 하여 제너의 종두법이 일본에 들어왔으나 종두의 두묘를 얻지 못하여 곤란을 겪었다. 1839년 네덜란드인이 우두장(종두묘)을 가지고 왔는데, 이것은 접종하여도 되지 않았다. 1841년에 네덜란드에서 직접 가져온 우두장으로 성공을 보았고, 1847년에 사가의 번주藩主 나베시마 칸소우는 그의 의사 나라바야시 소오겐에게 명하여 네덜란드에서 재차 우두장을 가져오게 하여 이를 접종하였으나 성공하지 못하였다. 1848년에 또 가져온 것도 무효였기에 1849년에 다시 네덜란드에서 그것을 가져왔는데, 이것은 유효하여 성공하였다. 번주인 나베시마 칸소우는 크게 기뻐하여 자기의 자녀에게 종두를 하였다는 것이다. 나라바야시 소오겐은 나가사키에 가서 우두묘를 얻어 에도의 토츠카 세이카이, 교토의 히노 테이사이에게 보내주었고, 1849년에 『종두소고』를 저술하였다. 일본의 종두법은 이 해부터 보급되었다. 그리하여 나라바야시 소오겐은 일본 종두법의 비조가 되었다. 종두법의 보급에 많은 역할을 한 것은 네덜란드류의 의가들이 일으킨 교토의 유신관, 오가다 고오앙 등이 일으킨 오오사카의 제두관, 이도오 겐파쿠 등 네덜란드류의 의가 80여 명이 설립한 에도의 종두소 등이다.

3. 독일 의학의 수입

에도 막부는 에도 천문대 속에 1825년에 번역국을 설치하였고, 오오스기 겐타쿠로 하여금 네덜란드 서적을 번역하게 하였다. 1856년에는 그 번역국을 확장하고 번서조소로 개칭하여 네덜란드 서적 번역 외에 네덜란드 서적의 교수소를 겸하게 하였으며, 스기다 세이쿄오·미노삭구 겐보·기와모도 고오밍 등을 교수로 하여 서양 과학의 수입에 힘썼다. 막부에 이러한 시설이 이루어지게 된 것은 우다가와 진세이의 문인인 츠보이 세이겐(1794~1848)·이도오 겐파쿠·도스카 세이카이의 3대 네덜란드학자, 그리고 츠보이 세이겐의 문인 미노사쿠 겐보·스기다 세이쿄오(스기다 겐파쿠의 손자)·오가다 고오앙·아오키 슈스케·구로가와 조오앙·히로세 겐쿄우 등 네덜란드학의 대가들이 나와 의료와 저술에 크게 힘을 기울였기 때문이었다. 그 당시에 막부가 이 시류의 대세에 순응하여 번서조소와 네덜란드의 교수소를 설치하고 그 운영에 힘을 기울였다는 것은 정말 대견스러운 일이었다. 이렇게 하여 에도를 중심으로 네덜란드학이 융성하기 시작하였다.

본래의 일본 의학은 중국에서 건너온 한방의학이었는데, 이제 한방의들은 네덜란드 의학의 발전을 방관만 할 수는 없게 되었다. 그리고 그 한방의의 아성은 다기가 주관하는 에도의 의학관이었다. 다기는 유명한 『의심방』의 편집자인 단바 야스노리의 자손이었다. 1765년에 막부의 허락을 얻어 에도 간다의 좌구간정佐久間町에 제수관이라는 사립 의학교를 설립하고 의사를 양성하던 중, 1791년에 경영권이 막부로 넘어가면서 의학관이라 개칭되었고 다기는 관장이 되었다. 다기는 한방의의 명맥을 지키고자 선조가 편집한 『의심방』을 간행하기 위하여 닌나지의 장본을 필사하였고, 또 교토의 나카라이가 소장하던 것도 이에 참여케 하여 1860년에 드디어 그 간행을 성취하였다. 이는 나날이 융성하여 가는 서양 의학에 대항하려는 것이었다. 그리하여 의학관을 중심으로 하는 한방의들이 크게 단결하여 막부 당국에 맹렬한 운동을 한 결과 1849년에 네덜란드 의학 금지령이 내려졌고, 의서의 출판은 의학관의 허가를 받게 되었다.

미국의 군함이 포화浦和에 와서 전쟁론이 일어나게 됨으로써 총상치료법에 관한 네덜란드의서의 번역이 급선무라는 논의가 오오스기 슌세이(1806~1862) 등에 의하여 강력히 주장되었다. 이 주장이 관철됨으로써 의학관의 허가 없이 의서 출판이 가능하여졌고, 드디어 네덜란드 의서 번역 금지령은 해제되었다. 여기에 막부의 장인 도쿠가와 이에사나의 병이 위독하여 한방의로서는 속수무책이었다. 이때 이도오 겐파쿠, 도스가 세이카이 두 네덜란드류 의사가 그의 치료를 공식적으로 맡게 되면서, 한방의는 완전히 서양의학에 압도 되었다. 이에 때를 맞추어 에도의 네덜란드의가 82명은 결사하여 서양 의학 연구를 진행시켰으며, 간다의 오다마가 이케에 종두소를 만들어 그들의 근거지로 삼았다. 이렇게 되어 다기 일파의 거점인 한방의들의 의학관과 서양 의학의 거점인 종두소가 같은 에도의 간다에서 서로 마주보면서 대립하게 되었다. 이 종두소는 그 중요성이 인정되어 1860년에 막부 직할이 되었고, 서양의학소로 개칭되었다. 그 내부에는 교수·해부·종두의 3부를 두고 다음 해에는 초대 두취(책임자) 오오스기 슌세이, 취체역에는 이도오 겐파쿠, 하야시 도오카이 등이 임명되었다. 1863년에 서양의학소는 의학소로 다시 개칭되었다. 이 개칭은 서양 의학이 이미 한방에 대립되는 의학의 일파가 아니라 의학 그 자체임을 뜻하였으며, 서양 의학의 우위를 그대로 나타내는 것이었다.

오랫동안 동요하여 온 일본의 정세는 1867년에 에도 막부 최후의 쇼군인 도쿠가와 요시노부가 정권을 일본 왕에게 돌려줌으로써 새 시대로 접어들게 되었다. 그래서 메이지 정부가 에도에 수립되었고, 에도는 도쿄로 개칭되었다. 그러나 국내의 격렬한 동요는 쉽게 가라앉지 않았다. 이런 상황 속에 의학소는 삿슈우와 조오슈우의 왕군이 에도에 입성함으로써 그 왕군에 인도되었고, 의학관은 폐쇄되어 의학소에 소속되었다.

1868년에 경응은 메이지로 개원되었고, 요코하마에 설치된 군진병원은 도쿄의 하곡으로 옮겨졌으며 의학소와 합쳐져 도쿄부 대병원이 되었고 오가다 고레요시(오가다 고오앙의 아들)가 취체역에 임명되었다. 오가다 고레요시는 폼페와 바우드빈에게 배웠으며, 뒤에 네덜란드에 유학하였다.

전란이 평정되고 메이지 정부의 기초가 완성되어, 왕정복고 아래 친정이 펼쳐졌다. 메이지 2년(1869) 각 부현府縣에 소학교가 설치되었고, 막부의 최고학부였던 창평교를 대학교라 개칭하였다. 여기에 의학교와 개성학교를 분국으로 하여 예속시켰다. 그리고 같은 해(1869) 사가번의 의사인 아이요시 지안(1835~1906)과 복정福井번의 의사인 이와사 즁(1835~1912)이 의학취조 어용괘로 임명되었고 그들은 네덜란드 선교사인 페르벡의 의견을 받아들여 독일 의학의 도입을 주장하였다. 메이지 정부는 곧 이를 받아들여 마침내 독일 의학을 도입하게 되었다.

의학교 겸 병원은 곧 대동학교가 되었고 사도오 쇼오주우가 초빙되어 대학박사가 되었으며, 많은 독일 의사가 초청되어 왔다. 또 많은 일본 유학생이 독일로 파견되었다. 이렇게 하여 일본 의학은 이로부터 제2차 세계대전 때까지 독일 의학 일변도가 되었다. 대동학교는 곧 도쿄의 본향으로 이전했고, 많은 변천을 지나 현재의 일본 도쿄제국대학 의학부가 되었다. 또 교토에 제국대학이 생겨 교토제국대학에도 의학부를 두었다. 그리하여 일본 의학 발전의 중심이 되었다. 영국인 윌리스(1837~1894)는 왕군을 위한 공이 컸으나 메이지 정부가 독일 의학을 도입하자 가고시마로 내려가 가고시마 의학교를 설립하였다.

메이지 이후에도 한방의는 있었다. 1874년까지도 한방의 8명이 있으면 서양의 2명이 있는 꼴이었다. 일본에서는 그 사이 각기병이 유행하여, 해마다 많은 청년들이 각기병을 앓았고 사망자도 적지 않았다. 그래서 1878년 일본 정부는 국립 각기병원을 만들고 입원 환자를 반으로 나누어 한방의와 서양의에게 각각 맡겼다. 여기에서 서양의는 압도적 패배를 당하였다. 그러나 시대의 흐름은 어찌할 수 없었던 모양이라, 메이지 28년(1895)에 일본 국회가 한방의의 존속을 금지하는 법령을 통과시킴으로써 중국으로부터 전래된 한방의의 긴 역사는 여기에서 종지부를 찍게 되었다. 이것은 19세기의 일본 의사학상에 중요한 사건의 하나였다.

제10절 한국 의학: 조선 말기와 일제하의 의학

1. 조선 말기 의학

조선 말기는 편의상 고종 원년(1864)에서부터 융희 4년(1910)까지로 한다.

흥선대원군 이하응은 고종 원년에서부터 10년간(1864~1873) 정치실권을 장악하고 개혁을 단행하였다. 그러면서 천주교 탄압과 서양 학문 금지 등 지나친 쇄국정책을 펼침으로써 병인양요(1866)와 신미양요(1871)가 일어나는 계기를 만들었다. 외환이 점점 고조되어 가는 중에 1873년에는 대원군도 드디어 실각하고 말았으며, 정권이 민비 일파로 넘어가면서 내우와 외환은 더욱 중첩되고 정국은 나날이 혼란 속에 빠져 들어갔다.

1875년의 일본 군함 운양호 사건으로 인하여 1876년에 일본 위주의 일방적이고 강제적이며 불평등한 병자수호조약(강화도조약)이 체결되었다. 이에 의하여 부산(1876)·원산(1880)·인천(1883)이 강제로 개항되었고 서울에는 공사관이, 각 개항지에는 영사관이 설치되어 일본인의 거류를 승인하게 되었다. 수호조약규칙 및 그 부칙과 통상 장정章程 등에서 이미 마련되어 있는 바와 같이 일본의 경제적 침략이 본격화되었다. 일본의 조선 침략 야욕이 노골화되면서 나라의 운명은 풍전등화처럼 위태롭게 되었다.

1882년 임오군란 뒤에 청·일의 개입, 1884년 갑신정변 뒤에 청·일·러시아·영국 등

열강의 침투, 1894년에 시작된 1·2차 동학군의 봉기와 같은 해의 청·일 전쟁, 1895년의 을미사변 등을 거치면서 조선은 극도로 쇠약해졌다. 1904년에 러·일 전쟁이 일어나고 1905년에 조선의 국토를 일본의 식민지로 만드는 을사늑약이 맺어졌으며, 1907년에 군대가 해산되었다. 또 1909년에 을유각서와 이용구의 합방의견서가, 1910년 8월 29일에는 데라우치와 이완용이 만든 합방안이 합방조약으로 발표됨으로써 조선왕조는 27세 519년으로 멸망하였고 우리는 조국을 잃어 버렸다. 엄밀히 말하여 경술국치 이후 우리는 모든 것을 다 잃어 버렸다. 의학도 그 속에서 사라져 버렸다.

조선 말기의 의학은 여전히 한방이 주류를 이루었고, 일본인이 거류하게 된 이후부터 서양 의학을 배워 익힌 일본 의학이 들어오게 되었다. 한편으로는 청나라의 상하이 및 광동 등지에서 서양 의학의 한역서가 들어왔고 영국·미국 등의 선교의사들에 의하여 서양 의학이 짐사로 들어오게 되었다. 갑오경장(1895)을 전후하여 서양 의학 병원이 설립되었고, 보건행정 및 의학 교육 제도 등은 서양 의학의 방식을 따르게 되었다. 이때 중국에서 전래된 전통적인 한방 의학을 배운 조선 의학이 있었음에도 불구하고, 서양 의학이 들어와도 아무런 대립도 반발도 없었다는 것은 오히려 신기한 일이었다. 하기야 이러한 현상은 청에 서양 의학이 들어왔을 때도 마찬가지였다. 청에 선교의사가 가져다주었던 서양의학이 아무런 저항 없이 받아들여졌다는 것은 청의 의학 즉 중국 의학이 극히 침체되고 있었기 때문이라고, 사가들은 평하고 있다. 이것은 조선 의학에 있어서도 마찬가지였을 것이다.

당시의 한방의로는 황도연(1807~1883) 그의 아들 황필수·이제마(?~1900)·이규준·최규헌 등을 들 수 있다. 독자적인 학설을 세운 것도 없고, 그들의 저서는 대체로 전래하여 온 의서나 방서 중에서 중요한 것을 뽑아서 편집한 것이었으며, 또 허준의 『동의보감』에서 뽑아 엮은 것도 적지 않았다.

황도연은 서울 무교동에 개원하여 명성이 있었다고 한다. 그는 『동의보감』이 권수가 많고 복잡하며 실용에 불편하다 하여 『부방편람』 14권(1855), 『의종손익』 12권(1868), 『의종손익부록』 1권(1868), 『의방활투』 1권(1869)을 편집하였다. 『부방편람』, 『의실손익』과 『의종손익』은 『동의보감』에서 흩어져 있는 처방들을 모아 보기 쉽게 한 것이며, 『의방활투』는 종래 사용하던 처방을 청나라 왕인암의 방식에 따라 상·중·하로 나누어 의방과 약방을 한꺼번에 볼 수 있게 하였다.

황필수는 『방약합편』 1권을 편집하였는데, 이것은 『의방활투』에 『손익본초』·『용약강령』 및 『구념금기』(10여 종)를 증보한 실용적인 책이다. 단, 이런 책에 수록한 의방들은 새로운 것이 아니며, 필요할 때 쉽게 찾아볼 수 있게 하였다는 것뿐이었다.

이제마는 『사상의설』(동의수야보원) 3권(1901)을 편찬하였으나 간행은 그의 문인들이 하였다. 이 책은 성명론·사단론·확충론·장부론·의원론·광제설·사상인변증론의 7편으로 나누어, 소위 사상의설을 논하였다.

이규준은 경북 영일군 동해면 수곡리에서 출생한 유학자였으며, 의학에도 능통하였다. 그의 저서로는 『의감중마』, 『황제소문절요』 및 『본초』가 있었는데 『의감중마』는 『동의보감』에서 발췌하여 엮은 것이다. 그 밖에 『부양론』, 『기혈론』 및 『신유양장변』이라는 것도 편찬하였다. 『황제소문절요』와 『본초』는 각각 그 원서를 초록하여 요약한 것이라 한다. 그리고 고종의 명에 의하여 『의방촬요』 1권(1906)을 찬집하였는데, 이 책 또한 독자적인 견해가 있는 것도 아니며, 종래의 의설과 처방을 간단하게 분류하여 정리한 데 지나지 않는다.

최규헌은 『소아의방』(1936)을 편술하였으나 이 책은 그의 사후에 유고를 간행한 것이라 한다. 이 책은 병증을 들어 원인과 증을 약술하고, 요법과 처방을 기록한 것이며, 실지 경험에 의하였다는 것 외에는 다른 특징은 없다고 한다.

그 당시의 의학은 몹시 침체하였고, 퇴보되었던 것만은 틀림이 없었다.

고종 초에 서양 의학의 한역서가 수입되어 경복궁에 있던 고종의 장서각인 집옥재의 도서목록에 수록된 것을 보면 『내과천휘』·『인두신서』·『이찰신법』·『화류지미』·『서의안과촬요』·『위생요지』·『전체도설』 각 1책과 『화학위생론』 2책, 『유문의학』 상·중·하 3권, 『전체통고』 12책, 『서의약석』 4권이 있었다. 또 지석영 소장 한역서의 목록에는 전술한 의서 외에 『서의전과전서』 6책·『의방휘편』 3책(청에서 간행된 것을 일본인이 다시 번역함)·『피부신편』 1책·『아과촬요』·『화학초계』·『부과정온도설』·『증산중인서약대성』 16책·『약품중서명목표』가 있었다고 한다. 이러한 서양 의학의 한역서들은 막연히 청으로부터 고종 초에 들어왔다는 것뿐이고 누가 언제 가져왔는지 확실하게 알 수 없으며, 또 이런 한역서들이 실지로 우리 의학에 어떠한 영향을 주었는지는 전혀 모른다. 그 당시의 정치적·사회적 상황으로 보아 어쩌면 관심 밖의 일이었을지도 모른다. 귀중한 책이라고 하니 들여와서는 궁궐 깊은 곳에 감추어 두었을지도 모른다. 물론 뜻 있는 일부 인사들,

특히 서양 문물과 서양 의학을 동경하던 몇몇 인사들에게 많은 자극이 되었을 것이다.

일본은 이미 우리나라에 대한 침략 야욕을 품었고, 그 첫 단계로 경제적 침투에 성공한 것은 1876년 병자수호조약 직후부터였다. 서울·부산·인천·원산에는 그들이 마음대로 날뛸 수 있는 발판이 단단하게 만들어졌다. 일본과 처음으로 의학관계를 맺은 것은 첫째, 임진왜란 때 일본이 약탈하여 갔던 『의방유취』의 원본이 아닌 축소 재판, 일본의 기다무라 족강이 저술한 한의서 『상한론소의』 10책과 『상한론육경절의』·『상한론답기』·『경방권형약기』·『월차약지』 각 1책, 『온지』·『다질휘전』 각 3책, 『금궤요략소의』 6책을 수호의 예물로 가져 왔다는 것이었고, 둘째, 서울에 일본관의원(1883)과 피병원(1886)이, 부산에 일본제생의원(1877)이, 원산에 생생병원(1880)이, 인천에 일본병원(1883)이 설립되었다. 또 그 외에 서울에는 후로시로 바이케이가 찬화의원(1886)을, 명동에는 세와키 도키오가 한성병원(연대 미상)을 각각 설립하였고, 지방에는 1894년에 목포와 진남포에 공립병원을 설치하였으며 일본 동인회의 활동으로 1905년에 대구와 평양에 동인의원을 설립하였고 1906년에 서울 용산에 용산 동인의원을 설치하였다. 또 평양에는 1898년에 벌써 일본인 의사의 개원이 있었다고 하니, 각처의 일본인 거류지에 일본인 의사의 개원이 있었으리라고 추측된다.

찬화의원은 1896년에 관립 의학교가 되었고 1898년에 종두의를 그곳에서 양성하였으며, 『종두신서』를 출판하였다. 한성병원은 1903년에 공립 한성병원으로 개칭되었고 당시 한국의 관원들이 많이 이용하였다.

일본 동인회의 의료 활동은, 1903년 일본과 러시아 사이에 전운이 짙어지자 당시 경부철도 부설공사를 시작하였던 철도부설회사의 위촉으로 동인회가 각 철도부설 예정 지역에 철도 촉탁의를 파견 배치함으로써 시작되었다. 한편으로는 경찰 고문의도 파견되었다. 이렇게 하여 각지의 일본 거류민을 비롯하여 일반 주민의 공중위생 및 일반 의료 사업을 하게 되었다. 대구 동인의원은 처음 내과·외과·안과·산부인과 등의 각과를 두었고, 외래와 입원환자를 진료하는 한편 의사·간호사·조산원도 양성하였다. 그러던 중 1910년 9월 7일에 관립 대구자혜의원으로 흡수 개칭되었고(한국통감부고시 제208호에 의거), 동년 9월 30일에 경상북도 자혜의원으로 다시 바뀌었으며(왜정 조선총독부 지방제 발포에 의거), 1912년 5월 11일에 경상북도 대구의원으로 개칭되면서 대구의학강습소가 생겼는데 이것이 현 경북대학교 의과대학의 전신이었다. 1928년에 4년제 대구의학전문학교(대구의전)가 되었다. 평양 동인의원은 외래와 입원 환자를 진료하였으며, 한편으로는 의사와 간호사 양성소도 만들었으나 졸업생은 내지 못하였고, 모집한 학생들은 당시 서울의 의학강습소로 전학시켰다. 용산 동인의원은 주로 철도에 종사하는 직원 및 그들의 가족을 치료하는 철도병원의 역할을 하였는데, 그 뒤 용산철도병원이 되었다.

이처럼 서양의학은 일본을 통하여 일본 의학으로서 망국의 국운 속에 이 땅에 흘러 들어온 것이었다. 그것은 조선이 필요해서 얻은 것이 아니라 일본이 필요했기에 그들이 스스로 가져온 것이었다.

선교의학

서양 각국과의 수호통상조약을 1882년에 미국과, 1883년에 영국 및 독일과, 1884년에 이탈리아 및 러시아와, 1886년에 프랑스와 맺게 됨으로써 각국과의 통교가 시작되었고 우리나라에 각국의 공사관이 설치되었다. 그리스도교 선교회로부터는 선교사와 선교의사들이 들어와 의료 사업을 통한 선교활동이 시작되었다. 이런 의료 사업을 가장 빨리 시작한 사람들은 미국 신교파 교회에 소속된 의사들이었다. 이것은 서양 의학이 이 땅에 들어온 또 다른 하나의 길이었다.

갑신정변(1884) 때 미국인 선교사 알렌(1858~1932)은 자객의 습격을 받고 심한 부상을 당한 보수파의 금위대장 민영익을 치료함으로써 서양 의술의 신기함과 서양 의학의 위력을 알렸고, 또 서양 의학 지식을 우리에게 직접 알리는 데도 큰 도움을 주게 되었다. 알렌은 미국 북장로교회의 선교의사로서 청에 와서 상하이와 난징 등지에서 의료 사업을 하다가, 1884년 9월 서울에 와서 외국공사단 의사로 위촉되었다. 당시까지도 그리스도교는 금지되어 있었기 때문에, 알렌은 선교의로서 활동하지는 못하고 공사관 소속의 의사로만 행세하였다. 갑신정변이 일어나던 날 밤, 우정국 낙성연(준공식)에 참석한 민영익이 옆집에 불을 끄러 나가던 중 자객의 습격으로 치명적인 부상을 입고 쓰러졌다. 당시 외무협변이었던 독일인 묄렌드로프가 이것을 보고 민영익을 자기의 공관으로 데리고 가, 알렌에게 응급왕진을 요청하였던 것이다. 그리하여 알렌의 치료가 시작되었다. 또 갑신정변이 일어난 3일 뒤에 일본군과 청군이 충돌하여 청군 100여 명이 부상을 입었는데, 이것도 알렌의 치료로 크게 효과를 보았다. 그리하여 알렌의 명성이 서울 장안에 퍼져 자자하였다. 알렌은 훌륭한 의사이면서 종교적 신념이 강한 신사였다. 그 뒤에 알렌은 곧 궁정의 전의를 겸하게 되었고, 그에 의하여 그리스도교가 해금되었다.

알렌은 미국 공사와 함께, 고종에게 혜민원과 활인원을 폐지하고 그 양원에 쓰이던 경비로 왕립병원인 광혜원을 설치토록 건의하였다. 이 건의가 받아들여져서 1885년 2월 29일(양력 4월 10일) 한성 제동 이윤용의 주택(현 창덕여고 기숙사 자리)에 왕립병원인 광혜원이 설치되었다. 알렌은 통리교섭통상아문이란 벼슬을 받아 그 사무를 전담하게 되었다. 그리고 소용되는 약품과 의료 기재는 국비로써 미국에서 구입케 하였고, 알렌은 의료 업무는 물론 학생을 뽑아 서양 의학을 학습시키는 일도 맡았다. 광혜원이 진료를 시작한 뒤 환자 수는 날마다 증가하여 1일 최고 260여 명, 1년에 만여 명이나 되었다고 한다. 광혜원은 1885년 3월에 이름을 제중원이라고 개칭하였으며, 환자가 불어남에 따라 알렌의 청으로 1885년 5월에 미국 감리교파의 선교의 스크랜튼이 오게 되었다. 또 동년 6월에 미국 북장로교회의 선교의 헤론이 내한하여 스크랜튼과 교체되어 알렌과 같이 근무하였다. 1886년에 미국 북장로교회로부터 여자 선교의 엘리스가 와 제중원에 신설된 부인부를 담당하게 되었고, 한편으로 왕실의 왕녀와 부인들을 진료하게 되었다. 이러한 공로로 알렌과 엘리스에게는 1886년 5월에 왕립제중원 별단에 의하여 당상관 통정대부(정3품)의 벼슬을 각각 주었고, 동년 9월에는 알렌에게 종2품 가선대부를, 1887년 11월에는 정2품 자헌대부를 주었으며 엘리스에게 정2품 정경부인의 벼슬을 주었다. 제중원은 점점 불어나는 환자 수로 인하여 1887년에 한성 남쪽 동현(현 을지로)에 있는 홍영식의 주택으로 옮겼다. 알렌은 1887년에 워싱턴 한국공사관 주재고문으로 전출되어 귀국하였고, 제중원은 헤론이 맡아보았다. 엘리스는 1887년에 벙커 교수와 결혼하여 1888년에 귀국하였다. 엘리스의 뒤를 이어 여의사인 호턴이 내한하여 부인부를 맡아보면서 왕비의 진료도 하였다. 그는 1890년 언더우드와 결혼하였는데, 그 뒤로도 제중원에 계속 근무하였다.

1890년 7월 10일에 알렌은 미국 북장로교회 선교부의 위촉으로 다시 내한하였고, 제중원을 맡아보던 헤론은 동년 7월 26일에 이질로 사망하였다. 알렌은 동년 10월에 미국 공사관 서기관으로 총영사의 대리직을 맡게 되어 의료에 전념할 수 없게 되었기 때문에, 당시 한국에 파견되었던 캐나다 토론토 대학의 그리스도교 청년회 의사인 빅톤에게 제중원을 보게 하였다. 제중원은 재정의 궁핍으로 경영난에 빠져 있었는데, 당시의 국가 재정은 말이 아니었다. 이때 북장로교회 선교본부에서는 토론토 대학 의과대학의 젊은 교수인 아비슨 (1860~1956)을 보내었는데, 그가 서울에 도착한 것은 고종 30년(1893) 7월이었다. 그리하여 아비슨은 제중원을 맡아보면서 왕실의 촉탁의도 겸하였으며, 한편 종교사업도 열심히 하였다. 1895년에는 아비슨과 여의사인 호턴(언더우드 부인)에게 각각 상금 300불과 상품이 하사되었다. 이에 앞서 1886년 3월 29일에 의학 교육을 실시하기 위하여 경쟁시험으로 16명의 학생을 선발하였는데, 이에 관여한 인사들은 알렌 부인·헤론 부인·언더우드 부인이었다. 먼저 영어를 속성으로 가르치면서 기초 과목인 물리·화학을 가르쳐 4개월간 예과생으로 교육한 뒤에 그중에서 12명을 선발하여 본과생으로 교육했다. 이렇게 하여 점차 의학교를 만들게 되었다.

1894년 5월에 청·일 전쟁이 일어났고 그해 6월에는 갑오경장이 일어났으며, 또 관제의 대개혁이 단행되었다. 내무아문에 위생국을 두었고, 전염병 예방과 의약 및 종두 등을 맡아 하게 하였으나 정부 재정의 파탄으로 제중원의 운영이 어렵게 되어 마침내 폐지되었다. 그리하여 제중원은 왕립에서 떨어져 나와 선교회로 넘어가게 되었고, 1894년에 선교회의 사업으로서 제중원이 다시 조직되었다. 1895년에 이 사업의 재정 책임자인 여의사 휘팅과 간호 사업을 담당할 자콥슨이 내한하여 돕게 됨으로써, 제중원은 아비슨에 의하여 새로운 면모로 새 출발을 하게 되었다. 아비슨은 제중원의 경영에 심혈을 기울였다. 당시 우리나라 사람들의 서양 의학에 대한 관심과 신뢰는 점점 높아갔다. 1889년에 드디어 제중원 의학교가 설립되었고, 학생을 모집하여 교육을 시작하였다. 1900년에 아비슨은 휴가로 귀국하였는데, 때마침 뉴욕에서 열린 만국선교사회에 참석하여 한국에 병원과 의학교를 신설할 필요성이 있다는 제안을 하였다. 우연히 그 회의에 함께 참석하였던 오하이오 주의 세브란스가 아비슨의 제의에 찬동하고 전후 2차에 걸쳐 1만 5000불의 거금을 희사하였다. 1902년에 현 남대문 밖 도동에 터를 잡아 병원을 건축하였고, 1904년 9월 3일에 제중원을 이곳으로 옮겨오면서 세브란스 병원이라 개칭하고 제중원 의학교는 세브란스 의학교로 이름을 바꾸었다. 이 세브란스 의학교는 현재 연세대학교 의과대학의 전신이다.

서양 의학은 이렇게 하여 우리나라에 들어왔다. 그중에서 뚜렷하고 떳떳하게 들어온 서양 의학이라면 왕립병원인 광혜원을 출발점으로 하여 제중원(학교)을 거쳐 세브란스 병원(학교)에 이르렀던 미국 의학이다. 서양의학이 우리 의학의 발전에 기여한 지대한 공적은 말할 것도 없으나, 알렌과 아비슨 두 의사야말로 서양 의학을 우리에게 직접 전하고 가르쳐 주었으며 널리 퍼지게 하여 준 공로자인 동시에 은인이다. 세브란스 병원은 당시 우리나라에서는 최초의 오직 하나뿐인 완비된 현대식 병원이었다. 이 병원은 전국의 모든 신교파들의 선교를 목적으로 한 의료 사업의 중추역할을 했음은 물론이고 우리나라에 들어온 서양 의학의 근원지였다.

1899년(광무 3년)에 제중원 의학교에서 의학 교육이 시작되었고, 아비슨 박사는 웰스 박사(1895년에 서울 도착), 샤록스 박사(북장로교회 선교의, 1901년에 서울 도착)와 함께 학생들을 가르치기 위한 교과서를 만들었다. 먼저 헨리 그레이의 『해부학』(1859년판)을 번역하였고, 다음에 화학·생리학·약물학·세균학·위생학을 번역하였다. 그 뒤 세브란스는 헐스트 박사(1908년에 서울 도착)를 보내 주었다. 그리하여 결국 아비슨·웰스·샤록스·헐스트 이 4인의 박사가 힘을 합하여 제1회 졸업생을 내었다. 1908년 6월에 제1회 졸업생 김필순 등 6명이 배출되었다. 이와 함께 간호사와 조산원의 양성도 시작하였다. 1903년 감리교회의 부인 외국 전도회에서 온 에드먼즈, 북장로교 선교구에서 온 실즈 두 간호사가 감리교파의 부인병원과 세브란스 병원에서 각각 한 사람씩 골라 간호학을 가르쳤다. 또 한편으로는 수술실의 일을 맡아 할 수 있는 5명의 여자를 뽑아 간호사의 제복과 제모를 주고 간호사로 양성하였다. 그리하여 1910년에 김배세 등 제1회 간호사 졸업생을 정식으로 내게 되었다. 1909년 7월에는 정식으로 사립 세브란스 의학교의 인가를 받게 되었다. 세브란스 병원의 경영은 미국 북장로회 단독으로 하여 왔는데, 1908년에는 다른 교파들도 협력하게 되어 영국의 성공회에서 위어, 북감리교파에서 폴웰, 남감리교에서 레이드 3인의 박사가 새로 와서 취임하였다. 1909년에는 한국연합선교협회로부터 선교사들의 봉급을 포함한 재정 원조를 받아 학교와 병원을 확장하였다. 그렇게 하던 중에 각 교파들의 협력이 잘 되지 않아, 1912년에 5교파가 다시 연합하게 되어 7명의 교수를 보내 와 사립 세브란스 연합 의학교가 되었다. 그 뒤에 다시 북장로회·감리교회·남감리교회·남장로회·캐나다 장로회·호주장로회 등의 교파가 협력하게 되었다.

그 당시에 그리스도교 각 교파들의 의료 사업 활동이 현저하였다. 미국 북감리교파의 선교의인 스크랜튼은 1885년에 내한하여 한때 알렌을 도와 제중원에서 환자를 진료한 일도 있으나, 그곳에서 나온 뒤에는 서울 종로의 자택과 정동에 사설 진료소(1886)를 만들어 환자를 진료하였다. 그는 자기 교파의 여의사인 하워드와 함께 부인병원을 종로에 설립하여 진료하던 중, 몸이 약해져서 1887년에 귀국하였다. 1890년에 같은 교파의 여자 선교의인 로제타 쉐우드가 내한하여 스크랜튼의 사업을 이어받았다. 같은 해 감리교 선교부에서 선교의 맥길을 보내와 남대문 안 상동과 종로에 부인병원 분원을 만들어 진료케 하였다. 또 스크랜튼은 귀국 시 정동의 의원을 영국성공회 선교의인 와일즈에게 넘겨주었다. 이 부인병원과 정동의원은 유명하였으며, 대상 환자는 주로 가난한 사람들이었다. 그 뒤에 또 선교의인 홀과 유스티드 등이 내한하여 많은 의료 활동을 하였다. 영국 성공회에서는 와일즈로 하여금 정동의원 이외에 또 서울 남부 낙동에 성 마테 병원을 설립케 하였으며, 선교의인 볼독과 카텔린 및 알렌 등을 보내어 진료 활동을 하도록 하였고 뒤에 카텔린과 알렌으로 하여금 성 베드로 병원을 세워 진료케 하였다.

지방 각지에서도 선교의의 활동은 대단하였는데, 인천에서는 영국 성공회의 선교의 랜디스가 성누가병원(1890)을 만들어 진료하였다. 랜디스는 펜실베이니아 출신의 젊은 의사로서, 처음에는 인천의 자택에서 환자를 진료하면서 의료 전도를 하였고 외국 거류민의 진료도 하였다. 인천 근해에서 패한 청의 부상병을 잘 치료한 공로로 청 황제로부터 쌍용훈장도 받았으며, 1892년에는 고아를 위하여 작은 학교도 만들었고 저술도 하였다. 그는 1898년 4월에 인천에서 장티푸스에 걸리어 애석하게도 요절하였고, 그의 병원은 인계자가 없어서 폐쇄되었다. 개성에서는 남감리교파에 속하는 선교의들의 활동이 활발했다. 1907년에 설립된 남성병원(아이비 기념 병원)을 중심으로 선교의 레이드 등의 의료 활동이 있었다. 남성병원은 개성에서 병원설립기금을 모으던 중 아이비가 건축비 5000불을 희사하여 만들었다고 한다. 충남 공주에서는 미국 북감리교파의 선교의 버스커크가, 충북 청주에서는 북장로교파의 선교의 널 부처와 퍼비앙스 등이 의료와 전도 활동을 하였다. 청주의 던컨 기념 병원은 1901년 4월에 설립되었으며, 북장로교파의 의료 전도 활동의 중심이었다. 전남·전북은 남장로교파의 활동 지역이었는데, 전북 군산에서는 1897년에 다니엘스가, 전주에서는 1899년에 인골드가 의료를 벌였고 전남 광주에서는 놀란이, 목포에서는 포시트가 전북과 거의 동시에 의료 활동을 하였다. 경북 대구에서는 미국 북장로교파의 선교의 존슨에 의하여 1897년에 진료소가 만들어졌고 1906년에 병원이 신축되었으며, 1910년에는 선교의 플레처에 의하여 그 병원이 운영되었다. 이는 현재 대구 계명대학교 의과대학 동산의료원의 전신이었다. 경북 안동에는 플레처가 1909년에 병원을 세워 같은 교파의 선교의 스미스에게 넘겨주었고 1914년에는 코넬리우스 베이커 기념 병원이 되어 확장되었는데, 이는 현재 안동 성소병원의 전신이었다.

경남 부산도 미국 북장로교파의 활동 지역이었는데, 1891년에 선교의 브라운 부처에 의하여 의료 사업이 시작되어 1893년에 같은 교파의 선교의 어빈에게 넘겨졌다. 어빈은 병실 부족으로 외과환자는 받지 않았으나 많은 환자를 진료하였으며, 또 1904년에 전킨 기념 병원을 신축하였다. 이 병원은 규모는 작았으나 현대시설을 갖춘 유명한 병원이었으며, 의료와 선교활동의 중심이었다 한다. 진주에는 오스트리아 장로교회파의 선교의인 커렐이 1902년에 처음으로 와서 1904년에 의료와 선교를 하였고, 페턴 기념 병원(진주 배돈 병원)을 세워 진료를 하였다. 강원도 춘천에서는 미국 남장로교파의 선교의 메이스가 1910년에 의료 사업을 시작하였고, 다음에 보우먼에게 넘겨주었다. 황해도는 미국의 북장로교회와 북감리교회가 같이 진료와 전도를 한 곳으로 해주는 미국 북감리교회의 선교의 노턴이, 재령에서는 미국 북장로교회의 선교의 화이팅이 1906년에 진료를 시작하였다. 평남 평양은 미국 북감리교회와 북장로교파의 활동 지역이었으며, 또한 의료와 전도의 중심지였다. 북감리교파의 선교의 홀 부처가 1892년부터 의료와 전도활동을 해 오던 중 홀은 1895년에 별세하고, 그의 부인 로제타 홀(로제타 쉐우드)은 1894년에 부인진료소를 만들었으나 이는 일본과 청의 전쟁으로 폐지되었다. 로제타 홀은 부군이 별세한 후 잠시 귀국하였으나 1898년에 다시 내한, 평양에 와서 부인진료소를 열어 진료를 하면서 북장로교파의 선교의 웰과 협력하여 1905년에 캐롤라인 라드 기념 병원을 신축하여 의료 사업에 한결 더 힘을 기울였다. 이에 앞서 그는 부군 홀의 유산으로 부녀자 교육에도 힘을 기울였다. 그는 일찍이 박 부인Esther Kim Pak을 미국에 보내, 볼티모어 존스 홉킨스 대학의 의과대학을 졸업하고 귀국케 하여 자기의 병원에 근무케 하였다. 또 그는 여의사들의 교육과 간호사 양성에도 힘을 썼다. 이처럼 로제타 홀은 의사로서뿐만 아니라 인도주의자로서도 많은 존경을 받았으며, 한국이름으로 허홀 부인이라 불리었다. 평북 선천과 강계는 북장로교파의 활동 지역이었는데, 선천에서는 1901년 선교의 새록스 부처가 처음 왔고 1906년에 약국과 병원을 개설하여 진료를 하였다. 또 강계에서는 1909년에 선교의 밀스와 플레처 등이, 1911년에는 비거 등이 의료를 시작하였으며 동년 2월에 케네오이 병원을 신설하여 더욱 활발한 진료를 하게 되었다. 함남 원산은 주로 미국의 남·북감리교파에서 의료 사업을 맡아 왔는데, 선교의는 맥길과 하디였다. 맥길은 1896년에 의료 사업을 벌였으며 1900년에는 캐나다 장로교파의 선교의 그리어슨이 원산에 와서 자택에서 진료하였다. 1901년에 그는 성진에 가서 병원을 만들고 진료를 강화하였다. 함홍은 장로교파의 지역이었고 1900년 이후 원산에 있던 그리어슨에 의하여 의료가 시작되었으며, 함북의 성진과 회령의 의료도 역시 그리어슨에 의하여 이루어졌다.

가톨릭교의 의료 사업은 순조·철종 때부터 시작되었는데, 사업은 주로 약국 설치와 고아 구호 사업이었다. 가톨릭은 신교파가 하는 전도 사업으로서의 의료 사업에 소극적이었으며, 주로 고아 구호 및 복음 전도와 자선 육영 사업을 하였다. 그리고 때로는 시약소를 만들기도 하였다. 하나의 예로 서울에 명동성당을 만들고 그 안에 성 바울 수녀원을 지어 수녀 교육을 하였으며, 부대사업으로 보육원과 시약소를 만들었다. 이 시약소는 현재의 가톨릭 의과대학 부속 성모병원의 전신이었다.

구라 사업은 오직 신교의 각 교파들에 의하여 전개되었는데, 부산에서는 미국의 북장로교회의 선교의 어빙과 빅톤 그리고 스미스 목사에 의하여 1904년에 시작되었다. 그 뒤 1907년에 영국의 인도-극동 구라 전도회로부터 재정 원조를 받아 1909년 11월에 부산 적기 반도에 나병원을 설립하고 1910년부터 환자를 수용하였다. 1914년에는 호주의 북장로교가 이에 가입하여 협조하게 되었다. 대구에는 1909년에 북장로교파의 선교의 플레처가 남산동의 작은 한옥에서 나환자를 치료하기 시작하였고, 영국의 인도-극동 구라 전도회의 재정 원조로 1915년 내당동에 애락원이라는 나요양소를 만들었다. 이는 현재 대구애락보건병원의 전신이었다. 광주에서는 1905년에 미국 남장로교회의 자금과 벨 목사 부처, 선교의 오웬 부처의 노력에 의하여 나요양소를 설치하고 애양원이라 하였다. 이 애양원은 규모가 커지자 여수로 옮겨 여수 애양원이 되었다.

그 당시 우리나라의 서양 의학은 일본인을 통하여 들어온 갈래와, 미국인을 주로 한 구미 사람들을 통하여 들어온 또 다른 갈래의 양자가 있었다.

1879년 6월에 콜레라가 유행하자, 일본국 관리관 마에다 겐키치가 동래부사 윤치화에게 소독소와 피병원을 만들 것을 제안하였다. 윤치화는 이 안을 받아들여 부산 영도에 이를 만들었다. 이것이 최초의 서양 의학 방법에 의한 소독과 예방이었다. 1895년 6월에 또 다시 경향 각지에 콜레라의 대유행이 있어 내부령 제4호 호열자병 소독규칙(1895. 6. 10.)과 제5호 호열자예방과 소독집행규칙(1895. 6. 10.)이 나왔고, 서양 의학 방법에 의한 소독과 예방은 더욱 구체화되었다.

1879년 10월 지석영은 부산에 내려가 일본인 의원인 제생의원에서 2개월간 머물면서 일본인 원장인 마츠사기 유스루와 일본해군 소군의인 도스카 세키세이로부터 종두법을 배우고 서울로 돌아올 때 종묘 3병(병 안에는 5개의 모관이 들어 있었음)과 종두 2개를 얻어 가지고 왔다. 그는 12월 하순 무렵 처의 고향인 충주군 덕산면에서 40여 명에게 종두를 시행하였는데, 이것이 그의 최초의 종두시술이었다. 지석영은 그다음 해 정월 중순에 서울로 돌아와 부산 제생의원에서 보내 준 종두를 많은 아이들에게 접종하여 주었다. 그런데 종두를 구하기가 여의치 않았기에 그는 종두 제조법을 배우려 도일하여, 도쿄에서 일본 내무부 소속인 위생국 우두종계소장 기쿠지 고아앙에게 그것을 배웠다. 그리고 귀국하여 우두 보급에 종사하면서 서양 의학을 배우기 시작하였다. 그는 한때 항일운동으로 체포될 뻔도 하였으나 다행히 잘 피하여 화를 면하였고, 정국의 형세가 일변하자 다시 서울로 올라왔다. 1882년 9월에 그는 전라도 어사 박영교의 요청으로 전주에 내려가 전주 역내에 우두국을 만들어 우두를 접종하였고, 한편으로 도내 각 군에서 사람을 뽑아 종두법을 가르쳤다. 또 1883년에는 충청도 어사 이용호의 요청으로 공주에 내려가서, 역시 전주에서 하던 일을 되풀이하였다. 이로써 전라·충청의 양 도에 처음으로 우두접종을 하게 되었다. 1885년에 그는 오랫동안 경험한 것을 모아 『우두신설』 상·하 2권을 저술하였는데, 이것이 우리나라에서는 최초로 나온 종두에 관한 서적이었다. 이 책에는 제너의 우두종법의 발견에서부터 우두종법의 한역서의 소개와 우두의 접종방법 및 치료, 두묘의 제조법과 종우의 사육법 등이 간단하게 기술되어 있다. 그해 9월부터 그는 전라도 우두 교수관으로서 종두 보급을 위하여 전라도 지방을 순회 시술하였는데, 그러던 중 1887년에 박영효 사건에 연좌되어 전라도 강진군 신지도에 유배되었다. 그는 유배지에서도 종두의 시술과 그 방법을 쉬지 않고 가르쳤다고 한다. 1892년에 혐의가 풀리자 그는 다시 서울로 돌아왔고, 1893년에 교동에 우두보영당을 만들어 많은 소아들에게 우두를 접종하여 주었다. 그리하여 지석영을 한국의 제너라고 부르게 되었다.

갑오경장 이후의 의사醫事 제도를 보면 내부(내무부) 소관으로 위생국(과)을 두어 이 밑에 보건·의무의 양과를 두었고, 뒤에 1과를 더 신설하여 위생시험소를 두었다. 위생시험소의 업무는 두묘 제조, 세균 검사, 혈청제조, 음식물·식기 등의 화학적 검사로 구분되었다. 병원 직제로는 제중원·내부병원·광제원·대한의원·자혜의원·순화의원·대한적십자병원 등의 직제가 있었다. 군부 소관으로서는 의무국이 있었고 이 밑에 1~2과를 두기도 하였으며, 그 밖에 육군 위생원이 있었다. 군의관은 군의관보, 3등·2등·1등 군의, 3등·2등·1등 군의장, 그 위에 군의총제가 있었다. 궁내부 소관에는 내의원·전의사·태의원·시종원 등이 있었다. 의학 교육 제도에 있어서 서양 의학의 정식 교육은 관립 의학교와 제중원 의학교에서 하게 되어 있다.

관립 의학교에 앞서 1895년 11월에 내부 소관으로 종두의 양성소 규정을 만들어 종두전문의를 양성한 바도 있다. 관립 의학교는 1899년 3월 28일에 칙령 제7호에 따라 의학교관제로 발포하였으며 수업연한을 3년, 학부(교육부) 직할로 하였다. 직제는 학교장 1명(주임)·교관 3명 이하(주임 또는 판임)·서기 1명(판임)으로 되었다. 동년 7월 7일 학부령 제9호로 의학교 규칙이 발포되었으며, 학과 및 과정은 동물·식물·화학·물리·해부·생리·약물·내과·외과·안과 및 부영·위생·법의·종두·체조였다. 그 당시의 의학교는 속성과였기 때문에 이것은 속성과의 학과목이었다. 시의에 따라 1~2과목의 증감은 가능하였고, 8월 16일에 입학시험을 본다는 단서가 붙어 있었다.

1902년 1월 18일에 의학교 부속의원을 신설하기로 하여 동년 8월 11일 훈동에 이를 설립하였고, 교장에 지석영을 임명하고 교사로 일본인 오다케 부지로오를 초빙하여 진료도 함께 하였다. 1903년 1월 10일에 제1회 졸업생 19명을 배출하였고, 1907년 3월 10일 칙령 제9호 대한의원관제를 발포하면서 의학교관제는 폐기되었다. 대한의원관제는 대한의원에 교육부를 두어 의학교를 흡수 합병케 하였다. 이 교육부에는 의사 양성, 약제사 양성, 산파 및 간호사 양성, 교과서 편찬의 4가지 업무가 분담되었다. 동년 12월 27일 칙령 제73호로 대한의원관제가 개정되어 대한의원 교육부는 의육부가 되었고 직원은 주임 교수 전임 6명, 주임 학생감 전임 1명, 판임 부교수 전임 3명 등으로 증원되었으며 분담업무는 그대로였다. 1909년 2월 4일 칙령 제10호로 대한의원관제가 다시 개정되어 대한의원은 내부대신의 관리 하에서 질병의 치료에 관한 사항만을 관장하고, 대한의원에 소속된 의학교는 다시 독립시켜 의육부의 기능을 그대로 하게 하였다. 또 대한의원의 직원으로서 주임 교수 전임 5명, 학생감 전임 2명, 판임 조수 전임 17인을 두었다. 1910년 2월 7일 내부령 제5호로 대한의원 부속의학교 규칙이 공포되었는데, 의학과·약학과·산파과 및 간호과를 두었고 수업연한은 의학과 4년, 약학과 3년, 산파과와 간호과는 2년으로 하였다. 이 의학교가 현재 서울대학교 의과대학의 전신이었다.

갑오경장이 있었다 하지만 행정과 교육면에 단호한 혁신은 되지 않았다. 의학에 있어서도 의사 제도와 교육 제도를 서양 의학적으로 개혁하면서도 한방의의 전습이 여전하였다. 그뿐만 아니라 전의는 한방의들이었기 때문에, 궁정이라는 권력 배경은 소위 서양

의들과는 비교도 안될 만큼 강력하였다. 행정면에서 내부의 위생국장이나 내부의 직할 병원장은 모두 전의 출신의 한방의였다. 1900년 11월에 전의인 이준규는 내부 병원장으로, 같은 해 4월에 전의인 박준승은 내부 위생국장으로 되었으며 또 1901년 2월에 전의 강홍대는 내부 병원장으로, 1903년 7월에는 전의 홍철보는 내부 위생국장으로 임명된 것이 좋은 예였다. 서양 의학을 행하는 근대적 병원에도 한방의를 배치하였다. 1899년 4월에 내부 직할인 내부병원에 한방의로서 대방의(내과의) 2명과 침의 1명을 임명 배치하였으며, 그 익년 6월에 광제원(근대식 병원)에도 대방의 3명과 침의 1명을 임명 배치하였다. 또 1908년 10월에 순화의원에서는 주로 한약으로 치료하였다.

한의학교도 만들게 되었다. 1904년 4월 18일에 시종 겸 전의인 장용준·홍철보, 전의보인 김병관 등이 동제의학교의 신설 신청을 낸 것이 허가되어 교사는 야주개(당주동) 봉상사 남문골에 있는 내담사 객사로 결정되었고, 학생 40여 명을 모집하여 교육하게 되었다. 1년간 지탱하여 왔으나 탁지부(재무부)에서 경비가 나오지 않아 학교 경영이 곤란해졌다. 고종의 사용재인 명례궁의 친용금으로 3년간이나 더 지탱하였지만 학교의 운영은 더욱 곤궁하여져 갔다.

국운이 풍전등화와 같은 위기에 놓여 있는데도 아직 긴 잠을 깨지 못 하였는지, 대세와 공사를 판별할 눈은 그 당시까지도 어두웠던 모양이었다.

2. 일제하의 의학

일제하라 함은 한일합방조약이 맺어진 1910년 8월 29일부터 1945년 8월 15일, 일본의 무조건 항복이 있었던 날까지를 말한다. 일제 36년간 우리는 일본의 포악하고 무도한 제국주의적 무단정치 아래 피압박민족으로서 온갖 수모를 겪고 갖은 경제적 수탈을 당했으며 끝내는 민족말살의 정책까지 감수해야 했다. 이때 우리의 의학이란 과연 존재하였을까? 존재하였다면 그것은 세브란스 의학교를 중심으로 한 미국 의학이 들어와 토착화되어 우리 의학이 된 것이라고 할 수 있다. 세브란스 의학교를 통한 미국 의학의 전래와 토착화는 주로 그리스도교 각 교파의 의료 사업과 의학 교육으로 이루어졌다. 일반적으로 말하여 일제하의 의학은 명백히 일본 의학이었다. 일본은 세계 의학을 주도하여 온 독일 의학을 이미 도입하여 소화하였고, 19세기 말엽에는 거의 세계적 수준에 육박했기 때문에 독일 의학의 단순한 모방이 아니라 일본 의학이라는 것이다. 그 일본 의학이 일제하에 우리나라에 오게 된 것은 어디까지나 식민정책의 필요에 의해서, 그리고 일본인 거류민의 보호를 위해서였다. 이러한 일본 의학은 그들의 필요에 의하여 일본인들이 가져 온 만큼 그들 마음대로 하게 되었음은 당연한 일이었다. 또 의료 사업을 하더라도, 특히 한국인에 대한 의학 교육은 거의 하지 않았다는 점은 일본 의학의 토착화를 불가능하게 만들었다. 의학교에 들어갈 수 있는 한국인의 수는 일본인 수의 1/20~1/10 정도밖에 안 되었고, 그들이 의학교를 졸업한 뒤에도 그 이상의 의학을 연구할 수 있는 기회는 거의 주어지지 않았다. 그들이 의학교에 남아서 계속 연구하고, 후진을 교육하고 양성할 수 있었던 의학교는 세브란스 의학교 하나뿐이었다.

일제하의 우리 의학이란 있을 수 없었다. 그래서 그 당시 일본의 의약 행정과 의학 교육을 알아보기로 한다. 일본은 합방과 동시에 새로운 경찰관 제도를 만들어 의료 행정을 그에 넣었다. 그리하여 당시 총독부, 경무총감부 위생과에 의료 행정을 전담시켰다. 다만 대한의원의 사무는 총독부 의원에, 도립 자혜의원의 사무는 총독부 내무부 지방과에 존속시켰다. 의약 행정 등 소위 위생 사무가 내무부에서 경찰총감부로 옮겨 간 것은 무단적 제국주의 식민정책을 수행하는 데 필요하였기 때문이다.

의료인으로서는 의사(치과의사 포함)·한지의사·입치영업자·의생·산파·간호부·안마 및 침구영업자가 있었다. 의사는 관립·도립·사립 대학의 의학부와 관립·도립·사립 의학전문학교 졸업자, 일본 내무성 및 조선 총독부에서 시행한 의사시험(또는 검정)에 합격한 자(검정의)로 규정되었다. 치과의사는 치과의학교 졸업자 또는 치과의사시험(또는 검정)에 합격한 자(검정치과의)로 규정되었다. 한지의사(일정한 지역 내에서만 의료행위)와 입치영업자는 그 당시 의료인들이 부족하였기 때문에 보충하기 위한 임시 조치였는데 일정한 시험을 거쳐 자격을 받았다. 의생은 한의법에 의한 의업자를 위하여 만든 특별제도인데, 의생 중에는 한의업에 종사한 경력에 따라 무기면허자와 5년 이내의 유기면허자 양자가 있었다. 의생은 일정한 시험을 거쳐 자격을 얻었다. 산파(조산원)에 대한 규칙은 1914년 7월에 공포되었으며, 한편으로 산파시험 및 조산부 양성제도가 마련되었다. 산파에도 한지산파제도가 있었다. 간호부에 대한 규칙은 1914년 10월에 공포되었고, 또 간호부 양성제도와 시험제도가 마련되었다. 조산부 및 간호부의 양성연한은 일정치 않았으나 대체로 고등소학교를 나와 조산부 1년, 간호부 1년 6개월 또는 2년이었으며 속성과를 두어 속성조산부와 속성간호부도 있었다. 안마 침술·구술 영업에 관해 1914년 10월 영업취체규칙이 공포되었는데, 면허제였고 동일인이 겸업하여도 무방하였다. 그리고 의사와 학생은 면허 없이도 이런 것을 할 수 있었다. 의사는 관의 지시에 의하여 의료공무를 집행하였는데, 이런 직종으로서 공의와 촉탁의 등이 있었다. 공의는 의사이면서 관의 지시에 의하여 전염병 예방, 지방병 조사, 종의 시행, 학교 위생, 공장 위생, 예기·창기·작부 등의 건강 진단, 사체 검안, 행려병자 및 빈민 환자 진료, 기타 공중위생 및 의사(의료 행정업무)에 관한 특명사항 등의 공무를 수행하게 되어 있었다. 촉탁의는 순전히 경찰의무의 필요에 의하여 설치된 것이며, 의약 행정이 경찰에 속하였기에 불가피한 제도였다. 경찰의무를 전담한 촉탁의는 경찰의무촉탁, 또는 위생사무촉탁이라 하였다. 그들 임무는 공의의 임무 외에 경찰관 및 지방정원의 공무에 관한 상해 및 질병, 결근에 관한 진단, 종두 시행 및 종두인허원 양성, 전염병, 격리병동 및 급수 등의 위생시설에 관한 사항, 기타 위생경찰 및 경찰의무에 관한 사항 등이 있었다. 1912년 3월에 약품 및 약품영업 취체령을 내렸고, 조선총독부령으로 시행규칙을 만들어 약제사·제약업자·약종상·매약업자들의 업무를 규정하였고, 독·극약의 판매 및 수여 등을 규제하였으며 매약검사법을 시행하였다. 약제사(약사)는 관·공·사립 대학의 약학과나 관·사립 약학전문학교 또는 약학교를 졸업한 자, 일본 내무성 및 조선 총독부에서 시행하는 약제사 시험(검정)에 합격한 자였다. 약종상은 약품 판매만 하는 것이었고 일본인은 의료·화공 약품 일체를 다 취급할 수 있었지만 한국인은 한약만 판매할 수 있었으며, 약품에 관한 지식이 있는 자로서 허가증이 있어야 하였다. 제약업자는 양약 제조·판매자였으며, 특정약품에 한하여 허가를 얻어 제조하는 업자였다. 매약업자는 매약으로 제조된 제품을 판매하는 자였으며, 매약은 의사의 치료에 의하는 것이 아니고 주치병명과 약효가 붙어 있는 약이었다. 매약을 제조 판매하려면 매약의 방명·조제원료·분량·제조방법·용법·복량·효능 등을 기재하여 경찰의 허가를 받아야 했다.

전염병 예방령은 1915년 6월에 공포되었고, 동년 8월에 세칙 법규를 시행하였다. 이 영에 규정된 전염병은 콜레라·적리·장티푸스·파라티푸스·두창(천연두)·발진티푸스·성홍열·디프테리아·페스트의 9종이었다. 그 밖에 전염병이 유행하거나 또는 유행할 염려가 있을 때 검역원을 두며, 선박·기차 및 여객의 검역을 하는 규정, 해항검역 규정 등이 있었고 청결방법·소독방법의 시행, 전염병 환자의 취급, 소독방법에 관한 규정이 있었다. 만성전염병이라 하여 폐디스토마·나병 등의 지방병과 마진·폐결핵에 대한 예방에 관한 규정이 있었다.

의학 교육 기관은 전국에 7개뿐이었으며, 해방 직전에 2개 시설이 늘었다. 일제하의 교육은 한마디로, 한국인을 일본의 식민지 통치에 잘 따르는 일본의 신민 즉 그들이 말하는 소위 황국신민으로 만드는 것이었다. 초대 총독인 데라우치의 교육령은 보통교육에서는 일본어의 보급을 중점적으로 하였고 실업교육에서는 정신이 없는 기술에만 치중하였으며 고등교육은 억제하였다. 이것이 데라우치가 말한 소위 시대와 민도에 알맞은 교육이었다. 그것은 바로 일본의 식민 지배를 위한 기초 작업이었으며, 그들의 사역에 잘 따르는 하급 관리와 사무원 및 실용적 근로인 등을 양성하는 것이 교육의 목적이었다. 3.1 운동 이후 소위 그들의 문화정치 속에서 1922년에 새로 나온 신교육령으로 차별교육도 없애고 고등교육과 대학교육 및 사범교육도 한다고 하였지만, 실질적으로 교육정책이 변한 것은 아니었고 그 후의 결과로 볼 때 그것은 하나의 기만이었다. 1925년에 한·일 양국인의 전문학교 이상 취학자의 수를 보면 전문학교에 한국인이 429명이고 일본인이 676명이었는데, 이것을 인구 만 명에 대한 비율로 보면 한국인은 0.23이었고, 일본인은 15.24였다. 이 비율의 비교를 보면 한국인이 1인 데 비하여 일본인은 63명이었다. 대학 예과에서는 더욱 심하여 한국인 취학자 수는 71명인데 일본인은 233명이었다. 이것을 인구 만 명에 대한 비율로 보면 한국인은 0.04에 일본인은 5.25였고 비율의 비교를 보면 한국인 1에 대하여 일본인은 131명이었다. 이러한 상황은 의학 교육에서는 더욱 심하였으며 특히 차별모집, 차별대우를 하게 되었다. 일제하의 의학교로는 경성의학전문학교, 세브란스 의학전문학교, 경성제국대학 의학부, 대구의학전문학교, 평양의학전문학교, 경성여자의학전문학교, 광주의학전문학교, 함흥의학전문학교, 경성치과의학전문학교의 9개교가 있었다. 이 중 광주와 함흥의 의학전문학교는 제2차 세계대전 말기인 1944년 4월에 신설이 되었다. 경성의학전문학교(경의전)의 유래는 1899년 3월로 거슬러 올라간다. 이 학교는 최초의 관립 의학교였다. 그것은 대한의원 부속의학교, 다음에는 조선 총독부 의원 부속의학강습소로 바뀌었다. 1916년 4월에는 다시 경성의학전문학교로 바뀌어 1945년 8월 15일까지 존속하였으나 그 뒤 현 서울대학교 의과대학에 흡수되었다.

세브란스 의학전문학교의 역사는 1899년부터 시작되었다. 제중원 의학교에서 출발하여 사립 세브란스 의학교, 세브란스 의학전문학교로 바뀌었고 한때는 욱의학전문학교가 되기도 하였다. 이 학교는 합방 뒤에도 그리스도교파의 연합으로 경영되어 왔으나 주로 미국 선교회에 의하여 운영되었다. 또 교수들은 각 교파에서 파견된 외국인, 주로 미국인이었으며 미국 의학의 교과서를 번역하여 미국 의학을 가르쳤다. 제2차 세계대전 당시 미국인 경영의 색채를 없애려고 강제적으로 욱의학전문학교로 개명케 하였다. 8.15 이후 다시 세브란스 의학전문학교, 세브란스 의과대학으로 바꾸었으며 1957년 1월에 연세대학교 의과대학이 되었다. 경성제국대학 의학부(성대 의학부)가 개설되어 수업이 시작된 것은 1926년 5월이었으며 수업연한은 예과 3년, 본과(학부) 4년이었다. 우리나라에서 예과로서의 대학교육이 실시된 것은 이것이 최초였으며, 제1학년 모집정원 60명 중에 한국인은 겨우 13명이었다. 이 대학의학부의 설치 목적은 일본 의학을 위해서였다. 이것이 곧 현재 서울대학교 의과대학의 모체였다. 대구의학전문학교(대구의전)는 자혜의원 의학강습소, 경북도립의원 의학강습소를 거쳐 1928년에 4년제 대구의학전문학교가 되었다. 그 뒤 대구의과대학이 되었으며, 이는 현 경북대학교 의과대학의 전신이었다. 그 당시 모집인원은 50~60명, 이 중 한국인은 대체로 1/10 전후였고, 나머지는 모두 일본인이었다. 경성제국대학 의학부에 비하면 수적으로는 적은 편이었다. 한국인이 갈 수 있는 관·공립 의사 양성기관으로는 경성제국대학 의학부, 경성의학전문학교, 대구의학전문학교, 평양의학전문학교가 있었는데, 모두 마찬가지로 한국인의 모집 정원은 전체 정원의 1/10 내외였다. 평양의학전문학교(평의전)는 1929년에 평남도립의학강습소에서 4년제의 도립평양의학전문학교가 되었고, 역시 일본인과의 공학이었으며 8.15 전까지 존속되었다. 경성여자의학전문학교는 영국인 여의사인 홀이 조선여자의학강습소로 설립하였는데, 다시 경성여자의학강습소로 개칭되었다. 홀 여사가 귀국한 뒤 김탁원 부처에게 인수되었으며, 다시 김종익에게 그 경영권이 넘어가 1938년 5월에 4년제의 경성여자의학전문학교가 되었다. 그 뒤 우석의과대학으로 개칭되어 남녀 공학제가 되었으며, 현 고려대학교 의과대학의 전신이었다. 광주의학전문학교와 함흥의학전문학교는 일제 말인 1944년 4월에 군의관을 보충할 목적으로 설립되었으며, 한·일인 공학제였다. 광주의학전문학교는 현 전남대학교 의과대학의 전신이었다. 경성치과의학전문학교는 1922년 4월에 경성치과의학교로 개설되었으며, 1929년에 경성치과의학전문학교로 승격되었다. 이 학교는 일본인이 경영하는 사립학교로 한·일인 공학제였으며, 해방 후에는 현 서울대학교 치과대학으로 통합되었다. 이렇게 하여 우리 땅에는 미국인이 경영하던 세브란스 의전을 주축으로 하는 미국 의학과 일본의 관립·도립·사립으로 경영된 의전과 경성제국대학 의학부를 합친 일본 의학이 들어왔던 것이다.

제7장

20세기 의학

미생물학 분야 / 면역혈청학 분야 / 생화학·생리학 분야 / 병리학 분야 / 일반의학 / 한국 근대 의학

제7장

20세기 의학

시대적 배경

20세기의 의학은 제2차 세계대전을 계기로 하여 점차 국민의학의 영역에서 벗어나 세계도 하나, 의학도 하나라는 것으로 바뀌어 왔다. 정보전달의 신속화로 인류는 서로가 평등하다는 관념이 점점 철저하여졌고, 지구촌이라는 말이 있듯이 인터넷과 교통의 발달로 인류 상호간의 교류가 많아져 서로간의 이해가 깊어졌다는 의미로 풀이된다. 슈바이처(1875~1965)가 말한 것처럼 "사람의 생명에 무한한 가치를 주는 것이 의학의 최대 최고의 사명이다."라는 사실이 널리 인식되었다.

20세기 문화의 특색은 과학기술에 있다. 과거 4000년간의 기술 진보는 최근 20여 년간의 진보에 도저히 미치지 못한다. 이러한 추세 속에서 의학을 포함한 생명과학은 옛날에는 미처 알지 못하였던 생명의 신비를 향하여 착실히 다가서고 있다. 모스크바 대학 교수인 오파린이 지적한 바와 같이 생명의 신비에 대한 연구는 실험과학의 연구 성과에 바탕을 두고 단백질이 갖는 모든 성상·유기계 교질의 구명·원형질의 구조·효소의 특성 등에 대한 철저한 연구로써 벌써 시작되었고 또 진행되고 있다.

생명과학을 앞장서고 있는 생리학과 그 인접 영역에 있는 제 과학의 큰 발전은 응용 부문에도 막대한 영향을 주었다. 또 현대생리학은 원자핵물리학의 발달에 힘입어 방사선 물질을 이용한 생명현상의 탐구를 더욱 심화하고 있으며, 또 전자공학의 진보에 의하여 생체전기발생을 추구하고 전자현미경에 의하여 극미의 세계에 존재하는 생명을 탐구하는 등의 발전을 착실히 진행해 가고 있다.

화학의 진보는 전세기에 분과된 생화학을 다시 생리학과 형태학에 동화시켜 가면서 단백질, 고분자의 유기물질, 교질, 화학전도 등의 테마에 대해 많은 연구 성과를 거두고 있다. 물리학에서는 원자핵의 비밀을 폭로하여 원소의 인위적 창조를 가능케 하였다.

이러한 상황 속에 의학은 20세기 과학의 영향을 강하게 받으면서 급속히 발달하였다. 그리하여 20세기 의학은 생명의 탐구뿐만 아니라, 치료와 예방을 비롯하여 모든 면에서 눈부신 발전을 보게 되었다. 치료 기술의 발전으로 인류에게 큰 재앙이었던 천연두·페스트·콜레라 등이 지구상에서 거의 사라졌으며, 신체의 내부를 영상의학이나 내시경으로 진단할 수 있게 되었다. 이전에는 치료의 희망이 없었던 많은 감염병을 항균제로 치료 가능하게 되었으며, 외과수기로 두개골·흉곽·심혈관 질환도 치료하게 되었다. 되돌릴 수 없이 나빠진 장기를 이식편과 건강한 장기로 이식하거나 인공보조물로 교체할 수 있게 되었고, 생명체의 기본 단위인 세포의 작용을 물리적·화학적 방법에 의하여 자세하게 밝혀냈다. 난치병의 극복과 평균수명의 연장이라는 큰 성과를 얻게 되었으며, 심지어 불로장생의 꿈을 다시 꾸게 될지도 모른다.

그러나 과학기술의 진보는 최근에 와서 의학에 새로운 난제를 많이 안겨 주고 있다. 교통사고·대도시의 매연·돌발사고·공장폐수(유독 물질의 음식물 매개로 인한 중독)·농약중독 등의 공해는 시급히 해결되어야만 하는 크고 어려운 문제들을 현대 의학에 안겨주었다. 또 사회의 변동에 따라 의학의 사회성은 더욱 중요해졌고, 진보된 의학이 치우침 없이 사회의 전면에 골고루 침투케 하는 사회정책이 다급한 중심 문제가 되었다. 또 현대 의학의 발전은 결정적으로 19세기에 시작된 자연과학적 방법의 도입으로 이루어졌다. 그러나 과학에는 가치 개념이 없다. 이 때문에 과학적 의학은 비인간적 의학으로 통하게 된다. 현대 의학이 과학성 때문에 간과하여 버린 인간성의 회복을 어떻게 실현할 것인가? 새로이 일어난 의학철학과 의학원론이 주목을 끌게 된 것은 오히려 당연한 일일지도 모른다.

제1절 미생물학 분야

파스퇴르와 코흐를 중심으로 하였던 19세기 후반의 미생물학은 20세기에 이르러 급속하게 발전하였다. 처음에는 배율이 낮은 현미경을 사용했기에 구별하기 어려웠던 병원미생물 상호간의 종의 판정, 즉 미생물 동정을 하는 데는 코흐 4원칙이 위력을 나타내었다. 이 4원칙이란 (1) 그 미생물은 언제나 병소에서 발견되어야 하고, (2) 인공배지 상에 순수하게 분리배양이 되어야 하며, (3) 이렇게 순수분리배양이 된 미생물을 실험동물에 접종하였을 때 같은 병이 유발되어야 하고, (4) 실험적으로 감염시킨 동물로부터 그 미생물이 다시 분리배양이 되어야 한다는 것이었다. 이러한 코흐의 원칙에 따라서 미생물의 동정이 이루어졌다. 이렇게 하여 발견 및 동정이 된 미생물로는 탄저병간균(1894, 폴렌더)·나균(1874, 한젠)·비탈저균 아포(1876, 코흐)·임균(1879, 나이세르)·장티푸스균(1880, 에베르트)·포도구균(1880, 로젠바흐)·결핵균(1882, 코흐)·마비저균(1882, 뢰플러)·콜레라균(1883, 코흐)·디프테리아균(1883, 크렙스)·연쇄구균(1883, 펠라이젠)·파상풍균(1884, 니콜라이어)·대장균(1885, 에세리히)·폐렴구균(1886, 프랜켈)·뇌수막염균(1887, 바이크셀바움)·연성하감균(1889, 듀크레이)·인플루엔자균(1892, 파이퍼)·페스트균(1894, 예르신과 기다사도)·적리균(1897, 시가)·백일해균(1900, 보르데와 장구) 등이 있었다.

병원미생물은 이러한 병원세균 이외에도 더 넓은 범위까지 확대되었다.

1873년에 오버마이어는 재귀열 나선균을 발견하였으며 1880년에 라브랑(1845~1922)은 말라리아의 원충을 발견했다. 1900~1903년에 라이슈만과 도노반은 갈라아자르의 병원충을, 1901년에 더턴은 수면병 병원체인 트리파노소마를 발견하였다. 콜럼버스가 아메리카 신대륙을 발견한 이후 매독은 전세계의 인류를 괴롭혔는데, 이 매독의 병원체인 *Trepanema pallidum*은 1905년에 독일의 원충학자인 사우딘(1871~1906)에 의하여 발견되었고, 이 발견이 빨리 이루어지도록 협력한 사람은 피부과 의사인 호프만이었다.

일본의 노구치 히데요(1876~1928)는 1913년 나선균의 순배양에 관한 연구를 하던 중에 마비광痲痺狂의 뇌 조직에서 그 병원체를 발견하여 유명해졌으며, 아프리카에서 황열병의 병원체를 연구하던 중 그 병에 걸려 희생되었다. 일본인 이나다 류우기치와 이도 타이는 황달출혈성질환, 소위 바일병의 병원체인 *Spirochaeta icterohaemorrhagiae*를 1914~1915년에 발견하였는데 이것은 1916년에 독일의 우렌허스가 발견한 *Spirochaeta icterogenes*와 같은 것이었다. 일본인 후다기 견소오 등은 1915년에 서교증의 *Spirillum minum*을 발견하였다. 이렇게 하여 병원미생물의 종류가 점차로 동정되어 20세기 전반에는 거의 완결되었다.

병원미생물의 범위는 1909년에 더욱 확대되었다. 미국 오하이오 주 핀들레이 출신의 의사 리케츠(1870~1910)는 1907년에 로키산 홍반열이 나무 진드기에 의하여 전파됨을 밝혔고, 또 1910년에는 와일더와 함께 멕시코 티푸스가 몸의 이에 의하여 전파됨을 알아냈다. 그런데 이는 이미 프랑스의 니콜에 의한, 1909년에 유럽 티푸스에 대한 보고에 발표되어 있었다. 1916년에 로차리마는 발진티푸스 환자의 몸에 있는 이의 장벽세포에서 수많은 미생물을 발견하였고, 그것이 발진티푸스의 병원체라 하였다. 이에 앞서 리케츠도 1910년에 이 병원체를 발견하였으나 불행하게도 발진티푸스에 걸려 1910년에 사망하였다. 독일의 프로바제크는 1913년에 리케츠의 발견을 추인하였으나 연구도중에 역시 발진티푸스에 걸려 1915년 사망하였다. 후세 사람들은 이 두 사람의 공적과 명예를 기념하기 위하여 1920년에 발진티푸스의 병원체에 *Rickettsia prowazeki*라는 이름을 붙여 주었다. 그 뒤에 그와 유사한 성상을 갖는 미생물이 제법 많이 발견되어 리케차라 총칭하게 되었는데, 이 중에는 병원성을 갖는 것 이외에 비병원성의 것도 많았다. 또 이 리케차로 오는 병을 리케차증이라 하게 되었으며, 현재 발진티푸스군발진티푸스, *R. prowazeki;* 발진열, *R. mooseri*·홍반열군로키산 홍반열, *R. rickettsi*; Rickettsia 두창, *R. akari*·쯔쯔가무시병군쯔쯔가무시병; *Orientia tsutsugamushi*·Q열군Q열, *Coxiella burneti*의 4군으로 나뉘어 있다. 이 중에 쯔쯔가무시병은 일본의 니이가다·아끼다·야마가다의 3현에서 우계부터 가을에 이르기까지 특정 강가에서만 발생하는 병인데, 이것이 쯔쯔가무시라는 일종의 진드기 유충의 매개로 전파되는 리케차병이라는 것이 1930년 나가요·다미야·미다무라 등의 일본학자들에 의하여 알려졌다. 그 뒤의 연구로 전 일본 각지·대만·수마트라·말레이시아·인도네시아·인도·미얀마·뉴기니아 등지에도 이 병이 있음이 알려지게 되었다. 발진열은 1931년에 몬테이루에 의하여 *R. mooseri*로 인하여 일어난다는 것이 알려졌으며, 이 병은 우리나라·만주·일본·멕시코·대만 등지의 지방에서 산발적으로 발생하는 경증의 열성질환임을 알게 되었다. 또 로키산 홍반열의 병원체는 1909년에 *R. rickettsi*라는 것을 알게 되었다. 이렇게 하여 새로운 병원체로서 리케차라는 것을 알게 되었다.

세균·원충·리케차 이외에 또 하나의 병원체가 발견되었는데, 그것은 바이러스라는 것이었다. 오늘날의 개념으로 바이러스의 실재를 처음 증명한 사람은, 동물바이러스의 경우 뢰플러와 프로쉬이고 식물바이러스의 경우 베이에링크였다(1893). 이보다 더 앞서 1892년에 이바노브스키는 모자이크병에 걸린 담배 잎을 눌러 만든 즙을 샴벨란형 세균여과기로 여과하여 얻은 여과액이 또 담배 잎에 모자이크병을 일으킨다는 것을 알아내었다. 그런데 이것을 독소에 의한 결과라고만 생각하였고 병원인자라고는 미처 생각하지 못하였다. 바이러스는 라틴어로 독이라는 뜻인데, 이때부터 병원체(혹은 병독)라는 뜻으로 바뀌게 되었다. 뢰플러와 프로쉬는 소위 구제역의 병원체가 여과성이고 광학현미경으로 볼 수도 없으며, 배양도 불가능하고 독소와는 달리 증식 능력이 있다는 것을 밝혔다. 월터 리드(1851~1902)등은 1901년에 황열의 병원체가 여과성임을 알아내었다. 그 뒤에 이런 병원체가 발견됨에 따라서 이런 병원체를 여과성 병원체filterable virus 또는 불가시성 병원체invisible viruses라고 부르게 되었다. 이 이름은 오랫동안 불리어 왔으나 현재는 그냥 바이러스라 한다. 그런데 바이러스의 실재는 증명되었어도, 배양이나 동물실험은 할 수 없었다. 그래서 오랫동안 그 본태를 밝힐 수가 없었다.

1930년 타일러는 황열 바이러스를 생쥐의 뇌에 접종하는 데 성공하였고, 이듬해 우드러프와 굿파스튜어는 발육계란의 장뇨막에 바이러스를 접종하여 배양하는 데 성공하였다. 또 이보다 앞서 1928년 메이틀랜드 등은 바이러스의 조직 배양법을 이미 확립·개량하였으며, 1951년에 로빈스 등은 소아마비 바이러스의 조직 배양에 성공하였다. 한편 바이러스의 크기에 관하여, 1931년 엘포드는 한외여과법에 의하여 그 크기를 측정하였고 1940년 스베드베리는 초원심분리기에 의한 방법으로 측정하였으나 대체로 1940년 이후부터는 전자현미경을 이용하여 측정하게 되었다. 전자현미경의 이용은 바이러스의 크기뿐만 아니라 형태와 구조 등을 밝히는 데 결정적 역할을 하였다. 이렇게 하여 바이러스의 연구방법이 진전되어 현재의 바이러스학의 기초가 확립되었다. 그리하여 광견병·인플루엔자·유행성뇌염·소아마비·마진·천연두·간염 등의 바이러스 분리와 동물실험 및 배양 등이 성공함으로써 바이러스의 증식 양상, 바이러스와 숙주세포와의 관계, 바이러스와 그 항체titer의 정량, 바이러스 백신의 제조 등에 응용되었다.

1935년에 미국의 스탠리는 담배 모자이크병의 바이러스를 결정체로 분리하였다. 그 뒤에 이것이 단백질과 핵산RNA으로 되어 있으며 그 핵산은 감염력을 가지고, 또 핵산과 단백질은 재합성이 된다는 사실 등이 알려져 비로소 바이러스의 화학성분이 밝혀졌다. 1955년에 쉐퍼와 슈베르트는 소아마비 바이러스를 결정형으로 추출하는 데 성공하여 이로부터 미생물학의 새 분야가 열리게 되었다.

바이러스는 모두 다 생체 세포 내에만 기생하는 것이며, 바이러스의 대사에는 살아있는 세포의 구성성분이 불가결의 요소이다. 따라서 바이러스를 시험관 내에서 순수하게 배양한다는 것은 불가능하고, 바이러스의 생태를 밝히는 것은 매우 어려운 일이었다. 1915년에 트워트는 포도구균의 배양균태에 작은 투명한 반점이 생겨남을 보고 이 부분을 취하여 세균 여과기로 여과하여 보았는데, 그 여액에 포도구균의 인자가 들어 있었음을 알게 되었다. 그다음 해 데렐은 같은 작용을 갖는 인자가 적리 환자의 대변에도 있다는 것을 알아내었다. 이것을 그 세균을 먹어버렸다는 뜻으로 박테리오파지라 하였고, 그 현상을 트워트-데렐 현상이라 불렀다. 근자에 와서 이것은 그냥 파지라고 한다. 그 후의 연구를 통해, 이 파지는 세균을 숙주로 하는 바이러스임이 알려져 세균 바이러스라 부르기도 하였다. 숙주인 세균은 증식이 빠른 간단한 세포이고 시험관 내에서 자유롭게 취급할 수 있으며, 바이러스 자체도 비교적 안정적이고 정량을 간단히 할 수 있다는 점 때문에 이것을 바이러스의 연구에 이용하게 되었다. 이로 인하여 특히 바이러스의 감염과 증식구조에 관한 연구가 상세하게 이루어졌다. 이 세균 바이러스의 세균에서 얻은 연구 성과 및 연구 방법과 수기는 동물 바이러스의 동물 세포계의 연구에 널리 응용이 되었다. 이렇게 하여 바이러스 본태의 연구는 급속하게 발전했다.

세균 기생의 세균 바이러스에 관한 연구는 생화학자·물리학자들에게 인계되었고, 한편으로는 핵산구조의 연구가 진전되어 생명현상을 분자 수준에서 해석하려는 분자생물학에 중요한 연구 분야를 열어 주게 되었다. 또 유전학적 연구 분야에 있어서도 세균 바이러스는 극히 중요한 의미를 갖게 되어, 세균 바이러스의 연구와 유전학적 연구는 불가분의 관계를 맺게 되었다. 세균은 유전학의 연구 자료로서 여러 가지 이점을 가지고 있다. 증식이 극히 빠르고, 형태 및 생리학적 면에서 균일한 자손을 얻기가 쉽다. 또 수세대에 걸쳐 극히 많은 자손을 조사할 수 있고 선택배지를 사용하여 소수의 변이 주를 쉽게 골라낼 수 있다. 단세포이기 때문에 생화학적 변이 등을 연구하는 데도 유리하고 환경조건을 쉽게 규제할 수도 있다. 보통 2분열에 의하여 무성생식을 하나 자웅세포 간에 접합된다는 것이 밝혀졌고, 기타 여러 가지의 특수한 방법으로 유전형질의 전달이 가능함을 알게 되었다. 이런 이유로 유전학의 첨단적 연구는 세균을 자료로 한 것이 많다. 그리하여 세균유전학은 최근 수십 년간에 급속하게 진보하였다.

한편 1928년 그리피스는 폐렴구균의 II형R형(II-R)의 살아 있는 균과 같은 폐렴구균 III형 S형(III-S)의 죽은 균을 섞어 생쥐의 체내에 주사하면 II-R은 III-S로 변함을 관찰하고, 이것을 형질전환transformation이라 하였다. 이후 1931년에 도선에 의하여 형질 전환이 시험관 내에서도 일어남이 알려졌고, 1933년에는 앨러웨이에 의하여 사균 대신 무세포 여액으로도 일어남을 알게 되었다. 1944년에 에이버리, 맥클라우드와 맥카티는 형질전환을 일으키는 인자는 DNA라는 것을 밝혔다. 이렇게 하여 형질전환은 세균의 세포와 세포와의 사이에 일어나는 유전자의 수수, 즉 DNA의 이행임을 알게 되었다. 그리고 이러한 DNA의 이행현상은 세균체의 접합conjugation 또는 바이러스의 감염으로 일어나게 된다는 것, 순수한 DNA가 들어감으로써 일어난다는 것 등을 알게 되었다. 그리하여 바이러스의 연구는 뜻밖에 유전자의 근본문제에까지 관련을 맺게 되었다.

에이를리히의 구상에 따라 화학물질로 감염병을 치료하는 화학요법은, 그가 하다 사하찌로와 함께 살바르산을 발견함으로써 빛나는 첫 출발을 시작하였다. 이것이 바로 마의 총알magic bullet이었다. 이어 1935년 도마크는 연쇄구균을 죽이는 술폰아마이드(술파제)를 발견하였다. 이 물질은 연쇄구균은 물론 임균과 폐렴구균도 잘 죽였다. 그 구조는 H_2N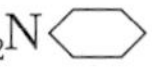SO_2HN_2이었다. 이에서 술파피리딘·술파티아졸·술파디아진·술파피라진·술파구아니딘 등이 나왔다. 그리고 티아신·도미안·시노민 등은 현재 널리 보급된 술파제이며, 결핵균에 대하여서도 병용약제로서 위력을 나타내고 있다. 화학이 진보발달에 따라 화학요법의 장래성은 끝이 없을 것이다.

화학요법제와는 달리 미생물에 대항하는 새로운 무기가 또 발견되었는데, 그것이 바로 항생물질antibiotic이다. 영국의 군의관 플레밍(1881~1955)은 제1차 세계대전 때 프랑스 전선에 나가 패혈증의 참상을 여러 번 목격하였다. 전후에 그의 연구실에 뜻밖에 날아 들어온 푸른곰팡이의 포자가 실험 중이던 세균의 배양을 망쳐 버렸다. 푸른곰팡이는 포도구균의 집락을 마구 덮어 못쓰게 만들었고, 푸른곰팡이 곁의 포도구균 집락은 깨끗이 녹아 없어져 버렸다. 플레밍은 푸른곰팡이가 만들어 내는 어떤 물질이 포도구균의 발육을 억제한다는 것을 뜻밖에 발견한 것이다. 우리나라에도 아득한 옛날부터 손발을 베이거나 머리에 외상을 입었을 때 김치의 배춧잎이나 된장 같은 것을 붙인다거나, 기와의 이끼를 뜯어 붙이는 등 민간요법이 있었는데 푸른곰팡이와 전혀 무관한 일이라고는 볼 수 없을 것이다. 사과가 떨어지는 것을 본 사람은 뉴턴 한 사람만이 아니었지만 바로 뉴턴이 거기에서 만유인력의 법칙을 알아 낸 것과 마찬가지로, 플레밍은 흔해 빠진 푸른곰팡이에서 항생물질이 나온다는 것을 알아내게 되었다. 그는 푸른곰팡이가 *Penicillium notatum*이라는 것을 알게 되었고 그것이 내는 물질을 페니실린이라 하였는데, 이것이 바로 1928년의 일이었다. 그러나 이 발견은 파스퇴르 연구소에서 추시되어 인정을 받았음에도 불구하고 플레밍과 의학계 모두 버려두고 돌보지 않았다. 그 이유는 현재도 확실치 않다고 한다. 1940년에 이르러 플로리(1898~1968)가 다시 페니실린의 항균작용에 주목하여 처음으로 임상에 응용하였는데, 폐렴과 임질에 탁월한 효과를 나타냈다. 매독의 치료에도 응용하여 보았는데 살바르산보다도 월등히 좋았으며, 모든 구균이 원인이 된 화농성질환의 치료에 매우 유효하였다. 페니실린은 이렇게 하여 찬란한 항생요법의 첫 장을 열게 되었다. 페니실린의 뒤를 이어, 1942년 미국의 왁스먼은 흙 속에 있는 방선균의 일종인 *Streptomyces griseus*에서 스트렙토마이신을 추출하였다. 이 스트렙토마이신에 의하여 과거에는 속수무책이었던 결핵질환의 치료법이 확립되었다. 이것을 계기로 테트라사이클린·클로람페니콜·네오마이신·카나마이신 등의 항생물질이 쏟아져 나와, 미생물의 속·종의 구별 없이 훌륭한 치료효과를 올리게 되어 항생물질의 전성시대가 열렸다. 항생물질 연구를 중심으로 의학은 약학·발효공업·농학과 유대를 맺어 미생물의 재해로부터 인류를 보호하려는 노력이 좋은 결실을 보게 되었다.

이러한 항생물질 중 다수가 유기화학의 발달로 합성 가능해짐으로써 종래의 화학요법제와는 구별이 애매하게 되었다. 또 강력한 화학요법제와 항생제가 많이 출현한 반면, 병원균도 이들 약제에 대한 내성을 얻었다. 병원균의 약제 내성문제는 치료의학에 있어서 또 하나의 새로운 문제로 나타나게 되었다.

제2절 면역혈청학 분야

면역학은 1890년 베링과 기다사토에 의하여 항독소가 발견된 이래 항원항체 반응 면에서 급진적으로 발전하였는데, 항독소의 발견이라는 것은 한편으로 면역혈청요법의 발견이기도 하였다. 독소와 항독소와의 혼합에 관한 연구는 1895~1897년에는 에이블리히와 크노르에 의하여, 1899년에는 보르데(1970~1961)에 의하여 진행되었다. 세균의 응집소는 1896년 그루버와 더럼에 의하여 발견되어 세균과 응집소와의 사이에 일어나는 응집작용을 알게 되었으며, 같은 해 위달은 이 응집작용을 장티푸스의 진단에 이용하였고(비달반응) 1920년에 카스텔라니는 세균으로써 혈청을 흡수하는 흡수반응에 응용하였다. 침강소는 1898년 크라우스에 의하여 발견되었으며, 1911년에 아스콜리는 이것을 진단에 이용하였다. 바서만과 슈즈는 1901~1902년에 이것을 동물단백 감별에 이용하였고 우렌허스는 1900년에 법의학에서 사람의 혈액 감별에, 누탈은 1904년에 동물 상호간의 종족감별에 이용하였다. 1895년에 파이퍼는 기니피그의 복강 내에서 콜레라균의 용균현상을 발견하였다. 이 현상에 대하여 1898년 보르데는 감작물질이라고 설명하였고, 또 1898~1899년에 에이를리히와 모르겐로스는 암보셉터(측쇄설에 있어서 한쪽에는 생체세포에 친화성을 지닌 기를 가지고 다른 쪽에는 보체에 친화성 기를 가지는 항체) 또는 항체로 설명하였다. 마침내 이는 용혈혈청이라는 설 등으로 발전하였다. 이처럼 면역혈청 속에는 그에 대응하는 세균을 죽인다든가 균의 대사산물인 독을 무독하게 만드는 물질이 있는가 하면, 균체를 응집시키기도 하고(응집반응) 투명한 배양 여과액을 침강시키기도 하며(침강반응), 균체를 녹이든가(용균반응), 혈구를 녹이는(용혈반응) 물질도 있음을 알게 되었다. 이런 물질을 우리는 각각 응집소·침강소·용균소 및 용혈소라고 부르는데, 이것들을 하나로 묶어 항체라 한다. 동물체 내에서 이런 항체를 만들게 되는 원인이 되는 세균이나 독소를 항원 또는 면역원이라 한다. 이 항원과 항체 사이에 일어나는 반응을 면역현상이라 부른다.

면역현상을 정밀하게 검출하기 위하여, 1953년 그라바르와 윌리엄스는 면역 전기영동법을 만들었다. 또 1951년에 보이덴은 미량의 항원과 항체를 찾아내기 위하여 간접(혹은 수동) 혈구응집반응을 발명하였고, 같은 해에 넬슨은 면역부착반응을 발명하였다. 그리고 적혈구에 항원을 부착시키는 방법이 1955년에 스타브트스키와 아르퀼라에 의하여, 1958년에 고든과 로즈 그리고 숀에 의하여 발견되었다. 라텍스 고정검사법은 1958년에 싱어와 플로쯔에 의하여 이루어지게 되었다.

형광물질로 항체를 표지하여 항원항체 반응을 보는 형광항체법이 1941년에 쿤즈에 의하여 발명되었으며, 이 방법이 발견된 이래로 동물 조직 내에 존재하는 항원이나 항체의 검출을 하기 쉬워졌다.

항체가 만들어지는 곳은 동물체내의 세망내피계RES, reticuloendothelial system이다. 이 RES에 항원이 들어오게 되면 그 항원은 RES 세포에 둘러싸이게 되고, 그 항원의 세포에 의하여 항원의 특징적인 화학구조에 대응하는 항체가 만들어진다. 1907년 아레니우스는 화학적 면에서 항원항체 반응을 연구하였는데, 이것이 항원항체 반응을 화학적으로 연구하게 된 시초였다. 항체의 본태가 글로불린의 일종이라는 것은 옛날부터 알려져 있었는데, 이것을 테셀리우스의 전기영동으로 분석해 본 결과 항체작용을 가지고 있는 물질은 감마글로불린 분획 내에 함유되어 있다는 것이 알려졌다. 또 그 분자 구조도 자세히 밝혀져, 항체글로불린 또는 이와 구조상 밀접한 관계가 있는 단백질을 면역글로불린이라고 부르게 되었다. 이렇게 하여 면역이라는 신비로운 현상의 본태가 화학에 의하여 점차로 밝혀져 가고 있다. 이런 화학을 특히 면역화학이라고 한다. 더욱 근자에 와서는 신장이나 심장 등의 장기를 이식하게 됨에 따라 이식면역에 관한 문제가 더욱 중요성을 띠게 되었다. 한때 에이를리히가 자기독소기피라는 원리를 면역학의 중심으로 세운 일이 있는데, 이는 보통 체성분은 자기 체내에서는 항체를 만들지 않는다는 것이며 다른 동물의 구성성분에 대해서는 반드시 항체가 만들어지게 된다는 것을 시사하고 있다. 타인의 장기나 그 장기의 일부가 자기 체내에 이식될 때는 당연히 항체가 만들어져서 이식장기에 대한 거부반응을 일으키게 된다. 이런 점에서 면역이라는 것은 자타의 감별 결과라는 것이다. 이러한 거부 반응을 제거하는 것, 즉 자타의 감별이 되지 않게 하는 것이 곧 장기이식의 성패를 결정하는 요건이 되었다.

1893년 베링은 말에 디프테리아 독소를 면역하려고 첫 번째 주사를 한 뒤, 다시 두 번째 주사를 하였는데 그 말이 격심한 쇼크 증상을 일으켜 죽어 버렸다. 1892년에 리세와 Hericourt는 개에게 뱀장어의 혈청을 한 번 주사하고, 그 뒤에 두 번째로 혈청을 주사하였더니 역시 그 개가 죽어 버렸다. 1898년에 리세와 Hericourt 두 사람은 여기에서 개가 이종단백질인 뱀장어의 혈청에 감작된다는 사실을 알게 되었다. 1902년에 리세는 말미잘에서 독물을 추출한 것을 가지고 개의 면역을 연구하던 도중 첫 번째 항원주사의 감작효능을 알아내었다. 문헌적인 연구를 보면 제너와 마장디도 이런 현상이 있다는 것을 알았고 리세는 1902~1909년 사이에 이에 관한 연구를 하였으며, 스미스는 1903년에, 로젠나우와 앤더슨은 1906~1907년에, 오토는 1906~1907년에 각각 이에 관하여 연구하였다. 면역과는 반대되는 이 현상을 과민증hypersensitivity, anaphylaxis이라고 불렀다. 이 과민증은 혈청요법을 할 때 종종 일어나 의사와 환자를 괴롭히는 현상이었다. 그러나 이 과민증은 본질적으로 면역현상이며, 역시 항원항체반응이라는 사실이 1903년에 피르케와 시크에 의하여 밝혀졌다. 감작이라는 것은 이종단백질이 생체 내에 들어가 항원으로 작용하여 항체가 형성된 상태를 말한다. 첫 번째 주사로 이미 감작이 되어 있는 상태에서 두 번째 주사(이종단백 등)에 의하여 이미 만들어진 항체와 항원이 체내에서 결합함으로써, 즉 체내에서 항원항체반응이 격렬하게 일어남으로써 환자가 심한 쇼크 증상을 일으키고 죽게 된다는 사실을 알게 되었다. 그리하여 그들은 이 쇼크를 특히 과민증 쇼크anaphylactic shock라 하였다. 1905년에 피르케는 과민증 쇼크로 죽는 데까지는 이르지 않은 과민증을 발견하여 이를 혈청병이라 하였으며, 1903~1906년에 아르투스는 국소에 염증반응만을 일으키는 과민증 즉 아르투스 현상을 발견하였다. 과민증의 현상에도 경중이 다른 여러 가지 반응이 있으며, 각각 다른 현상으로 인해 나타나게 됨을 알게 된 것이다. 이에 대하여 과민증이 일어나지 않도록 하는 방법이 연구됨은 당연한 일이었다. 그래서 1907년에 베스레드카와 슈타인하르트, 1910년에 앤더슨과 프로스트에 의하여 항과민증anti-anaphylaxis 또는 탈감작desensitiztion이라는 방법이 연구되어 성공을 보게 되었다. 이 방면의 연구로 1907년에 본과 휠러, 1909년에 도어와 러스, 1910년에 프리드베르거, 1017년에 노비와 크라이프는 과민증독anaphylatoxins을 보고하였고, 1912년 압더할덴은 보호효소를 연구하여 보고하였다.

1893년에 던바, 1906년에 아이스너에 의하여 고초열은 알레르기 질환이라는 것이 보고되었고, 1916년에 쿡과 베르, 1917년에 웰스와 오스본, 1920년에 슐로스에 의하여 식품특이체질이 보고되었다.

한편 배양된 사균에 의한 예방접종이 1892년에 브리거·기다사토·바서만, 1896년에 파이퍼 등에 의하여 발표되었다. 또 1913년에 베스레드카는 감작 백신을 처음으로 시도하여 보고하였으며, 그는 1925년에 항체의 간섭 없이 세포와 조직 내에서 면역이 형성되는 국소면역설을 발전시켰고 1921~1927년에 폐결핵에 대하여 BCG나 무독우형결핵 백신으로 하는 예방접종을 발표하였다.

인체에 병원체가 침입하면 어느 때는 병원체에 대한 저항력이 높아지기도 하지만, 또 어느 때는 그렇지 않은 경우도 있다. 어떤 경우에는 체내에 들어간 물질에 대해 감수성을 높여 여러 정도의 과민증을 일으키기도 한다. 그래서 면역현상과 과민현상을 통틀어 알레르기라 하며, 알레르기는 항원과의 접촉에 의하여 인체 반응능력의 변화를 가져옴을 말하게 되었다. 그러나 현재 알레르기는 임상 측에서 주로 과민증의 의미로 해석되고 있다. 그리하여 많은 알레르기성 질환이 보고되었고, 항원의 탐색으로부터 예방 및 치료의 방법이 안출되기에 이르렀다.

의료에 사람의 혈액을 이용한 것은 옛날부터라고 하나 수혈에의 이용은 17세기부터 시작되었다. 처음에는 젊은이의 혈액을 노인의 혈관에 넣어 노인을 젊게 만드는 것이 목적이었다. 1604년에 나온 마그누스 페겔의 책에 그러한 내용이 기재되어 있다고 한다. 의학적으로 정확한 기록으로는 파리 대학의 장 드니가 1667년 6월 15일에 사혈을 많이 거듭하여 심한 빈혈을 일으킨 16세의 소년에게 양의 혈액을 주입하였다는 것이 있으며, 그 뒤에도 여러 번 동물의 혈액을 인체에 주입한 일이 있었다고 하는데, 근소한 예가 성공했고 대부분은 실패하여 죽어 버렸다고 한다. 그래서 동물 피의 수혈은 위험이 많다고 하여 그 이상 계속하는 것이 불가능하게 되었다. 19세기에 들어와 다시 수혈을 하게 되었다. 1818년에 런던에서는 말의 혈액을 말에게 수혈하는 연구가 시작되었고, 1824년에 제이콥 브런델(1790~1878)은 섬유소를 제거하여 응고가 되지 않게 만든 사람의 혈액을 출혈이 심한 산부인과 환자에게 수혈하여 큰 효과를 보았다. 그러나 이때도 위험은 종종 뒤따랐다. 이런 문제에 대하여 해결의 실마리를 준 사람은 오스트리아인 란트슈타이너(1868~1943)였다. 그는 1899~1901년의 연구에서 정상 동종 혈구응집소(anti-A와 anti-B)와 정상 동종 혈구응집원(A, B)이 있음을 알고 혈액응집반응에 의하여 처음으로 사람의 혈액에 A·B·C 세 가지 혈액군이 있음을 알아내어, 1901년에 그것에 관한 발표를 하였다. 그 뒤에 C는 현재의 O형에 상당하는 것임을 알게 되었고, 이 밖에 다시 AB형이 발견되어 1910년 둔게른과 허슈펠드의 제창으로 A·B·O·AB의 4형으로 나누게 되었다. 이것이 현재의 소위 ABO식의 혈액형인 것이다. 현재에는 이의 아형subtype을 비롯하여 MN·Q·S·E·Rh식 등의 혈액형이 발견되었다. ABO식 혈액형의 아형은 1911년 둔게른과 허슈펠드에 의하여 알려졌고($A_1 \cdot A_2 \cdot B_1 \cdot B_2 \cdot A_1B_1 \cdot A_1B_2 \cdot A_2B_1 \cdot A_2B_2$), MN식 혈액형은 1928년에 란트슈타이너와 레빈에 의하여, Q식 혈액형은 1933년에 이마무라 쇼오이치에 의하여, S식 혈액형은 1932년에 쉬프와 사사키에 의하여, E식 혈액형은 미야사키 스데기치(1928)와 스기시다 쇼오치(1933)에 의하여, Rh식 혈액형은 1940년에 란트슈타이너와 위너즈에 의하여 각각 발견되었다. 이렇게 됨으로써 공혈자와 수혈자의 혈액형이 같으면 거의 완전한 수혈이 가능하게 되었다. Rh식 혈액형에 있어서 Rh 인자는 수혈에 중요한 의의가 있음이 알려짐으로써 수혈은 점차로 완벽해졌다. 이후에는 혈액은행 등이 생겨 혈액의 예치와 저장 등을 하게 되었다. 이런 수혈이 발전됨에 따라 실혈의 보충수단으로써 널리 이용하게 되었으며, 마취나 소독법 등과 함께 수혈법의 완성은 외과적 수술을 한결 더 발전시켰다.

제3절 생화학·생리학 분야

20세기에 들어오면서부터 영양과 대사에 관한 생리학은 생화학적 면에서 급진적인 발전을 보게 되었다.

비타민 또는 보조식이인자에 관한 지식의 시발점은 앞에서 말한 바와 같이 1880년에 번지 연구실에서 이루어진 루민의 실험이었다. 루민은 합성 우유식품에는 동물의 성장에 필요한 어떤 인자가 들어 있지 않다고 발표하였고, 1912년에 프레더릭과 홉킨스가 이를 확인하였으며, 합성 우유식품과 같은 인공 성장억제식이에 매우 적은 양의 신선한 우유를 넣어서 투여하면 좋은 효과가 있음을 쥐를 통한 실험으로 증명하였다.

타가키는 1882~1826년에 개선 혼합 식이에 의하여 일본 해군의 각기병을 근절하였다. 각기는 백미를 주식으로 하는 일본·말레이 반도·자바 섬 등에서 볼 수 있는 지방병이며 해마다 많은 사람들이 이 병으로 죽었으나, 그 당시 의사로서는 속수무책이었다. 일본 가고시마에서 영국 의사에게 의학을 배운 해군 군의관인 타가키는 구미의 해군병사와 생활조건이 같은데도 불구하고 일본의 해군병사만이 각기에 걸리는 원인은 영양 관계에 있다고 생각하게 되었다. 그래서 2척의 군함, 용양과 축파의 병사를 대상으로 실험을 하였다. 용양에 탄 병사들은 종래의 백미식을 하게 하였으며, 축파에 탄 병사들은 백미 대신에 보리밥을 먹게 하고 육류도 주었다. 그 결과 축파의 병사들은 각기에 거의 걸리지 않았다. 이렇게 하여 일본 해군의 각기는 근절되었다고 한다. 그러나 불행히도 타가키는 각기가 단백질 섭취 부족이라고 오판하였고, 각기의 원인을 끝내 밝혀내지는 못하였다. 자바에 있던 네덜란드인 에이크만(1858~1930)은 백미로 닭을 기르면 다발성 신경염이 발생하는데 이것이 사람의 각기와 같다는 것을 알게 되었다. 1897~1906년에 에이크만과 그리인스는 조류 각기, 즉 다발성 신경염을 일으키는 것은 백미에 의한 단일식이 때문임을 알게 되었으며, 쌀등겨와 콩 종류 속에 각기에 걸리지 않게 하는 물질인 항신경염물질이 들어 있음을 발견하였다. 1907년 프레이저와 스탠턴은 현미를 백미로 만들 때 생기는 쌀등겨를, 알코올로 추출한 물질을 실험적으로 일으킨 다발성 신경염에 사용하여 좋은 효과를 보았다. 1911년에 도쿄대학 농학부 교수 스즈키 우메다로오(1874~1943)는 쌀등겨에서 각기에 유효한 성분, 즉 항각기제를 추출하여 이것을 오리자닌이라 이름하였다.

이보다 앞서 1904년에 압데르할덴(1872~1950)과 로나는 펩신과 황산에 의하여 소화가 잘 되게 조리된 카제인은 카제인-당 식이로 기르는 쥐의 발육을 억제한다는 보고를 하였고, 1907년 윌콕과 홉킨스는 제인(글리아딘)식이로써 발육이 억제되는 것은 라이신과 트립토판이 없기 때문이라 하였다. 트립토판은 압데르할덴의 첫 실험(1904)에서처럼 카제인의 산에 의한 소화에 의하여 파괴·소실된다는 것이었다. 1905년에 엔리케스와 한센이 시도한 글리아딘 식품의 나쁜 효과에 관한 실험도 같은 방법으로 설명되었으며, 1911년에 매컬럼과 스틴보크 등이 가축사료 투여 실험에서 이와 유사한 결과를 얻었다. 1912년 오스본과 멘델은 쥐를 제단백 우유와 글리아딘으로 530일간 살릴 수 있었으나 글리신과 라이신이 없는 것으로는 발육이 되지 않음을 발표하였다. 이처럼 발육이 정지된다는 실험적 연구 결과에 대하여, 1913년에 압데르할덴이 타이로신과 페닐알라닌 결핍에서, 1915년에 오스본과 멘델이 시스틴 결핍에서, 1916년에 에크로이드와 홉킨스가 아르기닌과 히스티딘 결핍에서, 1925년에 슈어가 프롤린 결핍에서 오는 것이라고 각각 발표하였다. 이러는 사이 1911년, 펑크는 백미 섭취로 발생하는 각기는 부식인자의 결핍 때문임을 증명하기 위하여 비타민이라는 말을 처음 쓰기 시작하였고, 과일껍질에서 비타민의 분리를 시도하였다. 그는 또 각기병·괴혈병·펠라그라·구루병의 원인도 비타민 결핍이라고 가정하였다. 비타민은 직접 영양이 되지는 않으나, 이것이 없으면 영양이 정상적으로 유지되지 않는다. 또 미량으로도 강력한 생리작용을 하여 인체 내의 모든 화학과정에 관여하기 때문에 생명 유지에 필요불가결의 물질이며, 아민과 유사하다는 점에서 비타민이라 하였다.

1913~1916년에 매컬럼과 데이비스 그리고 케네디는 버터지방과 계란 속에서 발육성장물질을 찾아내어 지용성 비타민 A라 하였고, 또 각기발생식이 중에 결핍인자인 항신경염 인자로서의 수용성 비타민 B를 찾아내었다. 수용성 비타민 C의 경우 1913년 홀스트와 프롤리히가 괴혈병을 일으키는 식이의 결핍인자라 주장하였으며, 또 1914~1918년에 헤스가 이 비타민 C는 감귤류 과실과 토마토에 많이 있다고 하였다. 1908년에 핀들레이는 강아지를 대상으로 식이성 결핍에 의한 실험구루병을 만들었고,

1917년에 매컬럼과 시몬즈는 쥐를 대상으로 식이성 결핍에 의한 실험구루병을 만들었다. 이런 동물의 실험구루병은 1919년 멜란비가 식이에 대구 간유를 첨가함으로써 잘 치유되었고 1920년 셔만과 파펜하이머는 인염을 첨가함으로써, 1921년에 헤스는 일광을 쬐임으로써, 1924년에 스틴보크와 블랙은 식이의 자외선 조사로써 각각 현저한 치유 효과를 보았다고 한다. 뼛속 칼슘의 침착에 관한 대구 간유의 효과와 혈액 내 인의 증가는 1920년에 하울랜드와 파크에 의하여 보고되었고, 새 치료법에 의해 증상이 호전되는 것이 X-선 검사로써 입증되었다. 결여인자가 비타민 A가 아니라는 것은 1920년에 산소 통과로써 가열한 지방의 발육성장력이 파괴·소실되었다는 데서 알게 되었는데, 이것은 홉킨스의 첫 실험에 의하여 밝혀졌다. 또 1921년에 비타민 A가 들어 있지 않은 대구 간유를 농축하여 항구루병 유도제를 만든 주커에 의해서도 결여인자는 비타민 A가 아님이 밝혀졌다. 그래서 1917년에 빈다우스에 의하여 대구 간유에서 추출한 항구루병물질인 콜레스테린은 비타민 D라 명명되었다. 1925년에 헤스와 바인스톡, 스틴보크와 블랙은 햇빛을 쬐임으로써 항구루병의 특성을 얻게 되는 물질이 콜레스테롤(동물체내에서 생산) 또는 피토스테롤(식물체내에 있음)이라는 것을 발표하였다. 그렇기 때문에 어떤 의미에서는 비타민 D는 하나의 햇빛 쬐임 효과라 볼 수 있었다. 1922~1923년에 에반스와 비숍에 의하여 지용성 비타민 E는 밀의 싹(맥아)과 상추 잎에 들어 있음이 알려졌으며, 이것은 생식력과 불임작용을 함께 갖고 있다고 하였다. 이렇게 하여 비타민은 점차 많이 발견되어 갔다. 비타민 A는 드러먼드의 명명이었고, 오리자닌은 비타민 B라고 명명하였으며 이 속에는 여러 가지 종류가 있다는 것도 알려졌다. 또 비타민의 화학구조가 밝혀짐으로써 인공합성도 가능해져, 대량생산함으로써 비타민이 시중에 범람하게 되었다.

단백대사에 대한 지식의 발전은 아미노산 구성의 가수분해에 관한 에밀 피셔(1852~1919)의 연구 업적(1896~1906), 간이나 조직 내에서 아미노기(NH_2)를 제거함으로써 여러 가지의 단백 함유 물질을 요소로 전환하는 데 관한 슈뢰더의 업적(1882~1885), 1913년에 반 슬라이크와 마이어스의 업적 등에 힘입어 이루어졌다. 그리고 에너자이저와 열 생산자로서 그들의 특이한 동력작용과 관련한 연구가 이루어졌다. 섭취된 히드록시-산으로부터 아미노산을 재생하는 간의 한정된 능력은 1910~1912년에 엠덴과 스미츠, 1911년에 누프와 컬테스에 의해 알려졌다. 이보다 앞서 1902년에 뢰비는 식품 내에 있는 완전한 단백질은 단백합성, 즉 성장을 위해서는 필요가 없다는 발표를 하였고 마침내 포이트와 플륑거의 논쟁을 끝마치게 하였다. 그들의 논쟁은, 완전한 단백은 그대로 원형질로 전화되어 성장에 필요하다는 가정과 그것을 부정하는 논란이었다.

근육운동에 의하여 조직 내에 생기는 마모와 파열로 인하여 나타나는 것(질소의 증가)으로서 질소대사는 요산(하밀과 슈라이어, 1906), 퓨린(맥로드, 1899; 부리안, 1905), 크레아틴(브라운과 캐스카트, 1909~1921) 등의 증가를 가져온다는 것을 알게 되었고, 또 마라톤 주자의 요(히긴스와 베네딕트)에서 볼 수 있는 것처럼 오직 과도한 활동으로써도 그런 것들이 증가됨을 알게 되었다.

탄수화물대사에 대한 지식은 에밀 피셔의 퓨린에 관한 연구(1882~1906)와 당에 관한 연구(1884~1919)로 다시 확대되었다. 당은 분해되어 최종적으로 탄산가스와 물이 되어버린다는 것이 1912년에 엠덴에 의하여, 1913년에는 데이킨과 그의 공동 연구자들에 의하여, 1923년에는 래커와 마이어스에 의하여 밝혀졌다. 단백질 파괴를 완화하는 물질로서 또는 근육의 에너지원으로서 탄수화물의 역할은 이미 1909년에 캐스카트에 의하여 기아상태에서도 밝혀진 바 있다.

1922년에 밴팅과 베스트에 의하여 발견된 인슐린은 당뇨병대사 연구에 새로운 빛을 비추었다. 지방대사(탄수화물로부터의 합성과 저장)는 1882년에 레베제프에 의해, 1912~1913년에 스메들리에 의해 연구되었다. 세포막 내 리포이드의 역할은 1899년에 오버턴, 1909년에 러브, 1912년에 로에베에 의하여 각각 연구되었고 위 내의 지방 가수분해는 1900년에 폴하르트, 1924년에 빌리스퇴터에 의하여 조사되었다. 지방의 이화작용은 1905년에 누프, 1906~1908년에 엠덴, 1908~1923년에 데이킨, 1923~1925년에 레티스에 의하여 연구되었고 단백질로부터의 지방합성은 1908년에 바인란트, 1922년에 애트킨슨과 라파포트 및 러스크에 의하여 연구되었다. 기지의 생리학적 지방은 1925년 블로어에 의하여 지질로 분류되었고 지질의 가역성은 1900년에 카스틀과 뢰베하르트에 의하여 발표되었으며 1914~1915년에 암스트롱과 고스니에 의하여 확인되었다.

핵산대사는 1912~1925년에 레빈, 1923~1925년에 존스에 의하여 연구되었고, 퓨린의 대사는 1914년 헌터와 븐스, 1916년에 베네딕트, 같은 해 애크로이드와 홉킨스, 1924~1926년 로즈와 콕스에 의하여 각각 연구되었다.

이렇게 하여 체내에서 일어나는 물질의 생화학적 반응 과정, 즉 중간대사의 문제가 연구대상이 되었던 것이다.

생체구성에 가장 중요한 것은 단백질이었으며, 단백질의 구조가 점차로 해명된 것은 에밀 피셔의 시대였다. 단백질이 아미노산의 쇄상 결합체라는 것도 알게 되었고, 인체 내에서 합성되지 않는 아미노산이 있다는 것도 알게 되었다. 오스본과 멘델 등의 연구를 통해 1915년경부터는 트립토판이라든가 라이신과 같이 불가결한 필수아미노산이 존재한다는 것도 알게 되었고, 식품의 단백질 중에서 이런 것이 한 종류만 빠져도 인체의 영양이 불완전해짐을 알게 되었다. 1935년에 미국의 로즈는 각종 아미노산을 정제하고 이를 조합하여 만든 사료로 동물을 길러 성장에 필요한 아미노산의 종류를 결정하였다. 이 아미노산은 라이신·트립토판·페닐알라닌·메티오닌·트레오닌·류신·이소류신·발린·히스티딘·아르기닌의 10종이었으며, 이것을 필수아미노산이라 불렀다. 그 뒤에 로즈와 홀트의 연구에서 히스티딘과 아르기닌은 필요가 없다는 것을 알게 되어, 필수 아미노산은 나머지 8종이 되었다. 이 8종 중 한 종류만 없어도 신체 유지가 불가능해진다는 것이다.

한편 단백질은 인체 세포 내에서 어떻게 아미노산으로부터 합성되는가 하는 문제도 리보 핵산의 발견에 의하여 점차로 해명되어 가고 있었다. 이렇게 하여 인체에 필요한 세 가지의 큰 영양소, 즉 단백질·당·지방의 대사와 그 의의가 비타민과 더불어 명백히 알려지게 되었다.

내분비학은 선사 시대에 이미 있었으나, 새로운 과학으로서의 시발은 역시 20세기에 들어서부터였다. 인체 내부의 물질대사과정은 비타민 이외에도 호르몬에 의하여 조절된다. 호르몬은 내분비액이며, 그것이 분비되는 선을 내분비선이라 하고 이에 관한 학문을 내분비학이라 한다. 내분비라는 말은 프랑스의 생리학자인 끌로드 베냐가 간장 내의 글리코겐이 포도당으로 분해되어 혈액으로 방출되는 현상을 나타내는 말로 처음 사용하였다. 그리고 그의 제자인 브라운 세커드는 고환으로부터 어떤 물질이 분비되어 이것이 혈액 내에 들어가 전신을 돌게 되면 남성의 특질이 나타나게 하여 성욕을 돋우는데, 여기에 관계되는 현상이 내분비현상이라 하였다. 내분비선은 고환·난소·갑상선·부갑상선·부신의 피질과 수질·췌장의 랑게르한스섬의 세포군·뇌하수체 전엽·중엽·후엽 등에 있으며, 이들은 각각 특이한 물질을 분비하고 이로써 대사를 조절하여 신체의 조화를 유지한다.

1902년 베일리스(1860~1924)와 스타링(1866~1927) 두 생리학자는 12지장의 점막으로부터 세크레틴이라는 물질이 분비되어, 이것이 췌액의 분비를 촉진하고 소장의 운동을 항진시킨다는 것을 발견하였다. 이것은 1899년에 파블로프가 엔테로키나아제를 발견한 데 뒤이은 것이며, 베일리스와 스타링은 호르몬 또는 화학적 메신저에 의한 신체의 화학조절이라는 학설을 발표하였다. 호르몬 또는 화학적 메신저는 혈액이라는 통로에 의하여 장기의 선으로부터 나와 신체의 다른 부위로 간다는 것이었다. 호르몬은 그리스 말로 '불러 깨운다'는 뜻이다. 체내에 잠자고 있는 기능을 불러 깨워 활동하게 만든다는 뜻이 들어 있다. 이 신체의 화학 조절이라는 학설은 이미 보르듀에 의하여 윤곽이 그려졌으며, 다윈의 범생설에 들어 있는 고유의 그것이었다. 또 내분비선의 장애로 일어나는 많은 임상증상과 동물체 추출물에 의한 치료의 일반설을 설명하는 데 있어서 호르몬은 매우 적합할 것으로 보였다. 1903년에 필라델피아의 Sajous는 『의의 체계』를 출판하였는데, 이 책은 내부의 분비에 바탕을 둔 것이었으며, 내용은 신상체(부신)·뇌하수체·갑상선은 신체의 면역형성기전을 조절하는 역할을 하고 있다는 것이었다. 고래의 관념에서 체질적 질환이라는 것은 대사의 변조라는 개념을 새로 만들게 되었고, 그 대부분이 크게 놀라울 만큼 호르몬의 균형 또는 어떤 내분비선의 기능장애와 관련되었음을 알게 되었다는 것이다. 수술외과는 이런 내분비선의 생리학과 병리학을 연구하는 데 있어 가장 중요한 부분에 기여하였으며, 그 당시 내과학의 분과였던 내분비학은 거의 완전히 과학적인 실험을 통해 발전하게 되었다.

내적 분비학설의 시발점은 1848~1857년에 글리코겐의 기능에 관한 끌로드 베냐의 업적과, 1849~1855년 신상체 협막의 질환에 대한 애디슨의 기술이었다. 전자는 1899년 메링과 민코프스키의 췌장적출술에 의한 실험적 당뇨병을 만든 연구로 연결되어 놀라울 만큼 발전하였다. 후자는 1901년 오피, 1902년 Ssoboleff, 1909년 매커럼의 연구로 이어졌는데, 즉 그것은 췌장 당뇨의 추정적인 근원이 랑게르한스섬임을 보고케 하였다. 1856년 신상체 증후군에 관한 애디슨의 기술은 브라운 세커드가 부신을 흥분하도록 하였다는 것이었고 애디슨과 유사한 치명적 증상을 다시 만들게 하였으며, 그들의 연구결과는 1886~1889년에 티초니에 의하여, 1891~1893년에 Abelous와 랑글루아 그리고 쉐퍼 등에 의하여 반복 추시로 확인되었다. 1864~1865년에 올리버와 쉐퍼는 신상체선의 수용성 추출물을 혈류에 주입함으로써 심장활동이 현저하게 둔화되고 혈압이 올라가는 것을 보았다. 1901년에 이 물질이 일본의 타카미네 조키치에 의하여 부신 수질에서 나오는 분비액으로부터 결정체로 순수하게 분리되었고, 아드레날린이라고 명명되었다. 1914년에 미국의 켄들(1886~1972)은 갑상선의 호르몬을 순수 분리하여 티록신이라 하였고, 1919년에 켄들과 오스터버그는 그 구조를 결정하였다.

1922년에 캐나다 토론토 대학의 정형외과학 강사였던 30세의 밴팅(1891~1941)은 대학 2학년 학생이었던 23세의 베스트(1899~1978)와 함께 췌장에서 인슐린을 추출하였다. 인슐린은 혈액 내에서의 당 소비를 촉진하는 물질이며, 인슐린 분비가 부족하면 당뇨병을 일으키게 된다. 인슐린은 단백질이며, 가장 복잡한 화합물 중의 하나이다. 현재는 인슐린의 화학구조가 밝혀짐과 동시에 생리적 기능과 생화학적 작용도 해명되어 정상인의 대사조절이 어떻게 이루어지고 있는지 알게 되었고, 한편으로는 호르몬의 결여로 인하여 일어나는 여러 가지 증상에 대한 요법을 확립하는 데 가장 효과적인 기초가 이루어졌다.

고환과 난소로부터 수 종류의 성호르몬이 추출되었고, 부신피질로부터는 스테로이드 계통의 호르몬이 여러 가지 추출되었다.

이 무렵에 와서 가장 뛰어난 생리학적 화학자는 에밀 피셔(1852~1919)였다. 에밀 피셔는 독일의 오이스키르헨 태생이며, 계속 화학 교수직만 역임하였는데 1879년에 뮌헨 대학, 1882년에 에르란겐 대학, 1885년에 비르츠부르크 대학, 1892년에 베를린 대학에서 교수로 재직하였다. 그는 많은 신물질을 발견·분리하고 그 화학구조를 결정하였는데, 그러한 신물질로는 1875년에 발견한 페닐히드라진, 1875~1877년에 발견한 지방족 히드라진, 1902년에 발견한 만노오스와 이소말토스 그리고 합성약품인 베로날, 1905년에 발견한 프로포날과 사이오딘, 1913년에 발견한 에랄손 등이 있다. 그래서 압데르할덴은 피셔를 가리켜 탄수화물 화학의 길잡이라고 하였다. 피셔는 1879~1906년에 카페인·잰틴·테오브로민을 포함한 퓨린 화합물의 합성에 있어 광대한 연구를 하였으며, 통풍의 계보를 전개하였고, 질병의 대사산물에 있어서 보편적인 일종의 배종원형질로서 퓨린 핵을 발표하였다. 그는 1883~1919년에 만니톨로부터 유도된 6개의 육탄당, 포름알데히드로부터 유도된 1개의 육탄당, 그리고 반트 호프와 르 벨에 의하여 예견되었던 16개의 가능한 이성체의 알도헥소오스로부터 14개의 알도헥소오스를 포괄하여 대부분의 당류에 대한 구조식을 결정하였고, 합성도 하였다. 또 그는 아미노산체의 큰 체인을 서로 연결하여 화합물을 만들었는데(때로는 이 속에 18개의 아미노산이 연결되기도 한다.) 이것은 서로 다른 단백 분자의 본질적인 부분이었다. 피셔는 하나로 분해된 아미노산에 대한 정량 방법을 안출하고 모든 단백질에 보편화되어 있는 아미노 핵NH_2을 증명하였다. 그는 1894~1895년의 효소에 관한 연구에서 효소의 작용은 특정 화학물질에 한하여서만 영향을 주는데, 이때 효소와 화학물질의 관계는 마치 자물쇠와 열쇠 또는 손과 장갑의 관계와 같다고 하였다. 이러한 특성을 현명하게 이용한 사람이 에이를리히로, 그는 이것을 자신의 측쇄설에 적용하였다. 또 피셔는 1904년에 믿을 만한 수면제를 만들었는데, 그것은 베로날의 합성이었다. 그의 최후의 연구는 뎁시드(몇 개의 페놀카르복실산 분자로 이루어지는 에스테르의 총칭, 예를 들면 디갈산 같은 것)와 타닌 물질에 대한 것이었다. 제1차 세계대전 중에 그는 질소제품·동물지방·식료품 합성 등의 공업을 조장하는 데 훌륭한 재간을 보였다. 현대 화학자 가운데 피셔보다 더 노벨상의 명예를 얻을 만한 사람은 없었으며, 그 노벨상은 1902년에 그에게 주어졌다.

제4절 병리학 분야

현대 병리학의 주도자는 독일의 아쇼프(1866~1942)였다. 아쇼프는 베를린 태생이었으며 프라이부르크 대학의 병리학 교수였다. 그는 스승인 오르트와 레클링하우젠을 이어 피르호의 병리학을 다시 진흥시켰고, 또 그의 제자 타와라·키요노·스즈키·오가타·가와무라를 통하여 피르호의 병리학을 일본에 전습케 하였다. 위대한 조직주의자이며 철학자인 아쇼프는 병리학적 논리의 걷잡을 수 없는 복잡성 위에 논리와 체계를 세우려고 무척 노력하였다. 그는 1893년에 신우신장염, 1908년에 충수돌기염의 서로 다른 양상, 1912년에 혈전증, 1908년~1914년에 죽상동맥경화증, 1922년에 폐결핵에 관한 연구업적을 내었으며 1900~1909년의 배란과 월경·콜레스테롤담석·위궤양·갑상선종·지방변성에 관한 전공논문 등을 통하여 연구 동향에 많은 자극을 가함으로써 병리학의 새로운 견지를 개척하였다. 1913~1924년에 세망내피계를 질병 반응, 즉 기능성 질병반응(일명 개조반응)·결여성 질병반응(일명 재생반응)·파괴성 질병반응(일명 수선반응)·감염성 질병반응(일명 방어반응, 예를 들면 염증 같은 것)으로 분류하였다. 이와 같은 질서 정연한 경향은 1891년에 발표된 뉴론 학설에 관한 발도이어-하르츠의 종설에 근거하였다. 그는 군진병리학으로 병리학연구소의 업적을 위해서 보조를 정하였으며, 또한 여러 가지 문제를 제기하였다. 그는 1921년 전쟁 중에 『독일의학사』 8권을 엮어 영구적인 기념물로 남겼으며, 카이저 빌헬름 연구소와 프라이부르크에 있는 그의 연구소에서는 전쟁에서 얻은 자료를 가지고 거대한 전시를 하였다. 1906년에 치글러의 게시물에 대해 반박한 그의 학파의 공헌은 전면이 병리학으로 이루어져 있었다. 새로운 경향의 병리학에 있어서 저명한 학자들도 많이 있었는데, 그중에서 특히 눈에 띄는 학자들을 들어 보면 다음과 같다.

마르찬트(1849~1928)는 라이프치히 출생이다. 그의 업적으로는 1890~1921년에 보고한 염증과 창상치유, 1901년에 보고한 붕괴세포(내피세포)가 유명하다. 그라비츠(1850~1932)는 그라이프스발트 대학의 교수였으며, 1883~1884년에 이상 신상체종양, 1883년에 유아황달, 1887년에 피하염증, 1887~1889년에 화농 등에 관해 저술하였다. 키아리(1851~1916)는 비엔나 출신이며, 1894년에 사후 처리수기, 1903년에 병리학사를 발표하였다.

포아(1848~1923)는 이탈리아의 병리학을 주도한 사람이다. 텐델로는 셀레베스 출신으로 1902년에 폐질환, 1905~1923년에 결핵에 관한 저서를 남겼다. 제임스 유잉(1866~1943)은 피츠버그 태생인데, 1900~1913년에 혈액의 임상병리학, 1919년에 종양질환에 대해 저술하였다. 맬로리(1862~1941)는 오하이오 주의 클리블랜드 출신이며 1898~1926년에 내피성 백혈구, 1914년에 조직병리학에 관해 저술하였다. 오피(1873~1971)는 버지니아 주의 스톤턴 출신인데, 1899~1902년에 췌성당뇨, 1917~1919년에 인플루엔자 폐렴에 관해 저술하였다. 와르틴(1866~1931)은 인디아나 주의 그린스버그 출생이며, 혈액림프선의 병리와 조혈계통, 매독, 머스터드 가스 중독에 관해 저술하여 남겼다. 크룸바아르는 필라델피아 태생인데, 업적으로는 1910~1917년에 심장차단, 1919년에 머스터드 가스 중독 시의 백혈구 감소증, 1922년에 세망증, 1923년에 조혈용혈계, 1924년에 호중구 증가증에 관해 저술한 것이 있다. 빈테르니츠(1855~?)는 볼티모어 출신이며, 예일 대학의 병리학 교수였는데, 1919년에 『인플루엔자와 전쟁독가스 중독』이라는 저서를 내었다. 매커럼(1874~1944)은 캐나다 온타리오 주 던빌 출신이며, 저서로는 1908년에 파상풍, 1909년에 췌성당뇨, 1918년에 폐렴 에 관한 것 등이 있다. 울바크(1880~1954)는 네브래스카 주 그랜드 아일랜드 출신이며, 로키 산맥열과 장티푸스 및 인플루엔자에 관한 저술을 남겼다. 오에르텔(1871~1956)과 클로츠(1878~?)는 모두 온타리오 주 프레스톤 출신이며, 그들의 업적으로는 1912년에 동맥경화증, 1928년에 황열에 대한 저술이 있다. 도로시 리드는 1902년에 호지킨병에 관해 저술하였고 애버트는 1908~1927년에 심장의 기형에 대해 저술하여, 업적을 남겼다.

제1차 세계대전 중 군대에 병리학자가 매우 부족하였다. 병리학에 관한 새로운 정기 간행물이 처음 나오게 되었는데, 1922년에 볼로냐에서 나온『아르비키오』, 1924년에 파리에서 나온『아날레스』와 코펜하겐에서 나온『아크타』, 1925년에 라이프치히의 텐델로에서 나온『크랑크하이츠 포슝』과 맬로리가 발행한『미국병리학회지』, 1926년에 루트비히 헥턴에 의하여 시카고에서 발간된『아카이브』 등이었으며 시대의 경향에 따라 학회와 조직이 만들어져 운영되었다.

미국의 워싱턴에 있는 군진의학 박물관에는 제1차 세계대전 당시에 수집된 병리학 자료가 전시되어 있는데, 이것은 윌슨의 확고한 신념과 노력에 의하여 이루어졌으며 캘런더와 쿠팔 두 소령의 노력에 힘입은 바가 크다고 한다. 병리학의 르네상스는 사체부검을 하기 위하여 유능한 몇 사람의 군의관이 나타났을 때 비로소 일어났으며, 대전 중에 병리학의 르네상스는 그들의 비참한 지위와는 너무나 심하게 대조되었다고 한다.

현대의 개념으로는 임상병리학(진단검사의학과)인 이 분야에서, 일반적으로 많이 사용하는 혈액가스의 측정장치로는 1892~1918년에 할덴의 장치, 1911년에 더글라스의 가스 낭, 1918년에 베네딕트의 휴대형 호흡비색기 등이 있었고, 비색혈액분석법은 1919~1922년에 폴린과 우에 의하여 고안되었다. 혈당검사는 1924년 캘버트에 의하여, 혈중 콜레스테롤은 1918년에 마이어즈와 워델의 방법에 의하여, 혈중 요소는 반 스라이크와 컬런 그리고 1921년에 맥클린의 비-비색정량법에 의하여 측정되었다. 또 그들은 같은 방법으로 1919년에 혈당을, 1921년에 비단백질소(NPN)를 측정하였다. 잔여질소는 1915년에 뱅과 기타에 의하여, 혈청 칼슘 농도는 1921~1923년에 크래머와 티스덜에 의하여, 인산염 농도는 1924년에 베셀로우와 기타에 의하여 정량이 되었다. 산 가수분해에 의한 단백분석은 1899~1906년에 피셔의 에스테르화하는 방법을 통해 더욱 효과적으로 이루어졌다. 또 단백분석은 포먼에 의하여 1914년에 석회-알코올법, 1919년에 납염법이 고안되었고 데이킨에 의하여 1918년에 회 알코올법과 부틸알코올 추출법, 킹스튼과 슈라이버에 의하여 1924년에 카르바메이트법이 고안되었다. 질소분획정량에 의한 단백분석은 1911년에 반 스라이크에 의하여 완성되었다. 단백질의 비색검사는 1949년에 밀론에 의하여 고안되었고, 그 뒤 1883년에 에이를리히의 디아조 반응, 1886~1887

년에 몰리슈의 알파-나프톨 검사법, 1888년에 살코프스키의 크산토프로테인 검사, 1896년에 쉬프의 뷔렛 검사법, 1901년에 홉킨스와 코울의 글리옥실 반응, 1905년에 보이스네트의 염산-아질산 반응, 1906년에 로젠하임의 포름알데히드 검사법, 1910년에 루헤만의 닌히드린 검사법, 그리고 1925년에 로미외의 인산반응에 의하여 검사되었다. 아미노산-질소는 1911~1915년에 반 스라이크의 방법과 장치에 의하여 정량이 되었고, 아미노산은 1909년에 베데딕트법, 1910년에 데니스 방법, 1911년에 반 스라이크법, 1912~1922년에 폴린과 그의 공동연구자에 의하여 정량되었다.

이런 생화학적 방법에 의한 검사 이외에 진단·예후·판정에 이용되는 검사도 나오게 되었다. 1918~1921년에 포레우스, 1920년에 린젠마이어, 1921년에 웨스트그렌, 1922년에 카츠, 1925년에 젝베르와 구델에 의하여 적혈구 침전속도를 측정하는 방법이 안출되었다. 그러나 이것들의 진단적 가치는 별로 없었고, 다만 기능검사로서 예후를 판정하는 데는 의의가 있었다.

신장 기능검사는 모든 병기의 요검사를 포함하는데, 1913년에 크옐달이 고안한 총 질소 함량, 1911년에 모리스, 1912~1913년에 폴린과 데니스, 1914~1916년에 매클린이 고안한 잔여질소, 1905년에 앨버런, 같은 해 슈트라우스-그린발트가 고안한 도발 다뇨 provocative polyuria, 1913~1914년에 마샬이 고안한 총 요소량, 1915년에 모젠탈이 고안한 신장 검사 식사법, 1897년에 아하르트와 카스타이겐의 메틸렌블루 법, 1903년에 볼커와 요셉의 인디고카민 법, 1910~1912년에 라운트리와 게라그티의 페놀-설포네프탈레인 법, 1921년에 킹스베리와 스완슨의 안식향산법, 1917년에 엡스타인의 혈중 콜레스테롤, 그리고 1923년 베셀로우의 혈중 염소 등으로 일괄할 수 있다.

당뇨병과 당뇨에 있어서 요당검사의 방법으로는 베네딕트법(1908)이 있고, 아세톤체 검사에는 프로머(1905)와 로테라(1908)의 방법이 있으며, 총 아세톤 검사에는 반슬라이크법(1917)이 있었다. 소렌센의 pH 검사(1909), 셀라드(1905)와 반 슬라이크(1918)의 검사는 산혈증과 케톤증을 위한 검사였다. 또 폐포의 CO_2 분압을 조사하는 홀데인과 프리스트리 검사(1905) 및 프레데리시아 검사(1914)가 있었는데, 이들의 검사는 일반적으로 많이 이용되고 있다. 한편 당 대사에 있어서 주 계수가 되는 인슐린(밴팅과 베스트, 1922)은 탄수화물 부하시험에 서광을 비추고 있다.

췌장기능검사는 뢰비(1908)의 췌장기능검사, 요의 디아스타아제를 이용하는 볼게무트(1903~10), 그리고 카미지(1912) 췌장기능검사법 등으로 일괄된다.

간기능은 에이를리히(1886~1901)와 슐레징거(1903), 푸세(1917) 그리고 반 덴 베르그(1918)가 고안한 혈액과 요의 담즙색소를 보는 검사, 좌선당부하시험(1901, 슈트라우스), 인디칸시험(1902, 슈트라우스), 갈락토오스 시험(1906, 바우어), 혈액응고시간측정(1921, 라이트와 콜부룩), 섬유소원 정량(1911, 휘플과 호르비쯔), 섬유소 용해 시간(1914, 굿파스튜어), 혈중 리파아제 정량(1902, 로벤하르트; 1913, 휘플) 검사에 의해 측정되었다. 식사 뒤에 오는 식후백혈구감소증이라든가 백혈구증다증(1920~1921, 위달)을 보는 검사, 페놀테트라클로르프탈레인 검사, 멜처(1917)와 리옹(1919)의 방법에 의한 담즙의 12지장배설을 보는 검사로서 간기능을 검사하였다.

이처럼 조직병리학·세포학·생리학·생화학·미생물학 등이 임상진단에 활용되기 시작하여 임상병리학Clinical pathology 또는 검사실 의학Laboratory medicine으로 다시 통합되었다. 그리고 기기제작 기술의 발달과 컴퓨터와 소프트웨어 프로그램의 발전은 임상 검사의 자동화와 검사정보시스템Laboratory information system; LIS의 도입으로 이어져, 검사업무와 결과가 전산으로 전달되는 전 검사실 자동화Total laboratory automation; TLA가 달성되어 오늘의 성황을 이루게 되었다.

제5절 일반의학

임상의학은 20세기에 이르러 더욱 눈부시게 발전하였다. 이것은 과학의 진보 및 발전이 기초의학의 기반을 다지고 그 기반 위에서 기초의학의 발달을 촉진시켰기 때문이다. 기초의학의 발전은 그대로 임상의학의 진보 및 발달로 연결되어, 20세기 중엽 이후에 임상의학은 놀라울 만큼의 성과를 얻게 되었다. 여기에서 우리는 기초의학의 발전 없이 임상의학의 발전이란 있을 수 없다는 사실을 뼈저리게 느끼게 되는 것이다. 현대 의학의 성과라고 하면 의학 지식의 보급, 예방의학의 철저한 실천, 질병 원인과 그 증후의 해명, 강력한 치료제 및 치료법의 발견과 확립, 의료기술의 진보 등을 들 수가 있다. 특히 외인성 질환의 치료효과는 유달리 크며, 불치의 병이란 거의 없다.

내과

19세기의 경향이 원인에 의한 질병 분류와 그에 따른 검사법의 발명·발견이었다면, 20세기 내과의 경향은 질병의 적극적 예방과 치료라고 볼 수 있다. 그리고 종래에는 내과 질환이었던 것이 타과, 특히 외과에 옮겨진 것도 적지 않다. 그러나 내과의 영역은 매우 넓으며 아직도 완전히 해명할 수 없는 부분이 많은데, 특히 내인성 만성 질환 등에 관하여서는 장래에 기대하는 바가 적지 않다. 근래에 와서 내과는 순환기내과·소화기내과·호흡기내과 등으로 이미 분과되었으며, 앞으로 더욱 분과될 추세에 있다.

외과

19세기 초기의 외과는 18세기의 연속이라고 하지만 그럼에도 많은 차이가 있었다. 우선 외과의 주도권이 파리에서 런던으로 옮겨갔는데, 그것은 헌터의 커다란 영향력 때문이었다. 그리고 다른 한 가지는, 1792~1793년 프랑스에서 외과의 금지조치로 의사의 권한과 의료계가 말살되었는데 이 금지조치가 풀리면서 대담한 외과의 공적을 크게 나타냈다는 점이다. 이때 정형외과가 소생하였고 대부분의 큰 동맥은 성공적으로 이어지게 되었다. 그러나 두개·관절·복부 및 부인의 골반이라든가 눈·귀·코 등의 일반 외과수술은 적어도 1867년까지는 아무런 진보를 이루지 못하였다.

리스터 시대 이전에 주도적 역할을 한 외과의로는 영국의 벨(1763~1820)·쿠퍼(1768~1814)·콜리스(1773~1843)·리스턴(1764~1847)·사임(1799~1870)·브로디(1783~1862)·퍼거슨(1808~1877) 등이 있었으며, 프랑스의 래리(1766~1842)·델페시(1777~1832)·뒤피트랑(1777~1835)·리스프랑(1790~1847)·벨포(1795~1867)·마갠뉴(1806~1865)·넬라톤(1807~1873) 등이 있었다.

그리고 그 뒤를 이어받은 주류의 의사들로는 독일의 폰 그레페(1787~1840)·디펜바흐(1792~1847)·슈트로마이어(1804~1876)·랑겐베크(1810~1887), 러시아의 피로고프(1810~1881), 미국의 J.워런(1753~1815)·포스트(1766~1822)·피직(1768~1837)·맥도웰(1771~1830)·J.C.워런(1778~1865)·모트(1785~1865) 등이 있었다.

이러한 외과의들의 업적과 마취·소독법의 발명 및 발전, 여기에 더해 외과 기기의 발달에 힘입어 두개·관절·복부·부인의 골반 등의 일반 수술은 물론이고, 눈·코·귀 등과 같은 독립기관의 수술도 거의 자유자재로 하기에 이르렀다. 이러한 외과의 발달은 내장 제

기관의 기질적 질환 치료는 물론이고, 아울러 인체의 해부·병리·생리의 지식을 넓히는 데도 많은 공헌을 하였다. 또 그 자체의 영역이 확대됨에 따라 종래 내과의 영역이었던 담석증·충수돌기염·암 등을 외과의 영역으로 만들었다. 한편 이 분야의 지식이 넓어지고 깊어짐에 따라 분과가 불가피하여 군진외과·정형외과·흉부외과·신경외과·일반외과(내장외과) 등으로 나누게 되었고, 각각 전문분업을 하여 오늘의 성황을 이루게 되었다.

과학기술의 발달 및 성과의 반 이상은 물리학에서 온 것이며, 또 현대 자연과학의 제 분과에서 물리학만큼 눈부시게 발달한 것도 없을 것이다. 이러한 물리학의 발달 및 성과가 의학에 도입된 것은 당연하다. 1895년 뢴트겐(1845~1923)이 X-선을 발견하자, 곧 의학에 도입되어 골격과 내장 및 이물 등을 직접 볼 수 있게 되었다. 처음에는 뼈만 투시하여 보게 되었는데, 골절 상태를 잘 볼 수 있게 되어 곧 외과치료에 이용하였다. 미국의 생리학자 캐논(1871~1945)은 바륨 화합물을 먹이는 위장 조영법을 발명하여 소화기의 투시를 할 수 있게 만들었다. 이에 의하여 소화기, 특히 위암의 발견이 쉬워졌다. 다음에는 직접 투시로써 위장의 운동을 볼 수 있게 되었다. 조영제 연구는 더욱 진전되었고 조영기술도 크게 발달하여, 담낭과 요관에서 혈관에 이르기까지 자세히 투시할 수 있게 되었다. 현재는 뇌혈관의 주행까지도 알 수 있다. 이렇게 X-선은 진단기술의 혁신을 가져왔고, 마침내 진단뿐만 아니라 치료에도 이용하게 되어 이제는 암이나 종양의 진단과 치료에 없어서는 안 되는 것이 되었다.

피에르 퀴리(1859~1906)와 마리 퀴리(1867~1934) 부부는 1898년 라듐 방사선을 발견하였는데, 이것도 곧 X-선과 함께 암과 종양의 치료에 이용되었다. 그리고 원자로에서 만들어지는 방사성동위원소는 인체 내에서 각종 물질의 이행 경로를 알기 위한 추적자로 이용되고 있으며, 코발트 동위원소는 반감기가 길기 때문에 방사선 치료의 총아로 등장하게 되었다. 요오드 동위원소는 인체 내에 들어가면 갑상선에 모이기 때문에 바세도병 같은 경우에 째고 열어보지 않고도, 단지 방사선을 필름에 받게 함으로써 갑상선의 형태를 충분히 알 수 있게 되었다. 또 그 방사선을 이용하여 갑상선종을 치료할 수 있게 되었다. 여기에서 소위 동위원소의학이라는 것이 생겨나게 되었다.

옛날 이탈리아의 갈바니는 생물체의 창상 입구에 전기(정지전위)가 발생하는 것을, 볼타는 금속에 접촉전위가 발생함을 발견하였다. 그리하여 전기생리학과 전기학이 동시에 출발하였다. 이렇게 시작된 전기학의 발전은 진단과 치료의 분야로 확대 이용되었다.

생체전기는 미약하고 그 경과가 매우 빠르기 때문에, 이것을 관찰하기 위하여서는 새로운 특별한 기기와 장치가 있어야 하였다. 이것을 발명한 사람이 네덜란드의 레이덴 대학교수인 에인트호번이었다고 이미 말한 바 있다. 그가 고안한 현전류계는 자장 내에 가느다란 백금선을 달아 놓은 것인데, 이 백금선에 미약한 생체전기가 통하면 일어나는 근소한 변화를 현미경으로 확대하여 연속 촬영함으로써 전류의 변화를 알아내는 장치였다. 이 기기에 의하여 사람의 심장 박동에 따라 발생하는 심장의 활동전기를 정확히 기록할 수 있게 되었다. 이것이 현재의 심전도이며, 심장기능검사에 없어서는 안 되는 중요한 기기이다. 에디슨(1847~1913)이 발견한 열전자 효과는 곧 3극 진공관의 발명을 가져왔고, 진공관기술의 진보는 증폭기의 발달을 촉진하게 되어 전자 오실로그래피라든가 음극선 오실로그래프 또는 브라운관을 만들게 되었다. 이러한 장치를 이용함으로써 신경에서 발생하여 빠르고 미약하게 지나가 버리는 전위 변동을 기록할 수 있다.

전자공학은 특히 전자의 운동을 이용하는 공학을 말한다. 이 전자공학의 성과는 생리학 분야뿐만 아니라 의료의 분야에도 재빨리 도입되었다. 인체의 전기 현상뿐만 아니라 혈류 속도나 맥박 근육 수축 등의 현상을 전기 에너지로 바꾸는 변환기의 발달에 의하여, 그러한 현상을 전기변동으로 바꾸어서 정확히 관찰할 수 있게 되었다. 그리하여 환자의 심음도·심전도·호흡곡선 등이 동시에 자동으로 기록되면서 환자의 상태를 감시할 수 있는 장치들이 이미 실용화되어 있다. 여기에 더하여 컴퓨터의 발명은 이 모든 기기들의 계측치를 토대로, 또는 그 모든 계기들이 서로 연락됨으로써 인체의 모든 정보를 신속하게 판단할 수 있게 하였다. 이렇게 하여 전자공학자와 의학자가 서로 손을 잡고 새로운 의학의 분야를 열게 되었다. 이것이 곧 의공학이라고 하는 것이다.

신경학

현대 의학의 흥미와 관심은 신경과 뇌에 관한 문제로 쏠리고 있다. 이미 벨이나 마장디 등의 연구로 척수의 전근신경은 운동성 즉 중추의 자극을 근육에 전하고 후근신경은 감각성 즉 피부 기타의 감각기관으로부터 받은 자극을 중추에 전한다는 것이 밝혀졌으며, 신경은 자극과 반응을 중개하는 전달기관이라는 것이 생리학적 면에서 해명되었다. 그러나 형태학적 지견을 확립한 사람은 스페인의 산티아고 카할(1852~1934)이었다. 신경은 인체 내에서 서로 연락이 되어 있다. 이전에 게를락(1820~1896)라든가 골지

(1884~1926) 등은 신경세포의 내용은 서로 연속되어 망상구조를 하고 있다고 생각하였다. 이것은 신경조직 연구가 불충분했기 때문에 생긴 오해였다. 카할은 조직 표본의 염색기술을 교묘하게 이용하여 신경세포 상호간에는 내용의 접속이 없고 오직 서로 외적으로 접촉하여 있을 뿐임을 밝혔으며, 이처럼 독립하여 있는 신경세포를 뉴런이라고 이름 지었다. 이 뉴런은 신경세포의 세포체와 이 세포체에서 나온 축색돌기 그리고 수상돌기의 세 가지로 되어 있다는 것이다.

뉴런과 뉴런이 접촉하는 부분을 시냅스라고 한다. 이 접촉부에 있어서 양 뉴런 사이의 거리는 약 200~300A°(1m의 1천만분의 1)이다. 전술한 망상설과 뉴런설의 논쟁은 오랜 시일을 끌었고, 그러다가 1940년경에 이르러 겨우 뉴런설이 일반의 승인을 얻게 되었다. 인체 내의 많은 뉴런은 서로가 시냅스에 의하여 연락되어 있다는 것이 확실하여졌다. 자극이 신경으로부터 나와 신경섬유로 전달되는 그 본태는 두 보이스 레이몬트 등의 업적을 토대로, 아드리안 등에 의하여 음성의 전기변동이라는 것이 알려졌다. 그리하여 현재 이것을 신경의 활동전위라 부르고 있다. 자극이 신경섬유를 타고 활동전위가 되어 퍼져 나갈 때 활동전위는 더 약해지지도 않고 더 강해지지도 않으며, 처음 그대로 일정한 강도의 전위변동이 전달되는 것이다. 그러나 그 전위 변동이 신경에 전달되는 도중에 그 신경이 마취되면, 전위전달은 그 부위에서 저지된다. 또 불완전한 마취부위는 활동전위를 전달시킨다. 그러나 이런 경우에 활동전위는 점차 약해진다는 것이 라이프치히 대학의 교수 페르보른(1863~1921)의 의견이었다. 일본 교토 대학의 교수 이사가와 히노데츠루마루는 페르보른 교수 밑에서 배워 이 학설을 주장하였다. 그런데 이 이사가와 교수 밑에서 배워 뒤에 게이요 대학의 교수가 된 가토 겐이치는 스승의 감쇠전도설을 정면으로 반대하여 불감쇠전도설을 주장하였다. 이 논쟁은 파쟁으로 변하여 오랫동안 계속되었다. 논쟁의 초점이 된 것은 마취약이었다. 마취약이 신경섬유에 서서히 작용한다는 것은 양파의 사람들이 모두 은연중에 인증하였던 사실이었다. 그러나 이 전제에 의문을 품고, 단일 신경섬유를 가지고 실험하여 보면 마취약은 신경섬유의 랑비에 결절로부터 직접 축색에 작용해야만 한다는 것을 생각하게 된 학자도 있었다. 그렇게 본다면 여기에서 과연 마취약이 서서히 작용하는가, 아닌가를 결정짓지 못할 경우 문제 해결이 불가능하였다. 1930년 하시다 구니히코 교수는 일본의학회 총회 석상에서 바로 이것을 지적하였던 것이다. 그리하여 다사키 이치니는 하시다 교수의 지적에 따라 매우 고심한 끝에, 신경간으로부터 단일신경섬유를 골라내어 이에 마취약을 작용시켰다. 그 결과 작용시킨 마취약은 랑비에 결절로부터 직접 축색에 작용하였으며, 마취약을 적용한 순간 신경섬유의 전도성은 없어져 버렸다. 이 사실이 밝혀지자 반쯤 마취된 신경섬유의 활동전위가 감쇠되면서 전도되거나 또는 불감쇠전도를 하거나 따위는 문제가 되지 않았다. 오랫동안 계속되었던 논쟁은 여기에서 종지부를 찍게 되었다. 이 논쟁에서 시종 좌장을 맡은 사람은 하시다 교수였다. 그는 도쿄 대학 최초의 일본인 생리학 교수였던 오사와 겐이치의 제자였으며, 라이프치히 대학의 길데마이스터 교수 밑에서 전기생리학을 배웠고 돌아와서는 일본 생리학의 기초를 만든 사람이었다. 그리고 그의 제자들은 각자 자기 개성에 따라 일본 생리학의 발전에 주요한 역할을 많이 하였다. 하시다 구니히코는 생리학자였을 뿐만 아니라 불교 철학과 서양철학에도 통달하였으며 물심일여·유종자연唯從自然의 이치를 제자들에게 기르쳤다고 한다. 하시다 구노히코의 문하에서는 신경의 자극이론을 확립하기 위한 연구가 착실하게 진행되었는데 그 방법은 주로 신경에 유효한 자극의 강도, 즉 역치의 측정이었다. 사카모도 시마미네·스즈키 마사오·와카바야시 가오루·와아이 우타로 등의 업적은 후세에 기념될 만한 연구 성과이다.

하시다는 생체, 특히 근육이나 신경 전위의 발생이론에도 깊은 관심을 가지고 있었다. 그래서 신경이나 근육의 원형질 내에 칼륨 이온의 농도가 매우 높다는 사실에 주목하였다. 그러나 그가 주목한 내용의 연구는 영국 캠브리지 대학의 학파들에 의하여 전개되었다. 즉 신경이나 근육의 세포에서 원형질을 사이에 두고 발생하는 소위 막전위라는 것은 칼륨 이온의 확산전위임이 확인되었다. 또 활동전위의 발생은 신경의 원형질막을 통하여 나트륨 이온이 원형질 내로 들어오기 때문에 발생한다는 나트륨학설이 나와 일반의 공인을 얻게 되었다.

뇌의 생리도 많은 발전을 보았다. 일찍이 대뇌 반구는 지능과 의식의 자리라고 생각되었고, 그 구조와 기능에 대하여 많은 관심을 받았다. 르네상스 당시만 하더라도 마음이 대뇌의 어느 곳에 자리 잡고 있는가가 중심 문제였으며, 뇌실이 마음의 작용을 하는 중심이라는 설까지 나왔다. 그러나 17세기에 들어와, 영국의 토마스 윌리스(1621~1675) 등은 뇌실보다는 뇌의 실질이 더 중요한 의미를 가지고 있다는 것을 밝혔다. 1861년에 폴 브로카(1824~1880)는 대뇌의 일부에 손상이 있을 때 언어에 장애가 온다는 것을 발표하였다. 이 부위가 좌측 대뇌의 제3 전두 뇌회에 해당되는데, 이것을 브로카의 언어중추라 부르게 되었으며 그 뒤부터 점차로 대뇌피질 기능의 위치가 밝혀지게 되었다. 프리치(1838~1897)와 히찌히(1838~1907)는 대뇌피질 전두엽의 일부에 자극을 주면 신체의 일정한 근육군에 수축이 일어남을 보고, 이 부위를 운동령이라 이름 지었다. 뭉크(1839~1912)는 대뇌피질의 일부를 국소적으로 절개하였을 때의 증상과 감각탈실증의 해부 예를 비교하여 대뇌피질의 일부에 감각을 일으키는 부위가 있다는 것을 밝혀내었고, 이 부위를 감각령이라 불렀다.

이렇게 하여 대뇌의 국소적 구조와 기능과의 상호관련성이 하나둘씩 점차로 해명되어 갈 무렵, 뇌생리의 대 발전을 가져온 사람은 바로 러시아의 파블로프(1849~1936)였다. 파블로프는 목사의 아들로 태어나, 1870년에 페테르부르크 대학에 들어가 동물학과 생리학을 배웠다. 그는 어린 시절에 읽은 끌로드 베냐의 저서에서 동물 소화관의 복잡한 혈관 배치도를 보고 감격한 끝에 다시 1875년 군의학교에 입학하여, 러시아 생리학의 원조라고 하는 세첸노프 교수의 강의를 들었다. 그리하여 의사가 된 다음 유럽에 수차 유학하여 브레슬라우 대학의 하이덴하인(1864~1897)이라든가, 라이프치히 대학의 루트비히(1816~1895) 등의 밑에서 분비생리와 신경생리를 전공하고 돌아와 군의학교의 교수가 되었다. 그리하여 타액분비의 연구로부터 조건반사를 발견하였고, 여기서부터 넓은 대뇌생리학의 분야로 들어갔다. 본래 동물에 구비되어 있는 반사기능은 경험에 의하여 억제되든가 또는 촉진되는 것이 조건반사의 본태이다. 이것은 인간이 환경에 적응하기 위한 합목적 현상이다. 그러나 파블로프는 이 합목적의 개념을 배격하고 순수 과학적 입장에서 이 현상을 추구하여, 대뇌생리학에 새로운 분야를 개척하고 확립하였다. 이러한 조건반사의 연구에는 또다시 전기생리학 기술이 도입·응용되어, 점차로 대뇌기능을 해명하여 가게 되었다. 조건반사의 연구 성과에 비해 조금도 손색없이 중요한 의의를 갖는 것이 뇌파의 연구 성과였다. 대뇌 피질에서는 10수 마이크로볼트라는 미미하고도 불규칙적인 단위의 변동이 일어나고 있다. 이것은 독일의 정신과 의사 베르거(1873~1941)에 의하여 1924년에 발견되었으며, 처음에 이것을 베르거파라 하였고 현재는 이것을 뇌파라 한다. 베르거의 이 조그마한 연구를 붙잡아 의학의 중요한 테마로 삼은 사람은 캠브리지 대학의 아드리안(1889~?) 교수와 당시 그 대학에 유학 중이던 도쿄 대학의 조교 야마기와 이치소오(1897~1963)였다. 야마기와의 뇌파연구는 모도가와 고오이찌 교수에 의하여 계승되었고, 유럽과 미국에서도 뇌파 연구가 시작되었다. 뇌파기록기의 발달과 더불어 뇌파 연구가 더욱 깊이 있게 이루어지게 되었으며, 뇌의 종양 또는 뇌의 손상 부위를 발견하는 데 놀라운 위력을 나타내어 현재는 죽음의 판정에 중요한 증거를 제공하게 되었다. 그러나 전간 등의 특수한 경우를 제외하면, 정신병 진단에는 처음에 기대하였던 바와 같은 위력은 나타내지 못하였다. 뇌파는 어째서 발생하는가? 뇌파의 발생 기구에 관한 연구 성과는 뇌기능을 해명하는 데 있어 또 하나의 촉진 수단이 되었다. 최근에 와서 대뇌생리의 분야에 빛나는 업적을 남긴 사람은 캘리포니아 대학의 매곤 교수였다. 그는 망상체의 연구를 하였다. 이 망상체는 대소 여러 가지 모양을 갖는 망상의 구조체이며, 연수에서부터 중뇌에 걸쳐 있다. 이 사실은 해부학자들에게는 일찍이 알려져 있었으나 그 기능만은 알지 못하였다. 이 망상체가 의식에 관여하여 체내의 모든 기관의 기능조절에 중요한 역할을 한다는 것이 캘리포니아 대학의 매곤 교수가 이끄는 연구팀에 의하여 해명되었다. 이렇게 하여 대뇌생리학 분야가 한층 더 깊이 있게 발전하였다.

옛날에는 정신병 환자를 보고 마귀가 씐 것이라고 했고, 이런 병에 대하여 의학은 아무런 대책도 없었다. 오직 20세기에 들어와 매독을 원인으로 발생한 정신병만이, 살바르산에 의한 치료가 유효하다고 겨우 알려졌을 뿐이었다. 또 비엔나의 야우레크는 1918년에 이런 정신병 환자에게 말라리아의 원충을 감염시켜 발열이 있게 함으로써 치유하는 말라리아 요법을 하였다. 한편 췌장 호르몬인 인슐린은 혈당을 감소시키는 효능이 현저하고 이를 대량 주사하면 전신에 경련이 일어나게 되는데, 이것을 인슐린쇼크라 하였다. 이 인슐린쇼크 요법을 정신병 환자의 치료에 이용한 사람이 비엔나의 사켈(1900~1957)이었다.

그 후 스페인의 모니즈(1874~1957)는 전두엽의 백질을 절단하는 방법으로 광포성인 정신병 환자를 진정시키는 데 성공하였다. 1938년 이탈리아의 셀레티 등은 환자의 두부에 교류 전류에 의한 전기 충격을 주어, 전신의 경련을 일으켜 치료하는 방법을 고안하였다. 이러한 시도 및 시행에서 과오가 되풀이되는 가운데 정신병의 치료는 진보되었고, 또 다른 면에서 심리학적 방면으로부터의 정신병에 대한 해명도 점차로 이루어지기 시작하였다.

프로이트(1856~1939)는 비엔나에서 대뇌해부의 연구에 열중하였으나 1884년경부터는 최면술 연구를 시작하였으며, 꿈의 분석에 의하여 의식 아래의 심적 배경을 파헤쳐 히스테리 환자의 치료에 효과를 거두었다. 프로이트의 정신분석학이라는 것은 그의 주장이 바탕으로 되어 있는 심리적 의학이다. 정신병의 문제는 단순한 자연과학적인 방법만으로는 해결되지 않는다는 것이다.

정신병을 뒷받침하는 신경병리학은 독일의 롬베르크(1795~1873)에 의하여 시작되었는데, 그는 매독에 의한 척수질환인 척수로의 병리를 처음으로 밝혀 이 방면의 병리학을 개척하였다. 프랑스에서는 파리 대학의 신경병과 교수인 샤르코(1825~1893)가 대규모의 전기치료실과 실험실, 표본실 등을 비치하여 연구의 중추를 만들었다. 세계 각지에서 많은 학자들이 이곳으로 몰려와 배웠다. 샤르코는 히스테리의 증후군을 정밀하게 조사하여 반신지각탈실·전간·기면 등의 합병증을 기재하였다. 영국에서 이 방면에 유능한 사람은 잭슨(1834~1911)이었는데, 그는 영국 요크셔 출신이었으며 당시 영국에 있어서 신경과 의사로서는 지도자급 인물이었다. 그는 1863년에 안질환을 진단하는 검안경의 사용법을 고안하였고 1864년에는 실어증에 관한 중요한 연구를 하였으며, 1875년에는 편측 경련 또는 잭슨 전간을 기술하였고 1898년에는 신경계에 있어서 동위설doctrine of level을 창시하였다.

미국에서는 버몬트의 우드스톡 출신인 다나(1852~1935)가 1846~1918년에 보스턴의 퍼트넘과 함께 신경질환의 교과서를 저술하였다. 미국 신경과 의사의 지도적 인물은 미첼(1829~1914)이었는데 그는 필라델피아 출신이었으며, 필라델피아의 제퍼슨 의과대학을 나와 1851~1852년에 프랑스에 유학하여 끌로드 베냐의 영향을 많이 받았고 뇌신경과 의사로서 많은 업적을 남겼다. 정신병 환자의 전두엽 절제 등의 대뇌수술을 도입하였으며, 대뇌외과 자체에 큰 업적을 남긴 것은 미국의 쿠싱(1864~1939)이었다. 그는 하버드 대학 외과학 교수로 미국 의학의 명성을 떨쳤다.

면역학적인 면과 화학요법 면에서 병원균에 의한 유행병은 거의 완전히 방어할 수 있게 되었고 치료도 가능하여졌다. 그 밖에 사람들이 무서워하던 많은 병이 의학의 위력에 압도된 것도 사실이었다. 그러나 바이러스 병의 경우 아직도 의학의 힘이 미치지 못하는 것이 얼마든지 있다. 다행히 소아마비의 예방을 위한 소크 백신이라든가 세이빈 백신 등과 같은 것이 상당한 효과를 보게 되었다.

바이러스 질환 이외에 암 또한 20세기의 의학이 해결할 수 없는 중대한 문제로 남아있다. 피르호는 암의 원인을 반복되는 자극이라고 보아 왔다. 1915년에 일본 도쿄 대학의 교수인 야마기와 가쓰사브로오(1863~1930)는 이치가와 고이치와 함께 토끼의 귀에 콜타르를 반복하여 발라줌으로써 인위적으로 피부암을 만드는 데 성공하였다. 이리하여 피르호의 가설은 비로소 실험으로 증명되었다. 이것은 정말 의학계를 놀라게 한 사실이었다. 그 뒤부터 발암물질의 연구가 시작되었고 진전을 보게 되었다. 일본의 사사키 류코와 요시다 후산 두 교수는 오르토-아미노-아조톨루엔(오르토 아미도아조톨루올 4'-amino-2,3'-dimethyl-azobenzene, 황색판상의 결정)을 쌀에 섞어서 매일 쥐에게 먹여 300일째 되는 날 쥐의 간에 암이 발생하였음을 보았고(1932), 이 간암은 다시 폐로 전이되었음을 밝혔다. 또 일본 소화 대학의 모리 가스오 교수는 1962년 쥐의 피하에 4-니트로-퀴놀린-1-옥시드를 주사하여 폐암을 인위적으로 만들었다. 이 밖에 바이러스성의 암이 존재한다는 것도 일찍이 알려져 왔다.

이렇게 하여 발암에 관한 연구는 진전되었으나 치료방법은 아직 발견되지 않았다. 치료법이래야 고작 조기 발견과 조기 설제, 그 뒤에 방사선 조사뿐이었다. 암의 조기 진단에는 파파니콜로가 고안한 세포진의 방법이 이용되고 있다. 이것은 염려가 되는 조직의 작은 조각을 떼어 염색하고 현미경으로 암세포를 찾는 방법이다. 암은 유전과도 관계가 있다고 한다. 그래서 유전학자·생화학자·생물학자·병리학자 등의 종합적 연구가 이루어져 치료방법을 발견하는 데 총력을 집중하고 있다. 일본에서는 독가스인 이페릿(머스터드 가스)으로부터 유도한 니트로민이 만들어졌는데 이것이 약간의 효과가 있는 듯하다고 한다.

이처럼 의학은 점차로 여러 가지 문제를 해결하면서 발전하게 되나, 새로운 문제의 점진적인 발생을 막을 수는 없다. 문화의 진전은 새로운 문제를 자꾸만 의학에 던져 주고 있기 때문이다. 제2차 세계대전에서 원자폭탄으로 입은 피해는 막대하였고, 그 폭격에 의하여 발생하게 된 후유증과 그로 인하여 고생하는 환자에 대한 의료방법은 완전하지 못한 상태이다. 고도의 경제성장에 따라 환경이나 미래에 대하여 아무런 생각도 없이 덮어놓고 건설하였던 공장에서 흘러나오는 폐수, 뿜어대는 매연은 지금까지 알지도 못하였던 새로운 병을 공장 인근의 주민들에게 유발시키고 있다. 유기 수은제나 자동차의 배기가스 중에 함유된 일산화탄소와 아황산가스, 또는 대도시를 내습하는 옥시던트(광화학 스모그)[20] 등 소위 공해에 의한 질환의 발생은 끝없이 발생할 조짐이다. 이런 문제는

20 일명 로스앤젤레스형 스모그라고도 하는데, 이는 대도시 상공에 각종 발생원으로부터 나온 방출물이 모여 일차적인 오염층을 만들고 이에 태양광선이 쬐여 계속적으로 광화학반응을 일으키면서 2차, 3차로 여러 가

단지 의학만으로써는 해결될 성질의 것은 아니며, 올바른 정치자세는 필요불가결한 것이 되어 있다. 또 교통사고에 의한 상해 발생률은 매년 증가하고 있으며, 사망률도 점차로 높아지고 있다. 이런 사회적인 질환과는 별개로, 의학의 진보에 따른 필연적인 것이라고는 하지만 의학 내부의 문제도 새로이 발생하고 있다. 항생물질의 보급에 따라 이러한 물질에 내성을 갖는 병원균이 생겨나게 되었으며, 병을 고치려고 병원에 입원한 환자가 도리어 병원에서 병원균에 감염되는 소위 병원감염 등의 문제는 의학이 새로운 방책을 강구해야만 하도록 만들었다.

이전부터 죽은 사람의 각막을 떼어 이식한 일이 있었다. 근래에 와서는 죽은 사람의 신장이나 심장을 떼어 이식할 수 있게 되었다. 이것이 바로 장기이식이다. 외과학에 있어서 이 방면의 발달은 두드러지게 진전되었다. 1864년 미시시피 대학의 하디 교수가 침팬지의 심장을 68세의 노인에 이식한 수술 예를 비롯하여, 1967년 12월 3일에는 남아프리카 공화국에서 바나드(1922~2001)가 사람의 심장을 사람에 이식하는 수술을 하였으며, 다음 해 5월까지 그곳에서 10예의 심장 이식수술을 하였다. 일본에서도 1예의 심장 이식수술을 하였는데, 뜻밖에 심장을 준 사람의 사망 판정에 이의가 제기되어 새로운 문제가 일어났다. 종래에는 호흡의 정지, 심장박동의 정지, 동공반사의 상실을 죽음의 판정 기준으로 하여 왔다. 장기이식은 죽은 직후에 하여야만 되고, 그래서 중추신경인 뇌간의 죽음을 기준으로 하게 되었다. 이것을 어떻게 간단하게 판정할 것인가 하는 문제는 아직도 해결방법이 없다.

안락사의 문제가 있는가 하면 인공유산의 문제도 있다. 이러한 문제들은 단지 의학의 문제가 아니라 사회·윤리·정치·경제 등의 문제와 깊이 관련되어 있다. 현대 의학은 이처럼 어려운 문제들을 힘겹게 짊어지고 있는 것이다.

지의 유해 화합물을 만들게 된다.
1952년, 스미트는 옥시던트가 NO_2와 탄화수소의 광화학반응에 기인함을 증명하였다. 이 화합물은 여름날 무풍 상태에서 많이 발생하는데, NO_2가 촉매작용을 하여 차례로 만들어진 오존 화합물이다. 이것이 분해·중합하여서 알데히드와 케톤 및 PAN(perocyacylintrare)을 만들게 된다. 또 대도시 NO_2 발생원의 60%와 탄화수소 발생원의 70%가 자동차 배기가스라고 한다. 이 화합물은 오존을 포함해서 강한 산화력을 가지며, 옥시던트라고 총칭한다. 사람, 특히 초·중·고교생에게 많은 피해가 있다. 증상으로는 목과 눈이 아프고 눈물이 나며, 목이 마르고 세며 기침이 나고, 호흡곤란·흉통·사지무력감·두통·현훈·전신권태·의식장애 등이 오는데, 이 중에 신경증상이 옥시던트의 직접 작용인지 혹은 과환기증후군인지는 미상이다.

의사학은 16세기경부터 시작되었으며, 처음에는 의학서적의 역사와 같은 형식이었다. 이것이 실용적인 의사학이 되었고, 19세기에 이르러 겨우 발생사적 의사학이 되었다. 의사학의 형태를 갖추게 된 것은 프랑스의 르클레르(1652~1728)의 『의학의 역사』(1696)에서 비롯되었다. 그리고 발생사적 의사학의 시초는 슈프렝겔(1765~1833)의 『실용적 의학사의 연구』부터였다. 의사학 잡지가 처음 발행된 것은 1846~1849년에 헨셀(1790~1856)에 의하여 이루어졌다. 그 뒤부터 많은 의사학자들이 배출되었고, 일반 의사학과 각 분과사 및 인명사전과 연표 등이 출판되었으며, 의사학회도 만들어지게 되었다. 현재 우리나라에서 의사학 교실이 있는 의과대학은 서울대학교 의과대학과 연세대학교 의과대학 둘 뿐이다.

제6절 한국 근대 의학

한국 근대 의학은 1945년 8월 15일 이후부터 근 50여 년간의 우리 의학을 말하는 것이다. 그 사이 3년은 미 군정의 혼란 속에, 3년은 6.25 한국전쟁 속에, 그리고 10년은 자유당 정권의 부패 속에서 헛되게 지나갔다. 뿌리를 내리고 자라는 데 50여 년이라는 역사가 중요하기는 하지만, 역사현상이란 점에서 본다면 너무나 짧은 세월이었다. 그러나 어느 정도의 기반을 형성하는 데는 오히려 충분한 시간이 될 수 있었다는 점에서 우리는 깊이 반성하지 않으면 안 된다. 또 의학이 의학으로서만 존재하고 성장할 수 없다는 사실은 역사적으로 실증되었으므로 일반 자연과학 특히 물리학이나 화학·생물학 등의 인접 자연과학에도 커다란 관심을 가져야만 한다. 이러한 기초과학의 발달이 의학의 발전을 가져왔고, 또한 기초의학의 발달이 임상의학의 발전을 가져왔다는 것은 엄연한 역사적 사실인 동시에 우리가 믿고 있는 진리이다.

주권을 다시 찾게 된 조국과 더불어 한국의학은 이 땅에 뿌리내려야 할 역사적인 당위성을 갖게 되었다. 그러나 그 당위성이 실현되지는 않았다. 일제가 남기고 간 일본 의학은 미국 의학으로 탈바꿈하여야 했다. 다시 말하면 탈바꿈을 하면서부터 뿌리를 내려야 하였던 것이다. 그러나 의학은 조국이 겪어야 하였던 시련의 길을 함께 겪어야 했다. 1945년 12월에 모스크바에 미국·영국·소련의 외상(외무장관)들이 모여 열린 소위 모스크바 삼상회의는 한국을 최고 5년간 미국·영국·중국·소련 4개국의 신탁통치하에 둔다는 결정을 내렸다. 이에 거족적인 반탁운동은 철시·파업·시위로 번졌고 하룻밤 사이에 표변한 공산주의자들, 소위 좌익들은 찬탁운동을 벌였다.

이어 1946년 3월과 1947년 5월에 열린 1·2차 미·소 공동위원회도 무위로 끝나 버렸다. 혼란스러운 사태는 점점 악화되었다. 이런 상황 하에서 3년이 지나갔다. 1948년 8월 15일 대한민국이 수립되었고, 그 혼란 속에 군정으로부터 정무를 인수하였다. 8월 15일로부터 25일 후인 9월 9일, 좌익은 조선민주주의 인민공화국을 만들고 혼란을 틈타 무력 통일을 하겠다는 야욕을 노골화하였다. 안으로는 군사력을 강화하고 밖으로는 남한의 후방교란을 위하여 치안을 파괴함으로써 사회의 불안과 혼란을 가중시켰다. 이것을 타개하기 위한 막대한 치안유지비의 지출은 국가 재정의 큰 불안 요인이 되었다. 일련의 사태들은 교육산업의 진흥 등 정책수행을 생각지도 못하게 만들고 악성 인플레이션을 유발하였다. 식량 부족과 경제 혼란으로 정국은 혼미에 빠졌다. 이 상황 속에 1949년 6월, 미군이 철수하였다. 이 틈을 타 1950년 6월 25일 북한은 마침내 불법 남침을 감행하였다. 다행히도 유엔군의 참전으로 위기는 모면하였으나, 1953년 7월 27일 휴전이 성립될 때까지 3년에 걸친 전란으로 인명살상이 일어난 것은 물론, 국토가 완전히 폐허화되었고 일제가 남겼던 의학 교육의 시설과 의료 기관도 폐허화되었다.

6.25 동란 후 한국경제가 어느 정도 전면적으로 성장한 것은 사실이나, 그것이 곧 일반 국민의 생활수준 향상을 가져온 것은 아니었다. 오히려 자유당 정권의 독재와 부정·부패 속에서 재벌들은 권력을 가진 정치가와 결탁·야합하여 자본을 독점하였으며, 이로 인하여 경제의 불균형을 만들었다. 동란 후 한국경제의 전면적인 성장이 병폐 속에서 이루어졌다는 것은 하나의 아이러니가 아닐 수 없다. 이런 정치·경제 상태 하에서 교육과 학문이란 있을 수가 없었다. 여기에 의학 교육과 의학이 있을 리 없었으며, 의학의 뿌리는 내릴 수도 없었다.

1960년 4월 19일에는 학생들의 혁명이 일어났고, 1961년 5월 16일에는 또 군사 혁명이 일어났다. 이렇게 하여 16년이란 아까운 시간을 허송하여 버렸다. 이 기간이야말로 우리의 여러 학문과 의학이 그 기반을 단단히 하여 장족의 발전을 할 수 있는 좋은 기회였고 또한 그럴 만한 기간이었으나, 우리는 이것을 놓치고 말았다.

16년에 걸친 혼란의 소용돌이 속에 모든 대학의 연구실은 극도로 황폐하여졌다. 미국이나 국제연합한국재건단UNKRA 등의 원조가 있기는 하였지만 이 땅의 학문을 일으켜 기를 만한 것이 될 수는 없었다. 특히 기초과학의 경우는 그 황폐함이 더욱 심했고 의학의 경우에도 마찬가지였다. 임상의학의 경우에는 그래도 현상유지는 되었고 약간의 발전도 볼 수 있었으나, 기초의학의 경우는 거의 파멸 수준이었다. 결론적으로 1961년 이전까지의 한국 의학은 이 땅에 뿌리를 박을 수가 없었다. 그 뿌리를 박을 생각도 안정된 지반도 없었기 때문이다. 지금은 어떤가? 그 뿌리를 박을 생각을 가지고 안정된 기반을 마련하여, 이미 그 뿌리가 내려졌을까? 이제 우리는 기어이 그 뿌리를 박고 길러야 한다. 그리고 그 뿌리에서 우리 의학은 무성하게 자라나서 꽃을 피우고 열매를 맺어야 하는 것이다. 장래에 조국과 더불어 우리 의학의 무궁한 발전이 있기를 빌면서, 우리도 지금까지 우리 조상들이 하려다 하지 못하였던 인류와 인간을 위한 대역사를 해냄으로써 앞으로의 세계사에 이름을 남겨야 할 것이다. 이러한 소원에서 우리의 현대 의학의 역사를 말하는 경솔함은 피하기로 하고, 다만 의학 교육과 의료상황에 대하여 대강 살펴보기로 한다.

의학 교육시설은 1998년 현재 전국에는 41개의 의과대학이 있다. 정원수는 약 3330명이며, 이 중에 졸업생을 배출한 학교와 졸업 인원은 32개교 및 2842명이었으며, 이들의 시설에서 이미 배출된 졸업생 총수는 약 6만 6000명이다. 의과대학의 지역별 분포를 보면 서울에 가톨릭 의과대학(1954), 건국대학교 의과대학(1984), 경희대학교 의과대학(1965), 고려대학교 의과대학(1938), 서울대학교 의과대학(1946), 연세대학교 의과대학(1885), 이화여자대학교 의과대학(1945), 중앙대학교 의과대학(1971), 한양대학교 의과대학(1968)의 9개 의대, 부산에 고신대학교 의과대학(1981), 동아대학교 의과대학(1985), 부산대학교 의과대학(1955), 인제대학교 의과대학(1979)의 4개 의대, 대구에 경북대학교 의과대학(1933), 계명대학교 의과대학(1979), 대구가톨릭대학교 의과대학(1991), 영남대학교 의과대학(1979)의 4개 의대, 인천에 가천 의과대학(1997)과 인하대학교 의과대학(1985)의 2개 의대, 경기도 수원에 성균관대학교 의과대학(1997)과 아주대학교 의과대학(1988)과 포천에 포천중문 의과대학(1997) 3개 의대, 광주에 전남대학교 의과대학(1944), 조선대학교 의과대학(1967)의 2개 의대, 대전에 을지 의과대학(1997)과 충남대학교 의과대학(1967)의 2개, 울산에 울산대학교 의과대학(1990), 그리고 강원도 춘천에 한림대학교 의학부(1982), 원주에 연세대학교 원주의과대학(1977),

춘천에 강원대학교 의과대학(1997), 강릉에 관동대학교 의과대학(1995) 4개 의대, 충남 천안에 단국대학교 의과대학(1988)과 순천향대학교 의과대학(1978), 논산에 건양대학교 의과대학(1995)의 3개 의대, 충북 청주에 충북대학교 의과대학(1987), 전북 남원에 서남대학교 의과대학(1995), 전주에 전북대학교 의과대학(1971), 익산에 원광대학교 의과대학(1981)의 3개 의대, 경북 경주에 동국대학교 의과대학(1986), 경남 진주에 경상대학교 의과대학(1981), 제주도에 제주대학교 의과대학(1996)이 있어 총 41개 의대가 있다(괄호 속은 설립 연대). 1945년 8월 15일 당시에 의학교 총수는 6개교였는데 40년대에 1개교, 50년대에 2개교, 60년대에 4개교, 70년대에 6개교, 80년대에 11개교, 90년대에 11개교로 총 35개교가 불어난 셈이다(의과대학 교육현황, 1999년도).

이러한 의과대학의 수적 증가는 그 득실이라는 점에서 볼 때에 많은 반성이 요청된다. 해방 당시부터 의학 교육 최대의 난관은 교수의 부족과 기초교육 교육용 기기의 부족, 즉 교육과 연구에 필요한 인력 및 시설의 부족이었다. 이 난관은 현재에도 크게 해소되었다고는 볼 수 없다. 그럼에도 불구하고 의과대학의 수가 해방 당시보다 무려 6배로 불어났다는 것은 필연적으로 의학 교육과 의사의 질적 저하를 가져오게 된다. 이것은 더 나아가 우리 의학전체의 수준을 저하시키게 된다는 점에서 우려되는 바이다. 가까운 일본의 예를 보면, 그들이 서양 의학을 수입하여 본격적으로 활동을 벌인 것은 18세기 초무렵인데 그 뒤 1875년에서 1925년까지 겨우 50년 사이에 세계적인 업적을 낸 것만도 50여 편이 넘는다. 그들은 현재도 그렇게 빛나는 업적을 내어 세계적인 의학 수준에 이르고 있다. 이것은 오로지 그들이 서양 의학을 도입하여 교육과 연구의 기반을 다지는 데 전력을 기울였으며, 또한 그 과업을 완수하고 그 기반 위에서 교육과 연구에 필요한 인력 양성과 시설 확충을 꾸준히 계속하였으며, 의학 교육의 질적 향상을 도모하여 이를 성공적으로 이끌어 왔기 때문이다.

우리는 이런 점에서 더욱 깊이 반성하여야 할 것이며, 지혜를 짜내서 의학 교육의 질적인 향상과 우리 의학의 발전을 위하여 최선을 다하여야 할 것이다.

우리 대한의학회의 정회원학회 수는 51개, 준회원학회 수는 42개이다.(1994년) 그 내역을 보면 다음과 같다.

이러한 학회의 활동은 외국 분과학회의 활동에 비하면 비교가 안 될 만큼 빈약한 것도 사실이다. 더욱이 기초의학 분과학회의 경우는 그 활동이 유명무실에 가까운 단체가 적지 않다는 현실이 몹시 안타깝다. 가까운 일본의 예와 비교하여 보면 해방 후 40년이 지나가는 이 마당에서 볼 때, 40여 년 전에 이미 했어야 할 기본적인 일들을 아직도 하지 못한 채 그대로 남겨 두고 있어 부끄럽다.

현재 의사의 총수는 6만여 명이며 각자 자기 근무지의 행정구역에 따라 의사회를 만들어, 시·군에는 시·군의사회, 시·도에는 시·도의사회, 구에는 구의사회를 만들고 있다. 전국적인 모임의 명칭은 대한의학협회였다가, 1995년 5월 26일 제47차 정기대의원총회의 결의에 따라 대한의사협회로 개칭되었다. 대한의학협회로 있었을 때는 흡사 전술한 시·군·도의 의학분과회의 전국 모임 같은 느낌을 주었다.

대한의학회(www.ksms.or.kr) 현황과 회원의 종류(1994년 현재)

정회원학회(51개)

대한해부학회, 대한산부인과학회, 대한결핵및호흡학회, 대한당뇨병학회, 대한생리학회, 대한신경정신의학회, 대한신경과학회, 대한알레르기학회, 대한생화학회, 대한정형외과학회, 대한치료방사선과학회, 대한소화기내시경학회, 대한병리학회, 대한신경외과학회, 대한임상병리학회, 대한교통의학회, 대한약리학회, 대한흉부외과학회, 대한나학회, 대한체질인류학회, 대한미생물학회, 대한성형외과학회, 대한감염학회, 대한신장학회, 대한기생충학회, 대한안과학회대한암학회, 대한대장항문병학회, 대한예방의학회, 대한이비인후과학회, 대한순환기학회, 대한바이러스학회, 대한법의학회, 대한피부과학회, 대한혈액학회, 대한화학요법학회, 대한의사학회, 대한비뇨기과학회, 대한면역학회, 대한초음파학회, 대한내과학회, 대한방사선의학회, 대한소화기병학회, 대한내분비학회, 대한외과학회, 대한마취과학회, 대한핵의학회, 대한가정의학회, 대한소아과학회, 대한재활의학회, 대한기관식도학회

준회원학회(42개)

대한음성언어의학회, 한국농촌의학회, 대한골대사학회, 대한구급학회, 대한골절의학회, 대한항공우주의학회, 대한미세수술학회, 대한생물정신의학회, 대한산부인과내시경학회, 대한류마치스학회, 대한통증학회, 대한임상약리학회, 대한맥관외과학회, 대한이식학회, 대한의학유전학회, 대한생명보험의학회, 대한주산의학회, 대한슬

관절학회, 대한남성과학회, 대한산업의학회, 대한부인종양·콜포스코피학회, 대한스포츠의학회, 대한수혈학회, 대한소아알레르기및호흡기학회, 대한의학레이저회, 대한세포병리학회, 대한지혈혈전학회, 대한불임학회, 대한정신약물학회, 대한정신신체의학회, 대한사회정신협회, 대한고관절종양학회, 대한소아혈액종양의학회, 대한임상검사정도관리학회, 대한응급의학회, 대한소아외과학회, 대한한국정신치료학회, 대한노인병학회, 한국간연구회외상학회, 대한BRM학회, 대한소아신경학회

대한의학회 홈페이지 http://www.kams.or.kr/

1. 회원의 종류
  가. 정회원
  1) 기간학회 : 평의원회 구성 학회 (기초 10개 학회, 전문과목 26개 학회)
    - 전국 의과대학 1/2 이상에서 교과목으로 개설된 학문을 전문적으로 다루는 학회
    - 의학의 기본적인 한 영역으로 인정되는 학문 분야를 다루는 학회
    - 전문의 자격을 인정받은 학문 분야를 다루는 학회
  2) 세부·융합학회
    - 기간학회로부터 파생, 발달한 학회 또는 기간학회 간의 연합적 성격을 갖는 학회
    - 단일 의료술기, 단일 질환, 단일 장기 등을 대상으로 하는 학회
  나. 준회원
    - 회원 관리 규정의 '학회지 및 학술활동 평가'를 통과한 학회로서 정회원의 자격을 획득하지는 아니하였으나, 이사회에서 한시적으로 인정한 학회

2. 영역별 분류 : 학문의 역사적 발전과정과 학문의 특성에 따라 8개 영역으로 분류
  영역 Ⅰ : '생리학' 계열 학회
  영역 Ⅱ : '해부학, 병리학' 계열 학회
  영역 Ⅲ : '사회(인문)의학' 계열 학회
  영역 Ⅳ : '내과학' 계열 학회
  영역 Ⅴ : '외과학' 계열 학회
  영역 Ⅵ : '영역Ⅳ 또는 영역Ⅴ로 분류되지 않는 임상의학' 계열 학회
  영역 Ⅶ : '연합' 학회, 영역 Ⅰ~Ⅵ의 학회의 연합적 성격을 갖는 학회
  영역 Ⅷ : '유관' 학회, 해당 학회의 회원구성상 의사(대한의사협회 회원)가 주도적이지않지만 의학 분야와 관련성이 높은 학회

우리나라의 의료 기관은 1980년대에 전국의 의과대학 부속병원을 제외한 종합병원이 220여 개 있었고 이 중에 약 1/3에 달하는 70여 개의 수련병원이 있었지만, 1998년도에는 수련병원의 수만 232개로 늘어났다.

행정단위의 각 군과 시의 구에는 보건소가 있고 면에는 보건지소가 있어, 지역 주민의 보건과 진료에 주력하고 있다. 그러나 지방 보건소와 보건지소의 운영은 사회경제적 여건으로 인해 아직은 잘 되고 있다고는 볼 수 없는 형편이다.

우리나라의 의료보험은 1977년 7월 1일 사회보험의 방식으로 시행되어 500인 이상의 사업체 근로자를 피보험 대상으로 하였으며, 1979년 1월 1일에 공무원과 교직원의 의료보험을 실시하였고 동 7월 1일에 300인 이상의 사업체 근로자를 대상으로 하였다. 1981년 1월 1일에 100인 이상의 사업체 근무자를 대상으로 하였으며, 동년 7월 1일에 지역주민 의료보험 시범사업을 실시했다. 1981년 12월 1일에 직종별 의료보험을 실시하였고, 1982년 1월 1일에 5인 이상 100인 미만의 근로자에 대한 임의적용을 하였으며, 동년 7월 1일에 지역주민의료보험 시범사업을 3개 군에서 6개 군으로 확대하였다. 이러한 의료보험제도 또한 여러 가지 문제를 안고 있다. 도산하는 병원이 이미 생겼고, 앞으로도 이러한 병원이 늘어날 전망이다. 또 다른 두드러진 문제는 의료보험의 시혜를 입을 수 있는 대상에서 농어촌이나 도시의 저소득층이 제외되어 있고, 국가재정상 세출항목에 의료보험에 관한 경비가 전연 계상되지 않고 있다는 점이다(1988년 지역의료보험을 확대하여 전국민의료보험제도를 시행하게 되면서 정부는 지역 의료보험재정의 50%를 지원하겠다고 약속하였으나, 1~2년 후부터 재정지원이 급격히 늘게 됨으로써 이 약속은 지켜지지 않게 되었다).

1918년 독일의 슈펭글러(1880~1936)는 저서 『서양의 몰락』을 출판하여 과학 사상에 막대한 충격을 주었다. 그는 문명이란 고래로부터 성장·발전·몰락이라는 3가지 과정을 밟는 것이라 지적하고, 유럽 문명은 20세기를 정점으로 하여 주기적인 몰락에 직면하리라고 말하였다. 유럽의 자본주의 문명은 그들의 천연자원과 거대한 생산력을 이미 상실하여 가고 있다. 현대에 발흥한 미합중국과 소비에트 연방국의 강대한 국력은 소민족의 분립국가로 형성된 유럽의 자본주의 사회에 이미 세계적 사명의 종말을 강요하고 있는 듯하며, 슈펭글러의 예언이 60여 년이 지난 오늘에 이르러 볼 때 적중했다고 할 수 있다.

유물론적 신체의학에 대하여 전체적 정신의학의 필요를 통감하게 된 것은, 현대의 의학자들에 의하여 내적성찰이 깊어져 통일된 생명과학의 체제가 착실하게 구축되고 있다는 하나의 증거이다. 사회는 근대의학에 너무 지나친 기대를 걸고 있는 것이 아닌가? 많은 사람들이 이 안일한 낙관론에 대하여 경고하였다.

자연철학과 종교를 완전히 벗어나 과학적 의학에 뜻 있는 의가들에 의하여 안으로의 반성이 깊어지고 있다고는 하지만, 전체성의 철학이 결여되어 있다는 점은 결코 간과해서는 안 된다. 서양의 몰락을 보완하고 막는 길은 과연 무엇일까. 현대 의학에도 결함이 적지 않은데, 과연 이 결함을 무엇으로 메워야 할 것인가.

여기서 의학의 사적 전개를 구명하고, 당연히 갖춰야 할 바와 그 연유를 해명하는 가운데 무엇인가가 나타날지도 모른다. 이미 사라져 버린 동양적 사유, 동양 의학의 사상 체계 속에 숨어 있을지도 모른다. 장래의 의학을 건설하는 향배에서 전체적인 개념을 주고 철학적인 깊이를 더할 수 있는 동양 사상과 현대 의학의 융합은 이미 시작되었다고 한다. 우리는 의학의 새로운 개척지를 향하여 가야하고, 우리의 조상들이 하려다 못다 한 뜻을 우리가 펼쳐 보여야 할 것이다.

의학의 성과는 이제 그대로 문화의 창조이다. 근대 의학의 눈부신 진보와 발달로 인류는 최대의 시혜를 받아 뜻밖의 요절이 현저하게 감소하고 있다. 그러나 반면에 아직도 예나 지금이나 조금도 다름이 없는 근대 의학의 진공지대가 있음을 잊어서는 안 된다.

현대 의학이 지향하는 바는 개개의 연구의 완성에 의하여 한 걸음, 두 걸음 조금씩이나마 생명의 신비에 다가서는 발판이다. 치료도 예방도 결국은 생명의 신비에 다가서기 위한 도전인 것이다. 지난 수십만 년에 걸쳐 인류가 해 온 힘든 투쟁의 역사는 20세기에 이르러 모두 결집되었다. 모든 방법을 총동원하여 생명의 신비를 풀어 보려는 노력은 의학에 관여하는 모든 사람들에 의하여, 그들이 의식하고 있든 아니든 간에 이루어지고 있다. 우리 의학은 이에 기여함으로써 세계문화사에 우리의 이름이 영원히 남게 해야 하며, 그 영광 속에 참다운 민족중흥이 이루어지게 됨을 알아야 할 것이다.

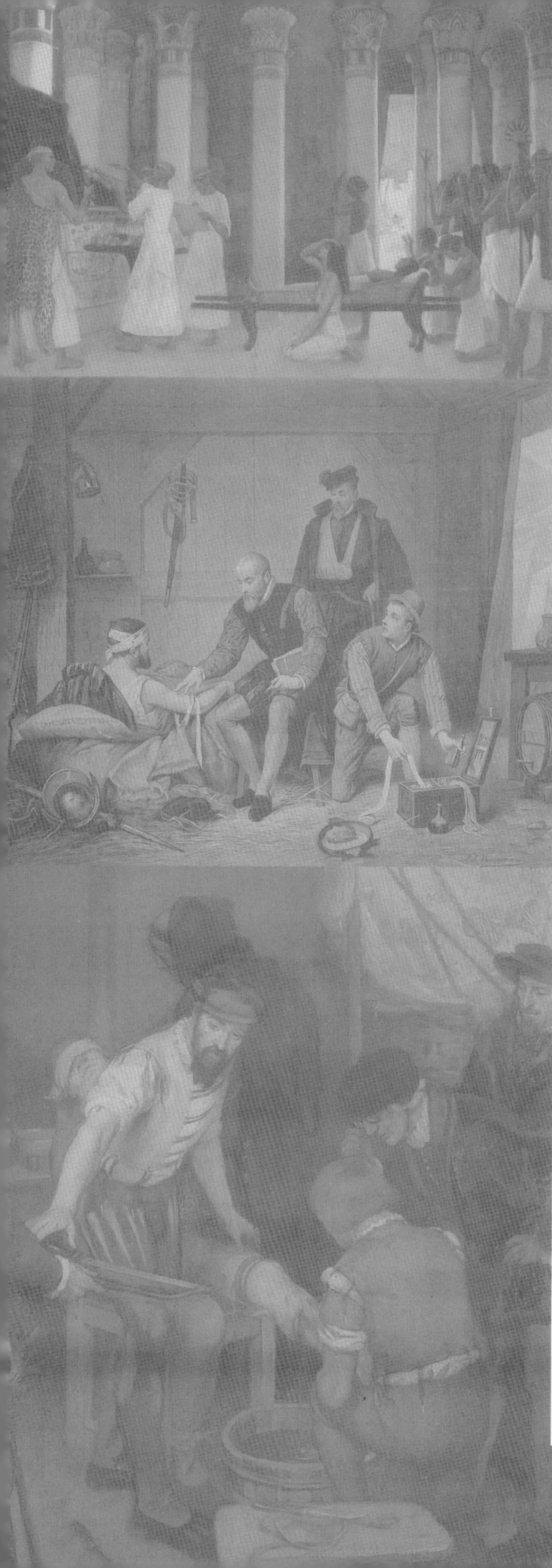

제8장

현대 의학

제8장 현대 의학

21세기가 시작된 지도 이미 10여 년이 지난 현재, 21세기 현대 의학은 어떠한 위치에 있으며 또 어떠한 방향으로 움직이고 있을까? 비교적 최근의 일인 까닭에 의사학적으로 고찰하는 것이 쉬운 문제는 아니지만, 그렇다고 하여 그냥 지나쳐 버릴 수는 없는 일이다.

21세기의 의료는, 지난 세기의 가장 훌륭한 성과 중 하나로 2003년 완성된 인간게놈 프로젝트Human genome project와 관련된 수기가 의학에 어떻게 영향을 미칠 것인가 하는 소위 후게놈시대postgenomic era가 맞물려서, 컴퓨터의 발전에 따른 응용분야의 다양화로서 대량 정보 처리기술인 소위 빅 데이터big data와 인터넷에 기반을 둔 정보통신기술이 필수 요소로서 의료를 이끌어 나갈 것으로 예측되고 있다. 또한 가상현실VR이 부족한 해부실습이나 수술환자의 재료로 이용되기도 하고, 인공현실AR이 환자치료나 교육에도 이용될 것이다. 미래 의학의 두 가지 큰 흐름은 줄기세포와 인공장기 및 조직공학제품에 의한 재생의학regenerative medicine, 특히 암 치료에서 유전자 분석에 의한 맞춤의학 personalized/tailored medicine이다. 여기서는 이와 더불어 20세기 후반에 등장한 증거중심의학Evidence-based medicine의 발전과 인간 생활 방식의 변화, 특히 오랜 시간 동안 앉아서 생활하는 것sedentary life style과 재정 문제, 그리고 신기술 융합 및 환자 중심병원으로 나누어서 설명하겠다.

지난 세기의 성과인 시험관 아기·복제양·유전자 치료가 더욱 발달할 것으로 보인다. 의공학의 발달에 따라 진단법이 발달하여 영상의학 기술인 컴퓨터단층촬영computed tomography, CT·자기공명영상Magnetic resonance imaging, MRI·단일광자방출전산화단층촬영single-photon emission computerized tomography, SPECT이 개발되어 질병의 조기 진단이 가능해졌고, 특히 신경계의 구조와 기능을 영상기술하는 것이 가능해졌다. 내시경으로는 조기진단뿐만 아니라 수술하지 않고도 병변을 제거하는 것이 가능하여 초기 위암치료에 있어서 더욱 성능을 발휘하게 되었다. 의료영상저장전송시스템picture archiving and communication system, PACS·검사정보시스템laboratory information system, LIS·검사실 전자동시스템total laboratory automation, TLA에 의하여 원격진료telemedicine도 가능하게 될 것이다. 개인용 컴퓨터와 인터넷이 발전하고 전자의무기록Electronic medical records, EMR이 확립됨으로써 의무기록이 꼭 병원에만 있을 필요가 없어져서, 그 소유권이 병원에 있는지 또는 개인의 소유인지에 관한 문제가 발생하였다. 검사기술의 발달로 환자가 직접 하는 검사결과가 인터넷을 통하여 병원으로 전달되는 원격진료 및 유-헬스ubiquitous-health의 발달이 예상된다. 특히 분자검사법을 통해 암환자치료에 필요한 유전자를 찾는 맞춤의학이 성장할 수 있을 뿐만 아니라, 여태껏 우리가 잘 모르고 있었던 배양되지 않은 미생물 즉 자연계에 있는 모든 미생물의 유전자 연구인 메타게놈믹스가 새로운 연구 분야로 각광받을 것으로 예상된다. 특히 인체 내에 정상적으로 존재하는 정상균무리human microbiome의 역할이 건강과 질병에 중요하게 작용하며, 특히 장관의 미생물들은 음식물 소화와 비타민 합성뿐만 아니라 면역반응의 형성에도 매우 중요한 역할을 한다고 한다. 예를 들어 요사이 많이 발생하는 아토피의 경우, 사람들이 깨끗한 환경에서 생활하여 장관내의 미생물에 의한 면역형성이 미숙하기 때문에 나타나는 자가 면역질환으로 볼 수 있다. 이처럼 복합적인 질병은 장내의 미생물을 원인으로 발생한다는 연구가 많이 있다(표 1).

1953년 왓슨과 크릭이 DNA의 이중구조를 발표한 이래 약 50년이 지나 인간의 염색체 한 벌로부터 모든 단일 유전자들의 DNA, 즉 30억 염기의 서열을 규명하는 인간게놈 프로젝트가 완성되었다. 이들 염기서열을 인간게놈이라고 부른다. 이 프로젝트는 1990년에 시작되었고 미국·유럽·아시아 및 호주의 많은 연구실들이 참여하였다. 과학사상 그 유례를 찾아볼 수 없는 공동연구였다. 연구를 하는 동안 실험기술이 발달하여 예정보다 5년을 앞당겨 끝이 났다. 그간의 성과를 가지고, 미국 오마바 대통령 행정부에서는 100만 명의 게놈을 조사하여 질병의 원인을 밝히고 치료법을 개발할 것이라고 밝혔으므로 조만간 불치병은 없어질 것으로 보인다.

또한 피르호의 세포설 이래 전자현미경 등 새로운 수기들이 엄청나게 발달하여 이제는 세포내 수준의 구조와 기능을 밝히게 되었는데, 시스템 생물학systems biology은 세포내의 구조와 기능의 상호 작용을 하는 전체 네트워크의 모델을 밝히는 것을 목표로 하

〈표 1〉 장내 미생물의 변화와 연관된 질환

위장관 질환	비위장관 질환
담석증(cholelithiasis)	관절염(arthritis)
대장(직장)암(colorectal cancer)	천식(asthma)
간성뇌증(hepatic encephalopathy)	선천성알레르기체질(atopy)
특발성 변비(idiopathic constipation)	자폐증(autism)
자극성 장증후군(irritable bowel syndrome/disease)	자가면역질환(autoimmune disorder)
가족성 지중해성 열(familial mediterranean fever)	만성피로증후군(chronic fatigue syndrome)
재발성 Clostridium difficile 감염(recurrent Clostridium difficile infection)	당뇨병,인슐린내성(diabetes, insulin resistance)
	습진(eczema)
	지방간(fatty lier)
	고초열(hay fever)
	고콜레스테롤증(hypercholesterolemia)
	허혈성심장질환(ischemic heart disease)
	대사증후군(metabolic syndrome)
	기분장애(mood disorder)
	다발성경화증(multiple sclerosis)
	근육긴장이상(myoclonus distonia)
	비만증(obesity)
	파킨슨씨병(Parkinson's disease)
	옥살산 신결석(oxalic acid kidney disease)

고 있는 융합분야이다. 시스템 생물학은 핵산의 단백합성의 기전에 관여하는 인자들의 소위 오믹스omics 기술의 통합인데, 유전체를 연구하는 게놈믹스genomics를 바탕으로 그 기능을 연구하는 m-RNA의 트랜스크립토믹스transcriptomics와 단백체의 프로테오믹스proteomics, 나아가 메타볼로믹스metabolomics 등의 자료를 통합한 연구 분야이다.

20세기 초까지만 하더라도 영양결핍과 감염병 등으로 인한 사망이 많아서 인간의 평균수명이 길지 않았고 미국인의 경우 평균수명이 50세를 넘지 못했다. 그러나 전염병 예방 백신 개발을 비롯한 미생물학의 발전으로 전염병에 의한 사망자 수가 현저히 감소함에 따라 평균수명은 많이 연장되었다. 지난 세기에 시작된 눈부신 진단 및 치료 기술의 발전으로 인류 사회는 유사 이래 처음 가는 길을 가고 있는 중이다. 65세의 인구가 전체

인구의 20% 이상이면 초고령 사회라고 하는데, 고령인구 증가가 가속화되어 유전적으로 건강하다면 충분히 100세centenarians까지 살 수 있다고 한다(표 2).

〈표 2〉 시도별 100세 이상 고령자 분포(2015)

(단위: 명, %)

	인구	구성비	성비	10만 명당		인구	구성비	성비	10만 명당
전국	3,159	100.0	15.7	6.6	세종	13	0.4	8.3	6.8
동 지역	2,037	64.5	16.1	5.1	경기	692	21.9	17.7	5.9
읍면 지역	1,122	35.5	14.8	13.1	강원	131	4.1	26.0	9.2
서울	521	16.5	21.4	5.6	충북	141	4.5	12.8	9.5
부산	155	4.9	9.9	4.7	충남	182	5.8	15.2	9.4
대구	102	3.2	12.1	4.3	전북	151	4.8	11.0	8.7
인천	152	4.8	20.6	5.5	전남	209	6.6	11.8	12.3
광주	86	2.7	3.6	6.0	경북	224	7.1	14.9	8.9
대전	98	3.1	19.5	6.7	경남	161	5.1	11.0	5.1
울산	42	1.3	10.5	3.8	제주	99	3.1	8.8	17.2

불치병이라고 하였던 암까지도 21세기에는 정복되어 나을 수 있는 질병이 되었고, 인류의 오랜 꿈이자 숙원인 불로장생의 실현이 목전에 다다르게 되었다. 죽지 않는 실험쥐가 만들어진다는 예측도 있었고, 30년간의 미래 예측을 86% 적중시켰으며 21세기 에디슨이라고 불리는 레이 커즈와일은 2045년쯤에 이르면 인간은 죽지 않게 된다고 예측하였다. 그럼에도 불구하고 한편으로는 20세기에 이어서 고혈압이나 당뇨병 등 만성병이 계속 증가·유행하고 있다. 이는 나쁜 식생활 습관과 더불어 밖에서 일하는 것보다는 운동이 부족한 상태로 실내에서 오랜 시간 앉아있는 좌식 생활방식, 만성적 스트레스, 고령화 등으로 인한 결과이다. 수명이 길어진 반면 사망하기 전 10여 년 동안 여러 가지 병으로 입원하거나 많은 약이 처방되는 것도 문제이다. 특히 사망 직전에 이르러서 불필요한 연명으로 인하여 인류가 자신의 삶의 질뿐만 아니라 죽음에 대한 관심도 많아져, 소위 존엄사라든가 의사가 말기의 고통이 심한 환자의 자살을 도와주는 안락사 등이 논란이 되고 있다. 한 조사에 의하면 우리나라 성인의 경우 만성병의 환자 비율이 30대에 고혈압 1.9%와 당뇨병 0.9%로 시작하여 50대에는 고혈압 24.8%, 당뇨병 9.6%로 급증하고

있다고 한다. 또한 2050년에는 멕시코 인구 중 50%가 당뇨병에 걸릴 것이라는 불길한 예측도 있다. 이러한 추세로 볼 때 비만·당뇨병·심혈관질환 등의 만성병이 마치 중세 유럽에 만연했던 흑사병처럼 대유행하게 될 것이라고 예측할 수 있다.

의료는 그 속성상 돈이 많이 든다. 새로운 약과 기기를 개발하여 치료제와 진단기기를 개발하여야 되기 때문이다. 새로운 치료제는 이미 자금이 많이 들어갔던 만큼 아주 비싸다. 예를 들면 C형 간염의 새로운 치료제는 한 알에 3천 달러라고 하며, 항암치료제는 종양전문의들이 가격을 낮춰야 한다고 주장하기도 한다. 우리나라는 초단기간 내 경제발전을 이룩한 나라로서 1977년에 의료보험제도를 시작하였고 불과 10여 년 만인 1988년에는 정부가 보험료 부담을 약속하면서 전 국민이 모두 의료보험에 가입하게 되었다. 이런 일은 선진국이라는 미국도 감히 하지 못했던 일이다. 오바마 행정부의 숙원 사업이라 할 수 있는 국가책임 의료보험ACA, Accountable care act이 미국의회를 통과한 후 2010년 3월 28일에 대통령이 서명을 마쳤으나, 아직도 주에 따라서는 시행되지 않는 곳이 있다. 이런 문제는 결국 재정문제로 귀착되는데, 우리나라 국민들은 의료를 복지의 하나이자 국민의 권리로 여기고 있으나 그동안 국민들이 내는 보험료만으로는 재정이 해결되지 않았기에 국가의 재정지원이 필수적이다. 그러나 앞으로는 금액이 너무 커져서 지원이 불투명할 것으로 예측되고 있다. 우리나라의 노인 빈곤율은 48.6%로 OECD국가 중 제일 높은데, 많은 노인들이 병이 나서 아파도 돈이 없어서 병원에 가지 못하는 의료의 사각지대에 있고 심지어 집에서 쓸쓸히 혼자 사망하여 나중에야 발견되는 경우가 많다고 한다.

20세기 후반부터 바이러스 검사법의 발달로 B형·C형 간염 바이러스와 인간면역결핍바이러스 등 여러 바이러스에 의한 신종감염emerging and re-emerging infection이 발생하게 되었다. 교통의 발달로 지구촌화가 더 가속됨으로써 어느 한 국가의 문제가 곧바로 전 세계적인 문제가 되는 일이 잦아지고 있다. 현재 약 7500만 명이 이환되어 있고, 30년간 수백만 명의 사망자를 내고 있는 후천성면역결핍증AIDS의 경우, 처음에는 한 지역에만 있던 것이 1920년대에 콩고의 키사사 시가 개발되면서 이주 노동자의 왕래가 많아지고 수송네트워크에다 성매매가 더해진 것이 초기 확산의 원인이라고 한다. 또한 중증급성호흡기증후군severe acute respiratory syndrome, SARS이라든가 2014년부터 기니와 라이베리아 등 서남아프리카에서 발생한 에볼라 감염, 그뿐만 아니라 우리나라에서도 2015년

5월 중동 여행에서 돌아온 한 사람의 감염자로부터 186명의 감염자가 발생하여 38명이 사망한 중동호흡기증후군middle east respiratory syndrome, MERS의 유행에 이어서 2016년 중남미에서 발생한 지카Zika 바이러스의 감염으로 인한 신생아 소두증 발생처럼 신종감염이 계속 출현함으로써 인류를 괴롭히고 있다.

의료를 수세기 동안 움직여 온 힘이자 앞으로 계속 변화시켜 나갈 큰 힘은 누구인가, 즉 누가 의료계를 조종하고 있나? 공급자인 의료인들에 의해서, 아니면 환자 소비자의 요구에 의해서, 돈과 시장의 힘에 의해 그 모습이 결정되나? 또 의료계는 환자의 요구를 어떻게 적절하게 맞았는가? 의료를 이용하는 소비자뿐만 아니라, 돈을 쥐고 있는 의료보험사와 정부는 의료계의 희망에 어떻게 반응하나? 재정 확보와 치료를 위해 나라의 역할은 무엇인가? 이런 여러 가지 질문에 대한 해답을 찾아야만 한다. 의료는 즉 돈이다. 예를 들면 R&D중 의약품을 하나 개발하는 경우 1만 개의 대상물질 중에서 임상실험 4상까지 마치고 약품승인을 받는 데 길게는 12년이나 걸리며, 약 6억 파운드(거의 1조원)가 든다고 한다. 또 최근 만성 C형 간염의 획기적인 치료약인 sofosbuvir*(Sovaldi)*의 12주 치료 코스에 무려 8만 4천 달러가 든다고 한다. 따라서 새로운 진단법이나 치료약을 도입하려면 개발에 비용이 많이 든 만큼 의료비가 계속 상승할 수밖에 없는 구조이다. 그런데 세계적으로 의료비를 대주어야 하는 보험사는 마치 마호메트가 한 손에 코란을 다른 손에 칼을 들었던 것과 같이 한 손에는 국민 복지를, 다른 한 손에는 보험 정책을 들고 의료계를 계획의료Organized Medicine로 관리하고 있는 형국이다.

의사-환자의 관계도 기존의 틀에서 벗어나 의사-소비자의 관계로 바뀌고 있다. 따라서 앞으로는 미국 등 여러 나라에서 의료수가도, 호텔의 숙박비가 별의 숫자로 표현되는 등급에 따라 다르듯이 차등수가로 할 것이다. 이로 인해 의료전달체계에도 심각한 변화가 예상 되며, 수십 년 전부터 국내 유통 구조가 겪었던 변화를 따라갈 것이라고 한다. 즉 이전에는 구멍가게(슈퍼)-재래시장-지역 토종 백화점의 구조였다가 현재는 24시간 편의점 – 대형할인마트 – 서울의 유명백화점 및 인터넷쇼핑과 홈쇼핑으로 바뀐 것처럼, 현재의 의원 – 중소병원 – 지방의 거점대학병원의 구조가 앞으로는 그룹개원 – 특화된 병원 – 빅5 내지 외국유명병원과 원격진료 및 유-헬스로 전환될 것으로 예상되고 있다.

정신의학과 신경학은 구조 및 기능 영상의학의 엄청난 발전과 분자병리학의 발전에 힘입어 정신현상이 다른 생리 작용과 마찬가지로 대뇌의 작용임을 알게 되었으며, 따라서 우울증이나 정신분열증 중 어떤 것들은 뇌의 특별한 부위의 작용 이상에 따라 발생하며 그것이 유전자로 전달되기도 한다고 한다.

현재 이식 분야에서는 흔히 하는 신장·간장 및 심장 이식뿐만 아니라 얼굴 이식이나 자궁 이식, 심지어 머리를 다른 사람의 몸통에 붙이는 이식까지 시도되고 있는 등 하지 못할 것이 거의 없는 실정이다. 또 3차원 프린터3D printer와 감성 로봇의 출현 등으로 인한 생체공학bionics의 발달로, 이식수술 분야와 재생의학 분야에서는 신체의 어떤 부분을 병으로 제거하게 되었거나 사고로 인한 손상이 있을 때 인체의 장기가 아니라 대체품으로 생체공학에 의해 생산된 장기 제품으로 이식을 하게 될 것으로 보인다. 이를 인간의 대뇌로 조절 가능하여 신체의 일부로 움직이는 데 아무런 불편이 없게 되는 소위 대뇌-기기 연결brain machine connection에 대한 연구가 실험실 동물들을 통해 이루어지고 있다고 한다. 특히 신체의 많은 부분이 이식되는 경우에는 결국 인간과 생체공학 제품의 합성인간hybrid이 출현할 것이며, 이런 일들이 세월이 지나면서 더욱 보편화될 것으로 가정할 수 있다. 이는 결국 *Homo sapiens*가 *Homo robotis*로 진화하는 길은 아닐까 하는 심각하고도 위험한 생각을 하게 만든다.

현재의 의학이나 과학이 최첨단의 수준일 것이라고 생각되고 있지만 메타게놈믹스 분야에 의하면 미생물의 95~99%가 배양되지 않는다고 하며, 우주의 물질을 구성하고 있는 것 중 원소는 단지 5%만 차지하고 있고 나머지 암흑물질이나 중력파는 앞으로 해결해야 할 미지의 분야라고 한다. 인류의 연구는 끝이 없는 과정이다.

참고문헌

1. Fielding H Garrison, 『An introduction to the history of medicine』 4th ed. Philadelphia and London: WB Saunder Company, 1960.
2. 김두종, 『한국의학사, 전』 초판, 탐구당, 1966.
3. 三木 榮, 『서양의학사』, 東京: 日新書院, 1901. (日書)
4. 石原 明, 『의사학개론』 1판. 東京,大阪: 醫學書院, 1955. (日書)
5. 井上 淸恒. 『의학사개론』 增訂 1판, 東京: 內田老鶴圃新社, 1971. (日書)
6. 『한국사교재연구회신학구사』 초판, 학문사, 1973.
7. 일연(一然), 『삼국유사』, 이병도 역, 한국명저대전집, 대양서적, 1973.
8. 김부식, 『삼국사기』, 김종권 역, 한국명저대전집, 대양서적, 1973.
9. 연세대학교, 『연세대학교사』, 연세대학교출판부, 1969.
10. 서울대학교의과대학, 『서울대학교의과대학사』, 서울대학교출판부, 1978.
11. 한국의과대학장협의회, 『의과대학교육현황』, 계축문화사, 1998.
12. 三木 榮, 『조선의학사』, 東京:日新書院, 1901. (日書)

관련 홈페이지

노벨상: http://www.nobelprize.org/nobel_prizes/medicine/laureates/

연표: http://www.datesandevents.org/events-timelines/10-history-of-medicine-timeline.htm

색인